国家卫生健康委员会"十三五"规划教材

全国高等学校教材 | 供听力与言语康复学专业用

语言康复学

主　编　单春雷

副主编　刘巧云　席艳玲

编　者　（以姓氏笔画为序）

王丽燕　中国听力语言康复研究中心
丘卫红　中山大学附属第三医院
朱祖德　江苏师范大学语言科学与艺术学院
刘巧云　华东师范大学教育学部
刘雪曼　美国培声听力语言中心/得克萨斯州达拉斯分校
杨　洁　美国密歇根州兰辛市史派罗医疗系统
（Kingsley Jie Yang　Sparrow Health System，Michigan，US）
杨海芳　广东省中医院
金　星　上海中医药大学康复医学院
单春雷　上海中医药大学康复医学院
胡瑞萍　复旦大学附属华山医院
席艳玲　新疆医科大学第一附属医院
樊　红　昆明医科大学第二附属医院

主编助理　金　星　上海中医药大学康复医学院

人民卫生出版社
·北京·

版权所有，侵权必究！

图书在版编目（CIP）数据

语言康复学/单春雷主编. —北京：人民卫生出版社，2021.1
ISBN 978-7-117-30402-3

Ⅰ.①语… Ⅱ.①单… Ⅲ.①语言障碍－康复医学－医学院校－教材 Ⅳ.①R767.920.9

中国版本图书馆 CIP 数据核字（2020）第 158548 号

人卫智网　www.ipmph.com　医学教育、学术、考试、健康，购书智慧智能综合服务平台
人卫官网　www.pmph.com　人卫官方资讯发布平台

语言康复学
Yuyan Kangfu Xue

主　　编：单春雷
出版发行：人民卫生出版社（中继线 010-59780011）
地　　址：北京市朝阳区潘家园南里 19 号
邮　　编：100021
E - mail：pmph @ pmph.com
购书热线：010-59787592　010-59787584　010-65264830
印　　刷：三河市潮河印业有限公司
经　　销：新华书店
开　　本：787×1092　1/16　印张：30
字　　数：655 千字
版　　次：2021 年 1 月第 1 版
印　　次：2021 年 1 月第 1 次印刷
标准书号：ISBN 978-7-117-30402-3
定　　价：99.00 元

打击盗版举报电话：010-59787491　E-mail：WQ @ pmph.com
质量问题联系电话：010-59787234　E-mail：zhiliang @ pmph.com

出版说明

为了深入贯彻教育部《国家中长期教育改革和发展规划纲要（2010—2020年）》和卫生部《国家医药卫生中长期人才发展规划（2011—2020年）》，加快落实全国卫生与健康大会精神和《"健康中国2030"规划纲要》，满足人民日益增长的听力言语康复的健康需求，我国听力与言语康复学专业学科发展和人才培养迫在眉睫。2012年教育部正式设立了听力与言语康复学专业（101008T）并将其纳入《普通高等学校本科专业目录》，这标志着听力与言语康复学教育事业步入了更加正规化的发展模式。2015年人力资源和社会保障部将"听力师"作为职业资格纳入了《中华人民共和国职业分类大典》，这标志着"听力师"将成为正式的国家职业需求。按照全国卫生健康工作方针、医教协同综合改革精神，以及传统媒体和新兴媒体深度融合发展的要求，通过对本科听力与言语康复学专业教学实际情况全面、深入而详细的调研，人民卫生出版社于2016年启动了全国高等学校本科听力与言语康复学专业第一轮规划教材的编写，同时本套教材被纳入国家卫生健康委员会"十三五"规划教材系列。

我国的听力与言语康复学专业教育历经二十余载的努力和探索，发展出了一条具有中国特色的听力与言语康复学专业人才培养道路。本套全国高等学校本科听力与言语康复学专业第一轮规划教材的启动，对于我国听力与言语康复学高等教育，以及听力与言语康复学专业的发展具有里程碑式的意义，对促进人民群众听力和言语康复健康至关重要，可谓功在当代、利在千秋。

本轮教材坚持中国特色的医学教材建设模式组织编写并高质量出版，即根据教育部培养目标、国家卫生健康委员会用人要求，由国家卫生健康委员会领导，部委医教协同指导，中国高等教育学会医学教育专业委员会组织，相关教材评审委员会论证、规划和评审，知名院士、专家、教授指导、审定和把关，各大院校积极支持参与，专家教授认真负责编写，人民卫生出版社权威出版的八大环节共筑的中国特色医药教材建设体系，创新融合推进我国医药学教材建设工作。

全国高等学校本科听力与言语康复学专业第一轮规划教材的编写特点如下：

1. 深入调研，顶层设计 本套教材的前期调研论证覆盖了全国12个省（直辖市），20所院校、医院和研究机构（涵盖9所招生院校，1所停招生院校和1所拟招生院校），同时我们通过查阅文献政策和访谈专家院士形式，调研了听力与言语康复学专业教育体系较成熟的欧美国家现状。调研论证结果全面展现了我国听力与言语康复学专业学科发展现状、水平和质量，以及人才教育培养的理念、模式和问题，为全面启动并精准打造我国本专业领域首轮高质量规划教材奠定了基础。

2. 权威专家，铸造原创　　本套教材由知名院士领衔，编写团队由来自16所院校单位的14名主编、18名副主编和183名编者组成。主编、副主编和编者均为长期从事一线教学和临床工作的听力学和言语康复学领域的著名专家，经历了2年的编写，期间反复审稿、多次易稿，竭力打造了国内第一套原创性和学术价值极高的、总结丰富教学成果的本科听力与言语康复学专业教材。

3. 多次论证，优化课程　　经与国内外专家多次论证，确定了本轮教材"11+2"的核心课程体系，即11本理论教材和2本实训教材。11本理论教材包括：①《听力学基础》介绍物理声学、听觉解剖生理和心理声学的听力学理论知识；②《耳鼻咽喉疾病概要》介绍听力与言语康复学相关的耳鼻咽喉疾病；③《诊断听力学》介绍8项听力学与前庭功能检测技术；④《儿童听力学》介绍儿童听觉言语发育、评估技术和听力康复内容；⑤《康复听力学》介绍成人和儿童听觉言语康复训练相关内容；⑥《助听器及其辅助设备》介绍助听器及其辅助设备原理和验配技术；⑦《人工听觉技术》介绍人工耳蜗、人工中耳等人工听觉技术；⑧《宏观听力学与市场营销学》介绍听力学相关宏观政策和市场营销内容；⑨《言语科学基础》介绍言语科学、语音学、语言学相关理论；⑩《言语康复学》介绍9项言语康复技术；⑪《语言康复学》介绍语言康复学相关理论和技术。2本实训教材包括：①《听力学实训教程》介绍听力学和前庭功能检测实操技术，含操作视频；②《言语语言康复实训教程》介绍言语康复和语言康复的实操技术，含操作软件。

4. 夯实理论，强化实践　　严格按照"三基、五性、三特定"原则编写教材。注重基本知识、基本理论、基本技能；确保思想性、科学性、先进性、启发性、适用性；明确特定目标、特定对象、特定限制。

5. 整体规划，有机融合　　本轮教材通过调整教材大纲，加强各本教材主编之间的交流，进行了内容优化、相互补充和有机融合，力图从不同角度和侧重点进行诠释，避免知识点的简单重复。

6. 纸数融合，服务教学　　本轮教材除了传统纸质部分外，还构建了通过扫描教材中二维码可阅读的数字资源。全套教材每章均附习题，2本实训教材附实操视频和软件，供教师授课、学生学习和参考。

7. 严格质控，打造精品　　按照人民卫生出版社"九三一"质量控制体系，编写和出版高质量的精品教材，为行业的发展形成标准和引领，为国家培养高质量的听力与言语康复学专业人才。

全国高等学校本科听力与言语康复学专业第一轮规划教材系列共13种，将于2021年8月前全部出版发行，融合教材的全部数字资源也将同步上线，供教学使用。希望各位专家学者和读者朋友多提宝贵意见和建议，以便我们逐步完善教材内容、提高教材质量，为下一轮教材的修订工作建言献策。

全国高等学校听力与言语康复学教材评审委员会

主 任 委 员 韩德民

副主任委员 高志强　吴　皓

委　　　员（按姓氏笔画为序）
　　　　　　万　萍　王　硕　王永华　龙　墨　刘　莎
　　　　　　刘　博　应　航　张　华　郑亿庆　单春雷
　　　　　　郗　昕　席艳玲　黄治物　黄昭鸣

秘 书 长 刘　博　刘红霞

秘　　书 王　硕　余　萌

教材目录

1. 听力学基础	主　编	应　航　郗　昕	
2. 耳鼻咽喉疾病概要	主　编	郑亿庆	
	副主编	赵守琴	
3. 诊断听力学	主　编	刘　博	
	副主编	杨海弟	
4. 助听器及其辅助设备	主　编	张　华	
	副主编	张建一　胡旭君	
5. 人工听觉技术	主　编	韩德民	
	副主编	高志强　吴　皓	
6. 康复听力学	主　编	龙　墨	
	副主编	孙喜斌　陈雪清	
7. 儿童听力学	主　编	刘　莎	
	副主编	黄治物　刘玉和	
8. 宏观听力学与市场营销学	主　编	王永华	
	副主编	黄丽辉　康厚墉	
9. 听力学实训教程	主　编	王　硕	
	副主编	李　蕴	
10. 言语科学基础	主　编	万　勤	
11. 言语康复学	主　编	黄昭鸣	
	副主编	肖永涛	
12. 语言康复学	主　编	单春雷	
	副主编	刘巧云　席艳玲	
13. 言语语言康复实训教程	主　编	万　萍	
	副主编	杜晓新　徐　文	

序

听力和语言功能是人类生命历程中最重要的不可或缺的生理功能。在漫长的社会进化过程中，人类在与各种疾病的抗争中，对听力和语言的认知已经有了丰富积累，形成了专门学问，构成了知识传承的基石。

近百年来，社会学、生物学、临床医学专家在听力学与言语学以及相关康复学研究方面做了大量工作，逐渐形成了比较系统的专业理论知识。深刻理解健康人听力与言语功能在社会生活的重要意义，才会对相关疾病带来的危害有正确的认知。

进入新世纪，在国家由温饱型社会向小康社会的发展进程中，在卫生与健康领域，维系健康、防病治病成为健康中国建设的重要任务。良好的听力与言语功能作为健康的核心标志，其重要性有了新的提升。

为适应社会的飞速发展，满足人民群众日益增长的医疗健康服务需求、满足医学人才教育、健康普及以及防病治病的客观需求，似乎被纳入边缘学科的听力与言语康复学，作为规划教材中不可缺少的重要组成呼之欲出。

在人民卫生出版社的统一组织安排下，我国首套听力与言语康复学专业教材编撰工作正式启动。我们整合了国家听力与言语康复学领域最有代表性的百余位专家，希望从听力学和言语康复学两个方面，完成这个具有历史意义的系列规划教材撰写任务。

作为一项世纪工程，听力与言语康复学专业 13 本教材代表了国家当今在该领域科研、临床、教学的最高水准。撰写中，专家们不仅注重了历史传承，而且注重了当今科学技术进步对学科发展的巨大影响，更关注了今后发展的大趋势，是一套具有时代特点的国家规划教材。希望这套新教材的出版发行，在国家听力与言语康复的标准化体系建设中，像一面高高飘扬的旗帜，带领学科进步，引领时代发展。

新时代新发展，大数据、互联网、人工智能带来的新技术、新手段、新方法不断涌现。这套教材力求尽善完美，要求内容客观准确，囊括时代进步的完整知识结构，然而美中不足的感觉时隐时现，挥之不去，也许会留有缺憾。好在再版还有机会，尽善尽美的追求永远在路上……

韩德民
2019 年 9 月

前　言

各种发展性、获得性或退行性神经肌肉病变会导致言语语言障碍，影响广大患者（中国仅脑卒中患者每年新增就多达 300 万，约 1/3 有言语语言障碍）的日常交流和生活质量。

言语语言治疗（speech and language therapy，SLT）可以提高患者言语语言功能和交流能力。然而，中国康复医学发展较晚，至今仅 30 多年历史，中国言语语言治疗的学历教育和人才培养也仅在近些年才获得较快发展（2012 年教育部本科教育专业目录调整，才正式建立"听力与言语康复学"本科专业，目前全国也仅 10 家左右院校开展该专业）。因此，中国的言语治疗师（speech therapist，ST），相较于国外的言语语言病理学家（speech and language pathologist，SLP）严重不足。目前经过专业培训的 ST 仅 1 000 人左右，缺口至少 10 余万。国内 ST 很多是由其他专业改行，技术水平参差不齐，地区发展严重不平衡，亟需规范化培训促进中国 ST 事业的快速健康发展。

合适的教材是言语语言治疗学历教育和专业培训的重要前提条件。言语语言治疗专家们前期编写的教材大大促进了 ST 人才培养。随着神经科学、认知科学、语言学、心理学、教育学等学科的发展，一些新的理念、理论、知识和技能有必要融入教材中来，以促进言语语言治疗学的进步。

本教材针对各种疾病、损伤或发展问题导致的语言（language）功能障碍[言语（speech）功能障碍见另一本教材]，从语言康复概论、语言康复的基础、发展性语言障碍的康复、获得性语言障碍的康复和痴呆相关语言障碍的康复五个部分去阐述。第一篇为"概论篇"，第二篇"基础篇"包括语言学基础、语言的发展和语言加工的神经心理基础；第三篇"发展性语言障碍的康复"则从基本沟通能力的评定和治疗、语音/语义/语用的评定与治疗、读写障碍的评定与治疗、各类相关语言障碍儿童的康复去论述；第四篇"获得性语言障碍的康复"则包括语言康复评定和治疗技术、听说读写等障碍的评定与治疗、各类失语症的康复、其他语言障碍的康复；第五篇"痴呆相关语言障碍的康复"。本教材不包含嗓音、构音等单纯言语障碍康复内容。

本教材主要有以下特色：

1. 本教材的编者是来自康复临床一线的资深言语语言康复师和医师、脑与认知科学专家、听力与言语康复学专业及教育康复学/特殊教育学专业教师，以及美国有执业资质的言语语言病理学家（SLP）。编写团队有丰富的语言康复学临床、教学、科研以及教材编写经验。

2. 本教材尽可能把语言的神经解剖、语言的认知加工等机制阐述清晰，让读者了解正常的语言加工和语言障碍的机制，以利于在掌握常规语言康复评估和治疗的同时，思考基

前　言

于机制的、创新的语言康复诊疗技术，从而尽可能"知其所以然"地去从事语言康复工作，也为创造新知识奠定基础。

3．本教材的每章前均设有"学习目标"，把需要了解、熟悉和掌握的知识点提前交代，方便读者抓住重点进行学习。每章后设有"学习小结"和习题：前者对本章要点进行了简要总结；后者包括单选题、问答题两种题型，并提供解题思路，既对章节的内容进行总结又鼓励读者主动思考和复习。

4．本教材注重理论与实践、传统与现代、结构与功能、评定与治疗、成人与儿童、发展与退变等多方面的结合，力图在现有相关教材的基础上向前迈进一步。

5．本教材适用于听力与言语康复学、康复治疗学、教育康复学、特殊教育学等专业学生言语语言治疗的教学，也适用于广大临床 ST 深入了解语言加工过程及其障碍机制，掌握语言康复学的经典诊疗技术的同时了解国际前沿发展。

本教材的编写得到了上海中医药大学、华东师范大学、新疆医科大学等院校的大力支持，得到人民卫生出版社的支持和帮助，也得到了言语语言治疗的前辈中日友好医院康复医学科谢欲晓教授、首都医科大学宣武医院康复医学科汪洁教授等专家的指导。在此一并致以真诚的感谢！

由于时间和水平有限，且编者面临力图在语言康复机制和知识广度方面寻求突破所带来的编写难度，本教材还存在一些不足。敬请各位读者予以谅解和反馈，帮助我们不断完善教材，为中国言语语言治疗的事业发展做出应有贡献！

单春雷

2020 年 8 月

目 录

第一篇 概 论 篇

第一章 语言康复概论 ... 2
第一节 语言、言语、沟通与认知 ... 2
第二节 语言障碍的定义与分类 ... 3
一、语言障碍的定义 ... 3
二、语言障碍的分类 ... 3
第三节 语言康复技术概述 ... 4
一、语言功能评估 ... 5
二、语言障碍治疗 ... 5
三、语言康复技术进展 ... 7
第四节 语言康复的原则 ... 8
一、语言康复的一般性原则 ... 8
二、多专业团队合作的原则 ... 8
三、符合国际功能、残疾和健康分类的理念框架的原则 ... 9
四、坚持循证实践的原则 ... 10

第二篇 基 础 篇

第二章 语言学基础 ... 14
第一节 语言的性质、功能与组成 ... 14
一、语言的性质 ... 14
二、语言的功能 ... 15
三、语言的组成 ... 16
四、两对相关概念 ... 17
第二节 语音 ... 18
一、语音和音系 ... 18
二、发音器官 ... 20
三、元音和辅音 ... 20
四、汉语的韵母、声母和声调 ... 23

目录

  五、语音单位的组合 ... 25
 第三节 语法 ... 26
  一、语法单位 ... 26
  二、语法的组合规则和聚合规则 ... 27
  三、汉语词的结构和分类 ... 28
  四、汉语短语的结构和分类 ... 29
  五、汉语的句型和句类 ... 30
 第四节 语义 ... 33
  一、词汇和词义 ... 33
  二、句子和句义 ... 36
 第五节 语用 ... 37
  一、语用的核心要素 ... 37
  二、语用的相关概念 ... 39

第三章 语言的发展 ... 42
 第一节 语言发展的理论 ... 42
  一、后天环境论 ... 42
  二、先天决定论 ... 44
  三、先天与后天相互作用论 ... 45
 第二节 儿童前语言期沟通能力的发展 ... 47
  一、儿童前语言期沟通维度 ... 48
  二、前语言期沟通的核心技能及发展规律 ... 48
 第三节 儿童语音能力的发展规律 ... 51
  一、语音感知的发展 ... 51
  二、儿童语音产生的顺序 ... 52
  三、儿童语音习得过程中的特殊现象 ... 53
 第四节 儿童词汇-语义能力的发展规律 ... 54
  一、儿童词汇量的发展特点 ... 54
  二、儿童词类的发展特点 ... 55
  三、儿童词汇语义发展的特点 ... 56
 第五节 儿童语法-语义能力的发展规律 ... 56
  一、儿童句子发展特点 ... 57
  二、儿童句子-语法发展基本阶段 ... 58
 第六节 儿童语用发展的规律 ... 59
  一、儿童交流行为的发展 ... 60
  二、儿童会话能力的发展 ... 62
  三、儿童语篇能力的发展 ... 64
  四、儿童语言功能的发展 ... 64

第四章　语言加工的神经心理基础······66

第一节　语言相关神经机制······66
- 一、语义表征及其神经机制······67
- 二、语义理解的神经机制······69
- 三、言语产生的神经机制······70
- 四、失语症经典模型······71
- 五、听说读写的综合模型······73

第二节　语言发育的神经机制······75
- 一、正常语言发育的神经机制······75
- 二、环境对语言发育的影响······79

第三节　听理解的神经机制······79
- 一、听理解神经机制概述······79
- 二、言语感知······80
- 三、词汇识别与语义整合······82

第四节　自发言语的神经机制······83
- 一、自发言语神经机制概述······83
- 二、词汇通达机制······83
- 三、言语产生的运动控制······84
- 四、口语句子产生······85

第五节　复述的神经机制······86
- 一、复述神经机制概述······86
- 二、复述与短时记忆······88

第六节　命名的神经机制······88
- 一、命名的神经机制概述······88
- 二、失语症患者的命名障碍······89
- 三、命名与范畴特异性损伤······90

第七节　阅读的神经机制······92
- 一、阅读的神经机制概述······92
- 二、失读的分类······94
- 三、汉字阅读的神经机制······96

第八节　书写的神经机制······96
- 一、书写神经机制概述······96
- 二、语音与拼写······98
- 三、汉字书写障碍······99

第九节　句法的神经机制······100
- 一、句法神经机制概述······100
- 二、句法与语义整合的神经机制······101
- 三、汉语句法障碍的神经机制······103

第三篇　发展性语言障碍的康复

第五章　发展性语言障碍概论 ········ 106
第一节　发展性语言障碍的概念、分类与病因 ········ 106
一、发展性语言障碍的相关概念 ········ 106
二、发展性语言障碍的分类 ········ 108
三、发展性语言障碍的发病率 ········ 108
四、发展性语言障碍的病因 ········ 108
第二节　发展性语言障碍评估与治疗原则 ········ 110
一、以循证实践为基础 ········ 110
二、应用国际功能、残疾和健康分类理念 ········ 110
三、采用跨学科临床实践模式 ········ 111
第三节　发展性语言障碍的评估流程和方法 ········ 112
一、评估前准备 ········ 113
二、制订评估计划 ········ 113
三、评估实施 ········ 117
四、整合分析数据 ········ 123
第四节　发展性语言障碍的治疗模式和方法 ········ 124
一、治疗目标 ········ 124
二、治疗模式 ········ 125
三、治疗计划的制订与实施 ········ 127
第五节　辅助沟通系统的应用 ········ 131
一、辅助沟通系统简介 ········ 131
二、辅助沟通系统在发展性语言障碍中的应用 ········ 132

第六章　前语言沟通能力的评估与治疗 ········ 133
第一节　前语言沟通能力的评估 ········ 133
一、评估内容 ········ 133
二、评估方法 ········ 134
第二节　前语言沟通能力的治疗 ········ 135
一、治疗目标 ········ 135
二、治疗内容 ········ 136
三、治疗方法 ········ 137

第七章　语音障碍的评估与治疗 ········ 142
第一节　语音障碍的分类 ········ 142
一、按言语障碍分类系统分类 ········ 143
二、按鉴别诊断系统分类 ········ 143

三、心理语言学框架·················144
　第二节　语音障碍的评估·················145
　　一、评估内容·······················145
　　二、选择语音评估工具的原则·················149
　　三、语音样本分析·····················150
　第三节　语音障碍的治疗·················153
　　一、治疗的基本原则及阶段·················153
　　二、治疗的基本阶段·····················155
　　三、以动作为基础的治疗方法·················156
　　四、以语言为基础的治疗方法·················160
　　五、其他治疗方法·····················164

第八章　词汇-语义发展障碍的评估与治疗·················165
　第一节　词汇-语义发展障碍的评估·················165
　　一、评估内容·······················165
　　二、评估方法·······················166
　第二节　词汇-语义发展障碍的治疗·················168
　　一、治疗目标及原则·····················168
　　二、治疗内容·······················169
　　三、治疗方法·······················171

第九章　句法-语义发展障碍的评估与治疗·················173
　第一节　句法-语义发展障碍概论·················173
　第二节　幼儿期句法-语义发展障碍的评估和治疗·················175
　　一、幼儿期句法-语义发展障碍的评估·················175
　　二、幼儿期句法-语义发展障碍的治疗·················181
　第三节　学龄前期句法-语义发展障碍的评估与治疗·················182
　　一、学龄前期句法-语义发展障碍的评估·················182
　　二、学龄前期句法-语义发展障碍的治疗·················187
　第四节　学龄期句法-语义发展障碍的评估与治疗·················189
　　一、学龄期句法-语义发展障碍的评估·················189
　　二、学龄期句法-语义发展障碍的治疗·················192

第十章　语用发展障碍的评估与治疗·················195
　第一节　语用发展障碍的评估·················195
　　一、评估内容·······················195
　　二、评估方法·······················197
　第二节　语用发展障碍的治疗·················199
　　一、治疗目标和治疗原则·················199

二、治疗内容 ·· 199
　　三、治疗方法 ·· 200

第十一章　读写障碍的评估与治疗 ·· 202
第一节　阅读障碍的评估与治疗 ··· 202
　　一、阅读障碍的评估 ·· 203
　　二、阅读障碍的治疗 ·· 205
第二节　书写障碍的评估与治疗 ··· 206
　　一、书写障碍的评估 ·· 207
　　二、书写障碍的干预 ·· 207

第十二章　各类相关语言障碍儿童的语言康复 ·· 210
第一节　脑瘫儿童的语言康复 ·· 210
第二节　特定型语言障碍的语言康复 ··· 220
第三节　孤独症儿童的语言康复 ·· 226
第四节　听力障碍儿童的语言康复 ·· 234
第五节　智力障碍儿童的语言康复 ·· 242

第四篇　获得性语言障碍的康复

第十三章　获得性语言障碍概论 ··· 250
第一节　获得性语言障碍概念与分类 ··· 250
　　一、成人失语症概述 ·· 250
　　二、儿童失语症概述 ·· 254
第二节　获得性语言障碍的评估流程与方法 ·· 255
　　一、失语症的评估流程 ·· 255
　　二、失语症的标准化评估 ··· 258
　　三、失语症的非标准化评估 ··· 260
第三节　获得性语言障碍的治疗原则和目标 ·· 262
　　一、获得性语言障碍的治疗原则 ·· 262
　　二、获得性语言障碍的治疗目标 ·· 265
第四节　获得性语言障碍的治疗模式和流程 ·· 266
　　一、获得性语言障碍的治疗模式 ·· 266
　　二、获得性语言障碍的治疗流程 ·· 271

第十四章　失语症的评估和治疗技术 ·· 274
第一节　失语症的评估技术 ··· 274
　　一、失语症评估的原则和注意事项 ··· 274
　　二、失语症标准化评估的内容和类型诊断 ·· 275

三、失语症的非标准化评估 279
　　四、失语症的严重程度评估 279
　第二节　失语症的治疗技术 280
　　一、传统治疗技术 280
　　二、基于心理语言学的治疗方法 287
　　三、非侵入性脑刺激技术在失语症康复中的应用 288

第十五章　自发言语障碍的评估和治疗 296
　第一节　自发言语障碍概述 296
　　一、自发言语的概念 296
　　二、不同类型失语症的自发言语障碍特点 297
　第二节　自发言语障碍的标准化评估 298
　第三节　自发言语障碍的治疗 300
　　一、自发言语障碍的治疗方法 301
　　二、在功能性交际治疗活动中应注意的问题 303

第十六章　听理解障碍的评估与治疗 304
　第一节　听理解障碍概述 304
　　一、运动性失语症患者的听理解障碍特点 305
　　二、感觉性失语症患者的听理解障碍特点 305
　　三、传导性失语症患者的听理解障碍特点 305
　　四、纯词聋患者的听理解障碍特点 306
　　五、听觉失认患者的听理解障碍特点 306
　第二节　听理解障碍的评估 306
　　一、标准化的听理解评估 306
　　二、非标准化的听理解障碍评估 307
　第三节　听理解障碍的治疗 308
　　一、听理解障碍的治疗策略 308
　　二、听理解障碍的治疗方法 310

第十七章　复述障碍的评估和治疗 313
　第一节　复述障碍概述 313
　　一、经皮质性失语症患者的复述障碍特点 313
　　二、外侧裂周围失语综合征患者的复述障碍特点 314
　第二节　复述障碍的评估 315
　　一、复述障碍的标准化评估 315
　　二、复述障碍的非标准化评估 315
　第三节　复述障碍的治疗 317
　　一、复述障碍的治疗策略 317

二、复述障碍的治疗方法 317

第十八章　命名障碍的评估与治疗 320
第一节　命名障碍的概述 320
　　一、命名障碍的临床表现 320
　　二、命名障碍的机制 323
第二节　命名障碍的评估 323
　　一、命名障碍的标准化评估 324
　　二、命名障碍的非标准化评估 324
第三节　命名障碍的治疗 326
　　一、命名障碍的治疗策略 327
　　二、命名障碍的治疗方法 327

第十九章　阅读障碍的评估与治疗 330
第一节　阅读障碍概述 330
　　一、阅读障碍与失语的关系 330
　　二、阅读障碍与损伤部位的关系 330
　　三、阅读障碍与解剖部位的关系 331
第二节　阅读障碍的评估 331
　　一、阅读障碍的标准化评估 331
　　二、阅读障碍的非标准化评估 332
第三节　阅读障碍的治疗 334
　　一、词的辨认和理解训练 334
　　二、词与语句的辨认和理解训练 334
　　三、语段的理解训练 335
　　四、篇章的理解训练 336
　　五、轻度阅读障碍的训练 336
　　六、补偿方法 337
　　七、纯失读症的治疗技术 337
　　八、表层失读症的治疗技术 338
　　九、语音性失读和深层失读症的治疗技术 338

第二十章　书写障碍的评估与治疗 340
第一节　书写障碍概述 340
　　一、书写障碍的临床表现 340
　　二、不同类型失语症患者的书写障碍特点 343
　　三、大脑不同部位受损的书写障碍表现 344
第二节　书写障碍的评估 345
　　一、书写障碍的标准化评估 345

二、非标准化的书写障碍评估···346
　第三节　书写障碍的治疗···347
　　一、书写障碍的治疗策略···347
　　二、治疗方法···347

第二十一章　句法障碍的评估与治疗···353
　第一节　句法障碍概述···353
　　一、非流利性失语症患者的句法障碍···353
　　二、流利性失语症患者的句法障碍···353
　第二节　句法障碍的评估···354
　　一、句法障碍的标准化评估···354
　　二、句法障碍的非标准化评估···354
　第三节　句法障碍的治疗···356
　　一、概念化过程损伤的治疗···356
　　二、谓语结构损伤的治疗···357
　　三、复杂结构损伤的治疗···358
　　四、动词损伤的治疗···358

第二十二章　各类失语症的康复···360
　第一节　Broca 失语症的康复···360
　第二节　Wernicke 失语症的康复··366
　第三节　命名性失语症的康复···373
　第四节　传导性失语症的康复···376
　第五节　经皮质感觉性失语症的康复···381
　第六节　经皮质运动性失语症的康复···384
　第七节　经皮质混合性失语症的康复···386
　第八节　完全性失语症的康复···388
　第九节　皮质下失语症的康复···391
　　一、丘脑性失语症的康复···391
　　二、基底核性失语症的康复···393
　第十节　言语失用症的康复···395
　第十一节　右脑损伤的语言康复···399
　第十二节　脑外伤的语言康复···403

第五篇　痴呆相关语言障碍的康复

第二十三章　痴呆相关语言障碍的康复概论···414
　第一节　痴呆相关语言障碍概述···414
　第二节　痴呆相关语言障碍的评估···416

  一、认知和记忆的相关概念 416
  二、评估流程与工具 417
  三、痴呆相关语言障碍的鉴别诊断 419
 第三节 痴呆相关语言障碍的治疗 420
  一、治疗原则 420
  二、治疗模式 421
  三、治疗目标 421
  四、治疗流程 422
  五、治疗的社会心理文化因素 423

第二十四章 阿尔茨海默病和血管性痴呆相关语言障碍的评估与治疗 425
 第一节 阿尔茨海默病相关语言障碍 425
  一、阿尔茨海默病的发病机制 425
  二、阿尔茨海默病的临床表现 429
 第二节 血管性痴呆相关语言障碍 431
  一、血管性痴呆的发病机制 431
  二、血管性痴呆的临床表现 432
 第三节 阿尔茨海默病和血管性痴呆相关语言障碍的评估 433
  一、认知功能评估 433
  二、语言功能评估 434
  三、综合评估 434
  四、全面评估的具体方法 435
 第四节 阿尔茨海默病和血管性痴呆相关语言障碍的治疗 435
  一、认知交流干预 435
  二、药物治疗 440
 第五节 案例分析 440

第二十五章 原发性进行性失语症的评估与治疗 444
 第一节 原发性进行性失语症概述 444
  一、原发性进行性失语症的发病机制 445
  二、原发性进行性失语症的分类 446
  三、原发性进行性失语症的临床表现 446
 第二节 原发性进行性失语症的评估 447
 第三节 原发性进行性失语症的治疗 449

参考文献 451
英汉名词对照索引 456

第一篇

概 论 篇

第一章 语言康复概论

---学习目标---

- 了解语言康复技术，了解最新技术进展。
- 熟悉语言康复的几项原则。
- 掌握语言康复学中的基本概念，语言障碍的定义及分类。

学习语言康复学，要在掌握具体的语言障碍的评估和治疗技术之前，对语言康复学相关的基础内容有所了解。本章将以概述的形式介绍言语、语言、沟通相关的概念，介绍语言障碍的种类，常用的语言康复技术和发展方向，也将介绍进行语言障碍康复所要遵循的原则。

第一节 语言、言语、沟通与认知

（一）语言和言语的概念

语言（language）是传递意义的抽象的符号系统，也是将抽象的词语按一定的逻辑排列以表达一种思维、理论、行动和需要的交流方式。语言是组成人类社会生活的重要部分，人类借助语言交流思想，达到互相了解。口语是语言的最常见和直接的形式，也是人类沟通最高效的一种方式。除口语外，语言还包括书面语、手势语等表达形式。语言分为接收系统和表达系统，接收系统是指通过交流的符号去理解表达出来的观点和想法，而表达系统是使用交流符号去传递要表达的观点和想法。语言的四个要素，即语音、语义、语法、语用，体现在语言接收和表达两个方面。

言语（speech）是表达语言的一种方式，是通过发音器官协同运动产生语言的基本方法，它关注言语声音产生的过程，例如言语呼吸、发声、共鸣、构音等，以及言语的物质载体——声波的物理特性，而不关注音系知识、词法句法、语用这些语言学范畴的内容。

（二）沟通的概念

沟通（communication）是使用词语、声音、符号以及行为来表达和接收观念、想法、感觉、情感等的行为和过程。沟通这个概念的引入，引起了本学科重要的观念改变。人们不再局限在言语或语言的视角来看待语言障碍及其康复，而从沟通这个更广泛的视角入手，带来了从评估到治疗、从理论到实践的各个领域的大转变。

康复的目标不再局限于语言能力上的提升,而是关注沟通功能的改善,社会活动参与度的增强以及生活质量的提高。这对整个行业的发展都有着重要的推动作用。

(三)认知的概念

认知(cognition)是心理过程(认知过程、情绪/情感过程、意志过程)的重要组成部分,是认识和知晓(理解)事物的能力及过程的总称,包括知觉、注意、记忆、语言、计算、定向、视空间、判断、推理、执行功能、问题解决等能力和过程。

脑是语言和认知加工的物质基础。语言沟通本身是认知过程之一。人类的认知远早于语言而形成,语言的发展可能有赖于对原有的、用作认知加工的神经网络的占用或塑造。因此,语言符号信息在脑内的加工过程,从最初对语言符号感知辨识、理解感受至语言表达,尽管相对独立,但都和其他心理过程(如思维、学习、记忆)有着不可分割的联系。

第二节 语言障碍的定义与分类

一、语言障碍的定义

语言障碍(language disorder)也称语言功能受损,是口语、书面语和/或其他符号系统理解和/或使用功能的损害。这种障碍可能涉及:语言的形式(语音、词形、句法)、内容(语义系统)或功能(语用)。可以是接受性的语言障碍(语言理解受损),也可以是表达性的语言障碍(语言产生受损),或两者均有。

二、语言障碍的分类

根据语言障碍发生的原因,可以分为发展性语言障碍、获得性语言障碍和痴呆相关语言障碍。

(一)发展性语言障碍

发展性语言障碍(developmental language disorder,DLD)是指儿童在语言学习或发展上存在显著困难,这些儿童所表现出来的语言行为与其生理年龄所应有的表现显著不同。

发展性语言障碍最常用的分类方式为按照语言的输入和输出分类,可分为表达性语言障碍(expressive language disorder)和表达-理解混合性语言障碍(mixed expressive-receptive language disorder)两种,前者仅涉及语言表达的问题,而后者涉及语言的理解和表达的双重缺陷。

儿童发展性语言障碍的产生可能与生物学机制(遗传及神经生物因素)、认知因素(知觉缺陷、短时记忆容量小、程序处理缺陷)、环境因素(家庭教育)等有关,也与合并症(如自闭症谱系障碍、脑性瘫痪、构音障碍、智力障碍、听力障碍等)有关联。

(二)获得性语言障碍

获得性语言障碍(acquired language disorder,ALD)主要是指由于脑损害导致的原已习得的语言功能的受损或丧失,最常见的是失语症,还有以书面语受损为主的失读症和失写症。

失语症（aphasia）是最常见的获得性语言障碍，听、说、读、写功能均不同程度的受损或丧失。引起失语症最多的原因是脑卒中，占近80%。脑外伤、脑肿瘤、感染性及代谢性疾病导致的脑损害也可以导致失语症。

脑卒中患者约1/3有失语症。脑卒中部位不同症状可能不同，如前部损害产生表达障碍（Broca失语），后部损害常与语言理解障碍以及语音、词汇、语义系统障碍有关（Wernicke失语）。

尽管失语症有自发恢复和治疗性康复，但2/3的失语症患者将长期面临交流的困扰，给患者和其家属的生活质量造成影响。

失读症和失写症可以单独存在，如纯失读和纯失写，也可以失读伴失写，或伴有其他的语言障碍如失语症，以阅读和书写障碍为主。

(三) 痴呆相关语言障碍

痴呆相关语言障碍（dementia related cognitive-communication disorders）主要是由于以痴呆为主的进行性神经系统疾病（progressive neurological disorders）导致的脑退行性病变引起的语言功能减退或受损，主要包括以阿尔茨海默病为主的相关语言障碍以及一类特异的原发性进行性失语症等。

痴呆性语言障碍常见于阿尔茨海默病患者。全球有4 000多万阿尔茨海默病患者，我国60岁以上老人患病人数达800多万。阿尔茨海默病患者的记忆功能、其他认知功能和语言功能三者关系密不可分。其语言障碍表现为渐进性发展的特点，最早表现为找词困难、自发谈话空洞和列名困难，随后是命名困难、错语和理解障碍；继而出现类似流利性失语，患者因有听理解障碍不能参与交谈；进而出现模仿言语和言语重复；最后患者仅能发出不可理解的声音，终至缄默。

原发性进行性失语症（primary progressive aphasia，PPA）是进行性、连续性语言退变的少见的神经病学综合征。病程迁延多年，进展到一定阶段，额叶和颞叶会出现最大程度的脑萎缩，被认为是额颞痴呆的一种亚类型，语言障碍为病程中唯一或突出的神经系统异常，并持续恶化。主要表现为语言使用障碍，如语法异常、语义异常、语音异常等。

第三节　语言康复技术概述

现代语言障碍康复技术产生与发展的历史不长，美国的系统化语言康复学科发展历史约有100年，加拿大约70年，日本约50年。在我国，香港特别行政区约有40余年历史，而在大陆地区，语言康复是在20世纪80年代随着康复医学的发展而逐步发展的。1991年中国康复研究中心举办了第一期全国言语听力康复培训班，将国外语言康复技术传授给国内同道。2004年在华东师范大学牵头下，言语听觉康复科学专业首次获得教育部的批准，并开始言语听觉康复科学专业本科。直到2012年教育部本科教育专业目录调整，才正式建立本科听力与言语康复学专业（属医学技术类），大大促进了语言康复技术的进步、人才及专业的发展。语言康复技术包括语言功能评估和语言康复两大部分。

一、语言功能评估

不同类型的语言障碍的评估方法和内容有不同之处。

发展性语言障碍的评估方法包括非正式评估和正式评估两类,非正式评估包括行为观察法和语言样本分析法,也包括一些非标准化测验,正式评估主要指使用标准化测验进行评估。在评估儿童的量表中,按其功能分,可分为筛查量表、诊断量表、评估量表。按其测验的解释分,又可分为常模参照量表、标准参照量表。国外针对儿童语言障碍的量表有很多,但由于语言及文化差异,大部分并不能直接用于汉语儿童的评估,需要修订后才能使用。国内常用的语言相关量表包括:早期语言发育进程量表、汉语沟通发展量表(Chinese communicative development inventory,CDI)、梦想普通话听力理解和表达能力标准化评估(diagnostic receptive and expressive assessment of mandarin-comprehensive,DREAM-C)、皮博迪图片词汇测验、伊力诺斯心理语言能力测验、学前儿童语言障碍评量表、S-S 语言发育迟缓检查法(即 S-S 法),以及发育、孤独症、儿童智力和行为等其他量表。

对于失语症的评估,常采用综合的套表和单项功能的评估表。国际常用的失语症评估量表包括:波士顿诊断性失语症检查(Boston diagnostic aphasia examination,BDAE)、日本标准失语症检查(standard language test of aphasia,SLTA)、西方失语症成套测验(Western aphasia battery,WAB)、Token 测验(代币测验)等。国内常用的失语症评估量表包括:汉语标准失语症检查(China rehabilitation research center aphasia examination,CRRCAE)、汉语失语成套测验(aphasia battery of Chinese,ABC)、失语症汉语评测法。

二、语言障碍治疗

因为语言障碍治疗的研究方法各异,患者病因不一致,大部分样本量均较小,故很难评价哪一种语言康复方法最好。

(一)语言障碍治疗的主体

语言障碍治疗可以是以治疗师为中心的康复训练,即治疗师作为主导,决定治疗中的所有内容,包括治疗的目标、治疗活动、反馈方式、训练材料、强化物等等。对于配合不佳的患者可以采用以患者为中心的康复训练,即治疗师以患者为主导,除了选择患者可能喜欢的材料外,其他部分都遵循患者意愿。也可以两种方法相结合,即"双主体"的康复训练。

(二)语言障碍治疗方法

语言障碍的治疗分两种类型。大部分患者的治疗方案中两者同时采用。

1. 基于障碍的治疗 最常见的是行为学治疗即言语语言治疗(speech and language therapy,SLT),包括一对一或小组治疗,以及患者家属参与的功能性治疗活动。其针对特定的影响功能交流的语言缺陷,如语义缺陷者用语义判断任务,语音障碍者训练语音输入和输出,目的是改善语言功能,方法是直接刺激特定的听、说、读、写能力。如 Schuell 刺激法、阻断去除法(deblocking)、功能重组法、限制诱导的失语症治疗(constraint-induced aphasia therapy,CIAT)或限制诱导的语言治疗（constraint-induced language therapy，CILT）、自发言语主动控制疗法、旋律语调疗法（melodic intonation therapy，MIT）、失语症语言的口头朗读训练（oral reading for language in aphasia，ORLA）、动词网络强化疗法（verb network strength therapy，VNeST）等。

2. 基于沟通功能或基于结果的治疗　这种治疗不是改善语言本身，主要是通过各种语言和非语言的手段包括替代手段、代偿策略、使用残存的能力，提高实际生活沟通能力，鼓励患者获得来自陪护的支持。根据失语症轻重不同和病程变化，治疗方法随之改变。

常用的有：旋律语调疗法（melodic intonation therapy）；PACE（promoting aphasics communicative effectiveness）——促进失语症患者交流有效性疗法，自由选择各种方式传递信息，不让听者直接知道图片信息；视觉动作治疗（visual action therapy，VAT）；对话教练即通过训练文稿（aphasia script）支持的对话提升交流自信（如训练文稿整合到计算机程序，包括虚拟的治疗师为失语症患者提供帮助）；支持性对话（如社区支持性小组、图书俱乐部）等。

由于认知功能障碍会影响语言功能的康复，因此对于有认知障碍者要针对性地进行认知训练。包括注意力训练、短时/工作记忆训练、执行功能训练等。

通过基于机制和基于功能的训练后仍有语言障碍影响沟通的，可以采用辅助沟通系统（augmentative and alternative communication，AAC）。AAC 的目的是为有沟通障碍的人们寻求一切改善沟通能力的方法及工具。

（三）语言康复的三个阶段

语言康复可大致分为三个阶段，包括第一阶段即治疗初期的准备阶段；第二阶段即实施治疗前的评估规划阶段，包括标准化评估、非标准化评估、制定功能化的治疗目标；第三阶段即执行具体的治疗方案，并监控疗效。

语言康复的过程建议采用 SOAP 四要素法记录患者的表现，包括主观观察（subjective）、客观表现（objective）、实时评估（assessment）、预期规划（plan）。

（四）语言康复目标的制订

语言康复目标的制订：治疗以促进患者功能康复和生活参与度为本，因此为患者制订治疗目标时应体现出功能康复的目标，这需要治疗师积极同患者交流他们的需求，共同制订出具有实际意义可操作的功能性目标。为患者制订的目标分为长期目标和短期目标，表述目标所用的语言要具体化、可操作化、可测量化。

目标制订过程中以及完成目标制订后可以用 ABCD 原则（audience，behavior，condition，degree）进行检验，即所制订的目标是否包括治疗对象（audience）、治疗过程中可观测的行为（behavior）、治疗任务所用的刺激条件（condition）、要求治疗对象所达到的标准（degree）。一个被广泛应用的制订目标的原则是 SMART（specific，measurable，action-oriented，realistic，time-bound）目标制定法，即检验所制订的目标对于患者而言是否具体明确，患者的进度是否可衡量，目标任务是否可付诸行动，目标是否切实可行，目标是否有明确的时间标定，这一目标制订方法与 ABCD 原则也是一致的。

三、语言康复技术进展

随着神经影像学和脑刺激技术的发展，神经科学在语言功能和失语症的研究中发展迅速。科学研究揭示了失语症患者受损的神经网络以及随后恢复过程中的网络重组情况，目前对于失语症的干预，包括药物治疗、非侵入性脑刺激、动作观察训练等。

（一）药物治疗失语症

药物治疗失语症的基本原理是，脑卒中破坏了神经递质通路，提升部分受损的神经通路中的神经递质可以减轻由于破坏导致的语言障碍。目前已有研究表明吡拉西坦（GABA 衍生物），单独使用或与语言治疗结合可以促进失语症恢复，可以改善血液循环，调节乙酰胆碱、谷氨酸和 GABA 神经递质系统；发现左旋多巴辅助言语语言治疗的有效性有限。多巴胺类药物如溴隐亭对卒中后失语恢复有利，但需要进一步研究。右苯丙胺结合语言治疗似乎可以促进失语症恢复。二苯美伦可以改善失语症的理解和命名，右旋糖酐 -40、吗氯贝胺、乙酰胆碱类药盐酸多奈哌齐、NMDA 受体激动药美金刚，以及加兰他敏也被报道可以改善失语症患者的语言功能，但需要进一步的研究证明这些药物对于改善失语症的确定作用。

（二）非侵入性脑刺激

非侵入性脑刺激（non-invasive brain stimulation，NIBS）主要包括重复性经颅磁刺激（repetitive transcranial magnetic stimulation，rTMS）和经颅直流电刺激（transcranial direct current stimulation，tDCS）。rTMS 是通过磁场作用于大脑皮质产生感应电流从而调控皮质的兴奋性。高频（>3Hz）刺激起到兴奋、低频（≤1Hz）刺激起到抑制皮质的作用。而 tDCS 是调控皮质神经元的静息膜电位来兴奋（正极）或抑制（负极）大脑皮质的活动。

rTMS 或 tDCS 遵循的理论框架都是半球间竞争抑制模型，即两半球同名区通过胼胝体抑制纤维彼此竞争，一侧半球局灶性损伤时对未受累半球的抑制降低，而未受累侧对病灶侧产生过度抑制。语言的恢复大都有赖于左半球，因此可以兴奋左半球受损语言中枢，也可以抑制对侧同名区（如 Broca 区对应区）或者两者都做。tDCS 和 rTMS 在亚急性和慢性期失语都有作用，报道较多的是词汇提取即命名功能改善。通常几周的治疗效果可以维持数月。但哪种干预方式更好尚无充分证据。

因为个体差异较大，无论是解剖上还是行为上，神经重塑可能各不相同。因此了解个体的差异对采用最有效的神经调控治疗非常关键。这需要深入研究纵向的脑网络改变以及与行为学恢复的关系，也要研究 rTMS 和 tDCS 的长期作用，去发现哪些患者更适合 NIBS，其最佳的剂量和治疗时间，以及最佳的 NIBS 参数和 SLT 治疗的组合模式，明确产生最佳反应的刺激脑区（需要脑成像来指导精确刺激部位）。

（三）动作观察训练

大脑皮质神经元有个特点："一起放电，一起编织"。语言和运动经常同时发生，而且语言来自运动，因此运动和语言的神经网络有所交织，动作的执行对语言加工有促进。镜像神经元（mirror neuron）作为多模态的神经元，在动作执行和动作感知（如动作观察）时都激活，在加工语言和动作的神经元整合方面发挥着重要作用。有证据表明语言和动作系统存在神经网络相互连接，有必要探索这些促进性连接在语言治疗的潜在作用。因此外侧裂周受损导致的失语症，可通过使用特定的动作环境，包括动作观察训练来激活运动系统促进语言。

已有报道显示基于镜像神经元理论的手动作观察训练（action observation treatment, AOT）能够促进失语症患者语言恢复，尤其是有助于提高动词命名能力、言语表达和理解能力。有脑功能成像的研究证明了手动作观察可以较强地激活语言神经环路。手动作观察训练可以让患者自己进行，较方便，是语言障碍康复的新手段。

第四节 语言康复的原则

一、语言康复的一般性原则

语言康复要针对患者语言障碍的重点环节（如理解或表达障碍，语义或语音加工障碍），是以改善口语交流为主，以满足日常生活交流的需要为目标，兼顾读写的训练。语言康复训练的材料要适合患者的功能障碍程度，由易到难，循序渐进。训练要因人而异，根据患者不同的文化背景、工作经历等激发患者的训练兴趣和动机，尽可能让患者以正性的情绪主动进行训练，多给予鼓励性反馈。训练的强度要足够大，但也不能导致明显的疲劳。要创造积极的交流环境，通过示范暗示等帮助患者沟通。对于严重的语言障碍，可以借助各种代偿手段进行交流。应加强家庭的巩固，从实际应用上提高交流能力。

二、多专业团队合作的原则

语言障碍及其康复涉及多方面问题，因此要想获得较好恢复，需要进行跨学科多专业的团队合作。这种团队合作越早建立效果越好。

言语治疗师（speech therapist, ST）是该团队的主体，直接负责患者的语言功能评估和语言康复训练的实施。物理治疗师（physical therapist, PT）可以帮助患者达到语言交流所必要的姿势控制和体力耐力，而作业治疗师（occupational therapist, OT）针对患者伴随的认知功能障碍进行评估和干预，促进语言交流能力提高。心理治疗师对患者的心理状况（如是否存在抑郁、焦虑）进行筛查、评估和干预，防止负面情绪对语言康复带来阻碍。医师则是从整体上掌握患者的各方面信息，尤其在临床稳定性和借助药物方面发挥着重要的作用。护士多是在病房的环境中接触到患者，可以督促患者在病房使用在言语治疗室习得的语言交流方法，达到实际的交流。营养师则对患者的营养状况进行评价并提供优化的营养改善方案，保证患者营养足够，促进脑功能恢复和维持体力。多专业合作团队中不能缺少患者家属和照护者，家属更了解患者个人情况，从家庭的角度提出康复需求，而照护者则是紧密陪伴患者，是患者语言能力实际应用的伙伴。

只有建立多专业合作的、康复医疗人员与患者家属/陪护共同参与的语言康复团队,彼此紧密合作,信息互通,才能使大家都能对患者的语言功能、交流活动、社会参与能力以及其他表现有全面的认识,才能制定更为合理的、多方认可的共同康复目标,才能保证患者在语言治疗室、在医院其他部门、回到家庭后能够有延续的、终身坚持的语言康复,从而提升患者的生活质量。

三、符合国际功能、残疾和健康分类的理念框架的原则

国际功能、残疾和健康分类(International Classification of Functioning, Disability, and Health, ICF)是世界卫生组织于2001年第54届世界卫生大会上颁布的关于功能与残疾、健康与健康有关状况的分类系统。ICF分类涵盖健康领域及健康相关领域,它将人类功能分为三个层次:身体功能或身体部件的功能、人的整体功能以及处于社会环境中的人的功能。ICF分类模型(图1-4-1)将生活功能定义为身体功能和身体结构、活动性、社会参与性;与此相应,障碍指身体功能障碍和身体结构障碍、活动受限、社会参与受限。根据这一框架,残疾(disability)包括单一层次以及多层次的功能失调:机体损伤、活动受限和社会参与限制(impairments, activity limitations and participation restrictions)。ICF分类体系的一个基本假设是:人类个体在特定领域的功能是身体健康状况(疾病、失调和损伤)和背景因素(contextual factors)交互作用和复杂联系的结果。背景因素包括个体因素也包括个体所处的环境因素。参照ICF分类模型,对患者某一个方面进行干预可能导致一个或多个方面的功能改变。这种功能交互作用是独特的,并非简单的一一对应的关系,引起的改变是基于整个系统的,同时也是双向的。个体的局部残疾状况可能改变个体的整体健康状况,不能简单地从某一种损伤去推测能力受限或活动受限的程度。

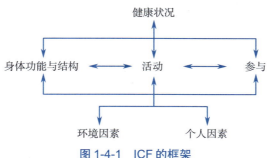

图1-4-1　ICF的框架

ICF对身体结构、身体功能、活动与参与、环境因素四项中的各具体项目通过字母和数字进行编码,并给予限定值表示该项的损伤(结构与功能)、受限(活动)与限制(参与)的程度。

语言康复中遵循ICF原则表现在几个方面:

1. 从总体上遵循ICF原则　即把语言障碍看作是疾病或损伤(如脑卒中或脑外伤)导致的交流功能障碍的同时,要关注语言障碍对患者日常生活和社会参与的影响。也要考虑患者所处的环境因素(技术、用品、设备、关系、社会、态度、政

策等)和个人因素(如年龄、种族、性别、教育程度、生活方式、兴趣爱好、适应能力等)对于其语言障碍和交流活动的交互影响。

2. 从评估上遵循 ICF 原则　即用语言障碍评估量表评价功能受损的同时,要对患者的语言交流相关的个人活动、社会参与能力进行评估,也要对患者的特定环境因素和个人因素进行评价,分析可以利用的有利因素和需要克服的阻碍因素,为制定康复治疗计划奠定基础。ICF 中均有语言交流对应的功能(代码 b)、活动与参与(代码 d)、环境因素(代码 e)的分类项目和对应编码,通过限定值(0~4)进行不同等级的评价。

3. 从治疗上遵循 ICF 原则　即不仅利用基于"刺激-反应"模式的训练或基于心理语言学、认知神经心理学模型的语言康复手段,也要通过个人活动和社会参与的方式促进患者的交流和沟通能力提升,并增加患者参与家庭生活和社区活动的机会,从而充分提高患者的生活质量。同时,善于借助辅助设备、改善交流环境、利用有利政策或社会关系等促进患者语言交流能力提高。也善于根据患者的年龄、文化水平和兴趣制定合适的康复方案和目标,激发患者训练动机和康复自信,增强其适应环境的能力。

4. 从康复结局效果评价上遵循 ICF 原则　即对于语言康复干预的效果评价,不仅通过语言功能的评估量表做局限性评价,也要利用 ICF 中语言交流相关的功能、活动与参与、环境因素及其对于生活质量的影响等进行评价,这样更加全面和实际。Aura Kagan 等人根据 ICF 理念提出失语症患者结局测评框架(living with aphasia: framework for outcome measurement, AFROM),方便临床医师和治疗师、研究人员、政策制定者、资助者及患者家庭等对语言康复效果进行全面统一的评价(图 1-4-2)。

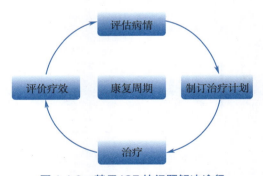

图 1-4-2　基于 ICF 的问题解决途径

四、坚持循证实践的原则

目前用于儿童和成人语言障碍的康复方法模式众多,选用何种方法、强度、频次、时程等是有效的,需要有充分的证据证明这就需要循证实践(evidence-based practice,EBP)。

EBP 建议选用有较强研究证据的语言康复方法,如来自对于多个随机对照试验的 Meta 分析或系统评价、多个随机对照试验或一个样本量足够大的随机对照试验的证据。这些研究方法可提供高质量证据，所研究的语言康复方法有一定的临床应用价值。

目前已经有一些关于儿童或成人语言障碍康复的指南或相关疾病（如脑卒中）诊治指南中的语言康复部分可以参考借鉴。也可以在基于循证医学的 Cochrane Library 数据库寻找相关的循证医学标准。

以失语症为例，Cochrane Library 中有研究结果表明言语语言治疗（speech and language therapy，SLT）对于脑卒中失语患者的功能性交流、阅读、书写以及表达性语言有效。高强度、高剂量或延续较长时间的治疗会更好。有证据表明每周需5～8小时的失语症训练才有效。每周约19小时的强化治疗的疗效优于约7小时的标准治疗。已有证据表明旋律语调疗法（melodic intonation therapy，MIT）、限制诱导失语症治疗（constraint-induced aphasia therapy，CIAT）、计算机辅助失语症训练的有效性，以及失语症小组治疗的必要性。非侵入性脑刺激技术如 rTMS，可能会改善慢性卒中后失语症患者的理解及命名能力，tDCS 可以改善慢性失语症患者的命名能力，但非侵入性脑刺激技术对于失语症的作用尚需要更多的大样本、随机双盲对照、有功能性交流评价指标的研究。辅助性和替代性交流装置和治疗方法被用作言语治疗的补充手段是被推荐的。

以上的文献证据是外部证据，除了对外部证据进行评价并选择有力度、高等级的外部证据指导语言康复实践外，还要结合内部的或者个案的证据，即要结合对患者评估得到的结果、患者本人及家属的偏好或意愿等内部证据。

把外部循证证据和患者特定的内部证据整合后制定相对优化、有效的语言康复方案，之后要进行治疗过程的监控，保证患者得到的治疗是最合适的。

（单春雷）

学习小结

本章以概述的形式介绍了语言康复学的相关基本内容。包括言语、语言、交流、认知相关的概念；语言障碍的类型以及现有的语言康复手段与最新进展。并介绍了语言康复的原则，包括一般性原则和多专业团队合作、循证实践、遵循 ICF 理念等原则。

扫一扫，测一测

第二篇

基 础 篇

第二章 语言学基础

学习目标

- 了解发音器官；各种语流音变；语用相关概念。
- 熟悉语言的作用；语音和音系的区别与联系；语法的组合规则和聚合规则；汉语词、短语的结构和分类，以及句型和分类。
- 掌握语言的性质与组成要素；元音与辅音；汉语的韵母、声母和声调和音节；语法单位；词汇和词义及句子和句义；语用及其结构。

语言学（linguistics）是研究语言的科学，语言是语言学的研究对象。语言（language）是思维的外壳，是人类社会中约定俗成的符号系统，人们通过应用这些符号达到交流的目的。语言在人们的生活中不可或缺，在语言康复中，掌握基本的语言学知识非常必要。

第一节 语言的性质、功能与组成

一、语言的性质

语言是符号系统，这句话概括了语言本身的性质和特点。因此，语言最本质的特征就是其符号（symbol）性质。要理解语言，必须先知道符号是什么。

1. 符号包含形式和意义两个方面。对语言符号来说，其形式例如口语的语音、手语的手势、盲文的点字等，都是人们可以感知的。语言符号的意义是对它所指代的一类心理现实的概括，而心理现实是人们对外在客观世界的感知与认识。

2. 符号的形式和意义不可分离，没有无意义的符号形式。语言符号也是如此，每一个语言符号都有社会赋予它的意义，如果人们发出的声音（例如呓语）、做出的手势、点出的点字（盲文）不再表达特定的含义，它就不再是语言。

3. 符号的形式和意义都是一般性的。语言符号的形式和意义也都是一般性的。从形式上看，人类发出的语音都可以作为语言符号的载体，而不必具体到某个人或某个民族；从意义上看，语言符号的意义反映了人们对外在多种多样客观现实的认识和概括。例如，"房子"指代的是各种平房、楼房、四合院等，这将它们与桥梁、道路等建筑物区别开来，而并不是指代某一种或某一座特定的房子。

4. 符号的形式和意义之间没有本质上的、自然属性上的必然联系。语言符号是社会的产物，其意义是人们约定俗成的。相同的语音，在不同的语言（对应不同的社会）中，能表达完全不同的意义；或者相同的意义，不同语言中其语言形式完全不同。例如书，在汉语中被叫做 shu，而在英语中则被叫做 book，再比如鞋子，在普通话中叫做 xiezi，而在四川、湖南等方言中则叫做 haizi。

二、语言的功能

语言是一种社会现象，是人类社会的产物，是人区别于动物的重要特征，在人类社会的发展过程中，语言发挥着十分重要的功能。

（一）语言的信息传递功能

信息传递是社会中人与人交流的基本方式，人们通过信息交流，分享彼此的经验感知，以更好地分工合作。语言最基本的功能就是信息传递功能。与其他具有一定社会性的动物群体如蚂蚁、蜜蜂等相比，人类语言的信息传递功能成熟精细。语言所能传递的信息可以没有穷尽，信息内容可以跨越时间、空间。人类文明的进步，首先得益于语言的信息传递功能。

在传递信息的过程中，人们也可使用语言之外的其他形式，如文字、旗语、信号灯、数学符号、化学公式等。另外，面部表情、手势、躯体姿态等副语言信息，也可帮助语言传递某种信息。这其中，文字打破了语言交流中时间和空间的限制，在社会生活中起着重大的作用。但语言是人类社会信息传递的第一性的、最基本的手段，文字则是第二性、建立在语言基础上的再编码形式，而旗语之类的则是建立在语言或文字之上的再编码形式。其他如手势等非语言的形式，独自传递的信息有限，通常是辅助语言来传递信息。

（二）语言的人际互动功能

语言能建立或是保持某种社会关联，这被称为语言的人际互动功能。互动包括两个方面，一方面说话者在话语中表达自己的情感、态度、意图，另一方面这些又对受话者施加了影响，得到相应的语言或行动上的反馈，从而达到某种实际效果。在人际互动中，语言还起到一种身份表达的功能，比如在各类比赛中人群的呼喊、公共集会上高呼名字和口号等。另外，人们日常生活中的寒暄交谈，也体现了语言的人际互动功能，如中国人见面喜欢问"吃过没?"对方回答"吃过了。"互动双方并不是真的要交流是否吃过饭这件事情，而仅仅是一种打招呼的方式。还要注意的是，即使独自一人时，语言的这种社会功能仍然存在。如被一块石头绊倒了，咒骂石头，这时候石头充当了受话者的角色。

（三）语言的思维功能

语言既是社会现象，是社会的交际工具，又是心理现象，是人类思维的工具。思维功能是语言功能的另一重要方面。思维是认识现实世界时动脑筋的过程，也指动脑筋时进行比较、分析、综合以认识现实的能力。思维时需要语言，语言是思维活动的动因和载体，是思维成果的储存所。思维的基本形式概念、判断和推理都要依托语言来实现。心理学上著名的"出声思考"实验，就是利用外显的语言，来研究人们大脑内部的思维过程。

儿童语言的习得过程实际上也是一个认识世界、思维发展的过程。例如在学习词汇的过程中,儿童看到猫,听到大人说 māo,他就把猫这个动物和 māo 联系起来了,在另一个场合,儿童看到狗,也说是 māo,大人纠正说是 gǒu,这就让他认识到猫和狗的区别,当他能认识不同样的猫时,他也就掌握了猫这一类事物。儿童就是在对大人言语行为的观察中,自己不断尝试发音和失误被纠正中,学会一个词,把词与词所代表的那一类事物联系起来,也认识了这一类事物。儿童词汇量的发展,也反映出儿童对外在世界的概念认知的发展。

在语法方面,儿童的思维发展有更明显的体现。从 1 岁开始,儿童从独词句到双词句再到实词句,这也体现了儿童对外界认识的发展。独词句体现了词和事物的联系,特别是词指称整类事物的概括性,表明这个时期儿童的思维能力主要表现为将词和某类事物或某种行为挂钩,并初步学会了概括。双词句体现了词与词之间的关系,事物与事物间的关系,对双词句的掌握,表明儿童此时不仅注意到不同事物间的区别,而且注意到不同事物中共同的东西,抽象出事物的属性,例如"白猫""白狗"中的"白",他已不仅仅注意到词与事物间的联系,而且已注意到词与词之间的关系。而实词句表明儿童已掌握表示语言单位间关系的虚词,逐步摆脱了事物的具体形象而上升到抽象的语言本身。总之,当儿童越来越熟练地使用语言时,外界的现象也就越来越多地被概念范畴化,儿童头脑中的外在世界就成为透过语言这幅"眼镜"所认识到的世界。

三、语言的组成

在语言的组成理论上,西方语言学界一般根据 Bloom 与 Lahey(1978)的理论,认为语言是由形式、内容及使用三个维度交集所形成的(图 2-1-1)。在形式(form)方面包括音系(phonology)、词法(morphology)和句法(syntax),在内容(content)方面为语义,而在语言使用(use)层面则为语用(pragmatic)。但汉语语言学界则直接认为语言由语音、语法(包括词法和句法)、语义、语用组成,其中语用是后期受西方理论的影响而增加的,因此目前汉语中针对语用的研究还较少。

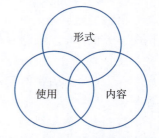

图 2-1-1 语言的组成示意图

1. 语音 语音(phonetic)是人类说话的声音,是语义的表达形式,即语言的物质外壳。换言之,语音是人类通过发音器官发出的传递信息的声音,但人类口腔发出的咳嗽声、哭笑声、呻吟声虽然也能传递信息,却不是语音,只有有词句意义的声音才是语音。

2. 语法 语法(grammar)是语言的组合规则,专指组成词、短语、句子等有意义的语言单位的规则。笼统来说,语法是语言单位的结构规律。语法常以词为界分为词法和句法两个方面。词以下的规则叫词法(morphology),主要指词汇组成的规则。词以上的规则叫句法(syntax),主要指词汇与词汇结合形成有意义的短语、句子的词序安排规则。

3. 语义 语义(semantic)主要指语言系统中意义,包括词汇及句子的意义,事物、事件的概念以及经验和知识等。

4. 语用（pragmatic） 主要指为了社会性的目的在一定的环境中对语言的运用。包括在不同沟通情景中语言使用的社会规则，即如何以约定俗成的方式使用语言与人对话、交谈、沟通。

四、两对相关概念

在实际应用中，有两对概念极易被混淆，那就是文字和语言、书面语和口语。

（一）文字和语言

文字是记录语言的书写符号系统，是最重要的辅助性交际工具。语言的产生比文字早。最初语言主要通过口、耳交际，人们说话要受到时间和空间的限制。为了克服语言在时间和空间上的限制，人们发明了文字，因此文字的出现比语言晚。文字有两个含义，一是指一个一个的字，二是指语言的视觉符号体系。

1. 文字的作用 文字克服了语言传达信息的时间和空间限制，使人类文化得以积累，文字能促进思维的发展，使思维可以在时空中留存，可以反复琢磨。文字不仅使人类可以通过文字文本进行超越时间和空间的交流，更连续地传承文化，还使人类加深了思考的深度，提高了大脑的能力。

2. 文字的基本性质 文字的基本性质就是用书写/视觉形式对语言进行再编码的符号系统。首先，文字在语言的基础上产生。文字有形、音、义三方面。其次，文字是对语言的再编码，文字单位与语言单位，文字的组合规则与语言的组合规则有着系统的对应关系。最后，文字必有一级较小的单位可以用语言中的音读出来并表达语言中音义结合体的意义。例如，汉文以占据一个方块空间的形体单位"字"对应汉语里最小语法单位、最小的音义结合体——语素（morpheme）。

（二）书面语和口语

书面语和口语都是语言的不同表现形式。书面语在口语的基础上产生，是口语的加工形式，两者的基本系统是一致的。但由于表达媒介的不同，两者的区别也很大。口语是用于听的，口语可以有语调、重音、停顿的变化，还可以配合表情、手势及身体位置等进行表达。因此口语用词范围窄，句子短，结构简单，有用来填充的"嗯、呃、这个、那个"等无意义语。书面语是用于看的，口语能用的其他辅助手段（如语气、表情、手势等）都不起作用了，所以它扩大了用词范围，句子结构复杂，尽量排除废话，讲究篇章结构、连贯照应等。

口语和书面语的差异是表达媒介不同造成的，它们是同一种语言的不同的风格变异。书面语是口语的加工形式，它虽然多用于书面形式，但也可以用于口头形式。例如新闻广播就是书面语的口头形式，而通俗读物就是书面使用口语的例子。

在实际应用中，人们容易将书面语与文字等同，认为书面语就是文字。然而，文字只是书面语的书写工具，是体现书面语的一种物质形式。文字本身不是书面语，但没有文字就没有书面语。

（金　星）

第二节 语 音

一、语音和音系

语音(phonetic)具有自然属性、社会属性的双重属性。其自然属性在于语音都是由某些物体的周期性振动而引起的空气粒子的振动;其社会属性在于语音是人类交际中一种最重要的物质载体,它负载着语言信息,是约定俗成的语言符号的形式。社会属性是语音的本质属性。在语音的研究中,针对其自然属性进行研究的是语音学,而针对其社会属性进行研究的是音系学。

(一)语音学和音系学

语音学(phonetics)是研究语音的学科,其包括发音语音学、声学语音学、听觉语音学三个分支。发音语音学研究语音的发生,研究舌、喉等器官以及它们在言语产生中的作用,也从发音器官的角度对单个语音进行识别和归类。声学语音学研究声波的性质,包括音高、音强、音长和音质(详见本套教材中《言语科学基础》),即声波的物理属性。听觉语音学研究语音的感知,即听者如何分析和处理收到的声波。这三个分支关注的内容属于语音的自然属性。

音系学(phonology)是音位系统学的简称,是研究支配语音分布和排列的规则及音节形式的学科。音系学一般是从一门语言的研究开始,首先确定其使用了哪些语音单位,考察这些语音单位如何组合,遵循哪些组合规律。音系学关注语音在某个人类社会中的应用情况,其属于语音的社会属性。

(二)音素和音位

语音是客观存在的连续的、线性的语音流,它具有一发即逝的特点。在语音和音系研究中,首先要把这些连续的、线性的语音流切分成一个个离散的小单元,并用特殊的符号把它们表示出来,这就产生了音素和音位。

1. 音素 音素(phone)是最小的语音单位,也是人类语言从音质角度划分出来的最小的线性的语音单位。从19世纪以来,语言学家研究了多种语言的语音并多次修改后,最终确立了适用于所有人类语言的语音小单位。目前,国际语音学会(International Phonetic Association, IPA)把语音区分归纳为120多个基本的小单元和30多个附加特征,这些语音单元和特征足以将所有人类语言必须要表达的语音成分都表示出来,这些小单元就是音素。

记录音素的标写符号称为音标,目前最通行的是"国际音标",它是国际语音学会1888年制订并不断使用修改形成的,最新版的国际音标表是2005年修订的。国际音标的原则是"一个音素只用一个音标表示,一个音标只表示一个音素",音素和标写符号一一对应,不会出现混淆或两可的现象。为了与一般的字母相区别,通常把国际音标所用的标写符号放在[ ]里。国际音标加[ ]是音素的标写符号,是用于标写所有人类语言的,不加[ ]的字母是某一种语言的文字符号或只供某一种语言专用的标音符号(如汉语拼音)。如汉字"办"的汉语拼音ban中的b并不是国际音标[b]这个音,其对应的国际音标是[p]。国际音标也可以用来标写一种语言的音位，此时它要放在/ /中。

2. 音位 音位（phoneme）最小的音系单位，是一种语言中具有区别意义作用的最小语音单位。音位往往不是一个音，而是由若干个变体组成的一簇音。如果两个音素在周围的音都相同的情况下独立承担区别词的意义的作用，那它们就分属于不同的音位，反之则只是一个音位的两个变体。判断一个音素是不是一个语言中的音位时，也可以采用这种方法，即最小对比对测试，取一个词，将其中的一个音替换，看是否会产生不同的意义。如汉语"标"biao[piɑu]（biao 为汉语拼音，[piɑu]为国际音标），如果分别用 p[pʰ]、d[t]、t[tʰ] 替换 [p]，就得出"飘、刁、挑"等词，这说明 b[p]、p[pʰ]、d[t]、t[tʰ] 四个音素具有区别意义的作用，是四个不同的音位。而英语单词 car、back、cat 中的 [kʰ] 虽然对应不同的字母，但都属于一个音位 /k/。

每一种语言都可以分析出一套音位系统。语言不同，音位的数量也不相同，大约从 12 个到近 100 个不等。音位也用国际音标符号进行转写，但不用 [ ]，而是放在/ /中。

不同语言的音位是不同的。在英语中，送气音 [pʰ] 和不送气音 [p] 都属于同一个音位 /p/，它们是该音位的两个不同变体，只是在不同的位置条件下表现为不同的音，如 peak 中的 /p/ 是送气音，语音学上记为 [pʰ]，speak 中的 /p/ 是不送气音，语音学上记为 [p]。但在汉语中，[pʰ]、[p] 分属于不同的两个音位，因此"宾"bin 和"拼"pin 分别记为 /pIn/ 和 /pʰIn/。

（三）音质音位和非音质音位

在语音分析中，有这样一个假设，即言语可以部分地描写为一连串的不连续的语音或者音段（segment），而除了音段以外，言语中还有大量超音段（suprasegmental）特征，即有大量言语特征倾向构成超越单一音段的模式，并且/或者不受音段目标限制独立变化，例如音高、音强和音长（感知时间）。

1. 音质音位 从音素的音质角度划分与归并出来的音位即元音音位和辅音音位称为音质音位。又因为音质音位在语音组合的线性序列中占有一个时段，所以也称为音段音位（segmental phoneme）。

2. 非音质音位 在语音中，除音质外，音高、音强、音长也能区别语言单位的意义，因此也能构成音位。这种具有区别词的意义作用的音高、音强、音长被称为非音质音位。由于它们在语音线性序列中不占有位置，可以超越一个音素音段作为几个音素音段的共时成分出现，又被称为超音段音位（suprasegmental phoneme）。非音质音位可分为调位、重位和时位三种：①调位指由音高特征构成的具有区别词的意义作用的音位，汉语普通话中的声调音位有 4 种；②重位指由音强特征构成的具有区别词的意义作用的音位，英语中的某些重音和轻音就有区别词的意义的作用，如 instinct [inˈstiŋkt]（充满），instinct [ˈinstiŋkt]（本能）；③时位指由音长特征构成的具有区别词的意义作用的音位，英语中的某些长音和短音也有区别词的意义的作用，如 beat [bi:t]（打）和 bit [bit]（少许），汉语广州话"街"[ka:i] 和"鸡"[kai]。

二、发音器官

人类的发音器官包括三大部分：动力源（肺）、振动源（声带，又叫发音体）、共鸣腔（咽腔、口腔、鼻腔）。人类不仅可以发乐音（对应元音），还可以发噪音（对应大部分辅音）。发噪音时，发音体主要不是声带，而是口腔的有关部位，但也可以伴随声带的颤动。

图 2-2-1 标示了人类发音器官的不同发音部位。在这些发音器官中，声带、软腭、舌根、舌面、舌尖、舌叶、唇能够主动地、彼此独立地运动，它们被称为主动发音器官；而牙齿、齿龈、硬腭不能主动运动，称为被动发音器官。各发音器官具体的解剖、生理情况可参考本套教材《言语科学基础》中相关内容，本书不做详述。

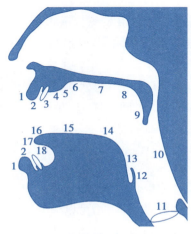

1. 外唇　2. 内唇　3. 牙齿
4. 齿龈　5. 齿龈后部
6. 硬腭前部　7. 硬腭　8. 软腭
9. 悬雍垂　10. 咽腔壁
11. 声门（声带）　12. 会厌
13. 舌根　14. 舌面后
15. 舌面前　16. 舌叶
17. 舌尖　18. 舌尖下部

图 2-2-1　发音器官和部位示意图

三、元音和辅音

音素可以分为元音和辅音两大类。汉语普通话的元音又分为单元音（10个）和复元音（13个）两类，共有23个；普通话共有22个辅音，其中21个辅音为声母。元音和辅音的区别有以下三点。

1. 气流是否受到阻碍　发元音时，气流通过声门使声带发生振动而发音，气流经过咽腔、口腔时畅通无阻。发辅音时，发音器官的某一部位造成阻碍，气流需要克服这种阻碍才能发出音来。

2. 发音器官的紧张度是否均衡　发元音时，发音器官的各部分保持一种均衡的紧张状态。发辅音时，声道形成阻碍的那一部分特别紧张。

3. 气流强弱　发元音时，呼出的气流畅通无阻，因此气流较弱。发辅音时，呼出的气流需要克服阻碍才能通过口腔或鼻腔，因而气流较强。

（一）元音

人类能发出的元音有许多种，这些不同的元音是由发音时共鸣腔调整形状而形成的。共鸣腔里最主要的是口腔，正是口腔的不同形状形成了不同的元音。而决定口腔形状的因素有三个：舌位的前后、高低以及嘴唇的圆展。这三个因素共同影响着元音的形成及每个元音的音质。

1. 元音舌位图 国际音标的[a]、[ɑ]、[u]、[i]分别代表了元音发音时舌位可变动的最大范围，改变口腔形状所能发出的元音几乎都在这个范围之内。元音舌位图（图2-2-2）就是以这4个点为坐标连成一个四边形，用来表示元音发音的各种舌位。

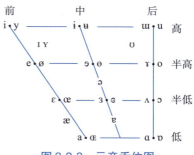

图2-2-2 元音舌位图

图中线上各个小圆点表示标准元音的坐标点。图中最左一条线标示着舌的最前的限度，线上所有的元音的舌位前后都差不多，只是随着口腔的向下打开，舌位逐步靠后，因此左边的线往后偏斜，线上所有的元音都被称为前元音。最右一条线则标示着舌的最后的限度，线上的元音被称为后元音。这两条线都分别做了三等分，分别表示舌的高位、半高位、半低位和低位，对应位置上的元音分别被称为高元音、半高元音、半低元音和低元音。另外，所有的圆唇元音都写在纵线的右边，不圆唇元音都写在纵线的左边。

2. 基本元音 由元音舌位图可以得出8个基本元音，见表2-2-1。这8个元音是一切元音的基准。

表2-2-1 基本元音表

音标	名称	举例
[i]	前高不圆唇	北京话"衣"[i]
[e]	前半高不圆唇	北京话"梅"[mei]，英语red[red]
[ɛ]	前半低不圆唇	北京话"列"[liɛ]，英语fair[fɛə]
[a]	前低不圆唇	北京话"担"[tan]，英语fly[flai]
[u]	后高圆唇	北京话"屋"[u]，英语room[rum]
[o]	后半高圆唇	北京话"波"[po]
[ɔ]	后半低圆唇	北京话"火"[fɔ]，英语dog[dɔ:g]
[ɑ]	后低不圆唇	北京话"刀"[tɑu]，英语half[hɑ:f]

资料来源：叶蜚声、徐通锵，著. 王洪君、李娟，修订. 语言学纲要（修订版）[M]. 北京：北京大学出版社，2010

（二）辅音

辅音的共同特点是气流在一定部位受到阻碍，通过某种方式冲破阻碍而发出音来。受阻的部位就是发音部位，形成和冲破阻碍的方式就是发音方法。

1. 发音部位 下面按照气流从声带进入口腔呼出体外的过程，列举沿线的重要发音部位。

（1）声门：本身也是一个发音部位。如英语、德语、日语里的h[h]就是声门音，而普通话里的h[x]是舌面后音。

(2) 舌面后：这是气流进入口腔后的第一个大站。发音时舌面的后部往上抬，向软腭靠拢，使气流受阻。普通话的 g、k、ng、h[k、kʰ、ŋ、x] 等都是舌面后音。

(3) 舌面中：舌面后音发音时需舌面中部向上接近硬腭后半部，发生轻微的摩擦而发音。普通话中没有舌面中音。

(4) 舌面前：舌面最靠前的部分与齿龈和硬腭交界处配合节制气流，就发出舌面中音。如普通话中的 j、q、x[tɕ、tɕʻ、ɕ]。

(5) 舌叶：舌面前的再前面是舌冠，它又分为舌叶和舌尖。舌叶和齿龈后（齿龈桥之后、硬腭之前）部位会形成一条线状的接触带，从而节制气流，发出舌叶音。英语的 China 中的 [tʃ] 就是舌叶音，汉语除广东方言外，大部分方言没有舌叶音。

(6) 舌尖：舌尖非常灵活，可以和几个部位配合发音。如果舌头上卷，向上顶住上齿齿龈桥后的位置，则发出卷舌音，又叫舌尖后音，如普通话的 zh、ch、sh[tʂ、tʂʰ、ʂʻ]。如果舌尖顶住上齿齿龈桥前的位置，则发出舌尖 - 齿龈音，又叫舌尖中音，如普通话的 d、t、n、l[t、tʰ、n、l]。如果舌尖自然下垂至下齿，则发出舌尖前音，如普通话中的 z、c、s[ts、tsʰ、s]。如果舌尖抵在上下齿之间，则发出舌尖 - 齿间音，如英语中的 thing[θiŋ]、father[fɑːðə] 中的 [θ]、[ð]，普通话中没有这类音。

(7) 唇上齿和下唇：二者配合发出的音叫唇齿音，如普通话的 f[f]，由双唇形成阻碍发出的音称为双唇音。

2. 发音方法 辅音的发音方法是指发音时喉、口腔和鼻腔节制气流的方式和状况。可以从声带是否振动、气流的强弱、阻碍的方式三个方面来观察。

(1) 清音和浊音：有时，声带也参与辅音的发音，因此，辅音可分为清辅音和浊辅音。声门微闭、气流上来后声带颤动的辅音叫浊辅音。声门打开、声带不颤动的辅音叫清辅音。汉语拼音中除 m、n、l、r、ng 为浊辅音外，其余皆为清辅音。

(2) 送气音和不送气音：发送气音时，喉同时带有像英语 h 那样的摩擦，所以国际音标写送气音的办法是在不送气音的右上角加上标"h"。汉语里的送气和不送气非常清楚。如普通话的"包"bao 和"抛"pao，"哥"ge 和"科"ke，"地"di 和"替"ti 的区别就在于前一个字的辅音是不送气的，后一个是送气的。这三对字的辅音，不送气的国际音标是 [p]、[t]、[k]，送气的国际音标是 [pʰ]、[tʰ]、[kʰ]。

(3) 塞音和擦音：

1) 塞音（又称爆破音、破裂音）："塞"就是闭塞，其发音时两个部位完全闭合，堵住气流的通路，将气流阻塞在该处，对口腔形成很大的压力。塞音的产生要经历三个基本阶段，①闭合阶段，发音器官发生接触；②相持或挤压阶段，气流在关闭的器官后面受到挤压；③除阻阶段，形成阻碍的发音器官突然分开，气流迅速释放。这最后一步就被称为"爆破"，因此塞音又被称为"爆破音"，如 [p]、[t]、[k]、[pʰ]、[tʰ]、[kʰ] 都是塞音。

2) 擦音："擦"是指发音时两个部位形成一条缝隙，让气流从其中擦过去。由这种方法发出的音称为擦音，如 [f]、[x]、[s]。

3) 塞擦音：塞和擦两个方法还可以结合起来，先塞后擦，发出塞擦音，即发音时两个部位先完全闭合，然后再打开一条缝隙，让气流从中擦过去，如普通话的 j、q、z、c、zh、ch[tɕ、tɕʻ、ts、tsʰ、tʂ、tʂʰ]。

(4) 鼻音和口音：主要由软腭的运动来区分。软腭低垂，堵住口腔的通道，让气流从鼻腔出来，就产生鼻音。软腭上升，堵住鼻腔的通道，让气流从口腔出来，就产生口音。如"爸"b[p]和"妈"m[m]。

(5) 颤音、闪音/搭音、边音、近音和半元音

1) 颤音：舌尖、悬雍垂在十分放松并有气流冲击的状态下连续颤动而发出的音。汉语普通话没有舌尖颤音和悬雍垂颤音。

2) 闪音/搭音：舌头颤一次发出的音。汉语普通话没有这种音，但有些方言中存在。

3) 边音：舌头的中间位置堵住气流出路，让气流从舌头两边流出的发音方式。如普通话的l[l]。

4) 近音、半元音：介乎擦音和高元音之间，即发音通道留有比擦音大但比高元音小的缝隙，气流通过时受到的阻碍小于擦音大于高元音。区别在于近音的舌头姿态近似辅音，半元音的舌头姿态近似元音。汉语普通话也没有这两种音。

四、汉语的韵母、声母和声调

按照汉语的字音分析方法，把一个字音分成声母和韵母两段，把贯通整个声韵结构的音高形式叫声调。声母位于音节前段，主要由辅音构成。韵母位于音节的后段，由元音或元音加辅音构成。

(一) 韵母

汉语普通话的韵母共39个，主要由元音构成，或由元音加鼻辅音构成。但《汉语拼音方案》的韵母表只包括35个舌面元音韵母。按韵母的结构可将汉语韵母分成单元音韵母、复元音韵母和带鼻音韵母三类；按韵母开头的元音发音口形，又可分为开口呼、齐齿呼、合口呼、撮口呼四类，简称"四呼"（表2-2-2）。

表2-2-2　普通话韵母总表

		开口呼	齐齿呼	合口呼	撮口呼
单韵母 (10个)	单韵母	-i([ɿ][ʅ])，a[A]，o[o]，e[ɤ]，ê[ɛ]，er[ɚ]	i[i]	u[u]	ü[y]
复韵母 (13个)	前响	ai[ai]，ei[ei]，ao[ao]，ou[ou]			
	后响		ia[iA]，ie[iɛ]	ua[ua]，uo[uo]	üe[yɛ]
	中响		iao[iau]，iou[iou]	uai[uai]，uei[uei]	
鼻韵母 (16个)	前鼻音	an[an]，en[ən]	in[in]，ian[iɛn]	uan[uan]，uen[uən]	ün[yn]，üan[yan]，
	后鼻音	ang[aŋ]，eng[əŋ]	ing[iŋ]，iang[iaŋ]	uang[uaŋ]，ueng[uəŋ]，ong[uŋ]，	iong[yŋ]

1. 单元音韵母 单元音韵母是由单元音构成的韵母，共有 10 个。但是《汉语拼音方案》只使用了 6 个字母来表示：a[A]、o[o]、e([ɤ])、ê[ɛ])、i([i]、-i([ɿ]、[ʅ]))、u[u]、ü[y]。这是因为为了方便掌握，有的用一个字母代表了几个韵母，如 i 既代表 [i]，又代表 -i([ɿ]（用在 z、c、s 后）、[ʅ]（用在 zh、ch、sh、r 后））；e 既代表 [ɤ]，上面加"^"后又代表 [ɛ]。

2. 复元音韵母 复元音韵母由 2 或 3 个元音结合而成。普通话里共有 13 个复元音韵母，这些复元音韵母可以分成二合的和三合的两类，二合的复元音韵母有 9 个：ai、ei、ao、ou、ia、ie、ua、uo、üe；三合的复元音韵母有 4 个：iao、iou、uai、uei。

3. 带鼻音韵母 带鼻音韵母是由 1 或 2 个元音后面带上鼻辅音构成。发音时发音器官由元音的发音状态向鼻音的发音状态逐渐过渡，鼻音成分逐渐增加，最后完全变为鼻音。普通话里的带鼻音韵母共有 16 个，可以分成带舌尖鼻音（前鼻音）和带舌根鼻音（后鼻音）两类。其中前鼻音韵母 8 个：an、en、in、ün、ian、uan、üan、uen；后鼻音韵母也有 8 个：ang、eng、ing、ong、iang、uang、ueng、iong。

（二）声母

普通话中独立的辅音音位共有 22 个，其中 21 个辅音是声母，而其中的 ng[ŋ] 不是声母，普通话还有 1 个零声母 Ø，因此，普通话一共有 22 个声母。

普通话里有一些音节没有辅音声母，习惯上被称为"零声母"，如"衣"i、"屋"u、"雨"ü、"安"an、"爱"ai。零声母可以写作"Ø"，即 0 加一个从左下至右上的斜线。"Ø"不是汉语拼音字母，也不是国际音标，它只是代表汉语零声母的惯用符号，只在必要时才书写出来。

声母构音主要按照发音部位和发音方式两个维度进行分类（表 2-2-3）。

表 2-2-3 普通话声母表

发音方式		发音部位						
		唇音		舌尖音			舌面音	舌根音
		双唇音	唇齿音	舌尖前音	舌尖中音	舌尖后音		
鼻音	清音							
	浊音	m[m]			n[n]			(ng)[ŋ]
塞音	清音 不送气	b[p]			d[t]			g[k]
	清音 送气	p[pʰ]			t[tʰ]			k[kʰ]
	浊音							
塞擦音	清音 不送气			z[ts]		zh[tʂ]	j[tɕ]	
	清音 送气			c[tsʰ]		ch[tʂʰ]	q[tɕʰ]	
	浊音							
擦音	清音		f[f]	s[s]		sh[ʂ]	x[ɕ]	h[x]
	浊音					r[ʐ]		
边音	清音							
	浊音				l[l]			

普通话声母发音部位包括双唇、唇齿、舌尖前、舌尖中、舌尖后、舌面和舌面后（舌根）7个部位。发音方式包括：①阻碍的方式主要包括鼻音、塞音、塞擦音、擦音和边音五种；②声带是否振动，声带振动的为浊辅音，不振动的为清辅音，普通话声母除m、n、l、r为浊辅音（浊声母）之外，其余声母为清辅音（清声母）；③气流的强弱，送气音的气流比较强，不送气音的气流比较弱，塞音和塞擦音中的清声母就有送气和不送气的区别。

（三）声调

声调是依附在声韵结构中具有区别意义作用的音高形式。声调是超音段成分。汉语普通话的单字调有四种：阴平、阳平、上声、去声。目前一般采用赵元任创制的"五度标记法"来标记声调，如图2-2-3所示。

五度标记法是用五度竖标来标记调值相对音高走势的一种方法。画一条竖线为坐标，分为四格五度，表示声调的相对音高，并在竖线的左侧画一条反映音高变化的走势的短线，表示音高升降变化的格式。根据音高变化的走势，或平或升或降或弯曲，制成五度标调符号。有时也采用数字表示，这称为调值数码法。如阴平55、阳平35、上声214、去声51。

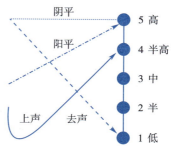

图 2-2-3　五度标记法

汉语音高格式随方言不同而有差别，少的有3个（烟台），多的有9个或10个[粤方言区（广州9个；广西南宁、玉林10个）]。5个[吴方言区（上海）]、6个（湘、赣、客家方言区）、7个[闽方言区（福州、厦门）、吴方言区（苏州）]、8个（绍兴）也都有，但以4个音高格式的为最多（北方方言区：北京、沈阳、济南、兰州、西安、成都）。

五、语音单位的组合

（一）音节

音节（syllable）是听话时自然感到的最小的语音单位。确切地说，音节是音位组合构成的最小的语音结构单位。在汉语里，一个音节通常就是一个语素的语音形式，在文字上也通常对应一个汉字。一个音节可以由一个音位构成，也可以由两个或两个以上的音位构成。在一个音节内部，不同的元音音位可以直接组合在一起，构成复元音。不同的辅音音位也可以组合在一起，构成复辅音。现代汉语的各个方言都没有复辅音。

音节是音位组合而成的结构，每种语言的音节都有自己的结构特点。汉语普通话的音节结构如图2-2-4（以"快"kuɑi为例）。

声母	声调		
	韵母		
	韵头（介音）	韵	
		韵腹	韵尾
k	u	ɑ	i

图 2-2-4　汉语普通话的音节结构

从图可以看出，普通话的音节结构有如下特点：

1. 一个音节最多可以用4个音质音位和1个调位来拼写。
2. 只有韵腹、声调是必有成分，可以没有辅音声母，没有韵头和韵尾。
3. 能在韵腹位置上出现的只有元音，能在声母位置上出现的只有辅音，且除ng外的所有辅音都能出现在声母位置。
4. 韵腹是音节中的主要元音。能做韵头的只有高元音i、u、ü。能做韵尾的只有高元音i、u和鼻辅音n、ng。

（二）语流音变

音位在和其他音位组合时，由于受说话时快慢、高低、强弱的不同和邻音的影响，可能发生不同的临时性的变化，这种变化称为语流音变。常见的有同化、异化、弱化、脱落四种。

1. 同化 是指一个音位受相邻音位的影响而在某个区别特征或音位整体上趋同的现象。如：棉mian袍、面mian包中的n变成m，这是被袍pao、包bao的声母p、b同化的结果；英语的 want to go → wanna go 也是如此。

2. 异化 与同化相反，异化是指本来相同或相近的音位，如果连着发音困难，则其中一个发生变化，变得跟临近的音不同或不相近。如两个上声音节相连时，第一个上声要变成阳平，如土改→涂改，这是调位的异化。同化是为了追求发音的顺口，异化是避免发音的拗口。

3. 弱化 弱化根据程度的不同表现多种多样。通常发生在轻声（汉语）或弱读（重音型语言）音节中，最常见的表现是复元音单化，如木头 mu tou 弱化成 mu to，或单元音央化，如英语 American 中的 A 读成了 [ə]。

4. 脱落 随着弱化程度的加深，还会进一步造成某些音位脱落，并有可能进一步造成音节分界的变动，或两个音节合并为一个音节，后者又称为"合音"。如：豆腐 doufu→douf，英语的 I am coming 口语中一般说成 [aim kʌmiŋ]。

普通话中，常见的语流音变有变调（异化）、轻声（弱化）、儿化（同化）。

（金　星）

第三节　语　　法

一、语法单位

凡是能在语法组合的某一位置上被替换下来的片段都是语法单位。语法单位从小到大依次是语素、词、词组、句子。语素是最小的语法单位，句子是最大的语法单位。大单位都是由小单位按照一定的规则组合起来构成的。

（一）语素

语素（morpheme）是语言中音义结合的最小单位，也是最小的语法单位，所有语言都是如此。但语素和语音各级单位的关联在不同语言中有很大差异。就汉语来说，大致是一个音节对应一个语素，但也有少数例外，如"玻璃""葡萄"这样的单纯词，虽然是两个音节，但由于"玻""璃""葡""萄"单独都没有意义，因此"玻璃""葡萄"分别是一个语素。在英语中，一个语素可以是一个音节，如book，也可以大于一个音节（如mother）或不足一个音节（books的s）。

根据语素在词中的不同作用，其被分为词根和词缀两类。词根是词的核心部分，体现词的意义。可以单独成词，也可以彼此组合成词，还可以和词缀一起构成词。词缀是只能黏附在词根上的语素，本身不能单独构成词，表示词的附加意义和起语法作用。汉语的绝大多数词都是由词根构成的。

根据语素是否可以单独成词，语素可分为自由语素和黏着语素。词缀都是黏着语素，词根既有自由语素，又有黏着语素。汉语中大部分词根都是自由语素，但也有黏着语素，如粹、律、澈等。

（二）词

词（word）是语法研究的分界点，词以上的规则叫句法（syntax），词以下的规则叫词法（morphology）。

词是造句的时候能够自由运用的最小单位。它由一个或多个语素组成。自由运用包含两个含义：一是独立成句，凡可独立成句的最小的语法单位都是词，如"好""苹果"等，大多数词加上句调就可作为句子出现；二是自由搭配，这主要体现在虚词上，"的""从"等虚词不能独立成句，但它们在句子中却能和许多不同的词或词组搭配，这被算作一种程度较差的"自由运用"，故虚词也被看作词。

另一方面，造句中能自由运用的单位很多，大小各不相同，但只有"最小"的才是词。通常用扩展的方法来测试造句的自由单位是否最小，即词的内部不能插入别的成分，而比词大的单位可以插入别的成分。如"大衣"，它可以和不同的成分组合构成词组或句子"新大衣""大衣买了。"，但"大"和"衣"中不能插入其他成分，比如插入"的"，变成"大的衣"，即不合乎规则，意思上也已经变化。

（三）词组（短语）

词组（word group）是词的组合，是句子里作用相当于词而本身又是由词组成的大于词的单位。汉语的词组又叫短语（phrase）。词组由词组成，词组和词组又可以构成新的词组。这使得句子长度理论上可以无限。词组有两类。一是自由词组，是根据表达的需要临时按照语法规则作出的组合，大部分词组都是这类词组。二是固定词组，即必须完整记住的词的固定组合，其成分一般不能更换、增删，次序不能颠倒，如一些专有名词（"北京大学""人民代表大会"等），以及成语（成语是固定词组中的一种特殊类型，是在语言发展中逐渐形成和固定下来的）。

（四）句子

句子（sentence）是最大的语法单位，也是语言用于交际时最小的使用单位。交际时用来对话的一个单说的片段，不管多短，都是一个句子。最短的句子可以只有一个符号单位，例如"谁？"——"我。"最长的句子理论上是无限的。

二、语法的组合规则和聚合规则

（一）语法组合规则

语法单位相互连接起来构成更大的语言片段的规则称为语法组合规则。例如"我买书。"不能说成"书买我。"哪个词在前，哪个词在后，就有汉语的一条组合规则管着。而语法的组合规则包括构词法,即语素组合成词的规则,它和词的变化规则合在一起叫词法;还包括句法,即词组合成词组或句子的规则。

词组和句子是若干词的结构形式。进入词组和句子的词不再是孤立的个体,它们还发生了结构关系。词组和句子可长可短,变化无穷,但都是由一些最基本结构一层套一层组合而成,几种主要的基本结构类型为主谓、述宾、偏正、联合、述补。前四种结构是语言里普遍存在的基本结构格式,述补结构一般被认为是汉语的特点。

(二)语法聚合规则

在语素组成词,或词组成词组和句子的时候,除了要服从语法的组合规则外,每个位置上能用什么语素和词,还得服从聚合规则。也就是说,只有某些类型的语素和词,才能出现在特定的位置上。语法上能出现在相同句法位置上的词形成一个聚合。语法的聚合规则就是语法单位的分类和变化的规则。组合规则和聚合规则相互依存。具有概括性的组合规则的归纳和描写需要建立在语法单位的聚合类的基础上。具有相同语法特征的单位总是聚合成类,供组合选择。

语法的组合规则和聚合规则是从不同的角度研究语言时总结出来的规则,他们相互依存。组合则相当于组装零件的图纸,聚合相当于仓库里的零件。

三、汉语词的结构和分类

(一)汉语词的结构

词都是由一个或几个语素构成的,如前文所述,构词语素分为词根和词缀两种,按照语素构成词的不同方式,汉语词可以分为不同的结构。

1. 单纯词 汉语的单纯词包括单音节词如"天""江"等,另外还有多音节词,主要包括联绵词、叠音词以及音译的外来词,具体可参阅现代汉语相关书籍,在此不做详述。

2. 合成词 由两个或两个以上的语素构成的词称为合成词,包括复合式、重叠式和附加式三种构词方式。复合式由两个或两个以上的词根结合在一起构成,包括并列型(如"途径""骨肉""国家")、偏正型(如"雪花""火红")、中补型(如"说服""车辆")、动宾型(如"管家""失业")、主谓型(如"地震""自学")。重叠式由相同的词根语素重叠构成,如"姐姐""刚刚"。附加式又叫派生词,由词根和词缀构成,如"老 - 虎""第 - 五""刀 - 子""石 - 头"。

(二)汉语的词类

词类(word class)是词的语法性质的分类。划分词类的目的在于说明语句的结构规律和各类词的用法。按照汉语语法的老传统,词可先分为实词和虚词。实词是依据词的语法功能,认为能够单独充当句法成分,意义实在,具有词汇意义和语法意义的词。虚词则是不能充当句法成分,只有语法意义的词。实词又细分为名词、动词、形容词、区别词、数词、量词、副词、代词以及特殊实词拟声词、叹词;虚词再细分为介词、连词、助词、语气词。

1. 名词 表示人或事物或时地的名称。名词包括专有名词、普通名词、时间名词、处所名词、方位名词五类。

2. **动词** 表示动作、行为、心理活动或存现等，包括动作动词，心理活动动词，存在、变化、消失动词，判断动词（是），能愿动词，趋向动词和形式动词。

3. **形容词** 表示形状、性质和状态等，又分为性质形容词（好、坏、大、小）和状态形容词（雪白、绿油油、灰里叭叽）两类。

动词和形容词的语法特性大同小异，又合称为"谓词"。

4. **区别词** 表示人和事物的属性或区别性特征，有区分事物的分类作用。它往往是成对或成组的。如男：女，单：双，大型：中型：小型：微型，有期：无期等。

5. **数词** 表示数目或次序。又分为基数词和序数词。

6. **量词** 表示计算单位。又分为名量词和动量词两大类。其中名量词表示人和事物的计算单位，又包括专用名量词（个、对、丈）和借用名量词（一桶水、一挑水）。动量词表示动作次数和发生的时间总量，也包括专用动量词（次、遍、天）和借用动量词（踢了一脚、想了一想）。

7. **副词** 限制、修饰动词、形容词性词语，表示程度、范围、时间等意义。又分为8种。表示程度、范围、时间或频率、处所、肯定或否定、方式或情感、语气及关联。

8. **代词** 起代替和指示作用。所代替的词能做什么句法成分，代词就做什么成分。按句法功能分，代词又分为代名词、代谓词、代数词、代副词。按意义分，又分为人称代词、疑问代词、指示代词。

9. **拟声词** 模拟声音的词，又叫象声词。如"哐当、噼啪"等。

10. **叹词** 表示感叹和呼唤、应答的词。如"唉，啊，喂，哎哟"。

11. **介词** 依附在实词或短语前面共同构成"介词短语"，主要用于修饰、补充谓词性词语。它又包括5类：表示时间、处所、方向，表示依据、方式、方法、工具、比较，表示原因、目的，表示施事、受事，表示关涉对象。

12. **连词** 起连接作用，连接词、短语、分句和句子等，表示并列、选择、递进、转折、条件、因果等关系。如"和、跟、而且、不但、因为、所以"等。

13. **助词** 附着在实词、短语或句子后面表示结构关系或动态等语法意义。又分为结构助词（的、地、得、之、者）、动态助词（着、了、过）、尝试助词（看）、时间助词（的、来着）、约数助词（来、把、多）、比况助词（似的、一样）、其他助词（所、给、连）。

14. **语气词** 表示语气。主要用在句子的末尾，也可用在句中主语、状语后面有停顿的地方。汉语有4种语气，分别对应不同的语气词。陈述语气：的、了、吧等。疑问语气：吗、呢、啊、吧。祈使语气：吧、了、啊；感叹语气：啊。

汉语的词还存在词的兼类现象，即某个词常具备两类或几类词的主要语法功能。也就是说，在不同的语境中，某个词具有不同的词类的功能。

四、汉语短语的结构和分类

汉语的词组又叫短语（phrase），是由语法上能够搭配的词组合起来的没有句调的语言单位。它是大于词而又不成句的语法单位，简单短语可以充当复杂短语的句法成分，短语加上语调可以成为句子。在英语中，短语和词组是两个不同的术语，前者是小句（clause）的压缩，而后者是一组词，是词的扩展，词类的特征保持不变。但在汉语中，二者并未做具体区分，在此我们依照《现代汉语》，采用"短语"这个术语。

词组成短语的语法手段是语序和虚词，因此短语的语序不同，意义也会不同。汉语的短语也可以按结构和功能进行分类。

（一）短语的结构类型

短语的结构类是向内看的分类，主要看构成短语的词与词之间的结构关系。正如5种基本的语法组合规则一样，短语也有5种基本结构类型：主谓短语、动宾短语、偏正短语、中补短语、联合短语。另外，短语还有一些其他结构类型：连谓短语、兼语短语、同位短语、方位短语、量词短语、介词短语、助词短语。

（二）短语的功能类

短语的功能类是向外看的分类，主要是凭它充当句法成分时相当于哪类词的功能决定的。包括名词性短语、谓词性短语（包括动词性短语和形容词性短语）、加词性短语。

短语的结构类和功能类可以总结举例如表2-3-1。

表2-3-1 短语的结构类和功能类

结构类型	名词性短语	谓词性短语		加词性短语
		动词性短语	形容词性短语	
主谓短语	鲁迅绍兴人	你瞧	西瓜很甜	
动宾短语		看报纸		
偏正短语	狡猾的敌人	不听	十分咸	大规模
中补短语		喝完	苦得很	
联合短语	他和她	听不听	又咸又苦	
同位短语	我自己			
量词短语	一只			
方位短语	椅子上			
助词短语	卖菜的			
连谓短语		走去瞧瞧		
兼语短语		请你吃		
介词短语				把我

资料来源：黄伯荣，廖序东. 现代汉语（下）. 北京：高等教育出版社，2011

五、汉语的句型和句类

（一）汉语的句法成分

句法成分是句法结构的组成成分。一个句法成分总是跟另一个句法成分相依存，发生一定的语法关系。汉语共有8种句法成分，主语、谓语、动语、宾语、中心语、定语、状语、补语。表2-3-2列出其配对的句法成分表。

表 2-3-2　配对的句法成分表

前头句法成分	后头句法成分	成对发生的关系	举例
主语	谓语	陈述关系（主谓关系）	他来了
动语	宾语	支配或涉及关系（动宾关系）	做作业
定语	中心语	修饰限制关系（定中关系）	数学作业
状语	中心语	修饰限制关系（状中关系）	都做了
中心语	补语	补充说明关系（中补关系）	做完了

资料来源：黄伯荣，廖序东. 现代汉语（下）. 北京：高等教育出版社，2011

另外，汉语还有一个特殊的句子成分，独立于上述 8 种配对成分之外，即独立语，它身在句内又不与句内的其他成分发生结构关系，无配对的成分。独立语包括插入语、称呼语、感叹语、拟声语 4 种。

（二）不同类型句子的句型和句类

根据内部结构的不同，句子可分为单句和复句。

1. 单句　单句（simple sentence）是由短语或词充当的、有特定的语调、能独立表达一定意思的语言单位。根据不同的标准，单句可分为不同的句型和句类，句型是句子的结构类，句类是句子的语气类。

（1）句型：单句的句型包括两大类，主谓句和非主谓句。主谓句指由主语、谓语两个成分构成的单句，包括动词谓语句、形容词谓语句和名词谓语句三类。非主谓句指分不出主语和谓语的单句，包括动词性非谓语句、形容词性非谓语句和名词性非谓语句、叹词句、拟声词句 5 类。各类句型的关系及举例见表 2-3-3。

表 2-3-3　单句的句型

句型名称			举例
主谓句	名词谓语句		明天国庆节。
	动词谓语句	把字句	她把花瓶打碎了。
		被字句	花瓶被她打碎了。
		连谓句	她送巧克力给你妹妹。
		兼语句	你请谁拿过去呢？
		双宾句	我送给她一件大衣。
		存现句	墙上挂着一幅画。
		……	
	形容词谓语句		这儿真好！
非主谓句	名词性非谓语句		好大的胆子！
	动词性非谓语句		下雨了。轮到你发言了。
	形容词性非谓语句		真好！
	叹词句		天哪！
	拟声词句		噼里啪啦！

（2）句类：根据全句的语气分出的类称为句类（表 2-3-4），即语气类。

表 2-3-4　单句的句类

句类名称		举例
陈述句		明天是国庆节。
疑问句	是非问	今天是中秋节吗？
	特指问	谁把书弄丢的？
	选择问	爱吃鱼的是小猫，还是小狗？
	正反问	她是不是你爸爸的同事？
祈使句		你快离开吧！
感叹句		这朵花好漂亮啊！

2. 复句　复句（compound sentence）是由两个或两个以上意义上相关、结构上互不作句法成分的分句加上贯通全句的句调构成的。复句前后有隔离性停顿，书面用句号、问号或叹号表示。复句的各分句间一般有句中停顿，书面上用逗号、分号或冒号表示。根据复句结构层次多少划分，复句可分为一重复句和多重复句，只有一个层次的叫一重复句，有不止一个结构层次的叫多重复句。根据分句间的意义关系划分，复句可分为联合复句、偏正复句两大类。复句内各分句间意义上平等、无主从之分的叫联合复句，包括并列、顺承、解说、选择、递进五小类。复句内各分句间意义有主有从，有正句有偏句之分的叫偏正复句，包括条件、假设、因果、目的、转折五小类。

（1）并列复句：前后分句分别叙述或描写有关联的几件事情或同一事物的几个方面。如"国家推广普通话，推行规范汉字。"

（2）顺承复句：前后分句按时间、空间或逻辑事理上的顺序说出连续的动作或相关的情况，分句之间有先后相承的关系。如"她取出笔记本，拿出笔，走出教室。"

（3）解说复句：分句间有解释和总分两种关系。前者如"说假话的人会得到这样的下场，即他说的真话也没人相信。"后者如"这样看来，有两种知识，一种……，另一种……，这二者都具有片面性。"

（4）选择复句：分句间有选择关系。如"不是鱼死，就是网破。"

（5）递进复句：后面分句的意思比前面分句的更进一层。如"这样不但不能解决问题，反而影响团结。"

（6）条件复句：偏句提出条件，正句表示在满足条件的情况下所产生的结果。如"多读多写，作文就会进步。"

（7）假设复句：偏句提出假设，正句表示假设实现后所产生的结果。如"要是你不去，那么谁去？"

（8）因果复句：偏句说出原因或理由，正句表示结果。如"他优柔寡断，以致错失良机。"

（9）目的复句：偏句表示行为，正句表示行为的目的。如"迅速推进，以免被敌人打败。"

（10）转折复句：前后分句的意思相反或相对。如"麻雀虽小，五脏俱全。"

（金　星）

第四节 语 义

语言是有意义的，但语言的意义是什么，这是一个非常复杂的问题。大致上语言的意义可以分为两个层次，一个层次涉及语言形式如何与它所指代的现实世界发生联系，另一个层次涉及语言与使用者的关系，涉及说话人具体运用语言时所要表达的交际目的。前者是语义学（semantics）研究的范畴，后者是语用研究的范畴，这也意味着语义与语用有着密切的关系。本章探讨的语义主要是指语言的内容，也就是语言的意义系统，包括词汇、句子之义，句子之间的关系，比喻性语言产生的弦外之音等。从语言符号的意义表达上看，词是承载意义的最基本单位，在此基础上，才有句义和段落、篇章意义的表达。因此语义研究都以词作为基本单位，词汇和词义的研究是语义研究的主体。

一、词汇和词义

（一）词和词汇

词（word）是语言中最小的能独立运用的有音有义的语言单位。词汇（vocabulary）又称语汇，是一种语言里所有的（或特定范围的）词和固定短语的总和。词汇的范围大于词的范围，它包括词、成语、固定词组以及俗语。

一种语言的词汇数量很大，包括很多分支，各行有自己的专业术语，不同的人用的词也有很大差异，但都有一个核心——基本词汇。基本词汇是一个民族的人民日常使用的、不易变化的、稳固的词。它们大多自古就有，不是后来新造的。一般由一个词根构成，具有较强的构词能力。基本词汇是语言词汇的核心，其使用频率高，但也是最复杂、意义最多、最难掌握的词汇。除基本词汇以外的词称为语言的一般词汇，它的特点是不是全民常用的（使用频率较低），或虽在短时期全民常用，但不稳固，构词能力较弱。

（二）词的词汇意义

词义是对现实现象的一种抽象的、概括的反映。词的意义可分为两类，一类是语法意义，即表示语法关系的意义（数、格等），另一类是词汇意义。

1. 词汇意义　词汇意义的主体部分以及核心是词的"概念意义"，即词的"理性意义"，是指说一种语言的人在对现实世界的认知中形成的共同的主观印象，是认知的成果，是对现实世界中各种现象的分类和概括反映。词的概念意义有的是概括地反映了各种客观物质现象，也有的是反映主观心理现象或主观的观念如"喜、怒、哀、乐"等。但二类词在使用中指代的都是说话者的心理现实。词的概念意义对于说一种语言的人来说是共同的，它必须与某种语言的特定声音相结合。如"请递给我一个苹果。"说话双方都必须认同"苹果"这个词就是代表现实中的那种水果，才能正常交流。

除词的概念意义外，词汇意义还包括感情色彩、语体色彩、象征功能等其他与概念意义相关的意义。词的感情色彩等其他意义是附着在词的概念意义上的，如"诱导"和"诱惑"、"鼓励"和"怂恿"等，都是前褒后贬。词义的这类附加色彩不是因人而异的个人现象,而是大家都这么使用的社会现象。词的语体色彩是应言语交际有多方面不同的"得体"需求而产生的,如口语体、书面语体,前者用于非正式场合,后者用于一些严肃的场合。词的象征意义常和民族文化特征相关。如猫头鹰在某些民族(如高山族)中代表吉祥,但在有些民族中则是不好的事物。

2. 词义的性质

(1)词义的概括性:词义对现实现象的反映是概括的反映,概括是词义的一个重要特征。概括也是对现实现象的分类,把有共同特点的现象归在一起,给以一个名称,使它和其他现象区别开来,即使个别的事物千差万别,但如果名称相同,就说明其共性大于差异性。例如现实中的"梨"有很多种,形状、大小、颜色、味道各种各样,但它们都称为"梨",就说明它们是一类事物。各种现实现象经过概括这种由繁到简的过程,便有了名称,形成了词义,让词成为交际的工具。

(2)词义的模糊性:经过概括形成的一般的、简单的东西,本身往往带有一定的模糊性,只有一个大致的范围,没有明确的界限。例如汉语中的"夜间、早上、下午、晚上"都没有明确规定是几点到几点,只有一个大致的范围。

一个词的意义所指的现象大致有一个范围,也必须包含能与其他现象区别开来的特征,但是往往没有明确的界限。这两点在交际中的作用都很重要。前者让人不会产生混淆,后者又让交际留有余地。

(3)词义的民族性:词义还具有民族性的特点。同一民族不同的人虽然对同一个词的理解/认识不一样,但词的一般性概念意义是一致的。但在不同民族的语言里,词义的中心地带可能有很大的差异性。如汉语用"哥哥、弟弟"来表示同一父母所生的男孩,英语则只用"brother"来表示。

(三)词义的各种关系

1. 一词多义　一个词的意义可以只概括反映某一类现实现象,也可以反映相互有联系的几类现实现象,前者在语言中表现为单义词,后者为多义词。一个词最初常是单义的,慢慢地,其要表达的意义不断增多,渐渐变为多义词。词最初的意义称为词的本义,而词由本义衍生出来的意义称为派生意义。另外,随着词的发展,本义可能退居次要地位,而由某一个派生意义占中心地位,称为中心意义。例如"兵"的本义为"兵器",但在现代汉语中已经很少使用,而由其派生意义"兵士"充当了其中心意义。但是,中心意义和本义在多数词中是一致的。

需注意的是,多义词与同音词的区别。前者的各个意义间有内在联系,后者是不同词具有相同的语音形式,但意义没有联系。

2. 同义关系　声音不同而意义相同或基本相同的词称为同义词,其相互之间的关系就是同义关系。绝大部分同义词都是意义基本相同,但有细微的差别,可以表现为反映的侧面和重点不同,如"采取"和"采用"。另外,对同样的现实现象,人们的主观态度可能不一样,有喜欢,有讨厌,词的运用范围也各有不同,这些都可以使词具有不同的附加色彩及风格色彩,如感情色彩不同"老汉、老头子、老不死的""行为、行径",风格色彩不同"诞辰、生日"。同义词是语言中的一个重要的现象,它让语言更丰富、更生动。

3. 反义关系　意义相反的词称为反义词。它们之间的关系就是反义关系。反义词是现实现象中矛盾的或对立的现象在语言中的反映。有的反义词，其中间留下空白，可以插进别的成员，例如"大 - 小"中间可以插入"中"。有的反义词则是非此即彼，如"正 - 反""男 - 女"。一个词可同时有好几个反义词，这也是词义之间的错综复杂的联系的一种表现。

同义和反义中的"同"和"反"是对立的同义。反义词必须以共同的意义领域为前提，没有同就无所谓反。同义词中也包含着反义的因素，同义词是在基本意义相同的条件下显示出意义、色彩、用法上的细微差别，在大同中显出小异来。例如"皮—革"，有毛的叫"皮"，去毛的叫"革"；"成果—后果"，前者是好的结果，后者是坏的结果。

语言里的词，除了科学术语外，差不多都跟别的词处在一定的同义关系中，但不同语言的同义和反义关系也不同。

4. 词义的上下位关系 词义的上下位关系指词义反映的现象之间具有包含和被包含的关系，上位义更具有概括性，所反映的现实现象比下位义更多。例如"人"包括了"男人""女人""小孩"，它反映的现实现象比其下位义多得多。

词义的上下位关系是有层次的，其大致等同于逻辑上的种属关系，如"麻雀—鸟—动物"。上位义相当于属概念，下位义相当于种概念，但它又不完全等同于逻辑的种属关系，因为不同语言中上下位词是不同的。不同语言有不同的词义关系系统，词义上下位关系在不同语言中的表现也各有不同。

另外，词义的上下位关系要和词义表达的整体和部分的关系区别开。如"汽车"与"轿车""卡车"是上下位关系，但"汽车"与"方向盘""离合器"则是整体和部分的关系。

词义的上下位关系还要和词义表达的团体和成员的关系或单位和部门的关系区分开。如"消防队—消防员"、"大学—系"都不是上下位关系。

5. 词的语义特征和语义场 词义是对现实现象的概括反映，是人们对现实现象的认识成果。但词义还不是最小的语义单位，还可以分析为更小的一束语义特征或语义成分。在词的各种关系中，下位词一定具有上位词的全部语义特征，同时又具有上位词所没有的一些语义特征。

语义特征不具有语音形式，具有超越具体语言中的词汇的一般性。常用二分法的标记方法表示，以看出词义间的关系。如：

女人　＋女性　＋成人　＋人
男人　－女性　＋成人　＋人
男孩　－女性　－成人　＋人
女孩　＋女性　－成人　＋人

上面的这四个词使用了三个语义特征。

语义特征的确定取决于相互有联系又有区别的词义的聚合。这些具有相同的语义特征的词义所构成的集合就称为语义场。同一场内的词义相互有一定的制约关系，体现了词义的结构系统性。如上述四个词都属于"人"这个语义场。

语义场的构成是以共同的语义特征为基础，同时，语义特征的提取也离不开同一语义场中词义的比较和辨析，二者相互依存。不同的语义特征构成不同的语义场,因此不同的语义场会有层级关系或交叉关系。这也反映出词义的系统性和词义关系的复杂性。

二、句子和句义

句子是通过不同词语的搭配和排序来实现的,在这个搭配中,这些词语要遵循语法规则,也要遵循语义规则,才能体现出合适的句义。

(一) 词语的搭配

词义的组合是通过词语的搭配(组合)实现的。词语的搭配首先受到语法规则的支配,其次也受到语义条件的限制。例如"花儿嗅路。""月亮吃月饼。"之类的搭配,虽然符合语法规则,但不符合语义组合的条件。这种词义不搭配,就会造成句义荒谬或逻辑错误。

词语的搭配还要考虑的因素有:

1. 每个语言词义系统内部义场的特征。一种语言现象,不同的语言表达的词语的语义场不同。例如北京话的"吃"和上海话的"吃"就不一样,前者只能吃固体食物,后者还可吃流体食物(吃水)甚至气体(吃烟),前者所属的语义场中还包括"喝"和"吸",但后者则不包括。二者的语义特征并不相同。由此可见,词义组合需服从的语义条件是受到语义场中其他成员制约的。

2. 惯用法,即社会的使用习惯。如能说"打毛衣"不能说"打鱼网"。对这些惯用法,很难说清楚词语搭配的语义条件,学习时只能靠记忆和积累。

3. 词义的各种附加色彩和修辞效果。例如褒义词不能用于贬义,口语词不能混于书面词语,庄重严肃的发言不能使用轻佻的字眼。

最后,词义在搭配中还会凸显一些语义特征,隐去一些语义特征。词义是现实现象的一般性的概括,但交谈时谈到的现象往往是个别的、具体的,词语进入句子中,就得和具体的、特殊的现象相联系,从一般回到个别。如"她的小脸像苹果"凸显的是"苹果"的颜色特征,隐去的是其味道、营养特征。因此,词义的形成是从特殊到一般;词义的组合则是从一般到特殊。

(二) 句子的语义结构

句子除了具有语法结构外,还具有语义结构。语义结构即"谓词—体词"(动程—物体)的关系类型,一般又被称作"动—名关系"。语义结构中谓词和体词的搭配规则就是句子的语义规则。句子成分的搭配不仅要符合语法规则,还要符合语义规则。例如"苹果玩小狗。"虽然符合语法规则,但不符合语义规则,人们就觉得它是错误的句子。

在语义结构中一个重要的概念是语义角色,它是根据句中名词与动词的语义关系而抽象出来的,反映了人们对古往今来经常变动的人类经验中"物体"与"动程"多种多样具体关系的模式化抽象。语义角色可以分为中心语义角色和外围语义角色两大类,前者就包括"动程"和"物体"两项。

"动程"包括以下最基本的三大类:

(1) 动作:猴子玩苹果 / 我走了……

(2) 性质 / 状态:花很红 / 水开了……

(3) 使动：消息震惊了全国……

"物体"包括以下最常见的五类：

(1) 施事：自主性动作、行为的主动发出者，如上面的"猴子""我"。

(2) 受事：因施事的动作行为而受到影响的事物，如上面的"苹果"。

(3) 与事：施事所发动事件的非主动参与者，最常见的是因施事的行为而受益或受损者。如"我送了小张一张电影票。"中的"小张"。

(4) 主事：性质、状态或发生非自主变化的主体，如上文的"花""水"。

(5) 致事：事件或变化的引发者，如上文中的"消息"。

外围语义角色是句子中可以选择但不是必须的成分，主要有：

(1) 工具：动作、行为所凭借的器具或材料，如"我用刀削苹果"中的"刀"。

(2) 方所：动作、行为发生或开始、结束的场所、方位或范围。如"在学校上学"中的"学校"。

(3) 时间：动作、行为、事件发生或开始、结束的时间、延续的时段等。如"从9点开始上课"中的"9点"。

句子的语义结构与语法结构相对独立又互有联系，句子的语义角色与主语、谓语等句法成分也是相对独立又互有关联。如：

(1) 大象吃了香蕉（主语为大象，宾语为香蕉；施事为大象，受事为香蕉）。

(2) 香蕉被大象吃了（主语为香蕉，宾语为无；施事为大象，受事为香蕉）。

两个句子的主语、宾语都不相同，但施事、受事却相同。这说明着眼于语言内符号间关系的句法成分与着眼于人类经验印象的语义角色并不相同。但在所有语言中，施事与主语重合的句子占绝大多数。不过，哪些语义角色可以充当哪些语法成分，不同的语言也有所不同。

（金　星）

第五节　语　用

语用是指在一定的语言环境中对语言的运用，它主要是语用学（pragmatics）研究的内容。语言最重要的功能就是促进人与人之间的交流，而要达到交流无障碍、实现预期的沟通目的，个体除需要掌握必要的语音、语义、语法能力外，还必须具备在社会情境中恰当地使用语言的能力。

一、语用的核心要素

Roth 和 Spekman（1984）曾提出一个语用架构图，如图2-5-1所示。该图揭示了语用最为核心的4个要素：沟通意图、语用预设、会话和语境。

（一）沟通意图

沟通的产生需要信息传递者有沟通意图（communicative intention），信

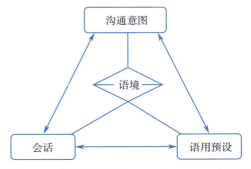

图 2-5-1　语用架构图（Roth，Spekman，1984）

息接收者有响应。在此意义上，沟通意图即为沟通的动机，期望借由此沟通行为所达成的目的。沟通意图涉及编码的方式以及传达出来的意图的清晰度与被了解的程度。例如小婴儿困了，开始哭闹，但新手爸爸妈妈却弄不懂他的意思，这时婴儿的沟通意图虽然出现，但由于其编码方式还不被父母熟悉，意图表达不够清晰也难以被父母了解。

典型的沟通意图主要包括寻求他人注意、要求、陈述或表达意见、回应、抗议/拒绝、调整交谈行为等。具体见表2-5-1。

表 2-5-1 沟通意图表

沟通意图	定义	示例
寻求他人注意	引起他人注意自己或环境中的事、物	看到一辆车开过，拉妈妈并说"车车！"
要求	想获得某种物品 请别人做或停止某种行为 请别人提供信息	球球（伴随视线或手势） 走开！/不许动！ 我们去哪里？
陈述或表达意见	陈述事实、规则或描述环境中的某些层面；表达自己的想法、态度或情感	外面下雨了。 大灰狼很坏。 我不喜欢天线宝宝。
回应	回应他人的话语	问：你去看球赛吗？ 答：不去。
抗议/拒绝	对他人的话语或行为表示反对	阿姨：玩具给我。 宝宝：不要！
调整交谈行为	监控、调整人际之间的接触与互动。	阿姨，我们躲起来。 妈妈，我要说啦！

（二）语用预设

为了顺利实现沟通意图，说者在谈论某个话题前，会考虑听者的相关背景知识或经验，以便在遣词造句以及信息提供的量与质上有所选择。这种考虑听者能理解说者谈论的内容所需要的特定信息的假设，即是语用预设（presupposition）。Geller（1989）指出，语用预设涉及3个方面：①语言预设，即说者依据沟通对象的语言能力调整自己的遣词用句；②认知预设，指说者判断听者对所谈话题内容理解的程度；③知觉预设，指说者推论沟通对象在情境中所知觉的内涵（如感受、看到、听到等）。由此可见，语用预设涉及的层面比较复杂，它和个体的语言能力、认知水平及社会能力都有关系。

（三）会话

会话（conversation）是指运用适当的语言，与他人进行面对面的交谈。一段完整的会话，一般包括下列5项：会话发起、话轮转换、会话维持、会话修补、会话结束。

1. 会话发起 会话发起（topic initiation）是由一位参与者选择自己或交流双方共同关注的内容，试图与其他参与者开启会话互动的行为。人们交谈中信息的传递与接收，总是围绕某个主题。例如与陌生人说话时一般会说一些中性、安全

的话题,如天气、国家大事、经济等。会话发起涉及:
(1)引起沟通对象的注意。
(2)清楚地表达或说出沟通信息。
(3)指认出谈论的物品/事件。
(4)了解沟通主题的概念。

2. 话轮转换　话轮转换(turn-talking)是指会话参与者交替说话、推进会话进程的行为。说者的话从开始到结束称作一个话轮(a turn),从一方的话轮结束到另一方的话轮开始被称作话轮转换(turn-talking)。话轮转换是会话中的一条基本规则:每次至少有一方,但又不多于一方在说话。违背这一规则将导致冷场或话语重叠。顺利的话轮转换的前提是说者对话语起止处做出标记(包括语义标记、语法标记和伴随标记),而听者必须能够正确识别这些标记。

3. 会话维持　会话维持(topic maintenance)是指听者对说者予以回应、承接的行为。参与交谈的人必须依据别人所传递的信息做出适当的响应,方能将话题维持下去。

4. 会话修补　会话修补(repairs)是指当会话出现阻碍时,说者或听者对已有信息的补充、加工或替换,目的是修正对方的表达或消除对方的误解。会话修补的类型主要有:
(1)将沟通对象听不清楚的话语再重复说一遍。
(2)修正/替换词汇。
(3)加入一些更细节、更特定的信息。
(4)提供定义、背景情境等线索,帮助听者理解。
(5)改变原来话语中词汇的语音形式。
(6)删除一部分原来所说的话语。

5. 会话结束　会话结束(conclusion)是指说者或听者结束话题,其方式可能是说者对话题进行总结、评论等,也可能是听者对话题做出消极响应,如东张西望、心不在焉等。

(四)语境

语境(context)即沟通情境,它包括两个方面:一是沟通行为发生的物理情境,包括说者/听者、沟通当时的时空及这一时空中的所有存在;二是沟通中的话语情境,即一个连贯的话题中前面或后面的话语。

沟通意图、语用预设、会话及语境4个要素之间并非彼此独立,而是互相关联的。首先,个体的沟通行为无法脱离其产生的物理情境和上下文情境,语境会直接影响沟通意图、语用预设及具体的会话行为;其次,沟通意图、语用预设、会话三者之间是互相影响的。

二、语用的相关概念

除上述语用架构图所包含的核心要素外,还有学者从其他角度提出了言语行为、交流行为、语篇、语言功能等概念,这些都是语用研究中很重要的概念,对于理解语用不可忽视。

(一)言语行为

根据语用学创始人奥斯汀(Austin,1975)的观点,说者所说出来的每一句话,都是一种言语行为,这些言语行为可能是承诺、要求、指代、描述、命令、警告、道歉等。言语行为(speech act)这一概念是从言语也是一种社会行为的角度提出的,它重点关注言语对听者或说者产生的效应——言语行为具有对说者之外的事物(特别是听者)或说者自身产生某种效力的目标,也有因行为而引发实际变化的效果。

言语行为理论认为,每一个言语行为都有三个成分:①言内行为(locutionary act)主要是指说话人运用语言结构规则说出有意义话语的行为,通常也指说出来的话语所代表的字面意义;②言外行为(illocutionary act)主要是指说者的话语要达到的目的和意图,即沟通意图,可理解为话语的言外之意;③言后行为(perlocutionary act)主要是指说者说出话语后达到的效果,一般主要指对听者所造成的影响。在这三个成分中,最值得关注的是言外行为,很多情况下,言语行为就是指言外行为。

(二)交流行为

交流行为(communicative act)是比言语行为更宽泛的概念,它不仅关注言语行为,还关注言语行为产生之前的交流意图以及言语行为发生过程中的灵活程度。因此,要分析个体的交流行为,一般从沟通意图、言语行为和言语变通三个方面入手。沟通意图和言语行为上文已提及,此处不再赘述;言语变通是交流意图和言语行为的结合,指说者用不同言语形式表达不同交流意图的有效变通程度,它反映出个体在交流时的流畅性和丰富性。交流行为这一概念的提出,使得语用研究更加深入、立体。

(三)语篇

语篇(discourse)是交流过程中一系列连续的语段或句子所构成的语言整体。构成语篇的各成分之间,在形式上是衔接的、在意义上是连贯的。语篇能力是一种较高级的语用能力。目前相关研究主要以叙事能力为考察点。叙事(narrative)又称说故事(story-telling),是个体脱离语境进行有组织表述的语言能力。

有学者以儿童为研究对象,提出叙事主要有三种类型:①个人生活故事,包括幼儿独自或与父母、老师、同伴、兄弟姐妹等共同发生的真实生活故事(如看医生、受伤、旅行等)。②想象故事,例如,给孩子相关的玩具,并给出一个故事开头,让孩子一边玩玩具,一边续编故事。想象故事也包括讲述和复述故事,如根据无字图画书讲述,或让儿童看一段电影,然后复述。③脚本,是指对常规性、惯例性活动的描述,如"早晨起床后你通常做什么?"。

(四)语言功能

语言是交流的工具,借助语言,人们交流思想、表达情感、协调彼此之间的关系,这些都表现为语言的功能。语言功能(language function)的概念在一定程度上和沟通意图这个概念有交叉。两者都直接指向语言交流的作用和目的,但是沟通意图属于言语心理层面,更专注于揭示个体期望通过言语行为干些什么,而语言功能更关注言语行为能达到什么效果,即从言语行为的结果上考察说话人通过语言干了些什么。

皮亚杰(Piaget)是最早系统研究儿童语言功能的代表人物。他把儿童早期的语言功能分为"自我中心言语"和"社会化言语"两大类：自我中心言语是一种"我向"言语，儿童说话不是为了对听者产生影响，而主要是说给自己听，是否有听者在场、听者的角色如何等都几乎对儿童的言语不发生任何影响；社会化言语是一种"他向"言语，儿童说话的目的是要对听者产生某种影响，听者会对儿童的话语有一定的影响。皮亚杰的研究发现，自我中心言语在早期的儿童言语中占很大比例，随着年龄的增长，自我中心言语逐步下降，社会化言语逐渐占据主要地位。

皮亚杰之后的学者进一步对儿童的语言功能展开了研究。其中，英国著名语言学家韩礼德从新的角度对儿童的语言功能类型和各种类型的发展进行了深入研究，开辟了研究儿童语言功能发展的新途径。韩礼德提出，个体的语言功能主要有7种，详见表2-5-2。

表2-5-2　韩礼德的语言功能分类

语言功能类别	解释	举例
工具功能（instrumental function）	儿童利用语言表达要求和愿望，语言是儿童达到目的的一种工具	我要喝水。 我可以出去玩吗？
控制功能/调节功能（regulatory function）	儿童利用语言来控制或调节他人的行为	喝你的牛奶。 不许动！
互动功能（interactional function）	儿童运用语言进行情感交流，如打招呼	嗨，你好！ 老师早。
个人功能（personal function）	儿童利用语言引起他人对自己或自己行为的注意，如陈述自己与他人的关系，或表示希望他人对自己做出评价	我喜欢爸爸。 你觉得我画得好吗？
启发功能（heuristic function）	儿童用询问等方式要求他人对某个现象、事物等做出解释	这是什么？ 月亮为什么会发光？
想象功能（imaginative function）	儿童运用语言创造属于自己的世界	那片云像条小狗。
表现功能（representational function）	儿童利用语言告诉他人一些事情	河里有鱼。

国内学者后来提出儿童的语言功能包括工具功能、表述功能、表现功能、协调功能、娱乐功能5个方面，其具体含义和韩礼德的理论有所区别，后文会详细述及。

（王丽燕　金　星）

学习小结

本章对语言康复中必须具备的一些语言学的基础知识进行了简要的介绍。包括语言的性质与作用、语音、语法、语义和语用几方面的基本内容。

扫一扫，测一测

第三章 语言的发展

学习目标

- 了解儿童前语言能力的物质基础、沟通维度、特点和核心技能；儿童语音习得过程中的特殊现象。
- 熟悉儿童语言能力发展的主要理论；儿童词汇量、词类、词汇语义发展特点；句子发展特点和句子-句法发展的基本阶段。
- 掌握儿童前语言能力的发展规律；儿童语音能力的发展规律；儿童词汇-语义能力的发展规律；儿童语法-语义能力的发展规律；儿童语用能力的发展规律。

婴儿出生时只会哭，但到儿童 5 岁时已能将所有的母语的语音准确发出，表达性词汇量达 4 000 以上，形成基本的语法结构，且能跟父母和朋友谈话。这种快速的发展到底是怎样形成的？在儿童词汇、语法、读写能力的发展形成过程中有哪些基本规律？本章将重点介绍儿童语言能力发展的相关理论和规律，以期为语言障碍的康复奠定基础。

第一节 语言发展的理论

儿童为什么能习得语言？儿童又是为什么能如此快速的掌握语言？这是语言学最基本的理论问题。不同学派的学者对此有不同的回答。有学者认为语言的习得是由先天因素决定的，有的学者认为语言的习得受后天环境的影响，也有部分学者认为语言的习得是先天遗传和后天环境相互作用的结果。

一、后天环境论

后天环境论（environmental determinism）以巴甫洛夫（Pavlov）的经典条件反射和两种信号系统的学说、华生（Waston）的行为主义学说作为理论基础，否认或轻视儿童语言发展中的先天的或遗传的因素，将语言看作是后天形成的一种习惯。语言习惯的形成是一系列"刺激-反应（stimulus-response，S-R）"的结果。后天环境论又可以划分为模仿说、强化说和中介说。

（一）模仿说

模仿说（the theory of imitation）认为儿童通过模仿成人习得语言。成人的语言是刺激（stimulus），儿童的模仿是反应（response）。模仿说可以分为早期的机械模仿说和后来的选择性模仿说。

1. 机械模仿说 1924年美国心理学家阿尔伯特（Allport）提出了机械模仿说。该学说强调儿童语言是成人的简单翻版，儿童在这一过程中完全是机械被动的接受者。这一观点不能解释儿童语言发展中的多种现象：①很多情况下儿童不能很好地模仿成人语言，如儿童经常将"gege（哥哥）"发成"de de"，且父母多次纠正后儿童也不能正确发出 ge 音，这表明，儿童不能很好地翻版成人的语言。②儿童经常说出与成人表述方式不同的语句，如"不想听"，说成"不要想听"。这表明，儿童有一些语言不是成人的翻版。③任何一种语言的句子数量都是无限的。美国心理学家米勒（Miller）指出，用 20 个英语单词可以组合成 10^{20} 个句子。如果把这些句子都听一遍，需要比地球年龄还要大 1 000 倍的时间。因此模仿理论无法完全解释语言发展的现象，但由于模仿确实在儿童语言发展过程中具有举足轻重的作用，学者们将该理论进一步完善，形成了后来的选择性模仿说。

2. 选择性模仿说 1975年怀特赫斯特（Whitehurst）对传统的机械模仿说加以改造，提出了选择性模仿说。怀特赫斯特指出，儿童语言的习得不是对成人语言的机械模仿，而是选择性模仿。当儿童对某种语言现象具有一定理解能力的时候，就会对这种语言现象进行选择性模仿。选择性模仿是对示范者语言结构的模仿，而不是其具体内容的模仿。儿童能模仿成人话语的结构，并在新的情景中用以表达新的内容，或组合成新的结构。怀特赫斯特等人把这种理论表述为"理解、模仿、产生"假说（CIP hypothesis）。这种模仿不仅在形式上与范例相似，更重要的是在功能上相似，是在正常的自然情景中发生的语言获得模式。这样获得的语言既有模仿的基础，又具有新颖性。

选择性模仿说强调儿童在学习语言的过程中具有主动选择权，体现了儿童学习语言的主动性。但该理论仍有一些问题亟待解决：儿童怎样才能理解句法结构？从语言的理解到模仿再到产生之间有什么样的机制在起作用？

（二）强化说

强化说（reinforcement theory）以刺激-反应论和模仿说为基础，强调了"强化"在儿童语言习得中的重要作用，认为儿童语言的学习是通过不断强化来习得的。强化说的代表人物是美国心理学家斯金纳。

斯金纳认为，行为可分为应答性行为和操作性行为两类。应答性行为是由特定的、可观察到的刺激引发的反应行为，如人看到食物就分泌唾液，食物是引起唾液反应的明确刺激。在儿童语言应答性行为中，成人的语言是刺激（S），儿童的模仿是回应（R）。这是模仿说的基础。操作性行为是指没有任何能观察到的外部刺激情境下的有机体行为。这类行为对开始的刺激并不了解，但在操作性行为出现后，有一个作为强化物的事件紧随其后发生（即强化依随），那么该操作性行为发生的概率就会大大增加。按照斯金纳的观点，人类语言的获得就是通过操作性条件作用形成的：父母强化了儿童发音中有意义的部分，从而使儿童进一步发出这些音节，最终促成语言体系的掌握。

（三）中介说

中介说（mediational theory）又被称为传递说，它是在行为主义心理学和结构主义语言学的基础上发展起来的一种语言学习理论，是对早期的刺激—反应论的简单化缺陷而提出的一种改良主张。中介论的主要代表人物有美国心理学家奥斯古德、莫勒、苏皮斯和斯塔茨等学者。

中介说认为，语言能力的发展是一系列刺激 - 反应的索链，语言行为中的每一个词、每一句话都具有刺激的性质，可以诱发出条件反应。一种反应又产生出另一种刺激，而后再诱发另外一种条件反应。如此循环，形成一系列联想的连锁和序列，即刺激 - 中介过程 - 反应。例如：当听到"他感冒了"，可以想到"他没有去学校""他吃药"或是感冒的原因等，这些隐含的反应又可以成为刺激，引起新的反应。

中介说把由任何外在刺激引起的反应区分为隐含反应和外显反应，其中隐含反应可以转化为外显反应，在隐含反应转化为外显反应之前，隐含反应会产生一系列的隐含联想，这些联想称为"中介系统"（mediation system）。中介系统说明了刺激和反应的传递性，用来分析所受到的刺激，然后将隐含反应所引发、产生的联想转化成为现实中的语言——词和句子。模仿和强化在儿童早期语言的发展中功不可没，儿童会模仿父母的说话方式来说话。父母对儿童说的话施与鼓励，儿童则会更倾向于说更丰富的内容。然而，模仿和强化是有限的，儿童经常创造出没有听过的词和句子，这是后天环境决定论所无法解释的。

二、先天决定论

先天决定论强调人的先天语言能力，强调遗传因素对儿童语言发展的决定性作用，忽视甚至否定后天环境因素的影响。先天决定论中最有影响力的两种学说是先天语言能力说和自然成熟说。

（一）先天语言能力说

先天语言能力说是由乔姆斯基（Chomsky）的语言学理论发展出来的一种儿童语言习得学说。乔姆斯基认为，所有人类的语言都有一些共同的结构特征，即普遍语法（universal grammar，UG）。这种普遍语法体系是能处理全世界语言的语言规则。儿童受遗传因素决定的先天语言获得装置（language acquisition device，LAD）包含了普遍语法和先天的评价语言信息能力。儿童获得语言就是运用先天的评价语言信息的能力为普遍的语言规则赋值。

根据LAD的工作原理，儿童语言习得的过程就是由普遍语法向个别语法发展的过程。儿童天生就是"小小的语言学家"，儿童语言习得是对输入的语言素材提出一些初步的语法假设，然后将这些假设和具体素材的结构加以匹配和验证，接受相符合的假设，修改不符的假设，最终形成一套个别语法系统。这个过程是儿童自己完成的，但儿童自己并未意识到。

先天语言能力说将儿童获得语言的历程描绘为一个积极主动、创造的过程。儿童获得的不是一个个具体的话语，而是关于语言的一系列规则。此外，LAD的活动有一个临界期，逾期就会退化。因此，成人学习语言的能力不如儿童。

（二）自然成熟说

美国心理学家格塞尔认为个体生理和心理发展，都是按照基因规定的顺序有规则、有次序地进行的，发展是由机体成熟程度决定的。哈佛医学院心理学家伦内伯格依据成熟说提出了儿童语言习得的自然成熟理论。

伦内伯格从生物学和神经生理学出发，认为创造和理解语言是人类独有的遗传特性。语言有其高度专门化的生理机制，包括语言器官、特殊的中枢神经，以及专门进行语言活动的听觉系统。伦内伯格指出，尽管存在文化和环境的不同，但正常儿童的语言习得却是有规则的，以特定的顺序和极其相似的速度发展。例如，世界各地儿童都要经过大约 6 个月的牙牙学语时期，在 1 岁左右能说出第一个词，快到 2 岁时可使用两个词的短语，大约在 4~5 岁时，已经掌握了语言的基本句法。伦内伯格认为这一规则的发展过程与生物成熟密切相关。他还提出了语言习得的关键期假说（critical period hypothesis）。关键期从 2 岁左右开始到青春期（11~12 岁），在这期间人类在语言学习上掌握速度较快。在关键期内，只要有正常的语言环境，儿童不经专门训练就可使用任何一种语言（甚至使用两种以上的语言），且能达到本地人讲话的流利程度；关键期过后语言的学习就变得困难了。在大脑损伤造成的语言障碍患者中，幼儿语言能力的恢复往往较快、较彻底；如果大脑损伤发生在青春期以后，恢复语言的可能性就小了。

三、先天与后天相互作用论

先天决定论和后天环境论的观点都太过极端，二者都对儿童语言的习得没有给出全面、较满意的解释，因此先天与后天相互作用论在这样的争论中应运而生。相互作用论包括认知说、社会交往说、规则学习说和信息加工说等。

（一）认知说

瑞士心理学家皮亚杰从 20 世纪 20 年代开始对儿童的认知过程进行研究，提出了一整套的儿童认知发展理论，即认知说（cognitive theory）。皮亚杰认为人类有一种与生俱来的认知策略，这种认知策略适用于一切认知活动。语言能力是认知能力的一种，儿童语言的发展是儿童主体因素和客观环境因素相互作用的结果，是通过同化和顺应不断从一个阶段发展到另一个新的阶段的过程。语言发展有赖于认知的发展，语言能力不能先于认知能力发展。

皮亚杰提出儿童认知发展的四个阶段为：①感知运动阶段（0~2 岁），儿童主要依靠感知及动作适应外部世界，包括反射动作、手眼协调、手口协调、爬、走路等；②前运算阶段（2~6 岁），由于符号与象征功能的出现，表象思维占主导，又由于不能变换角度，无法意识到他人有不同的视角，思维表现出明显的自我中心，且存在"泛灵论"的特点；③具体运算阶段（7~11 岁），儿童开始形成守恒概念是具体运算阶段区别于前运算阶段的主要标志，这表明儿童已不再受客体知觉特征的影响；④形式运算阶段（12 岁之后），又称命题运算阶段，儿童的思维已摆脱具体事物的束缚，能对假设进行推理，思维更加系统、抽象。

皮亚杰认为制约儿童心理发展的因素有四个：①成熟，主要指机体的成长，特别是大脑和神经系统的成熟，这表明儿童某些行为的出现，如语言是由于躯体结构或神经通路发生成长的作用。成熟是个体发展的必要条件但不是充分条件。②自然经验，包括物理经验和逻辑经验。物理经验是指儿童对外物的体验，如大小、轻重、颜色等的感知，这些知识与客体本身有关。逻辑经验则是通过主体与客体的反复作用而形成的。例如，儿童从玩水的过程中发现一杯水倒在大小不同的容器中，看起来有变化，但总量是一样的。③社会经验，包括社会生活、文化教育、语言等。教育对人的发展影响很大，良好的教育能在一定程度上加速认知发展，但教育不能使儿童逾越认知发展阶段。④主体与环境的平衡，皮亚杰认为平衡是儿童发展的决定性因素。如果主体与环境不平衡，则需要适应，适应的过程需要通过图式、同化、顺应来完成。图式是动作在相同或类似环境中由于不断重复而得到迁移或概括的一种情况。图式类似于其他学者的认知结构。图式的复杂水平直接决定了思维水平的高低。同化是将环境刺激纳入现有图式，以加强和丰富有机体的动作，引起图式量的变化；当机体的图式不能同化客体，须建立新的图式或调整原有的图式，引起图式质的变化，从而适应环境，这就是顺应。平衡是一种动态的过程，是主体内部不断成熟的内部组织和外部环境的相互作用，是同化与顺应这两种机能的平衡。个体认知发展的过程就是不断地取得主体（儿童）和客体（环境）之间协调一致的过程。儿童正是在这种不断寻求平衡的过程中实现自己认知的发展，从低一级水平的图式达到高一级水平的图式，并形成不同的发展阶段。

（二）规则学习说

规则学习说（rules learning theory）是在乔姆斯基的先天语言能力说和行为主义理论的双重影响下形成的一种儿童语言习得理论。该理论的主要代表人物有布朗、弗拉瑟、伯科、欧文、布雷恩、塔格茨等。

规则学习说认为，儿童身上存在着一种帮助儿童理解母语结构的先天处理机制，但这种处理机制并不是普遍语法，而是一种学习和评价能力。儿童母语的学习过程是一个归纳的过程，而不是演绎的过程。儿童用先天的语言处理机制，通过对语言输入的处理归纳出母语的普遍特征和个别特点。

儿童所处的语言环境为该处理机制提供语言输入，儿童从可接触到的语言输入中发现规则的存在，继而制定、应用并评价这些规则。规则学习说的语言发展模式显示出先天因素与后天环境因素之间的互补和互相依赖的作用。儿童语言习得的过程是一个对规则归纳的过程，而不是像乔姆斯基所说的那样是一个演绎的过程。

（三）社会互动说

社会互动说（social interactionism theory）认为儿童语言的发展受到包括社会、语言、认知以及生理等多种因素的影响，这种理论的主要代表人物是布鲁纳和维果斯基等。

社会互动说的基本观点是语言的获得不仅需要先天的语言能力，而且需要一定的生理成熟和认知的发展，更需要在交往中发挥语言的实际交际职能。社会互动论强调语言的功能，而不是结构。他们认为语言的发展是由于人们主动地与他们周围的其他人进行社会互动而产生的。例如，初生婴儿搜寻人脸并去回应他们。环境和它固有的社会经验对于语言的产生来说是至关重要的。

维果斯基（1962）认为人之所以不同于动物，是因为人具有一切动物没有的高级心理功能。高级心理功能是社会历史发展的结果，它以人类特有的语言和符号为中介，受社会历史发展规律所制约，包括思维、有意注意、高级情感、逻辑记忆等。语言发展过程中，环境所起的作用是鼓励或阻止发展。维果斯基认为发展大部分得益于由外向内，即个体通过内化从情境中吸取知识，获得发展。维果斯基强调口头指导和成人的榜样示范，他认为在孩子的语言获得过程中，对话伙伴（包括父母）是重要的促进者。这些伙伴通过提供支架或必备的交流结构来促进儿童的交流。父母在支持儿童语言发展中扮演着至关重要的角色，他们调整自己的语言输入，使其与儿童的水平相吻合。维果斯基相信随着儿童语言的发展，他们逐渐使用内部语言来建构自己的行动并指导自己的思想。例如：在幼儿自己玩过家家的时候我们能够观察到他们的自言自语，但随着他们的成熟儿童逐渐用安静的内部语言来调节他们的思想。

（四）信息加工说

信息加工说（information-processing theory）主要探讨知识是如何被使用或处理的问题。信息的处理历程包括：感官接受环境刺激，对这些刺激进行编码，然后将结果存储在记忆中，同时允许提取先前存储的信息。语言的学习依赖于信息加工。①感觉信号的登记：人从环境中接受刺激，刺激激活感受器，并转变为神经信息。一般在百分之几秒内就可把来自各感受器的信息登记完毕。这个过程中有些部分登记了，其余部分很快就消逝了，这又涉及注意或选择性知觉的问题。②登记的信息进入短时记忆：短时信息保存可以持续 20～30s。短时记忆的容量很有限，一般为 (7 ± 2) 个单位。一旦超过了这个数目，新的信息进来，就会把部分原有信息赶走。③当信息从短时记忆进入长时记忆时，信息需要经过编码，用各种方式把信息组织起来。经过编码的信息将储存在长时记忆中。④当需要使用信息时，可经过检索提取信息。被提取出来的信息可以直接通向反应发生器，从而产生反应，也可以再回到短时记忆，对该信息的合适性做进一步考虑，结果可能是进一步寻找信息，也可能是通过反应发生器做出反应。在口语的学习中，听觉器官首先感受到声音信息并存储，经过编码的语言符号存储在听觉性语言中枢；在书面语学习中，视觉器官感受到文字信息并存储，经过编码的文字符号存储在视觉性语言中枢。在此过程中感受、存储和提取的任何环节出现困难将导致语言学习的困难。

目前有研究表明语言障碍儿童大都伴随着信息加工的问题。目前认为与儿童语言障碍相关的信息加工有两类：①语音加工存在问题，如难以理解"c-a-t"是"cat"；②短时听觉加工存在问题，如难以快速复述"5-9-3-6-2"。在短时听觉的加工上有困难的儿童通常在处理其他任务时也有困难，包括记住和遵循又长又复杂的指导，逐字复述句子等。

（刘巧云）

第二节　儿童前语言期沟通能力的发展

正常儿童语言发展的历程都经由了前语言期到语言期的发展过程。前语言期所对应的儿童成长阶段是从出生开始到儿童学会使用口语沟通结束。这一阶段是儿童语言发育中极其重要的准备阶段，此时儿童主要使用动作、手势等非语言方式与他人进行交流。这些非语言能力是儿童前语言期能力发展的关键能力,也是儿童后续口语能力发展的重要预测指标,对儿童后期的社会化进程有重要影响。为更好地给该阶段的儿童提供良好的早期教育,我们有必要了解和把握此阶段儿童前语言期能力的沟通维度、特点、核心技能和发展规律。

一、儿童前语言期沟通维度

前语言期儿童的沟通的目的是让自己更好地成长,沟通的内容常常涉及个体的成长需要。就前语言儿童的成长而言,主要包含了生物性成长,如身高、体重的发展,除此以外还包括社会性成长,如情感、智力的发展。前者我们称之为前语言期儿童沟通内容的生存维度,后者我们称之为前语言期儿童沟通内容的发展维度。

(一)生存维度的沟通

生存维度的沟通主要是指儿童为保障生命体的延续而进行的必要沟通。它主要包括两个方面:一个方面是生命机体的常态需求内容,例如饥饿的理解与表达,排泄需求的理解与表达,冷暖需求的理解与表达;另外一个方面是生命机体的非常态需求内容的沟通,主要是指语前儿童生命有机体在疾病发生时期的理解与表达。

(二)发展维度的沟通

发展维度的沟通,也称为社会性维度的沟通,主要是指儿童由自然人向社会人转变过程中所必要的沟通。该维度主要包括为促进智力因素和非智力因素发展需要沟通的内容,前者如促进儿童数理逻辑能力发展而需要沟通的内容,后者如为促进儿童艺术能力发展而需要沟通的内容等。

前语言期儿童沟通内容的这两个维度呈现出非均衡发展的特点。语前儿童的沟通内容主要以生存需求为主,之后逐渐转变为以发展需求为主。不同儿童发生转折的年龄点不尽相同,这需要家长和语言康复工作者把握儿童的沟通内容,只有这样才能保证语前儿童沟通内容的科学性与合理性。

二、前语言期沟通的核心技能及发展规律

前语言期儿童的基本沟通技能主要是指儿童能够协调对人和环境的注意,恰当回应外界刺激,并利用眼神、表情、手势动作等非口语形式发起沟通,表达需求的能力,是儿童学习口语前的必备技能。一般说来,前语言期沟通技能主要包括沟通动机、共同注意、模仿技能三个方面。前语言期儿童的沟通技能是在其敏锐的感觉基础和良好的动作行为能力基础上,以生存性沟通和发展性沟通为主要内容的非言语沟通具有非线性、系统性和建构性特点,令人不容易把握。但这三项基本沟通技能是我们可以追寻的目标,抓住这几个关键技能并把握其发展规律将会帮助我们明确对前语言期儿童干预的目标和内容,更切实地为前语言阶段儿童的发展提供支持。

(一)沟通动机

沟通动机(communication motivation)是指人们主动与周围的人和环境建立联系,进行交流的意愿。如:对新的环境产生好奇,渴望与身边的人进行互动等。沟

通动机的建立是维系一切社会关系的前提，良好的沟通动机使儿童能保持对人或事物的兴趣和好奇，是儿童与周围的人和环境产生交互作用，乐于学习语言和一切其他能力的前提。

前语言阶段儿童的沟通动机主要是和他们的要求内容直接相关的。当儿童必须通过求助他人才能实现某个目标时，如很想要或很不想要一种东西、一种行为或某种信息，沟通动机就自然而然产生了。值得注意的是，此阶段儿童虽然处于感知动作发展的阶段，主要通过感知动作的方式来了解体验事物和环境，且此时的感知动作能力并没有发育成熟，活动范围有限，家长及康复工作者应该给儿童提供丰富的感知机会，丰富他们的感知体验，从而激发儿童的沟通动机；同时也可以故意创造一些沟通机会来激发儿童的沟通动机，如：让儿童看到一件喜欢的东西但拿不到，这样儿童就会为了得到物品而产生与成人沟通的动机，由此可以促进和引导儿童社会性沟通动机的产生，并在此过程中习得更多有效的沟通方式，为儿童后期的口语学习及社交沟通技能的发展奠定坚实的基础。

（二）共同注意

共同注意是指个体需要借助手势、目光朝向、语言等方式发起或回应信息，以便与他人共同关注某一事物，即与沟通对象产生共同注意。共同注意的发生需要满足三个条件：一是自己、他人及事件（事物）三者；二是具有参照的信息，如：实现转换、指示等的行为或言语；三是明确的共同关注焦点。一般而言，共同注意分成两种方式，即"回应式共同注意"和"发起式共同注意"。

婴儿在2月龄时，对人脸有显著的偏爱；在4月龄时能察觉出照顾者注意方向的变化；5月龄开始婴儿能够对自己的名字发出积极主动的反应；6月龄时具有在物件和照顾者之间目光交替的能力，之后社会分享的意图更加明显，在1岁左右就能够对成人发起的共同注意邀请（转头、视线转移、目光交替）有所反应，成人常常使用语言对某个感兴趣的对象加以评论，婴儿这时候就会采用视线跟踪对成人的共同注意邀请进行回应；6~7月龄时，婴儿对他人的视线方向追随比例，从最初1/3的比例到12月龄时70%左右，18月龄时到达100%；9月龄时能看向别人正在关注的物体，因此很多学者将9月龄作为婴儿共同注意的发生期；12月龄时，婴儿开始看向成人所指示的方向或物体，然后回头看向成人，并且目光在物体和成人间来回交替，以确定和成人所注意的是一个焦点，还会很快加入"da"这样一些简单的声音；之后，婴儿开始使用一些手势、动作、声音或目光来引发成人的共同注意，如用手指指示、展示手里的物品、目光在物体和成人间交替，就好像在说"你看！"。

综上所述，我们可以总结出婴儿共同注意发展的特点为：早期以"回应式共同注意"为主，后期逐渐具有"发起式共同注意"的能力，9月龄时婴儿共同注意发生，到12月龄时婴儿的共同注意趋于稳定，18月龄时婴儿的共同注意发展成熟。

通过共同注意，婴幼儿既能够扩大交流环境、增强与他人的互动，以更好地适应环境；又能够在与他人互动交流中，推断他人意图，使沟通和社会交往更有效。已有研究表明共同注意与社会性发展密切相关，甚至可以预测一些社会能力。比如：共同注意与社会互动能力、模仿、游戏能力、心理理论发展有关，特别是对语言发展具有预测作用。

（三）模仿技能

模仿（imitation）指个体观察到另一个人的行为时，自愿以对方为榜样所产生的相似或相同的行为。通常模仿行为发生于诸多领域，如操作物品模仿、手势模仿、面部模仿、声音模仿等，模仿具有重要的作用，促进了儿童对世界的了解与联系，为个体的社会性发展奠定基础。对前语言阶段的儿童而言，模仿技能帮助个体分享生理、社交、情感体验，更好地理解他人的行为，并为其言语能力的发展奠定基础。

模仿作为社会交往行为的一部分，皮亚杰、布鲁纳等心理学家均认为模仿对促进个体社会化和发展高级心理理解力起到关键作用，通过成人与婴儿间多次的交互模仿，婴儿逐渐形成了自我与他人的概念，加深了对自我的认识。"具身认知理论（embodied simulation theory）"提出模仿产生的生物学基础是"镜像神经元"，该理论强调在镜像神经元的中介作用之下，通过激活个体的感知运动经验使得个体具备模仿他人的能力，也使得个体可以体验他人在行为时的心理感受，从而可以理解、解释与推测他人的心智活动，促进个体社会情感发展。此外，诸多学者认为动作模仿与认知和社会情感发展关系密切，动作模仿在信息的加工理解和情绪理解过程中具有中介作用，模仿甚至可以独立参与认知活动，个体可以通过角色扮演来发展"心理理论（theory of mind）"等高级心理理解能力。

前语言阶段的儿童尚不具备口语沟通能力，他们的模仿还比较简单，模仿行为是他们与人进行交流的一种重要的非语言沟通方式，一开始成人不断逗引儿童产生模仿行为，并通过游戏的方式不断推进模仿的形式和模仿的内容，此时模仿成为儿童和成人活动的链接，起着沟通的纽带作用。儿童早期的模仿行为以被动模仿为主，后逐渐发展出主动模仿的能力，有意识地主动对声音进行模仿意味着儿童即将要发展出有意义的口语能力。

1. 动作模仿　动作模仿（action imitation）是指儿童对他人的动作进行视觉感知并复制该动作的行为。前语言阶段儿童的动作模仿主要有"早期手势""游戏和日常活动""作用于物体的动作""模仿成人的动作"和"假扮动作"等，随着儿童能听懂的语言越来越多，动作模仿能力也越来越强。反之，如果儿童的语言理解能力低，那么他们模仿手势和使用手势的能力水平也比较低。

一般情况，儿童能在10月龄时依次模仿出"举高手要抱抱""伸手指或手臂指向一些有趣的事情或物体""当有人离开时，做再见的手势"等动作；11月龄时能模仿玩弄手机或者遥控器，把电话放在耳边；12月龄时能模仿"唱歌""跳舞""虫虫飞""用杯子喝东西""用梳子梳自己的头发""用勺子吃东西"；14月龄时候能模仿"抱拳表示谢谢""把手中的玩具给人"；15月龄时能伸展手臂，显示手中的东西等。在15月龄后，儿童能逐步学会模仿"用嘴巴吹烫的食物""用抹布擦桌子""用扫把扫地""用牙刷刷牙""闻花儿的香味""闭上眼睛装睡"等动作。

综上，低龄儿童以简单动作模仿为主，大龄儿童则以高级的社会模仿为主，在这一过程中儿童的语言理解能力得到了快速的发展。由此观之，前语言期儿童的这些动作模仿技能，能帮助他们更好地理解语言，并且在模仿中逐步学会使用这些动作进行有意义的交流。

2. 声音模仿 声音模仿（voice imitation）是指儿童对物体和人的声音进行听觉感知并复制的行为。

新生儿早期自发的啼哭是一种与生俱来的本能，用于表达饥渴或不舒服等生理需求，这一技能早期不具有互动和社交含义，也不是通过模仿习得。儿童真正有意识的声音模仿开始于 3 月龄时，婴儿开始"咕咕咕"发声，这时成人会反复逗弄他们并发出"咕咕咕"的声音，儿童慢慢开始模仿，在此过程中儿童学会了模仿"咕咕咕"的声音，这种模仿才开始具有社交含义。

儿童往往在成人的逗引下以"咕噜咕噜"或"咯咯咯"的笑来回应成人，越回应，成人越逗他们，在此良性循环的大力促进之下，儿童学会了对语音的模仿；到 6 月龄时儿童就能"咿咿呀呀"地发出更多语音；与前一阶段相同，成人会学着儿童的样子来发音"哦哦哦""丫丫丫"的声音与儿童开展互动，这个过程中成人会改变一些语气，音调和语音内容，儿童也慢慢跟着模仿，在这种互动中儿童得以"牙牙学语"；到大约 1 岁左右时儿童就能模仿出少量的简单词语了，特别是对拟声词的模仿和简单的如"ma""ba"这种有意义词的模仿。虽然还说不好，但这一阶段的儿童变得更加主动，非常愿意去模仿成人的发音，总是在不断练习。通过不断模仿和互动，儿童在 15 月龄左右时基本都能说出真正有意义的词语，之后逐渐发展出口语沟通的能力。

由此可见，这种"咕咕声""咿咿呀呀""拟声词的模仿""语音的模仿"都是儿童学习口语的必经阶段。一方面这是在为口语学习奠定语音基础，另一方面语音模仿也是一种重要的非口语交际行为，为后期良好的沟通交流奠定了基础。

（刘巧云）

第三节 儿童语音能力的发展规律

语音习得是儿童语言习得过程中关键性的第一步，对之后的语言发展有着重要影响。由于儿童的个体差异性，儿童语音习得过程中会有各自的特点，但总体来讲存在一定的共性，探讨儿童语音发展的规律对儿童语言能力的发展有重要的作用。

一、语音感知的发展

语音感知（speech perception）指的是大脑对经由听觉器官传导而来的声波进行语音识别的过程。听者由感知系统接受刺激后，先进行初步的分析，再找出语音的音位学特性，进行编码，然后依据记忆系统中有关的语音知识，对信息进行整合，完成对语音的识别。语音感知能力的发展先于发音能力。语音感知是语言学习的初始阶段，形成对母语语音的特异性感知也是婴儿早期语言获得过程中的重要任务。婴儿要先具备对语音的感知、理解能力，才能产出语言。语音感知作为语言学习的最初阶段，对婴儿日后的语言发展产生着重要的影响。

婴儿在出生后的第 1 年中，在大量母语经验的作用下，完成了对元音、辅音、超音段信息的母语特异化感知过程。在这一过程中，婴儿对元音、辅音、超音段信息的感知都发生了一系列变化，且对不同类型的语音，其感知变化的起止时间和发展模式都有所不同。相对于辅音，婴儿对元音的母语特异性感知形成较早，约在 4~6 月龄期间就完成了这一过程。辅音的母语特异化过程则在婴儿 6~12 月龄期间才逐渐完成。婴儿通过对语言环境中语音的分布频次的计算，形成了对辅音的范畴性感知。而这种统计学习机制同样适用于对声调一类的超音段信息的感知。研究者认为，语音系统中各成分的"突出性"决定着儿童对语音的敏感性，在普通话中声调最突出，因此声调的感知早于其他。

二、儿童语音产生的顺序

年龄是影响学前儿童的语音能力的主要因素，该能力随着年龄的增长而逐渐提高，随着幼儿发音器官的成熟，语音听觉系统的发展及大脑功能的发展，幼儿语音能力迅速地加强，3~4 岁发展迅速，4~5 岁发展较平稳。这一结论表明儿童语音能力的发展具有阶段性。

汉语母语儿童语音习得的过程大致分为三个阶段：①单音发声阶段（0~4 月龄）。婴儿的发音从反射性发音开始，在 1 月龄哭叫是主要的发音，不同的啼哭表达不同的意义和需求。2 月龄时发出类似汉语单韵母的简单元音（如：a、u、o、i、e），同时还有少量的复韵母（如：ai、ei、en、an、ao、ou）及与元音音节结合发出的辅音（如：he、hei、gu、ka）。②音节发声阶段（4~10 月龄）。这段时间的发音以辅音和元音相结合（如 c、v）的音节为主，逐步从单音节过渡到重叠多音节。这一点与英语儿童的语音发展相同。③前词语发声阶段（10~18 月龄）。这时普通话儿童发出一连串变化不同的辅音加元音的音节，发出的音更加接近汉语的口语表达，有重音和声调，音的种类更加复杂多样，并出现前阶段未出现的辅音（如 x、j、q、s、t、z、l），这反映出儿童的言语器官逐渐发育成熟。

（一）儿童声母习得的顺序

根据声母的习得顺序，声母辅音音位是按发音部位从前后向中间发展。最早出现舌根音，再到双唇音、最后是舌尖后音，到 17 月龄左右，汉语普通话里各个部位的辅音都出现了。从发音方法来看，发展顺序是鼻音、塞音，再到擦音，然后塞擦音；不送气音的出现早于送气音。塞音的出现最先表现为浊音，然后向清音过渡，不送气音出现早于送气音。送气音经历了呼气从无到有、从弱到强的变化过程。总之，辅音声母的发展顺序基本是：发音部位先两头后中间；发音方法先鼻音，再塞音、擦音，最后是塞擦音、边音；在塞音、擦音和塞擦音中，浊音的出现早于轻音，不送气音产生早，送气音晚。根据黄昭鸣、韩知娟《普通话言语规律》可知，一般儿童声母习得可分为 5 个阶段，第一阶段是 b、m、d、h，第二阶段是 p、t、g、k、n，第三阶段是 f、j、q、x，第四阶段是 l、z、s、r，第五阶段是 c、ch、zh、sh。

（二）儿童韵母习得的顺序

韵母的习得顺序大致是：舌面元音习得最早，舌尖元音习得最晚，不圆唇音习得先于圆唇音。有研究显示被试的普通话韵母出现的先后顺序依次是 a、e、u、o、i。这个顺序似乎与发音时舌位的前后、口型的大小以及唇的圆展密切相关，儿童最先掌握的是打开下颌的口型、再出现扁、圆，最后撮口。另外，单韵母的出现早于复韵母。双元音构成的韵母和韵尾开始出现时，韵尾一般发音不到位，音长不够长，但儿童对韵头的把握比较准确，因此，儿童的发音听起来似乎听不到韵尾，比如，儿童开始说"抱抱"的时候，听起来像是说"爸爸"，这其实是双音滑动从不充分到充分的过程。总之，韵母的发声发展规律基本上可以总结为：口形是开口呼、合口呼，再齐齿呼，后撮口呼；结构上，先习得单韵母再习得复韵母。

（三）儿童声调习得的顺序

普通话儿童的声调习得完成得最早，一般在 1 岁半以前就已基本结束。此外，普通话四声的习得也是不平衡的，第二声的习得要晚于第一声和第四声））,普通话的第三声变调规则可能是导致这一现象的原因。

三、儿童语音习得过程中的特殊现象

（一）重叠音现象

儿童在语音习得期间，经常会出现重复同一音节的情况，大部分音节都会有重复音节，这种现象通常出现在 4.5 月龄到 6 月龄之间。这一时期，儿童虽然已经可以发出许多音，但儿童要在一个不停顿的语流内娴熟的变换发音方式还是不容易做到的。主要原因可能是儿童发音器官的发展不完善，所以尚不能运用自如，故在这时期，即使在一个语段内穿插了其他的音，这个音也会比较接近重叠音。

（二）"沉默期"现象

8 月龄左右的儿童基本已掌握了母语中的绝大部分语音，但不会发太多的母语中不存在的音。儿童会发音还不等于会说话。在掌握了这些语音之后，8～14 月龄会出现一个"沉默期"，在这一期间，儿童语音感知能力发展迅速，但儿童自身的发音能力却有所停滞，但"沉默期"之后就是词语的暴发期，由此可理解，在"沉默期"，儿童发音能力停下来时等待理解、认知能力的跟进，儿童要待听懂了话以后，才能运用已经掌握的发音去讲有意义的话，这表明儿童是先认识理解语言，再产生言语的。

（三）儿童早期的音系历程

儿童早期的语音习得必须经历一个过程，其中必然会出现一些语音的偏误现象，这又被称为音系历程。早期儿童的发音器官不成熟，认知能力有限，发音不清楚、不稳定是自然的，也是正常的。儿童常见的音系历程有以下四种类型：①省略，即词中的某个或几个音被删去或漏掉（例：xi→西红柿）；②合并，即几个由不同音节而来的语音组成一个音节（例：jishui→桔子水）；③替换，即用一个音位代替另一个音位（例：naonao→laolao 姥姥）；④重复，即多音节词中的一个音节被重复（例：jiji→自己）形式。以下从发音部位和发音方法两个方面，总结儿童音系历程的表现形式。

从发音部位来说，儿童常见的音系历程主要出现在舌尖音、舌根音等发音部位不易看见的音。除了扭曲、省略等错误外，主要的错误是不同语音之间的替代，包括口腔前部音与口腔后部音的替代、鼻音与口腔音的替代、舌前音与舌后音的替代。从发音方法来讲，摩擦音与塞擦音最易出现错误，常常出现扭曲、省略、替代等；此外，还有送气音与不送气音之间的替代、清音与浊音的替代以及塞音与摩擦音、塞擦音的替代。普通儿童音系历程现象普遍存在，但无法很快纠正，这可能是受发音器官的运动协调能力、认知发展水平及方言对儿童语音的负迁移等因素的影响。所以，正确认知儿童语音发展的基本规律和语音习得的机制，坚持对儿童正确语音输入，理解儿童存在的音系历程现象，才能促进儿童母语的习得，有效地帮助儿童尽快地习得母语的语音系统。

（刘巧云）

第四节 儿童词汇-语义能力的发展规律

一个人必须积累了一定数量的词汇才能与别人进行交谈。每个词都有形式和内容两个方面，对口语词来说，词的形式是语音，内容是语义。正常儿童词汇语义掌握的特点体现在词汇量增加、词类范围的扩大和词义理解的确切和加深等方面。本节通过对正常儿童词汇语义发展的关键指标词汇量、词类和词义三方面的探索，总结正常儿童词汇—语义能力的发展规律。

一、儿童词汇量的发展特点

（一）词汇量的发展经过由慢到快的过程

在儿童各年龄段总的词汇量的发展上，总结中央教育科学研究所（现更名为中国教育科学研究院）幼儿教育研究室和北京、天津、兰州等10个省、市协作进行的调查，大致得出不同年龄段儿童习得（既能理解又能表达）的词汇量如表3-4-1所示。

表3-4-1 儿童词汇量发展 / 个

年龄段	1岁	1~1.5岁	1.5~2岁	2~2.5岁	2.5~3岁	3~4岁	4~5岁	5~6岁
词汇量	10以内	50~100	300左右	600左右	1 100左右	1 600左右	2 300左右	3 500左右

从表3-1可以看出，0~6岁正常儿童词汇量随年龄增长而增长。正常儿童在出生时即具有听力，但是直到1岁半之前儿童能表达出的词汇数量在100个以内，词汇增长的速度非常缓慢。但在1.5~2岁这短短的半年之内，儿童能表达的词汇相比1岁到1岁半增长了2~5倍。6岁前词汇量增长速度迅猛，数量增加到3 500个。儿童初期词汇量增长速度较慢的现象表明，最初儿童的音义结合需要发音器官、听觉器官和中枢神经系统的协调配合，搭建初期的词语神经网络学习模型，这需要相当长时间的过程。且前50个词都是日常生活中使用频率特别高的词。

（二）正常儿童理解的词汇量远大于表达

国内外研究发现，18月龄儿童词汇理解量已经达到200个，而表达和使用的词汇只有10~50个；30月龄儿童理解的词语达到2 400个，表达性词语约为425个；36月龄儿童理解到达3 600个，表达性词语的词汇量是600个；48月龄儿童理解的词汇达到5 600个，而表达性的词汇约900~1 000个。由此可见，正常儿童理解词汇量远大于表达词汇量,理解词汇量是表达词汇量的 5~6 倍。造成理解和表达数量差异如此巨大的原因在于同义词、近义词的存在以及理解的难度从处理过程上低于表达的难度,表达需记忆和提取等更多策略的支撑。

二、儿童词类的发展特点

词语类型包括实词和虚词。实词包括名词、动词、形容词、数词、量词和代词。虚词包括副词、介词、助词、连词、叹词、拟声词。实词的发展自始至终处于绝对优势地位,每个年龄段实词在总词汇量中的比例都在 90% 以上,发展起点早,速度快;实词中名词比例最高,动词次之,再次为形容词,名词、动词比例在 60%~70%;名词、动词和其他实词的比例随年龄增长不断下降,而虚词的比例则呈上升趋势。儿童各类词的发展遵循从具体到抽象、从高频词汇到低频词汇的原则。儿童词汇量发展以实词为主,虚词主要在句子中习得。

1. 儿童名词发展中具体名词的发展先于抽象名词,顺序与个人兴趣及成长环境相关 儿童具体名词习得的顺序为"生活中所接触的亲属名称→动物→食物或饮料→身体部位→衣物→玩具→交通工具→个人用品→家居用品等。"儿童名词习得根据家庭成长环境、家庭经济、主要照料者的性别和文化程度等成长环境的不同和儿童个人兴趣的不同而变化。如家里开水果店的儿童很早就认识各种水果。

2. 儿童动词发展中动作动词发展先于其他动词,且数量占绝对优势 儿童动词习得也具有从具体到抽象的特点。3 岁前儿童动词的发展中,动作动词(如"打""吃"等)最多,其次为趋向动词(如"去""来"等)、心理动词(如"想""要"等)和存现动词(如"有""在"等)。

3. 儿童形容词的发展由描述事物外部特征开始,成对形容词中无标记形容词发展较早 儿童从 2 岁开始使用形容词,5 岁儿童习得形容词约 170 个。孔令达等对 5 岁前儿童调查发现,儿童习得的 170 个形容词中 116 个是单音节,54 个是双音节。从内容方面看,外形特征占优势,170 个形容词中 59 个是外部特征的形容词,如大、小、多等,是占比例最高的一类形容词。各类形容词的发展的基本顺序是:外部特征、性质评价、机体感觉＞品性行为、事件情景＞情绪情感＞社会生活。在同样表示外部特征的形容词中,又表现出从单一特征到复杂特征发展的趋势:如"大、小"在 2 岁即习得,而"肥"在 5 岁习得。这一特征在颜色形容词中也有所体现,如"红"2 岁习得,而"紫"则在 5 岁习得。此外,在成对的形容词如"高、矮"等,其中表示积极意义的无标记形容词"高"习得年龄为 2 岁半,表消极意义的"矮"则是有标记形容词,习得年龄为 3 岁半,晚于无标记形容词近 1 年。以上特点表明,形容词的习得过程非常复杂。

4. 儿童代词的发展近指早于远指 代词主要包括指示代词和人称代词。指示代词的发展遵循从单一到复合的顺序,如指示代词主要是近指代词"这"和远指代词"那"及在二者后面添加量词、方位词等所形成的"这个、那个、这里、那里、这边、那边"等复合指示代词;从第一人称到第二、第三人称的发展规律。最早使用的人称代词"我"(1.5 岁),然后是"你"。在使用频率上,第一人称最多,其次第二人称,第三人称最少。

5. 儿童量词发展以"个"为主　量词习得规律性较差,虽然儿童在 2 岁前就开始使用,但直到 7 岁量词的发展水平还不是太高。儿童个体量词习得早于集合量词。在个体量词中,儿童主要使用"个"来替代其他量词。4 岁时真正掌握的个体量词仅"个";5 岁左右掌握"只""条""本";7 岁时真正掌握的集合量词仅"双"。

6. 儿童虚词数量少但使用频率高　虚词的数量少但使用率较高。儿童虚词中使用频率最高的是助词,然后是副词和介词。

三、儿童词汇语义发展的特点

1. 遵循从表面意义到深层含义　随着词汇量的扩大、词类的增多,儿童对词义的理解逐渐深化。从最初词语的表面意义逐渐扩展到深层含义(如比喻义和引申义),从一种意义到多种意义。儿童以最先习得事物为原型,通过认识的不断加深和词汇的积累,建立以原型为中心的语义网络。比如儿童刚开始认识猫,对"猫"的理解先是猫的外形和叫声,会捉老鼠,然后理解猫是动物,然后才能知道猫的比喻义,如她像小猫一样乖。

2. 从模糊到精确的过程　对词语的认识有一个从模糊到精确的过程,这主要有两种现象。一种是词义扩大,比如用球称呼所有圆形的物体,西瓜也称为球;另一种是词义缩小,比如只认为自己的玩具车是车,其他的都不是车。在词汇发展的过程中,儿童对词义的把握逐渐精确,扩大的词义逐渐缩小,能区分西瓜和球;缩小的词义也逐渐变大,能用车代表有轮子能行走的物品,并且也会出现更多与车相关的词如推车、自行车和汽车等。

(刘巧云)

第五节　儿童语法 - 语义能力的发展规律

语法由一系列语法单位和有限的语法规则构成,是语言的最为抽象的基础性系统,是语言的民族特点和一个人的语言能力的最为基础的表现。当人们掌握的词汇达到一定数量之后,根据有限的语法规则,就可以创造出无限的句子,用于交流和沟通。

何为句子?现学术界主要有以下几种说法。句子是具有一个句调、能够完整表达一个相对完整的意思的语言单位。句子是人们交流思想的基本语言单位。句子是语言中最大的语法单位,又是交际中最基本的表述单位。句子的最大特点是有一个完整的语调。说话中任何带有一个完整语调的语言片段都是句子。句子由词、短语组成,是能够表达一个完整的意思、体现说话人的一个特定意图的语法单位。口语中的句子都有一定的语调,句子前后都有隔离性的语音停顿;书面语中,句子的末尾用句号、问号或感叹号表示语调和停顿。

综上所述,句子的构成必备要素包括完整的语调、完整的思想、用于交际等。句子是语法发展的关键,语法是语言发展的核心,明确句子的发展阶段,掌握语法系统发展的规律,是习得掌握一门语言的重中之重。

一、儿童句子发展特点

在不同的语法体系中,有着不同的组合规则和聚合规则,例如属于分析语系的汉语,主要是通过独立的虚词和固定的词序来表达语法意义。既没有丰富的词形变化,也不依靠词尾变化来表达语法功能。所以,当研究语言习得机制时,并非单就语法这一方面展开探讨,更重要是结合内在语法体系实际发展的特征。在以汉语为母语的语言体系中,儿童句子的发展主要有以下几个特点。

1. 在时间上,句子的理解早于句子的表达 在语言发展的普遍性规律上,句子的理解出现时间远早于表达。相关研究表明,早在语前阶段,儿童已经可以理解 40 种不同的祈使句和疑问句。

2. 儿童句子的早期习得是以语义促发及语用功能为导向的 儿童早期会从自身的生活环境、说话人的动作、交谈者的手势等方面总结一定的规则,作为理解策略(comprehension strategy)来理解所听到的句子。理解策略的运用一定程度上能辅助儿童对句子整体的理解。更为具体的剖析理解策略的使用情况,可以知道儿童早期句子习得多是由语义促发及语用功能为导向的。随着年龄的增长、认知的发展,儿童由最初使用语义上的词义策略到逐渐使用句法上的词序策略。

句子作为一个由各种成分组织起来的语言单位,不但包含将各个不同成分连接起来的句法结构、还包括表达意义的语义结构及作为交际功能的语用结构。这三个层面既有区别又有联系,发展存在着非同步性。一般来讲,儿童首先以语用作为导向,优先发展语义,再经过成熟的过程,逐渐掌握一定的规律,慢慢地习得句法结构。

3. 儿童句法结构的发展是一个由简单至复杂的过程 汉语儿童的句法结构发展是一个由简单到复杂的过程,是一个从松散到逐渐严谨的过程,在句类的理解上是一个由陈述句起始逐步扩展到其他句类的过程。有研究表明,儿童句法发展的规律是陈述句→疑问句→被动句→否定句→被动疑问句。对儿童简单、肯定、主动的陈述句进行研究的结果表明,随着年龄增长,各类句法结构出现的顺序大致是:不完整句→主语-谓语、主语-动词-宾语、主语-动词-补语→主语-动词-宾语-宾语、简单修饰句、简单联动句→复杂修饰句、复杂连动句、宾语中有简单主语-谓语结构→复合句、宾语中有复杂主语-谓语结构→主语中有主语-谓语结构、联合结构。

4. 句子的平均长度随年龄而增长 句子长度是衡量儿童语言发展的重要指标之一。一般常用平均句长(mean length of utterances,MLU)来进行衡量。所谓平均句长,是指在采集的儿童自发语言样本中,统计出每句话所包含的有意义单位的数目,求得平均数,这个平均数即是句子的平均长度。心理语言学家麦卡锡认为平均句长是最可靠的、容易测定的、客观的、定量的、并容易理解的测量语言成熟程度的尺度。由于汉语的特殊性,同时拥有表音的拼音文字和表意的汉字两套体系,所以在句子长度的统计上包括以字为单位的统计方法和以词为单位的统计方法。MLU 的发展会受时代的影响,当今社会儿童的语言环境更为丰富,可能比原先的平均长度更长一些。

然而平均句长是一种外在指标,只能说明儿童语言或语法上量的变化,不能很好地反映语法上质的变化,同样长度的句子其复杂程度可以完全不同。

二、儿童句子-语法发展基本阶段

儿童语法的发展有着可遵循的阶段性和顺序性,在尚未形成完整句法的早期阶段,有以下几个较有代表性的发展阶段,并且每个阶段都有着承上启下的作用,不断推进儿童语法的发展。具体如表3-5-1。

表3-5-1 不同年龄段儿童语法发展基本阶段

年龄段/岁	语法发展阶段
1~1.5	**单词句阶段**:非"词",为"句";音义指向不明确;音义结合不稳定
1.5~2	**双词句阶段**:习得组合功能,语义概念促发,语用导向为主 初步习得语法,但语序和完整度上欠缺
2~3	**不含修饰词的简单句阶段**:语法趋于完整,句子简单,以最基本主谓宾结构为主
3~4	**含简单修饰词的句子阶段**:在语法完整的基础上,增加修饰词与句长。基本达到简单交流目的
4~	**含复杂修饰语的句子阶段**:语法趋于复杂,与成人语法逐渐趋近,句式掌握内容多样

1. 单词句发展阶段(1~1.5岁) 语法的发展随着儿童自身词量的增长会有显著的变化,按照一般正常的发展规律,9~12月龄儿童开始说出第一个有意义的词汇,即进入口语沟通交流阶段。虽然真正的句子的表达要在24月龄以后才会有所发展,但儿童在1岁到1岁半左右,已经开始了单词句的发展,即用一个单词表达一个句子的含义。如,可以用"妈妈"这一词汇,代替想要表达的所有内容。当儿童饿了的时候,这时的"妈妈"代表"妈妈我饿了"或者"妈妈我要吃饭";当儿童想玩具的时候,这时的"妈妈"代表"妈妈我想玩××玩具。""妈妈,把××玩具给我。"等等。

这一时期,儿童可以用单独的一个词表达一个句子的意思。此处的词,与熟练掌握完整句后使用的词并不相同。单词句阶段的"词"并不具有词的特性及必备的称之为词的条件。若把单词句阶段的"词"看作句的话,其实此处的句子具有音、义指向的不明确性和音、义结合的不稳定性。

2. 双词句发展阶段(1.5~2岁) 儿童在完全掌握单词句之后,会向双词句进行过渡。儿童基本处于双词句阶段大约是在1岁半到2岁,儿童进入双词句的标志是发展出了词的组合功能,如当儿童表达想要妈妈抱自己的意愿时,已经会用"妈妈抱"代替单词句阶段的"妈妈"。此处需要注意的是,双词句不等于双音节词和三音节词。叠音词(如,饭饭)、三音节词(如,巧克力)或多音节词(如,克拉玛依)等虽然由多个音节构成,但是表达的是单个词的意思,并不代表词的组合功能。只有儿童意识到、习得了词的组合功能,才算进入双词句阶段,主要的组合方式是施事与动作,动作与物品等词语的组合。在双词句阶段,还有一个与双词句密不可分的阶段——也有学界将其单独列为一个阶段——电报句阶段,其特点是掌握了一些初步的句法结构,如,定中结构、状中结构和中补结构等等。值得注意的是,电报句虽然从句法角度上,较之前两个阶段已经有了较大的进步,但是在语序和句子的完整度上还存在一些问题,有时候儿童想要表达的意思和表达出的意思还会有些许差异,如语序上的错误,"爸爸蛋饼吃。"(爸爸,我要吃蛋饼。)电报句与双词句之间并无明显界限,所以此处本书统称为一个阶段,即双词句阶段。

在单词句和双词句发展阶段,在无修饰句尚未发展之前,儿童在对语法的掌握上,日常用语方面会有所发展。

日常用语是指儿童在尚未习得句子之前,能理解和表达的简单的交流用语。包括一些简单的指令和礼貌用语等,如在家里或课堂上的基本指令"坐下!""吃饭!"等;与人打招呼等基本礼仪的词汇,如"谢谢""拜拜""叔叔好"等。这一部分内容的习得与掌握,既有利于儿童日常的沟通与交往,也利于儿童基本常规的建立和简单句子结构的习得。

3. 无修饰句(2~3岁) 在儿童语法发展的初期阶段,从不完整句进入完整句的表达时,优先发展的是无任何修饰成分的简单句,如主谓、谓宾和主谓宾等结构。同时还包括基本指令和基本问答。基本指令主要指的是非常规性的、规矩性的指令,是包含一个动词或者一个动作的指令。早在双词句阶段,儿童已经对语法有所感知,向成人语法开始转变,但是真正的语法感的形成需要在有规律的类化现象出现之后,大约是在儿童2岁半之后。大约从无修饰句的后期,儿童的语法发展更为规律化、系统化和结构化,开始步入了成熟的语法发展阶段。

4. 简单修饰句(3~4岁) 简单修饰句发生在儿童语法发展的爆炸时期,在这个时间段内,虽然儿童的句子发展不算完整,语法、语序上也还有错误,还有可能出现搭配不当等情况,但是这一时期是儿童语法发展中极为关键的阶段,因为该阶段的句子是日常生活中使用频率最高的。在这一时期,儿童会掌握大部分的语法结构形式,同时在词语的使用上有了较大的突破,一是可以灵活运用的词语的数量的显著增长,另一方面是对抽象词理解的加深。总之,这一阶段在内容上既是对上一阶段的延续,又为下一阶段复杂句的发展做了铺垫。

5. 复杂句(4岁以上) 复杂句是儿童语法发展的较高阶段。虽然我们未必会以句子的复杂程度衡量儿童语法的发展能力,但复杂句的掌握一定是在简单修饰句掌握的基础之上。即便有些儿童在4岁之前掌握了部分复杂句,但是并不代表儿童的语法能力的发展已经达到了完整的地步。复杂句的发展不但是在覆盖的广度上的拓展的过程,更是一个不断向纵深发展的过程。

(刘巧云)

第六节 儿童语用发展的规律

语言运用能力是语言发展的高级层面,研究儿童的语言运用能力发展规律,对于儿童语言教育、社交技能培养、社会性发展以及语言障碍儿童康复等均具有重要的实践意义。

早期关于儿童语言运用能力的研究较为零散,也比较粗略,多在观察儿童语言表现的基础上进行现象的描述。20世纪90年代后,儿童语用能力的研究逐步系统化。本节在综合近30年相关研究的基础上,主要从交流行为(communicative act)、会话能力(conversation ability)、语篇能力(discourse ability)和语言功能(language function)四个方面介绍儿童语言运用能力的发展。

一、儿童交流行为的发展

交流行为(communicative act)是最基本的语用现象,是考察儿童语言发展的重要方面。分析儿童交流行为的发展,可以从沟通意图(communicative intention)、言语行为(speech act)和言语变通(pragmatic flexibility)三个方面入手。

(一)儿童沟通意图的发展

如前所述,几个月大的婴幼儿即会开始使用手势、身体动作或发出声音等方式表达不同的沟通意图。前语言阶段儿童的沟通意图包括寻求他人注意、要求、问候、变化/转变、拒绝/抗议、回应、提供信息;单词阶段的儿童已可以使用简单的词汇表达沟通意图,如说"水"表示口渴了想喝水,说"不行"表示要求停止某项活动,会说出常见物品的名称"车""花",这一阶段的沟通意图类型主要包括说出物品名称、表达意见/看法、要求得到物品、要求行动、要求提供信息、回应、拒绝/抗议、寻求他人注意、问候等;双词阶段或多词阶段的儿童更频繁地使用语言表达沟通意图,此阶段幼儿的沟通意图主要包括要求获得信息、要求动作/行为(如"去公园")、回应他人的问题(如成人问:"你几岁了?"幼儿答:"我3岁了。")、陈述或表达己见(如"我会开车""好酸""小鸭跑")、协调交谈行为(如成人说"我没有",幼儿说"好,这个给你";"我在玩积木,你要不要")。由此可见,儿童的沟通意图随着年龄的增长和语言能力的提高,越来越明确、越来越丰富。

(二)儿童常见言语行为的发展

儿童的语用能力在整个童年期都不断增长,能够掌握的语用交流行为类型也异常丰富。儿童早期出现的100种语用交流行为可分为7个系统:相互注意系统、情绪表达系统、事件标识系统、游戏系统、讨论系统、协商系统和澄清系统。8个半月的儿童已经能够产生言语行为,2岁儿童已经掌握了70~90种言语行为,18月龄是儿童言语行为数量增长最快的时期,从30种增加到70种左右。最早出现的言语行为系统是相互注意系统,其次是讨论系统和协商系统,澄清系统的言语行为产生最晚。在每个系统中,不同复杂程度的言语行为的出现顺序也不一样。以儿童协商系统的言语行为习得为例,儿童在12~14月龄期间出现了同意、拒绝、启动新活动、提议使用或变化活动中的物品等协商行为;14~16月龄期间出现了关于继续活动、重复活动、终止活动和准备活动的建议,还出现了警告、禁止和给予关于活动的详细说明等协商行为;18月龄左右出现了更为复杂的关于交际目标的协商行为,包括提议或请求活动地点、提供或要求活动步骤与角色、解释禁止的原因、请求暂停活动、宣布假装游戏的角色、请求或同意活动的执行、提议和请求活动方式等;2岁以后,出现了批评、反对、让步和许诺等协商行为;责备和威胁等协商行为要在3岁以后才会出现。目前关于儿童言语行为发展的研究多数局限于儿童言语行为的早期发生,很少涉及儿童晚期的继续发展和复杂化。例如,3

岁以前的儿童已经出现了"协商"行为,但"协商"的技能在整个童年期都在持续发展,童年晚期儿童的"协商"技能已经比较复杂,但仍不能达到成人的水平。

(三)儿童言语变通能力的发展

言语变通能力是说者采取不同的言语行为方式达到不同沟通意图的能力。它包含两个方面:第一,交谈前的预设能力,即说者会根据听者的情况(如身份、年龄、对话题的熟悉程度及关注度等)假设要达到沟通意图所需提供的特定信息,从而在遣词用句、信息提供的量与质方面做出选择;第二,交谈过程中的变通能力,即说者用不同言语形式表达不同沟通意图的有效变通程度,它表现为个体在交流时的流畅性和丰富性。言语变通能力不仅和语言能力有关,还和个体的认知能力、社会能力等息息相关。

已有的研究表明,3岁以前的儿童大部分无法理解信息提供不足对沟通对象的影响;然而,到了3岁时,儿童渐渐能知道哪些信息是沟通对象所必需的。此外,他们在回答问题时,也能依据听者对话题的熟悉程度调整其答案。同时,3岁儿童也会开始依据听者的年龄调整话语,当他们在与比其年幼者说话时,会使用较简单的词汇或简短的语句,但在与成人或同龄儿童交谈时,则会使用较复杂的言语;当谈论的物品是听者能观察到的,3岁儿童所提供的信息会较少,当谈论的物品是听者看不到的,他们会提供较多的信息。

(四)国内外儿童语言交流行为的发展特点

20世纪90年代中期,哈佛大学一项研究结果表明,早期儿童的语言交流行为的成长主要表现在三个方面:一是交流倾向日益明显,语言交流行为逐步从模糊到清晰。孩子最初借助于手势与表情以及声音来表达自己的愿望,逐渐地学习使用语言来表达,并且在3岁之后社会交往倾向和言语行为表现的清晰度越来越高。二是言语行为类型不断扩张,即儿童语言交流的类型逐步扩展和增加,其交往倾向的类型不断增加。三是儿童语言运用的变通程度越来越高,即儿童语言运用的灵活性随着交往倾向和言语行动类型的增加不断发展。

国内学者沿用哈佛大学的儿童语用研究分析框架,对汉语儿童早期语言交流行为的形成进行了研究发现,汉语儿童的语言交流行为的成长速度总体上与美国儿童相似,各个年龄段汉语儿童语用交往倾向和言语行为类型的扩展速度、使用不同语言交流行为类型的频率、语用清晰度的增长情况以及语言交流行为的核心类型状况,均与美国儿童基本相似。这样的结果反映了人类儿童语言发展的共同性。但是,汉语儿童的语言交流行为形成过程中,也表现出一些不同于美国儿童的语用特征。比如,在儿童与母亲互动交往的同种情境中,汉语儿童有一些语言交往倾向类型和言语行为使用频率大大超过美国儿童,但是另一些类型的使用频率则低于或大大低于美国同龄儿童。研究提示,汉语儿童语言交流行为之所以不同于美国儿童,一方面与汉语语言特点有关,但是更重要的是受到了与他们交往的成人——母亲语用特点的影响。比如,汉语儿童与美国儿童相比,较早出现"讨论当前关注问题"的交往倾向类型,并且使用的频率很高;但是使用"协商当前要开展的活动"的类型比较少;同时在"讨论当前关注问题"时,汉语儿童较多使用的是"肯定回答""陈述解释"等言语行为类型,而较少使用疑问质疑的方式来参与讨论。研究者分析认为，这是因为中国的母亲与孩子互动时存在一种"任务中心"的观念，中国儿童在与成人交往过程中，有许多机会要用回答问题和陈述见解的方式进行一个接一个问题的讨论，相对而言他们运用其他交流类型的时间和空间就有可能少些。中国儿童由此会成长为很好的接应话题的"讨论者"，但是，在交往过程中"主动协商""大胆否定"和"善于质疑"的行为形成就受到了影响。

二、儿童会话能力的发展

会话能力（conversation ability）是指运用适当的语言与他人进行面对面交流和沟通的能力，包括会话发起、话轮转换、会话维持、会话修补和会话结束五个方面。以下对相关研究结果做一介绍。

（一）会话发起

会话发起（topic initiation）的能力从婴儿阶段即已开始，比如1月龄的婴儿，即会使用微笑、发出声音等非语言沟通的方式引起他人的注意。随着月龄的增长，婴儿会通过手势、操弄物品、注视物品等开启沟通互动，如盯着正在吃东西的爸爸表示"我也想吃"。1~2岁的幼儿开始用词语或简单句发起会话，但此时他们常因转换话题太快，导致沟通对方无法理解他们的意思。学前幼儿随着年龄的增长，话题发起能力更强，成功率更高，其话题发起方式越来越多采取语言方式；另外，话题内容也逐渐扩展，最初话题主要围绕自身，接着会开始谈论周围的人、物、事，最后会谈及环境中当时并不存在的事物。学龄儿童已能在交谈时适当介绍新的话题，并将话题维持很多轮后才结束或转换至新的话题；8岁儿童所发起的话题一般较为具体，11岁左右的儿童才会开始讨论较为抽象的话题。

（二）话轮转换

在儿童习得有声语言之前，已经通过和照顾者的互动，懂得了交流的基本模式是"一来一往的对答"。例如，当4月龄的婴儿看着妈妈时，妈妈会说"妈妈拿奶瓶来了，宝宝想喝吗"，然后停下来等待婴儿的回应；接着妈妈看着奶瓶，同时说"宝宝喝奶喽"，婴儿也会跟着看奶瓶，有时还会用"咿咿呀呀"的语音或身体动作来回应；于是妈妈将奶瓶送到宝宝嘴边。正是在这样一来一往的互动中，婴儿学会了沟通交流的基本模式；也懂得了要想将沟通互动维持下去，他们需要及时做出回应。不过，在学会用语言沟通交流前，婴幼儿多采用动作、手势、表情等方式完成对成人话语的回应。

随着儿童语言能力的发展，他们在交流互动时会越来越多地使用语言回应他人。有研究初步描述了不同年龄儿童的话轮转换（turn-talking）技能。2岁儿童已经在母子对话中表现出对话轮转换规则的初步意识；3岁儿童开始在同伴谈话中表现出对话轮转换规则的意识，略晚于在母子对话中的表现；4岁儿童开始学会通过提前说出下句话的起始词或重复无意义发音来让对方知道自己的话还未结束；6岁儿童开始使用语法标记，但仅限于很少的几种，随着年龄的增长，儿童使用语法标记的频率虽然增加但种类并无增加；12岁儿童使用语法标记的比率仍不能达到成人水平。以上研究表明，虽然儿童早期就已经产生了对话轮转换规则的初步意识，但控制话轮转换的能力还很有限，学前儿童离成为熟练的对话者还有较大差距。

还有研究显示，幼儿或学前儿童对交谈时话轮转换线索的知觉仍然较差，常需要别人提示，或等交谈对方说完过一会儿才接下去说，这种现象在谈话总人数超过2人以上时更为严重。

（三）会话维持

儿童的会话维持（topic maintenance）可从维持会话的时间长度和维持会话主题的能力两方面分析。研究发现，首先，儿童很难维持长时间的会话，比如4岁儿童就一个主题开展对话时，3/4的对话中，双方话语总数短于12句。其次，儿童维持对话的能力发展很慢，即使年龄较大的儿童仍然难以维持长时间的会话；有研究让儿童去采访成人，完成类似"脱口秀"节目主持人的任务，结果发现，7~12岁的儿童也难以坚持完成4分钟的"采访"任务。虽然儿童已经掌握了足够的词汇和语法知识，但仍然不能成为熟练的会话者，这主要是由于他们缺乏一般知识和认知能力存在局限，这些限制使他们难以通过相关话语发展会话主题。另外，儿童维持会话主题的能力不断发展。有研究发现，19~23月龄的儿童会话中相关话语比例为21%，35~38月龄的儿童这一比例达到46%。但是，在年幼儿童中观察到的相关话语并不是真正意义上的会话相关，他们维持会话相关的主要手段是对前面说者的话语进行完全的或部分的模仿；从2~5岁，儿童利用模仿手段维持会话相关的趋势不断下降，但直到5岁，重复和模仿仍然是儿童维持会话相关的主要手段。还有研究考查了2~12年级学生及年轻成人的相关会话的发展趋势，并且对会话相关的类型进行了更详细的区分，结果发现，二年级学生的不相关会话和表面相关（其实跑题）的会话比例最高，五年级学生已经有72%的会话达到了最低限度的相关，九年级学生有36%的会话达到了事实相关，十二年级学生和年轻成人分别有10%到23%的会话可以达到观点相关；结果还发现，问答式对话是维持话题相关的主要手段，表示同意、提问和回答的话语比例都随年龄的增长而增长。这些结果说明了儿童维持相关会话的发展趋势：从不相关到形式相关（重复或模仿），再到事实相关，最后到观点相关。

（四）会话修补

在日常生活中的人际交往谈话中，有时会出现信息不清、沟通中断等现象，这时必须进行会话修补（topic repairs），才能将沟通持续下去。有研究者将会话修补区分为5种情形：①将沟通对象没听清的内容再重复说一遍；②词汇的修正或替换；③添加信息；④提供定义、背景情境等帮助听者理解；⑤不恰当的回应，即放弃原来的话题开启新的话题、停止谈话等。不同年龄阶段的儿童所使用的会话修补方式不同。研究发现，3~5岁的儿童会使用将对方没听清的话语重复一遍的策略；6岁儿童虽然也会使用重复策略，但他们一般不是完全一样的重复，而是会在重复说时加入一些更细节的信息；9岁儿童则会提供定义、背景情境等帮助对方理解。还有研究显示，8~10岁是儿童习得适当澄清或修补技巧的关键时期。总之，随着年龄的增长，儿童发现沟通中断并进行恰当修补的能力也越来越强。

国内学者对3~6岁汉语儿童的研究发现，学前汉语儿童不是成功的会话发起者，但却表现为良好的会话维持者，同时也是不成熟的会话修补者。

（五）会话结束

会话结束（topic conclusion）是指会话意图已实现而终止会话，或会话无法维持下去而中断会话。合适的话题结束有适当的停顿。良好的会话结束，可以建立或巩固会话双方的关系。会话结束的标志可以是肢体语言、眼神、表情等。

三、儿童语篇能力的发展

语篇能力（discourse ability）是儿童语用发展后期的一种能力。这方面的研究以儿童叙事能力发展的考察为主。叙事可分为书面语言叙事和口语叙事两类，由于儿童语言习得过程中主要涉及口语叙事，且就日常生活而言，使用口语叙事的频率远高于书面语言叙述，因此本书专门讨论口语叙事。

自20世纪60年代以来，国外关于学前儿童叙事能力的研究取得了大量的成果。我国对学前儿童叙事能力的研究集中在近10年。纵观已有研究，学前儿童的叙事能力主要呈现以下几个特征。第一，学前儿童的叙事能力表现出明显的性别差异。与男童相比，女童在叙事时更投入，故事篇幅一般更长、更详细、且更富有情感，特别在叙述悲伤事件时，女童比男童更多地使用表达感受的词汇。有研究还表明，女童叙事中的"引述"比男孩要多。第二，儿童的叙事能力随年龄的增长而提高。一般来说，5～6岁的儿童已经具备了一定的叙事能力。一项对美国儿童的研究发现，2岁儿童能在成人的支持下叙述他们的经验和生活故事，但往往较简单甚至混乱，3～4岁儿童可以独立叙述，5～6岁儿童可以叙述更完整、更长的故事。一项以拉丁裔学龄前儿童为被试的研究发现，5～6岁儿童比4～5岁的儿童叙事能力强，叙述的故事情节更加完整。对我国儿童的叙事能力的研究虽起步较晚，但亦有相似结论。另一研究表明，随着年龄的增长，儿童叙事的精细程度不断提高，叙事要素逐渐增多；有研究考察了3、4、5岁三个年龄段学前儿童的叙事特征，发现年龄较大的儿童可以抓住重点，更多地使用时间序列词汇。研究也进一步证实了学前儿童的叙事能力随年龄增长而提高，3岁儿童主要采用简单的对话形式叙述故事；4～5岁儿童能够较连贯地叙述故事，故事有开头、发展和结尾；5～6岁儿童语言表达错误较少，能够用不同的方式叙事，并能体现出故事高潮，表现出事物特征。

四、儿童语言功能的发展

根据皮亚杰的研究，儿童的语言功能（language function）主要包括自我中心言语和社会化言语两类。自我中心言语在早期的儿童言语交际中占很大比例，3～4岁儿童的自我中心言语超过社会化言语，5～6岁儿童自我中心言语的比例有所降低，略低于50%，到7岁时儿童的自我中心言语比例仅为28%，此时社会化言语占据主要地位。后人在皮亚杰的基础上开展了进一步研究，有人提出皮亚杰过于夸大了儿童早期的自我中心言语所处的地位，指出儿童很早就有"社会化"的交际意识和社会化"语言"。

功能语言学家韩礼德把儿童语言功能的发展划分为三个阶段：①第一阶段，从10.5月龄到16.5月龄。儿童在10.5月龄时已经掌握了四种功能：工具功能、控制/调节功能、互动功能和个人功能,当然,此时儿童还不是用成熟的语言,而是用咿咿呀呀的语音来表达这些功能。②第二阶段,从16.5～18.5月龄开始,到22.5月龄左右结束。这一阶段儿童的词汇、语法和会话能力取得惊人发展,除了表现功能是在这个阶段末开始出现外,其他6种功能(见表2-5-2)都在18月龄左右被儿童全部掌握。而且这一阶段还有一个很大的特点是,儿童开始将不同类型的功能组合,以实现更复杂的言语交际目的。③第三阶段:从22.5月龄到24月龄开始,儿童的许多语言功能开始结合,发展出更复杂的功能,此时儿童的语言运用能力开始突飞猛进。

(王丽燕)

学习小结

本章对儿童语言的主要理论及基本规律进行了简要的介绍。包括语言发展的理论、前语言沟通技能、语音、词汇-语义、语法-语义和语用的发展规律几方面的基本内容。

扫一扫,测一测

第四章 语言加工的神经心理基础

学习目标

- 了解当前语言加工神经机制的新进展。
- 熟悉语言加工的神经心理基础。
- 掌握语言加工的基本过程。

了解语言在人类大脑中如何被存储、加工对于语言障碍患者的评估和康复至关重要。1861年，法国医生、解剖学家Broca发现了1例严重的言语表达障碍患者，该患者唯一能说的话仅是"tan"这个音。Broca在尸解中发现该患者的损伤病灶在左大脑半球的额下回。结合更多的类似病例研究，Broca在1865年向全世界宣布："我们用左大脑半球说话"，提出左侧额下回这一区域是言语产生的核心区域，这是一项革命性的发现。随即关于言语和读写障碍的研究蓬勃开展起来，并根据语言障碍和损伤脑区的关系提出了负责语言功能的关键脑区与加工模型。随着认知心理学、认知神经心理学研究的深入，以及磁共振成像、正电子发射断层扫描、事件相关电位、脑磁图、脑电记录等神经影像技术和经颅磁刺激和电刺激神经调控技术等的广泛使用，我们对语言神经机制的了解大大加深。这些研究不仅深入揭示了左大脑半球语言网络的分布和作用性质，丰富了我们对右大脑半球参与语言加工的理解，而且揭示了不同语言脑机制的共性和个性。

本章第一节介绍了与语言相关的神经机制及其历史沿革，第二节介绍了语言发育相关的神经机制，第三至九节分别介绍了听理解、自发言语、复述、命名、阅读、书写和句法相关的认知过程与神经机制。

第一节 语言相关神经机制

对语言最为直观的理解就是两个人在交谈时，一方在说，另一方在听，说的人言之有物，听的人欣然领会。当然，语言使用不局限于口语交流，也可以是手势语言、文字或盲文的理解和表达。尽管正常人在交流时也会出现词不达意的情形，但是大部分的失语症患者，往往表现出难以找到合适的词来表达，这种困难比正常人的词不达意严重得多，而有时候也会表现出听理解的困难或言语不利。这些障碍首先涉及语言内容是否完整，因此本节先描述语义表征，然后介绍语义理解和言语产生神经机制的概貌，以及与此有关的失语症经典模型和认知神经心理学模型。

一、语义表征及其神经机制

当我们说"动物"这样一个词时,马上会联想到猫、狗、老虎、狮子等具体的动物,也可能联想到动物的特征,如会跑、会叫、皮毛等,甚至联想到与这些动物有关的故事。"动物"以及相关联的知识在人类大脑中的存储系统就是我们所说的语义系统。"动物"也是常见的概念,因而概念经常与语义相混用。概念反映了人们对事物概括性的认知。在心理语言学和失语症相关的研究中,两者也经常被换用。从本书的编写目的出发,我们使用语义及语义系统这一说法。

语义系统的评估对于失语症的评定具有重要意义,因而也常常优先于听说读写等具体语言实现形式的评估。语义系统不仅可以用词汇进行评估,也可以通过图片或实物等形式来评估,从而在一定程度上可以脱离听、说、读、写等言语行为。如果语义系统出现了损伤,听、说、读、写等言语行为障碍会比较明显,而反过来,仅仅是听、说、读、写等言语行为出现障碍并不意味着语义系统出现了严重损伤。

回到"动物"这个例子,我们知道动物属于生物,动物往下细分又有不同的类属。即便同被称之为"猫",也有很多不同的个体。这些语义信息在大脑里的存在被称之为语义表征。为了描述这些语义表征,有研究者根据词与词之间的关系,如词汇之间的上位与下位词等,建构了基于词汇的语义表征模型,包括层次网络模型、扩散激活模型、语义场模型等。值得留意的是,词汇或概念本身具有特征,比如"鸟"有羽毛、会飞等特征。这些特征可以用来区分不同的词。因此有研究者提出了基于特征的语义表征模型,如范畴表征模型、特征比较模型和特征统一的语义空间模型等。

(一)基于词汇的语义表征模型

Collins 和 Loftus 在 1975 年提出了扩散激活模型来解释语义表征在大脑中的组织与存储。这一模型假定,词汇之间的联系是基于语义关系,单个词汇可以与不同的词汇产生有差别的语义联系。将这些词汇及其关系串起来就好比一张大网,词汇就是网络上的节点(图 4-1-1)。这一模型以节点之间的距离和强度来表征语义联系强弱。节点越短,在语言加工中就越容易相互激活。例如,判断"鸽子是鸟"比判断"企鹅是鸟"要快得多,这是因为鸽子是典型的鸟类动物,其与鸟的语义联结强于企鹅与鸟的联结。

这一模型也为探测语义表征的组织提供了基础。语义启动范式是常用于考察不同语义关系是否存在组织差异的重要范式。所谓的启动范式,即在目标词出现前呈现另一个词,被称之为启动词。比如看到"护士"后读"医生"和看到"黑板"后读"医生",前者会更快,因为"护士"和"医生"有更多的语义联系,在看到"护士"时能够激活"医生"。通过操控启动词与目标词呈现的间隔时间,还可以探测语义的自动激活与控制性加工。在短时间间隔下,语义启动效应主要来自语义网络的自动扩散效应,而当时间间隔延长(大于 500ms)时,对启动词的深入加工会对后面词汇的识别形成更多的主动控制性加工。例如对于多义词的加工,启动词会影响到多义词的词义选择。自动扩散效应主要与左侧颞叶关系密切,而控制性加工与左侧额下回和左侧颞叶都有关。失语症患者大部分情况下能够保持自动扩散的语义启动效应,而 Broca 失语症患者往往在控制性加工上存在困难。

语言不仅仅包括语义,还包括语音和句法等信息,有学者在扩散激活模型的基础上增加了语音、句法和词法等信息的表征,认为词可以在概念、词条和语音三个维度进行存储。这不仅在理论上使得这一模型更为完备,同时在失语症临床工作中也具有重要意义。语义网络模型不仅对于语义评估有意义,对开发个性化的康复材料也具有重要作用。例如国内有研究者根据个体的语义网络特征设计个性化的语料进行康复训练,取得较好康复效果。

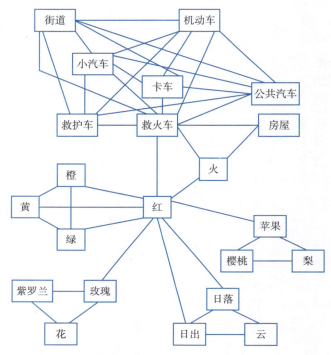

图 4-1-1 语义扩散激活模型

(二)基于特征的语义表征模型

也有研究者认为,语义的表征是基于特征范畴或领域,如生物和非生物、动词和名词等,来组织的。语义范畴特异性损伤的患者支持了这一假设。Warrington 和 Shallice 最早报道了两位单纯性疱疹脑炎患者在特殊语义类别上出现的命名困难,具体来说是在无生命类概念(如工具)命名的正确率较高(分别为 79% 和 52%),而在生命类概念(如动物)命名正确率选择性出现困难(分别为 8% 和 0%)。Hillis 和 Caramazza 研究了两名患者在动物和非动物命名上的情况,发现一名患者在命名动物时错误更多而另一名患者在命名非动物时错误更多,出现了双分离特征,这表明在语义系统里动物和非动物在语义范畴上是分开存储的。语义系统里包含几类范畴尚不清楚,目前发现可能存在的范畴主要包括物体、颜色、面孔、图片、身体部位、字母/文字、数字及与此有关的神经解剖结构,还包括生命类(例如,动物、人体器官、水果、蔬菜)和无生命类(例如,家具),有些患者在词类上(例如,动词、名词、功能词）也可能出现特异性损伤。Caramazza 认为不同的语义都是在一个统一的语义系统里组织起来的，从各种通道输入和输出的信息都在这个系统里，系统内部的语义空间按范畴进行组织，其损伤都与此有关而跟通道无关。但随后的研究发现，有患者在命名时出现困难但不妨碍其对该事物的功能进行加工（如"你能用这个物品做什么"）。因此也有理论认为，语义系统可以包括多个与信息通道相关的子系统，语义系统内的概念以特征进行表征，但受到信息通道的影响。

总体上，语义在大脑中的存储并不局限于单一的脑区。不管是对健康人还是对失语症患者的语义系统考察，都发现语义可以存储在包括颞叶、额叶和顶叶的多个脑区。

二、语义理解的神经机制

正常人理解语言似乎是毫不费力的事情，但语言理解本身却是非常复杂的过程。句子理解包括视觉或听觉通道（甚至感觉通道，如盲文）输入，词汇识别，短语和句子层面的语义、句法、语用等信息的整合，以及篇章层面的前后逻辑推理、主题建构等过程。其中，关于听觉/视觉信息输入和词汇识别在后面几节中会有详细的介绍。这里主要介绍语义信息整合和篇章层面相关的机制。

（一）语义理解

语义整合涉及句子语境与词汇意义的交互作用。不管是阅读还是日常言语交流，所看到或听到的词汇总是处于一定的语境之中。这种语境可以是一个词汇、一个句子，也可以是语篇或话语，还可以是阅读或交流的主题。从时间进程来看，语境在一定程度上会促进相关词汇的激活。

词汇作为语境，可以通过上述语义网络如扩散激活模型来解释。例如，如果目标词与启动词相关程度高，与相关度不高的启动词相比，目标词在前一种情况下更容易被激活，也就是词汇启动效应。而这种单纯的词汇启动效应还受到句子整体语境的影响，整体语境可以逆转或消除词汇的启动效应。在句子语境中，除了简单的语境意义之外，还可以通过焦点、重读或其他韵律形式来影响词汇激活。例如，将一个意义正常句子的某个词汇替换成另一个词使得句子意义不可接受时，替换词与被替换词相比会出现加工困难；但在不被重读的情况下，这种加工困难可以消失。此外，口语中的非言语信息也能迅速被加工。例如在听觉研究实验中以女声说"我怀孕了"很好理解，而以男声说"我怀孕了"则违反了说话者的性别特征，这种违反能够被迅速检测出来。手势这种非直接语言信息同样也能够被及时加工并整合到句子意义中。

（二）语义理解的模型

多个理论模型尝试解释句子理解的神经机制。句子语义加工主要涉及的脑区包括颞中回后部、颞叶前部、角回以及左侧额下回前部（BA 47）和后部（BA 45/44）。有研究者认为，颞中回后部负责词汇信息的存储与通达，颞叶前部和角回负责将词汇信息进行结合及与语境进行整合，而额下回前部负责词汇信息的选择性通达，最后额下回后部在各种可能的语义信息表征中选取最合适的语义表征。

Hagoort 提出的整合模型则认为，句子加工由记忆（memory）、整合（unification）

和控制（control）三个模块组成。其中左侧颞叶负责记忆的表征，在视觉或听觉句子加工中，在这一区域提取语义信息，如知道"香蕉"这个书写符号的含义；左侧额下回将提取的小块语义信息整合成更大单位的语义表征，如将"香蕉"和"布丁"整合成连贯的意义"香蕉布丁"；而扣带前回及背外侧前额叶则负责语言表达的计划及注意资源准备。该理论对句法、语音信息同样适用，只是在整合过程中，三种信息在额下回的分布从前部到后部，从腹侧到背侧，存在一个渐变的层级分布差异，即语义集中在47/45区，句法集中在45/44区，而语音集中在44/6区。

（三）语篇理解

在语篇层面，信息的整合也涉及不同层面信息的交互，如语篇语境与词汇意义、句子意义的交互。在语篇理解时，经常涉及语篇推理（时间、因果、空间、意图等）、情景模型建构等认知过程。整体上，词汇和语篇背景还是能够非常及时地整合起来，推理和指代（如人称代词）完成得非常迅速。语篇理解与颞叶前部、颞上回、额下回、内侧额叶、顶叶等脑区都关系密切。其中颞叶前部、颞上回后部、额下回中后部与信息整合关系密切，内侧额叶、顶下小叶与语篇中的意图信息加工关系密切，顶叶还与工作记忆、语言信息复杂度的加工紧密相关。不同部位的损伤引发的言语行为障碍表现不同。

三、言语产生的神经机制

（一）言语产生过程

口语是日常交流的重要形式。言语产生帮助人类将内心的思想进行言语编码最终实现了口语输出。言语产生包括多个过程：概念准备、词汇选择、音节化、语音编码、发音和自我监控等。概念准备和词汇选择也可以合并成为一个阶段，音节化和语音编码合并成第二个阶段，最后是发音和自我监控。

概念准备的核心就是将要表达的信息转换成词汇概念信息。例如在图片命名"金丝猴"时，要将"金丝猴"这样的信息而不是其他动物名称表达出来。在这个过程中，也涉及究竟是用上位概念"猴子"还是"金丝猴"来命名的问题。而在日常口语交际中，涉及的概念准备会更为复杂。依照语义系统的组织原则，某个概念的准备会激活相关概念，这就需要从语义系统中选择并提取出与词汇概念对应的词语，包括了词汇的语义和句法信息。

随后，对词条信息进行音节化加工为发音做好准备。这一过程，需要提取词汇的音节形式。这一过程包括了词汇的形态学成分、节律和音段信息，在汉语里还包括超音段信息如声调。在失语症患者身上，常常见到用一个音素代替另一音素的错误，实际上与音节化加工关系密切。语音编码主要为词汇发音准备运动指令。需要指出的是，即便是同一个音，在不同的背景下可能需要不同的运动指令。研究者推断，常用的语音运动指令是存储在一个音节库里，因经常使用使得准备过程更为快捷。

发音系统负责发音执行。这一系统涉及控制发音相关的气管，如肺和喉，也包括能执行负责运动指令的神经系统。在这一过程中，人能够监测自己的发音，并进而进行错误纠正。除了这种外部监控之外，发音过程还可通过内部前向预测完成运动控制,其过程包括控制器、运动感受器、感受系统、状态评估器和前向预测几部分。运动指令传输给运动感受器的同时,也通过前向预测传达给了状态评估器,运动感受器接收到指令后进行发音,这种信号被感受系统所感知,进而在状态评估器部分与前向预测指令进行对比,如果出现错误则反馈给控制器重新进行指令编码(具体内容见本章第四节)。

(二)言语产生的神经机制

从脑成像研究结果来看,概念准备与词汇选择与左侧颞中回关系密切,在图画命名和词汇产生中在这一区域都会出现激活。考虑到音节提取可以在真词阅读、图片命名等过程中出现但在假词阅读时则不出现,通过真假词阅读对比发现,音节提取与左侧颞上回后部、颞中回激活有关。音节编码与左侧额下回后部关系密切。在复述和阅读任务中共同激活的脑区就是左侧额下回后部,而这两种任务的核心共同特征就是音节编码,在内隐和外显任务中也发现左侧额下回后部的激活。从发声任务导致的激活减去无声任务的激活来看,语音编码和发声与初级运动皮层和感觉区关系密切。

四、失语症经典模型

从19世纪中后叶开始,随着对脑外伤、脑出血或梗死患者的研究,多个与语言相关的解剖结构被发现。革命性的发现出现于1861年,法国医生、解剖学家Broca(图4-1-2)发现了1例严重的言语表达障碍患者,该患者唯一能说的话仅是"tan"这个音。Broca在尸解中发现该患者的损伤病灶在左大脑半球的额下回。结合更多的类似病例研究,Broca在1865年向全世界宣布"我们用左脑说话",提出额下回这一区域是言语产出的核心区域。后人把左额下回后部相当于Brodmann分区的(一种根据细胞构筑特点进行大脑皮质分区的经典方法,Brodmann为德国神经病学家)44、45区,称为Broca区。

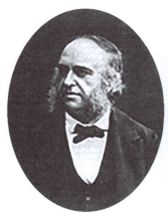
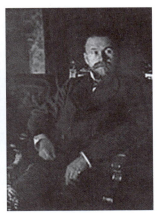

A. Broca　　　　　　　B. Wernicke

图4-1-2　语言神经机制的开拓者

正像1861年Broca发现左额下回损伤导致言语表达障碍而推断左额下回对言语产生很重要一样,德国医生Wernicke(图4-1-2)发现左颞上回后部损伤患者出现明显的言语理解障碍,推断该区(后来称为 Wernicke 区)和言语理解有关。Wernicke 区及周围的损伤会导致 Wernicke 失语症。该类患者和 Broca 失语不同,其言语流利、不费力,语调正常,有功能词的使用,语法结构基本正常,但言语理解非常差。其流利的言语也是不正常的。因为说的几乎都是无意义的话,多由错语或新语(即自己造的词,如把"报纸"说成"杯七""铅笔"说成"磨小")组成。严重时说的话就像杂乱语或语音的拼凑。如被问及"你叫什么名字",Wernicke 失语症患者则回答"今天复几没四呀哦…"。Wernicke 失语症患者另一个特殊表现是,患者常常意识不到自己的言语是杂乱、无意义的,也意识不到听不明白别人的话。可能这正是其理解的缺陷所致。

在结合同一时期个案分析的基础上,Wernicke 认为右利手的语言与左大脑半球的第一颞回和第三额回后部关系密切,前者是词语听觉中枢负责言语听觉印迹,后者是词语运动中枢负责言语运动印迹,并提出两个区域之间存在联系,推测其纤维联系在岛叶皮质。这样,不同部位的病灶就会产生不同类型的失语:运动中枢损伤导致口语表达障碍,被称为运动性失语;词语听觉中枢损伤导致听理解障碍,被称为感觉性失语;并从理论上推测两大中枢联系的中断导致第三种失语,被称为传导性失语。

Lichteim 从临床上验证了 Wernicke 理论所推测的传导性失语症,并进一步提出了一个修正模型说明失语症的分类与解剖基础。在这一模型中(图 4-1-3),Lichteim 提出,听觉词语中枢和词语运动中枢之间的联结通路负责复述,其破坏会导致传导性失语症,表现出复述困难。考虑到有些失语症患者的复述保留,因此还假设两大中枢之间存在另外的通路,其受损导致复述保留的经皮质失语。Wernicke 结合 Lichteim 的模型,提出了皮质下、皮质性及经皮质性运动性失语,传导性失语症和皮质下、皮质性和经皮质性感觉性失语症(图 4-1-4)。这一模型被后世称为 Lichteim-Wernicke 模型,其核心是认为不同的语言行为在脑内有不同的解剖中枢,中枢损伤和中枢联结的损伤都会引发不同的失语症。

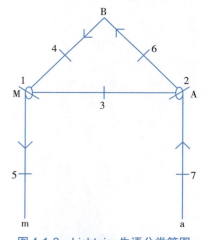

图 4-1-3 Lichteim 失语分类简图
A. 词听觉中枢 M. 运动言语中枢
B. A→M 的间接联结的皮质区
a→A. 皮质下传入 M→m. 向皮质下传出 1~7 数字代表不同路径受损时产生的失语类型

第二次世界大战后,有大量脑损伤致失语的复员军人。患者的康复需要和科学研究的深入相结合,伴随各种失语分类的提出,这一阶段失语症的机制与解剖研究得到了极大进步。Geschwind 重新总结并修正了 Wernicke 的观点,就是现在所说的 Wernicke-Geschwind 模型。他还引入了流利性和非流利性两个术语来描述失语症的两种主要类型。其重要贡献之一是在波士顿退伍军人管理医院建立了失语研究中心,并培养了众多著名的神经病学和失语研究专家。

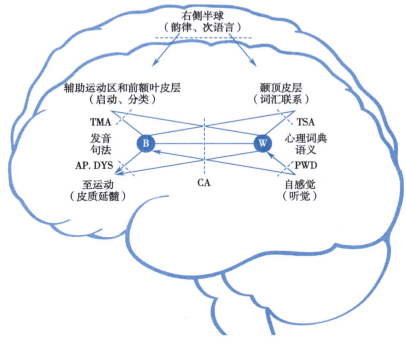

图 4-1-4　语言障碍的神经基础
B. Broca 区　W. Wernicke 区　TSA. 经皮质感觉性失语症　PWD. 纯词聋
CA. 传导性失语症　AP. 言语失用　DYS. 构音障碍　TMA. 经皮质运动性失语症

需要指出的是，Geschwind 还与 Goodglass 创立了应用实验心理语言学，从字词、句子加工、命名障碍等加工机制角度来研究失语症。实验心理语言学和随后出现的认知神经语言学研究，以正规的对照实验代替了过去的个案或小样本案例报道，注重对语言行为过程的分解，如从存储到加工、从计划到产出，从时间进程、大脑空间定位、不同脑区之间的联系等角度对语言机制进行了深入探索。

五、听说读写的综合模型

随着认知心理学、实验语言学等的发展及其在失语症患者身上的应用，逐步形成了认知神经心理学，并在 20 世纪 80 年代产出了一些综合的语言模型用于解释语言加工的机制。Patterson 等人提出的字词模型是其中的代表。这一模型将不同模态的输入和输出整合在一起，形成了包含听、说、读、写，以及非言语概念理解共五条通路的综合性字词加工模型（图 4-1-5）。在每条加工通路上，分解出多个基本加工模块，例如听觉词汇理解需要经过听觉语音分析再进入语音输入词典，随后进入语义系统提取语音对应的语义信息，完成词汇理解过程。视觉词汇则通过视觉正字法分析后进入正字法输入词典，再输入到语义系统。口语词汇产出和书写则基本上是听觉词汇和视觉词汇理解的逆过程。这一模型应用在汉语失语症患者的言语测评被称为汉语失语症心理语言评价（psycholinguistic assessment in Chinese aphasia，PACA）。

这类模型的优点在于为言语治疗师提供了一个工作模型，可以从加工过程入手对语言加工的损伤进行评估。当然,读者可能会问,为什么有这些加工模块,是否还有其他的模块,不同模块之间是否可以合并或存在何种关系。这就涉及这类模型的基本假设。

第一个假设是功能模块化(functional modularity),即从加工过程来看,不同模块之间是相互独立的,或基本上是相互独立的。第二个假设是解剖模块化(anatomical modularity),即这些模块由大脑不同脑区负责,因而局部脑区或脑区联结的损伤可以导致选择性的加工模块损伤。第三个假设是普遍性(universality),即上述假设的加工模块在语言正常的个体身上都存在。第四个假设即可分离性(substractivity),即大脑损伤会导致相关加工模块的损伤,但不是带来新的加工模块。当然,如果患者出现某些模块的损伤仍然可以通过其他方式来完成任务,比如正字法加工损伤可以通过语音标记等方式来识别词汇。

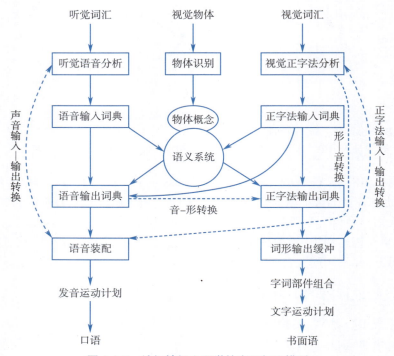

图 4-1-5　认知神经心理学的字词加工模型

尽管如此,研究者对于在单一加工通路上是否有更多的加工模块存在不同意见,对于不同模块之间的独立性是否能够满足功能和解剖模块化也存在不同意见。事实上,随着认知神经科学的兴起,研究者发现大脑未必是以单一脑区来完成功能模块,而更可能是以功能网络的方式来完成模块加工。不同加工模块之间有可能存在着相似的加工脑区,但是存在着不同的网络联结模式。某些重要脑区可能成为这些不同的加工过程之间的联系节点,类似于交通网络中的中枢站点。

除此之外,语言障碍与非言语认知能力的关系也影响着语言障碍康复。认知神经科学的研究显示,非言语认知能力如记忆、注意是完成语言学习的基础,执行控制能力则是语言加工的重要基础。语言和非言语认知能力存在共享的神经机制,这为语言康复提供了参考。

(朱祖德　单春雷)

第二节　语言发育的神经机制

一、正常语言发育的神经机制

(一) 大脑的可塑性

动物模型的研究中,移除成年猴子的双侧大脑半球腹侧区包括颞下区域,猴子丧失物体的记忆和搜索能力,但对于同样切除双侧腹侧区的幼猴来说其对于记忆的影响则比较小。高级的认知功能可以在远离其相关脑区的位置发展。皮层分化和功能特异化在很大程度上是大脑输入的产物。语言可塑性在出生到成年之间的某个时间点出现显著下降。

突现进化论者认为,儿童与成人的语言加工相关的大脑活动模式不同,表现在:①早期竞争,发育的早期阶段包含更多弥散性的加工,识别词语导致的脑活动从双侧略偏右发展到左侧激活更大,以及定位到左侧额颞叶;②完成一个任务中从新手到专家的变化,使脑区功能有定性和定量的改变;③成熟和准备,左右脑发育的差异和突出生长率的差异。

10～17月龄儿童,右大脑半球在词语理解和手势占优势;19～31月龄儿童,任一大脑半球额叶损伤会产生表达性词汇和语法缺失。10月龄至5岁儿童左侧颞叶损伤会产生表达性词汇和语法缺失。5～7岁后上述损伤对应关系就不存在。

(二) 正常语言发育的神经基础

正常语言发育的神经基础的神经参数仍然没有完全被理解,对其损伤的描述仍然不完整。这是由于语言发育神经机制的研究方法受到限制所致。

语言发育的神经基础的研究已经关注语言系统的不同方面。即①语音加工相关的超音段信息(例如,韵律学和句子旋律)和音段信息(音素,如语音相关的词义);②词汇语义加工(例如,处理词形式和词义的加工);③关于句子中不同词的语法关系的句法加工。

1. 语音加工　一个婴儿首次接触语言是基于声学语音和语音信息。因为最开始接触语言时,婴儿需要能从非语音中辨别语音。在婴儿早期左大脑半球主导语音,这与成人很相似。

(1) 语调轮廓的特征:语音输入被分割成结构性单元。更重要的是,韵律不受句法短语边界限制,因此能容易接近目标语言。婴儿右大脑半球主导句子韵律的加工(音高信息)与成人类似。且婴儿和成人关于识别语调短句边界的加工中的大脑系统是相似的,但是大脑系统更早的发育需要更多时间。

用时间分辨率更敏感的ERP测量发现,8个月大的婴儿已经表现出特殊的ERP成分。该特殊的ERP成分被认为是成人大脑对语调短句边界的反应。ERP地形图在颅骨的分布与成人相似,但是峰值有延迟。这表明婴儿和成人关于识别语调短句边界的加工中的大脑系统是相似的,但是大脑系统在更早的发育中花更多时间。

(2) 声学信息:即关于给定语言中单词的不同音素和重音。持续时间的声学参数在口语知觉中相关最高,它不仅能区别不同音素(如 foll 和 full 中的长短元音),也能区别有不同重音模式的单词。许多 ERP 研究提供不同语言相关语音和语音模式的早期辨别的证据。

采用听觉 oddball 范式的 ERP 成人研究发现了一个听觉辨别的神经机制——失匹配负波(mismatch negative, MMN)。成人的 MMN 定位在双侧听觉皮层。在非语音声音的音高和持续时间的辨别中,双侧听觉皮层尤其是右侧颞上回有明显的激活,以及注意加工相关的额叶有显著激活。

虽然成人的失匹配反应总是表现为负向,但是婴儿的反应既有负向波也有正向波,有时伴随不同的颅骨分布和延迟。

对 2~3 月龄婴儿的研究发现,相比于标准音节 /ba/,偏差音节 /ga/ 会引起一个正向形式的失匹配反应。新生儿在元音辨别中有类似 MMN 的负向波。在不同的语言的元音比较和辅音比较中,如法语、德语和英语,失匹配反应在发育中的早期有表现为负向或表现为正向。

有研究表明,语言特异的音素辨别可能在婴儿出生后的 6~12 个月产生。当 6~7 月龄的婴儿表现出对目标语言相关和不相关音位对比的辨别,年龄更大的 11~12 月龄的婴儿仅仅呈现出对目标语言中音位对比的辨别。

语音知觉中单词重音对单词再认很重要。在连续的语音中,让 10 月龄婴儿听单词后再认首音节重读的双音节词,相比于不熟悉的单词,在熟悉词的再认中,左大脑半球在 350~500ms 之间表现出一个更大的负波。

2. 词汇语义加工   对于成人,ERP 的成分 N400 被认为是与词汇语义加工相关。当单词的语义与给定的上下文不一致时相比于一致时,对该单词的更大的波幅反映了语义的 N400 效应。它可以表明语义整合的难度。而且,假字比单词的 N400 的波幅更大。

关于语义加工的神经基础,成人研究中,MEG 在双侧听觉皮层定位了语义加工的 N400,fMRI 的研究在双侧颞上回和颞中回表现明显的激活,尤其是左大脑半球,有时是双侧基底节。假词的 fMRI 研究中发现了较多的激活脑区,左侧颞极的前部和下部,左侧颞上回的前部和中部,双侧额下回/沟。额叶激活被解释为与任务相关,然而颞叶激活反映语义加工。

(1) 单词水平的词汇和语义加工:对 11 月龄的婴儿的 ERP 研究表明,大脑对知道和不知道的单词的不同反应表现在单词呈现后有一个 200ms 左右的负波,熟悉和不熟悉单词相比有更大的波幅。14~20 月龄的婴儿对知道的单词产生一个 200~400ms 之间的负波。波的分布似乎发生了从 13 月龄的双侧到 20 月龄的左大脑半球主导的变化。这些数据说明,1 岁末的婴儿能辨别熟悉和不熟悉的单词,但是还不清楚婴儿在这个年龄的单词语义加工是否与成人类似。

一项对 20 月龄婴儿的单词加工的研究发现,熟悉和新颖的非配对单词产生一个减弱的 N200～500 波幅，然而对新颖的配对单词产生一个增加的双侧分布的 N200～500。这个发现表明 N200～500 与单词意义相关。但将其解释为语义的一种仍受到挑战。

在一项词（单词声音）图匹配范式的 ERP 研究中，在 12 月龄的婴儿中，图画和单词匹配相比于不匹配时，产生 100～400ms 之间的额-中央区负波。这被认为是熟悉效应，反映了语义期待。在 14 月龄的婴儿中，除了一致单词的早期负波效应，语义不一致的单词产生 N400 效应。在 19 月龄的婴儿中，语义不一致和语音合法的假词产生 N400 效应，但是语音不合法的假词不产生。这说明在该年龄，真词和语音合法的假词被看作单词备选项，然而语音不合法的假词却没有。在 14 和 19 月龄的婴儿中发现的 N400 效应在之后达到显著，持续更久，且比成人有更多的额叶分布。潜伏期的差异表明儿童比成人的词汇语义加工更慢。因为成人在图片而不是单词加工中表现额叶分布，儿童更多额叶分布意味着儿童的语义加工仍然更多的基于图片。

一项对 9～15 岁儿童的语义加工的 fMRI 研究发现，激活更多地表现在双侧颞叶、左侧颞中回、双侧额下回。与年龄相关的有左侧颞中回和右侧额下回。额叶激活的增加被解释为反映了更广泛的语义搜索，颞叶激活的增加与更有效的接近词汇语义表征相关。另一项对 5～10 岁儿童的研究发现左大脑半球额颞相似区域和左侧梭状回的激活，这说明语言的左侧化早在 5 岁就有了。

（2）句子水平的语义加工：对 5～6 岁、8～13 岁、6～13 岁儿童的研究都发现，对所有年龄群体的儿童来说，语义上不恰当的句子产生类似 N400 的负波。一项研究 2.5 岁、3 岁和 4 岁学习英语的儿童被动听语义正确和不正确的句子（例如，My uncle will watch/blow the movie）。2.5 岁的儿童对语义不恰当的句子产生一个早期始于额叶的负向波峰，潜伏期是 500ms 左右。相比之下，3 岁和 4 岁的儿童表现出负向慢波波峰出现在 400ms、600ms 和 800ms 左右。作者解释，分布在前部的负波既有可能是语义整合机制，又可能是不同的语义机制。

一项对 19～24 月龄学习德语婴儿的研究也报道了句子水平的类似 N400 的语义效应。该研究使用动词和宾语之间有语义不匹配的句子（例如，The cat drinks the ball/the milk）。对 19 月龄的婴儿，第一个负波出现在 400～500ms，之后在 600～1 200ms 之间持续负向。对 24 月龄的婴儿，负波出现在 300ms，然后持续到 1 200ms。然而，成人的 N400 效应出现在 300～800ms 之间。这些数据说明儿童在 N400 效应中的加工与成人相似。但是年幼的儿童需要更多加工时间完成宾语名词在句子语境中的整合。

一项针对 1 岁和 16 岁之间的英国和德国儿童的研究，检查儿童把单词整合到句子语境的语义加工。结果表明 19 月龄至 2 岁和 5～15 岁之间，反映语义异常的早期负波——类 N400 的持续时间随年龄而下降，这暗示更快的整合加工。在 5～15 岁之间，类 N400 的波幅线性下降，暗示年龄越大对语义语境的依赖越少。幼小的儿童比年龄大的儿童或者成人的类 N400 的分布更广泛。但是，从童年到成年，它的一般形态似乎是跨年龄相似的。

对 6～10 岁儿童语义水平的 fMRI 研究发现，儿童听短文（相比于基线）激活了双侧听觉皮层，尤其是颞上回和 Heschl 回，颞平面，还有额下回、前扣带回和顶叶。6 岁儿童听故事（相比于表达）表现出左侧颞上回 / 沟向后延伸到角回和左侧颞下回。当 6~14 岁儿童听有背景单词缺失的故事时（相比于基线），双侧颞上回前部和颞叶后部和经典的额下语言区有显著激活。这个研究中，额下区的激活被解释为填充缺失的单词过程中需要语义记忆的回忆。

3. 句法加工 对成人句法加工的 ERP 研究显示，不合理的句法规则与两个 ERP 成分相关：一个迟的中央 - 顶叶正向波（P600）出现在左侧负波（LAN）或早期的左前负波（ELAN）。P600 不仅出现在句法上不合理的句子需要语法修复中，也出现在时间上句法模糊的句子需要句法重分析中。而且，它似乎有调节句法复杂性的功能。ELAN 成分被认为反映了原始的局部结构构件的加工难度。LAN 反映了第二阶段中语法相关任务中形态句法（morpho-syntactic）加工的难度。P600 反映了句法和词干结构相互对应的整合阶段的难度。

句法加工的 fMRI 研究报道了颞上回（包括前部和后部）和额下回（包括 Broca 区和额叶岛盖）的激活。颞上回前部和额叶岛盖被认为参与了句法短语结构加工，ELAN 成分也反映了该加工。

对儿童句法水平的研究较少。一项关于英语中不合理的形态句法（例如，My uncle will watch/watching the movie）的 ERP 研究发现，相比于成人会产生 LAN-P600 正波，3 岁和 4 岁儿童没有产生 LAN 效应，但是有类 P600 的正波。对于 30 月龄的儿童，600~1 000ms 之间的正波没有达到显著。

德国的一项 ERP 研究探讨了不合理的局部短语结构的加工（例如，The lion in the roars instead of the lion in the zoo roars）。相比于成人会产生 ELAN-P600，2.5 岁的儿童脑电产生一个两阶段的 ERP 模式，包括一个延迟的 ELAN 和一个晚的 P600。2 岁儿童的脑电表现出晚的 P600，但是既没有 ELAN 成分，又无任何先于 P600 的左侧化负波。这些结果说明 ELAN 和 P600 的神经基础具有不同的发育速度。

如何解释 ELAN 的产生晚于 P600？成人的数据说明 ELAN 反映高度自动化原始结构构建的加工，该过程不受策略诱导因素的影响。相反，P600 具有调节这些因素的功能，因此表现为较晚的控制性加工。综合成人的数据，对于儿童来说，ELAN 反应的自动化加工在 2 岁还没有建立，然而，P600 反映的句法和词干整合的加工已经存在。故只有 P600 存在（没有 ELAN 成分）的情况意味着，既可能是 ERP 不能发现在线的句法结构构建，也可能是句子结构的构建不完全是基于句法特征。尽管儿童比成人的加工慢，2.5 岁儿童脑电呈现出一个延迟的但类似成人的 ELAN 成分，但这似乎说明在线句法结构构建的神经机制在该年龄呈现。

总的来说，正常儿童语言发育的研究表明：①词汇 - 语义加工（通过 ERP 测的 N400）包括颞中回和颞上回，可能还有左侧额下回；②句法加工（通过 ERP 测的 ELAN/LAN-P600），成人要依赖左侧颞上回，主要是前部和后部，还有左侧额下回；③韵律加工（通过 ERP 测量 SPS），依赖左大脑半球的颞上回和额叶脑盖，韵律加工似乎随潜伏期和持续时间变化，但不受从童年到成年基本形态的影响。

二、环境对语言发育的影响

学习说话和理解语言是童年早期的重要任务。父母与婴儿之间的互动在头三年对语言发展有非常重要的作用。建立一个丰富的语言环境，增加与儿童相处的时间，特别是一对一的互动，将对儿童的语言发展产生非常积极的影响。单向的电视和电脑无法提供足够的互动机会，应在互动中鼓励和诱导儿童多说话。

家庭社会经济地位通过母亲的教育，其中包括母亲与儿童互动的数量和质量，来影响语言障碍。但有研究发现社会经济地位（用收入或者母亲的教育衡量）对长时间的语言障碍不是一个可信的预测指标。

对于暴露在多个语言环境中是否会引起语言迟缓或者加剧语言障碍，这个问题的研究证据有限。总的来说，暴露在多种语言环境不会引起发育性语言障碍，建议家庭给儿童提供丰富的语言输入，且这些语言是父母们能流利自如地说的语言。

（杨海芳）

第三节 听理解的神经机制

一、听理解神经机制概述

（一）听理解加工过程

以正常的语速，人一分钟大概要说 150~300 个音节。这些音节之间尽管有一定的韵律特征，却不会在词语边界处加上明显的标记，词汇边界是相对模糊的。要快速地理解这些语流，需要解决几个核心问题：首先是言语是如何被大脑知觉的，言语与其他听觉信息的加工有何不同；其次，音节信息是如何被识别、通达语义信息的；再次，这些不同的音节信息如何整合起来，形成我们对言语的连贯理解。

听理解是一个复杂的解码过程。解码需要感知声音。声波从耳郭进入外耳道，通过鼓膜与听小骨经过前庭窗进入内外淋巴液，经 Corti 器感音后上传至耳蜗核、上橄榄核，再通过下丘传至内侧膝状体，经听神经传导到初级听觉皮层完成感知加工。

在声音知觉的基础上，要理解听觉词汇。词汇理解包括声音—语音分析，听觉词汇识别以及词汇的句法和语义信息提取。句子理解在词汇理解的基础上，还需要在注意、工作记忆参与下完成语义与句法信息的整合等过程。我们所说的听理解障碍，就是指在大脑中枢神经损伤之后，虽然能够听到声音但不能有效进行言语理解的情况。例如，有人在说"鸡蛋"，患者转向说话人表明听到了声音，但是患者不知道所听到的"鸡蛋"这串语流是什么意思。

（二）听理解的神经模型

传统的失语症模型从听理解和语言产生两个角度，确定了理解中枢和运动产生中枢。随着认知神经科学研究的深入，产生了许多新的模型，其中以 Hickok 和 Poeppel 所提出的模型影响最为深远。该模型将听理解与言语产生这两个关系紧密的言语加工理解过程结合在一起，提出了言语神经机制的双通路模型，即听觉-概念通路和听觉-运动通路（图4-3-1）。这两个加工通路被认为具有不同的神经基础，相关的神经通路与经典的失语症模型所提到的脑区及回路有关。其中听觉-概念通路在初级听觉皮层接收到听觉输入后，在颞叶心理词典中进行语音解码、语义概念提取、信息整合。听觉-运动通路从颞叶语音网络加工后传导到颞顶联合区进行感知编码，并在前额叶包括额下回后部、岛叶前部、运动区进行言语产生与执行。类似视觉加工的腹侧与背侧通路命名，听觉-概念通路因而被称为腹侧通路，听觉-运动通路被称为背侧通路。

其中，腹侧通路在言语感知和言语理解中都具有重要作用，目前普遍认为腹侧通路按照前-外侧梯度进行从听觉刺激到声音刺激的加工。听觉信号加工开始于初级听皮层，所分析的信号向颞叶前部和外侧投射，低水平的声音特性逐渐被整合为复杂度越来越高的可识别语音。这些声音需要被大脑中的语音网络识别、进而通达到相应的语义信息，根据句法结构将单个的词汇语义整合成复杂连贯的语义表征。下面将分别从言语感知和词汇识别的角度讨论相关的神经机制。

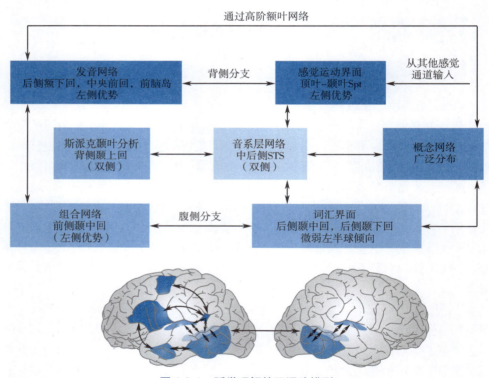

图4-3-1　听觉理解的双通路模型

二、言语感知

（一）言语感知的概念

言语感知的最小单位是音位，故言语感知包括了语音选择和音位感知两部分。在实际的言语交际中语音声波信号往往伴随着非语音声波信号出现，在听觉感受中同时也将非语音信息传递到了大脑皮质，因此需要将语音信息从非语音信息中分辨出来。在语音选择过程中，语音信息能与语音听觉记忆相匹配而得到强化，非语音信息因不能与之匹配而受到抑制。这就是为什么机器的轰鸣声在一定限度内并不阻碍人们的交谈。这些得到强化的语音信息接下来就会被大脑分析，对不同区别特征的音位进行分析，如区分汉语拼音中的 /a/ 与 /u/，这个过程即音位识别。

音位感知存在范畴化加工。音位的特征其实是很复杂的，比如，同一个音位由不同的人说出时，其物理属性会出现很大的变化，即便是同一个人每次说出同一个音位也会存在差异。而一个特定音位处于其他音位环境中时其发音往往也会出现一些变化。尽管如此复杂，但人类对于言语的知觉正确率却非常高，大部分情况下不会出错。其原因在于人类会采用范畴化策略来感知这些声音。具体来说，存在一定程度变异的声音会被知觉为同一范畴的声音，这就能够解释同一个音由男声和女声说出来时虽然在声学特征上差异很大，但能够被感知为同一个音。当然，如果一个音正好处于两个范畴之间，那么感知就会变得困难。

（二）言语感知的机制

Liberman 等人提出了动作理论来回答感知机制，即言语知觉和言语产生使用了相同的表征和机制，从而能够帮助人类感知言语。具体来说，音位可以通过发音器官的独特运动模式来表征，听者可以根据语音信息的动作模式来识别。这一理论得到一系列证据的支持：①发音偏差知觉，即在连续语流中受到前后音位的影响有时导致发音器官的动作不到位，这种细微的差异很容易被听者感知到；② McGurk 效应，即听者观看说话者的发音器官的运动会影响到声音的感知，说明动作信息可以直接映射到音位表征上从而出现干扰。最近的功能性磁共振成像研究也发现，在知觉到某个音节时，也会激活该音节发音时所涉及的运动区域。

从神经机制角度，大脑需要将声音信号进行转换。听觉器官（外耳和中耳）首先加工合适的声波频率（20～20 000Hz），然后通过鼓膜的振动将信号传递到耳蜗进而进行编码，随后有螺旋神经节将信号传递至听神经。听神经经由大脑皮层下结构（外侧丘系→下丘→内侧膝状体）传导到颞叶的初级和次级听觉皮层。

双通路模型认为言语知觉过程需要将连续的声波信息转换为离散的内部表征，这需要对输入声波的频率和时间参数进行编码。在解码过程中，听觉皮层会将输入信号按不同时间窗口进行分割，一个窗口约为 20～80ms，另一个窗口约为 150～300ms，分别对应了音位和音节分析。与单纯的序列模型加工不同，这两个窗口虽然时间上不同但可以相互整合，将区别性特征合成音段，再合成音节和词汇，而且高层级的信息可以即时反馈给低层级加工。在识别的过程中，也不再是简单的累积激活信息，而是根据已有的输入和高层级信息对后继输入进行预测并进而进行比较。这种比较发生得非常快，大约 30ms 就会更新一次，使得听觉识别更为积极，也能够更好地解释语境影响词汇识别等现象。

双通路模型认为双侧颞上回参与了言语知觉过程，但两侧大脑半球起着不同的作用（见图 4-3-1）。两侧大脑半球都参与了前述两个时间窗口的加工，但快速的音段信息更多地投射到左侧大脑半球加工，而变化速度较慢的超音段、音节信息则更多地投射到右侧大脑半球进行加工。这一区分使得该模型假设腹侧通路分成两条平行通路,一条负责提取音位信息,由双侧大脑半球完成,另一条负责提取音节信息,主要位于右大脑半球。左侧颞叶大面积损伤时,患者就无法从听神经冲动中分辨出语音信号,一切语音都被感知为不成语流的嘈杂声,如流水的潺潺声、树叶的哗哗声等。颞叶皮质的机能不仅在于接受传入的听神经冲动,而且在于延长和稳定它们的作用,易化信号处理。因此,当颞叶大面积损伤时,这一机制将遭到破坏,从而造成语音分辨的障碍。

当颞叶次级听皮质区和邻近区域损伤时,患者难以区分相近的音位,尤其是只有一项区别特征不同的音位对,如 /p/ 与 /b/、/t/ 与 /d/、/s/ 与 /z/。研究表明,这类患者虽然还能辨别出简单的语音,但要对此进行分析就会有困难,更无法分析复杂的语音。因为识别首要从连续语流中分辨出各项区别特征,然后才能与在记忆中的音位系统进行对照从而识别出音位。患者在无法分析复杂语音的情况下,会混淆相近音位的识别,进而引起患者难以分辨读音相近的词以至影响后继的言语理解过程。

三、词汇识别与语义整合

(一)词汇切分

我们所听到的是一串语流,尽管在句子与句子之间或句子内部有停顿作为间隔,但是大部分时候词语之间的物理分界是不明显的。将语流分解为一个个的词汇被称为词汇切分。如何在音节感知基础上切分出词汇是后继理解加工的基础。尽管词与词之间的边界不明显,但人们能够通过多种策略较好地进行词汇分割。这些策略包括:①可能词约束,确保切分出来的词是有意义的;②语音组合约束,例如,两个无法同时出现的音位之间可以进行边界划分;③节律切分策略,根据语言的节律模式进行合理的边界切分。语境对于词汇切分也很重要。

词汇切分与语音识别主要由颞上沟负责完成。研究发现,与非言语信息相比,带有语素信息的听觉信号能够选择性地激活颞上沟区域。这一区域的活动受到语音加工操控如语音家族密度的调节,也出现语音水平的适应现象即重复出现的语音较非重复语音在此区域激活减弱。这些被识别的语音进一步被输入到心理词典中进行语义识别。

(二)语义通达与整合

听觉词汇理解的最终目的是语义理解,也被称为通达语义。双通路模型认为,语义信息是广泛地存储在大脑皮层上,而不是单一的区域上。但他们假定存在一个区域将语音表征与词汇语义信息进行交互。这一区域大体位于颞中回后部和颞下沟后部区域。以往研究也发现,颞中回损伤会导致听觉理解障碍,在颅内直接刺激颞中回也会影响到听觉理解。

词汇语义信息的加工,也与额下回、颞叶前部、角回等区域有关。除此之外,这些区域也被认为可能参与了句子或短语层面信息的整合。例如颞叶前部在词汇语义加工和句子语义加工中都发现激活。

听理解也需要句法的参与。句法分析主要对应额叶-颞叶工作网络,与语义的额叶-颞叶网络不完全重叠。失语症患者对简单句理解较好,但理解长句、复合句、比较句和含有方位词、时间词的语句则较困难。患者对可逆被动句的理解较主动句更为困难，这可能是由于动词谓语所表示的动作或行为不是主语所发出，从而增加了被动句理解的难度。需要指出的是，Broca 区损伤造成的运动性失语症仅有言语表达障碍而言语理解正常，但实际上这些患者的句法理解也存在一定的问题。

（朱祖德　单春雷）

第四节　自发言语的神经机制

一、自发言语神经机制概述

通过言语，人能够将自己的思想、情感、意图等用语音的形式表达出来。不管是对过去的事情进行回忆性描述，还是对目前感受或要求进行表达，抑或回答他人提出的问题，在言语产生过程需要牵涉几个阶段的加工。首先，确定要说的内容（如想对某人的帮助表示感谢）；其次，把这些内容转化为对应的词句，要选择适当的词语、遵循合理的句法进行组合（如："谢谢—你—对我的—帮助"这句话中词语的选择和句法适当）；然后，形成这些词句语音输出的计划，即语音编码与装配；最后执行这个计划，即通过发音的过程把词句说出来。

Broca 失语症患者的发现揭示了左侧额下回后部在言语产生中的重要作用。发音困难、错语等和 Broca 区及周围神经环路的作用紧密相关。Broca 区储存了发音必需的有关肌肉运动程序或顺序的记忆，包括控制舌、唇、下颌以及声带等发音器官的肌肉运动程序。这种运动程序必须有序和协调地传向初级运动皮质的口面部对应区，从而发放下行冲动并通过外周神经支配发音器官协调运动，完成言语产生过程。如果 Broca 区受损，这种快速、有序、协调的发音运动就会被破坏，出现发音困难、发音错误等言语障碍。倘若脑损伤仅导致患者出现口语障碍，而听理解、读写、智力等正常，则称为纯词哑，或称言语失用，即无法产生快速、有序、协调的发音运动导致的单纯性言语障碍。

对言语产生过程的机制及其神经基础的进一步了解证实，左侧岛叶前部（位于 Broca 区内侧、深部）对控制言语发音非常关键，该区损伤也可以导致言语失用。关于口语产生的基本过程在第一节也做了初步介绍，接下来，我们将主要介绍词汇选择与语音编码的具体实现。

二、词汇通达机制

（一）言语产生中的词汇通达

言语产生过程需要将计划好的词汇语义转化为语音形式，这就是词汇通达过程。自发言语过程中的语误常与此加工阶段有关。

多数研究者认为词汇通达包括两个阶段：①语义激活和词汇选择，即概念准备激活心理词典中的语义和句法信息，进行词汇选择；②语音编码，即激活所选择词汇的语音形式，从而进行语音编码。对于词汇通达的机制，有几个重要的问题需要回答：首先，是哪些信息能够通达；其次，不同加工阶段是独立的还是交互作用的；此外，词汇通达各个阶段的时间进程和神经基础是什么。

（二）Levelt 的词汇通达模型

Levelt 的模型认为词汇通达包括词汇选择和语音编码两个独立的阶段，相互之间没有重叠。在词汇选择阶段，概念信息会激活一个语义群，这个语义群包括了一个或多个与输入概念相关的项目。这个语义群的出现通常是因为概念准备后会随着语义概念网络出现扩散，从而激活相关的词汇节点形成语义群。因而，语义词汇的选择不仅受到其自身激活水平的影响，也受到相关语义群中非目标词汇激活水平的影响。如果语义群中非目标的激活水平高则会延长选择的反应时。这种延迟效应可以通过词汇家族效应观察到。例如，采用快速命名范式研究了汉语形声字的产生，结果发现汉字声旁家族效应越大，反应时越长。家族越大，出现激活的竞争词汇越多，使得选择的竞争更大从而延长了反应时间。

在语音编码阶段，只有被选择的词汇目标得到编码。Levelt 等人提出 WEAVER 模型来解释拼音文字的语音编码过程，该模型也是所有语音编码中最为详细的模型之一。语音编码过程分为音段编码、韵律编码和音节编码等一系列过程。根据这一模型，语音编码需要先通达词汇的词形信息。然后，语音编码系统平行地提取词形对应的音段和韵律框架。音段的提取，通常自左向右提取；韵律框架的提取，包括音节数、重音位置和音节结构等信息。音段信息被填充到韵律框架信息中，音段信息提取得越多，填充到框架中的信息就会越多。音段和韵律框架整合完成后就得到音节编码，以激活心理音节中对应的语音音节，形成音节动作并转换为发音动作程序用于控制发音运动，并最终被发音器官执行发音。

尽管言语产生的时间进程不容易刻画，从现有研究来看，视觉加工和概念准备大约耗时 150ms，词条选择大约为 125ms，音节编码大约需要 125ms，最后的语音和发音过程大约 200ms。词汇选择与左侧颞中回关系密切，音节编码与左侧额下回后部关系密切。语音编码和发声与初级运动皮层和感觉区关系密切。

三、言语产生的运动控制

言语知觉的双通路模型用背侧通路来阐释言语产生过程。其中语义词汇选择在颞中/下回后部完成，然后进入到颞上沟中后部的语音网络编码，编码的信息会传导到颞顶联合区的感觉运动交互中心，再编码进入到前额叶的发音网络。这个模型有两个比较突出的特点，一个是增加了听觉-运动整合加工过程，另一个是详细描述了声音运动控制模型（图 4-4-1A）。

在经典失语症模型中，Wernicke 就假设存在从感知到运动系统的直接通路，即弓状束。而随后的研究发现感觉-运动联结对于言语产生来说是非常关键的。言语运动就是要去执行感觉编码，即将后者作为运动的目标。但是这种感觉编码却是内部的心理表征，无法看见，如何能够确保发音正确呢？这就需要通过对比听觉反馈与原有的感觉编码是否一致了。不一致的情况下，人能够迅速进行纠正。例如，要求一个人戴着耳机说出一个元音，正常情况下能够听到自己的发音是否正确，如果一个人发音正确但实验者故意让发音者听见一个错误的音，那么发音者就会迅速尝试重新发出正确的音。而这个听觉-运动交互被认为由颞顶联合区负责加工。这一区域在被动言语感知和执行默念发音时都会出现激活。失语症研究也发现，左大脑半球听觉加工区域的损伤会导致言语产生困难，表明听觉感知系统参与了言语运动。颞顶联合区的损伤与传导性失语症有关，这种损伤可能与言语听觉目标与运动执行之间联结受损有关。

运动控制模型能够更进一步解释言语产生中的听觉-运动交互机制。在他们所假设的这个运动控制模型中，信息来源于语义网络，这与 Levelt 等人所假设的词汇语义通达是一致的。在输入与输出系统之间是语音系统，包括感觉输入和运动输出两个子系统，这两个系统受到颞顶联合区的感觉-运动交互系统调节。模型假定系统向感觉系统和运动系统的输入是平行的，这一假设对于解释传导性失语症非常有利。向听觉语音网络的输入界定了听觉目标，这一目标能够通过前向传导预测听觉序列，通过听觉监控来检测听觉目标与发音序列是否一致。如果两者一致，则系统继续下一个发音计划；如果两者不一致，则此时会产生信号要求校正发音。这一模型能够用于解释传导性失语症的机制。在颞顶联合区的损伤会中断系统产生前向预测（图 4-4-1B），因而无法完成内部的反馈监控，此时就会产生传导性的损伤。但是这种损伤并不会影响到通过词汇系统激活的听觉目标，因此患者仍然可以检测到自己的言语错误，但是无法通过听觉-运动交互系统进行纠正，这也是传导性失语症的一个特点。

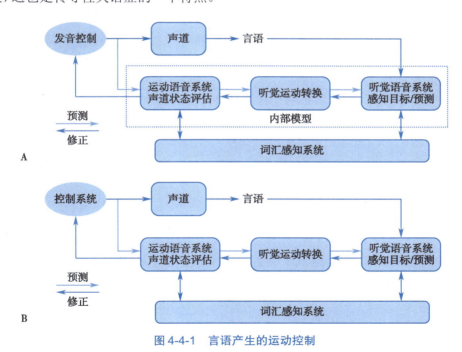

图 4-4-1　言语产生的运动控制

四、口语句子产生

在西方失语症测查量表中，一项重要的检查就是看图说话，以检测个体自发言语能力。前述言语产生的机制主要针对词汇的产生，与命名机制实际上是非常相似的。不过在自然言语交流中，人说出来的通常是一个个由词汇组成的句子，并在此基础上形成语篇。句子产生更加注重准备和计划的过程，使所产生的语流能够形成一个连贯的整体。事实上，当句子产生困难时，就表现出了非流利失语。言语是否流利本身就是失语症状中非常重要的一个特征。

因而句子层面的言语产生障碍，可以分为流利性和非流利性。非流利性表现为词汇量较正常人显著减少，说话费力。说话前似乎需要非常大的努力，而说出来的话常常又语音不清晰或韵律单调，缺乏语法成分。非流利性的损伤通常被认为与前额叶的大脑损伤有关。最近也有研究发现言语不利与左侧颞上回后部损伤有关。流利性失语通常患者说话连续，甚至需要制止才会停止说话，表现为强迫言语产生。流利性的失语虽然发音清晰语调正常，但也常伴有语法障碍。流利性失语通常与颞叶及周围皮质损伤有关。随着复杂统计方法的出现，如症状-损伤匹配技术（symptom-lesion mapping）即根据患者症状的特异性与共性，将诸多患者的大脑结构与症状进行相关分析以寻找到与某个加工过程相关的大脑结构基础，未来也许能够在句子产生等复杂言语过程获得更多的进展。

句子层面的言语组织分为语法编码和语音编码两个阶段。语法编码需要提取词汇的语义信息，还需要提取语法信息，以符合句子的语法约束。这一两分法与词汇产生过程中的词汇选择与语音编码两个阶段相似。

语法编码过程中被认为有不同的编码单元。从目前的研究来看，这种编码单元可以随着任务、情境发生变化。这个单元可以是音位、词，也可以是短语，甚至是更高水平的从句。而在编码单元之间和单元内部，信息可以相互影响，而非简单的线性序列加工。语法编码不仅可以表现在词汇层面的曲折变化，也可以表现在句式的选择等层面上。例如，同样是描述狗追人，可以采用主动句、被动句，甚至采用复句等形式。这么灵活的句法选择给自发言语带来了非常大的自由度。有理论认为，句法的选择受到词汇的驱动。词汇的激活会激活句法程序，建立合适的句法形式。句法的选择也受到对话双方的影响，例如交流的一方使用了主动句式，另一方也更倾向于使用类似的句式。

语音的编码与语法编码类似，其编码单元也是可变化的，可以是音节，也可以是词汇，但通常来说计划单元不会超过一个韵律词。

（朱祖德　单春雷）

第五节　复述的神经机制

一、复述神经机制概述

（一）复述的加工过程

复述是准确重复他人所说内容的能力。复述在儿童语言习得、成人非母语学习中都扮演重要作用。对于失语症患者来说，复述不仅是失语症诊断的重要依据，也是患者康复的重要项目。

从加工过程的角度，复述包括输入和输出两部分。从输入角度，首先需要对听见的语流进行知觉分析，包括听觉-语音分析、语素加工，随后需要在语音词典完成语音识别，进而在语义系统里进行语义识别。从输出角度，需要将音节和语音进行编码、装配语音并执行发音、完成外部和内部监控。复述因而与语言理解和言语产生两个过程都有密切关系。

复述可以在不经过语音和语义词典的情况下完成。例如，假字音在语音和语义词典里都没有对应的存储，因而对复述的评估也可以为分离听觉词汇识别和言语产生的某些加工过程服务。

（二）复述的神经机制

正确的复述需要多个脑区的参与。这些脑区包括言语词汇识别的脑区如 Wernicke 区（要听明白复述的内容），言语产生的脑区如 Broca 区（要能说出来），以及这两个脑区之间的联结"桥梁"如弓状束（即像弓形的连接 Wernicke 区和 Broca 区的纤维束），甚至包括感知和运动区域。

事实上，正确的复述离不开听感知和运动言语能力。研究发现不少病例的复述错误伴随着听感知缺陷。从患者复述错误情况来看，复述常见音位错误，如将"花"复述为"瓜"，把三声的"gǔ"复述为一声的"gū"。

Broca 失语症和 Wernicke 失语症分别损伤了言语产生和言语识别的脑区，故复述功能受损。而言语产生和识别脑区之间的联结即弓状束损伤同样可以导致复述障碍，即不能把 Wernicke 区听到的信息传向前方 Broca 区直接说出来，出现传导性失语症。这曾被认为是联结中断综合征的一种表现。

传导性失语症患者因为 Broca 区和 Wernicke 区基本保留，故言语较流利，有一定意义，也有相对较好的理解能力，但复述功能显著受损。复述多个词要差于单个词，复述假词（如"就撒""磨其"）要差于真词。有时患者复述单词时会用语义相近或相关的词代替，如把"茶杯"复述为"喝水""马路"复述为"大街"。左侧颞叶言语接收机制和额叶言语输出机制之间可能有两种神经通路存在。一是由 Wernicke 区和 Broca 区之间直接联结的弓状束通路，其把 Wernicke 区言语词汇的语音表征直接传递给 Broca 区以语音形式直接说出，即使不熟悉的词汇（如假词、外语单词）都可以通过该通路说出来，也可以称为语音回路。而第二条可能存在的通路是位于左颞顶枕交界的后部语言区和 Broca 区的间接联结，是把词汇的语义信息而非语音信息传递给 Broca 区说出来，这就和传导性失语症者会复述出语义相近或相关的词汇的表现相一致（直接语音通路受损而间接语义通路保留）。

经皮质运动性失语和经皮质感觉性失语分别累及 Broca 区和 Wernicke 区周围的脑区，但两区本身保留，且弓状束也没有受损，故复述必需的 3 个脑区均未受损，所以复述功能正常。经皮质性失语除经皮质运动和经皮质感觉性失语外，还有经皮质混合性失语，三者都是分水岭区（大脑前、中、后动脉供血交界区）的损伤，都保留了"言语识别－传导－言语产生"的通路，故复述均保留，被称为分水岭区失语。而 Broca 失语症、Wernicke 失语症和传导性失语症是外侧裂周围区的损伤所致，三者也被称为外侧裂周性失语症，均有复述障碍。

总之，正常的复述功能依赖 Broca 区、Wernicke 区以及弓状束的功能正常。仅根据复述功能的好坏，就可以区分出失语症是外侧裂周性的或是分水岭区性的。

二、复述与短时记忆

复述与短时记忆关系密切。复述常被用于测量短时工作记忆。例如数字广度测验，要求测试者按顺序或逆序复述出之前所听到的数字，能复述的数字越多，其记忆广度则越大。除了用数字进行复述，也有用语言材料进行复述来测试言语记忆广度。例如在言语广度测验中，可以要求测试者连续大声朗读一组句子，并记住每个句子最后一个词，在读完后复述出来。最终以复述的词汇数量作为言语记忆广度。

从损伤角度也发现复述与短时记忆相关。如，传导性失语症的听感知和运动言语能力不能完全解释复述障碍，其复述成绩与工作记忆负荷有关。传导性失语症患者存在听觉记忆广度受损特点。听觉记忆广度反映了短时记忆容量，故患者工作记忆负荷增高时，受到短时记忆容量有限的影响，可表现出复述障碍。临床表现为随着句子长度增加，复述障碍概率增加。同时，相对于有意义的词组，此类患者对无意义词组的复述表现的更为困难。

前面提到 Wernicke 区及附近区域对于复述的重要性，考虑到工作记忆与复述关系密切，有研究者用短时记忆来解释 Wernicke 及附近区域（即颞上回后部）在复述中的作用。颞上回后部脑区在语言复述中扮演核心角色，经由背侧通路（弓状束）联结，将来自颞上回的声音编码信号与来自额下回后部的发音运动编码信号在此处进行交互。脑损伤的研究进一步发现可以将短时记忆的信息保持分解为语音信息保持和语义信息保持。语音信息的保持更多地与背侧通路相关，涉及颞上回后部、顶下小叶区域，而语义信息的保持更多地涉及腹侧通路，主要涉及额下回前部和颞下回区域。当颞顶联合区域出现损伤时，带来信息保持的困难因而出现了复述困难。

（朱祖德　单春雷）

第六节　命名的神经机制

一、命名的神经机制概述

命名是一项重要的语言能力。各种类型的失语都有不同程度的命名问题。因此命名的神经机制一直是失语症研究的重要内容。

从认知加工过程角度来看，命名首先需要对物体进行视觉知觉分析，包括知觉物体的形状、颜色、运动方向、深度等信息。随后需要整合物体的各种特征信息。识别概念后，进入到语义系统中寻找对应的概念语义。而在命名过程中，又要将所激活的概念进行音节和语音编码，进行言语计划和发音，并进而监控言语产生是否正确。

命名的神经机制可以通过图画命名的研究来揭示。在图画命名任务中，为了考察不同认知加工过程，通常设置不同的实验条件。例如，为了考察语义因素在图画命名中的作用，可以设置在语义上与图画（如"猫"）对应名称存在语义相关

（如"兔"）和无关（如"笔"）的两类干扰词，要求被试忽略干扰词对图画进行命名。如果语义因素影响到图画命名，那么语义相关条件下的反应时会比无关条件的要长，因为此时语义相关的词汇与命名过程中目标词汇的语义提取产生了竞争，导致图画命名时间变长，被称为语义干扰效应。类似地，也可以设置语音相似的干扰词来考察语音在图画命名中的作用。但通常情况下，语音相关的词汇与语音无关词汇相比会促进图画命名的速度，被称为语音促进效应。

为了考察命名中不同加工过程的进程，也可以对图画和干扰刺激的呈现时间间隔进行操控。通常来说，语义干扰效应可以在词汇呈现时间与图画呈现时间间隔 −100~100ms 之间获得（−100ms 即词汇先呈现 100ms 再呈现图画，100ms 即图画先呈现 100ms 再呈现词汇），而语音促进效应通常在 −200~100ms 之间。

二、失语症患者的命名障碍

（一）命名与产词不能

命名出现障碍可致产词性命名不能，即患者知道要说出的名称，但因发音障碍导致不能正确命名。发音障碍有两种情况：原发性发音障碍和继发性发音障碍。

原发性发音障碍是非流利性失语的患者口语表现特点。患者在命名时发不出音，或者虽经努力发出声音却含糊不清；有时发出与正确的名称音节数相同的音，但由于含糊不清难以听清楚说出的名称。接受语音提示后，使发音容易或使发音改善。如果患者能接受语音提示，那么表明他们有词的听觉印象（acoustic image），在语音提示后，患者发音改善，表明患者重建词的声音的能力相对完整。

继发性发音障碍，患者表现为发音清晰，但错误发音，常表现为音素代替，或为新语。患者欲找出正确发音而显口吃，或只做出发音的口部动作。但患者知道发音错误而未发出声音。给患者做语音或选词提示，患者仍不能正确的说出名称。如患者说不出"鲜花（xianhua）"，向患者提示"鲜……"患者却说"牵夸（qiankua）"（音位性错语）。严格来说这不是真正的发音障碍，而是不能选择正确的音位，这是言语失用症或传导性失语症的临床表现。

（二）命名与找词困难

命名性失语患者的命名困难和词的提取障碍有关，他们言语表达流利、合乎语法，内容有意义，理解正常，也没有复述障碍。该类患者找词困难，在找不到恰当的词进行表达时常停顿，并努力找词，找不到合适词时会用迂回语言，即通过"兜圈子"用别的词汇绕过说不出的词进行表达。如让患者命名橘子，患者想不出名字，但可以迂回地说："这个我知道，就是……可以吃的，酸甜的。"可见患者不是物体失认（脑损伤后导致无法识别熟悉的物体），而是想不起对应的名词。患者多能描述物体的类别、性质、用途、功能等，也可以通过手势做和所命名物体有关的动作。找词困难除表现在命名物体上，在各种语言交流时均会出现，包括言语表达、书写等情况。这种对词的遗忘在某些提示帮助下可以回想起来。

（三）命名的语义和语音错误

与找词困难相关，患者在命名时常出现语义错误。这种语义错误可以是在概念识别时发生障碍，也可以是在言语产生时发生障碍。通常来说，如果命名障碍是因为语义系统出现了问题，那么患者在命名时产生语义性错误也往往伴随着语义理解的障碍。例如，在"老虎"的图画上出现"狮子"这个词，患者往往会将图片命名为"狮子"。这种语义系统的问题，不仅可以通过命名时的错误来判断，也可以通过图形分类、词图匹配、语义关系判断等不依赖于命名产生的任务来评估。当语义系统出现深度受损时，患者在命名检查时说不出名称，也不接受语音提示和/或选词提示，出现词义性命名障碍（semantic anomia）。对患者来说，词的符号意义已经丧失，名称不再代表某物。如检查者说出正确的名称时，患者也否认。如患者说不出"水杯"，提示也不接受，告诉患者"这叫水杯"，患者却说"你叫它水杯"，问患者"该叫什么呢？"，患者答"不知道。"

而如果语义系统正常，那么患者在语义理解方面表现较好，此时的命名错误常表现在语音相关的错误上。从加工过程角度来说，与语义类型的错误相似，语音表征出现问题也会导致语音错误。通常在这种情况下，患者的语音识别也会出现障碍。除了表征，言语产生时的语音障碍也会带来语音错误。有的患者常常在发音时出现错误或命名不能，但如果给予患者语音线索时则能够正确命名。例如，要求患者命名"筷子"时无法命名，但给予提示说"这是筷……"时患者能够说出是"筷子"。

而对于另外一些患者来说，语音编码导致语音错误。他们的命名困难与语音提示无关，而与音节编码关系密切。例如，患者无法说出是"筷子"而说成"裤子"，出现声母、韵母或音节上的错误。如果仅仅是语音的障碍，那么患者可能在一些语义任务上表现会正常，比如对图片或词汇进行归类，对词汇进行非产出类语义加工。此外，如果是语音编码的问题，那么患者通常在复述任务也会出现障碍，特别是复述假词时也会出现困难。

（四）命名相关的脑区

早期研究认为命名的核心脑区位于左侧角回，解剖上此区为连接视觉、听觉、触觉的汇聚区。此区仅存在于人类，其使人类将名称转为概念成为可能，而其他动物则无此能力。后来的研究发现，命名性失语和多个脑区的损伤有关，尤其是和左颞叶损伤关系密切，损伤多发生在左侧后颞叶基底部或左侧颞中回。此时通常导致患者无法正确提取语义，表现出迂回描述等现象。不同脑区的损伤对词遗忘的属性可能不同，如左侧额下回后部周围损伤可引起动词的提取困难，而左侧颞叶损伤与名词的提取障碍关系密切，还有某些脑区损伤可导致特异性的颜色命名困难（可完成颜色—物体的匹配，但无法说出是什么颜色）。可见，词汇提取的机制十分复杂，左侧额下回后部、左侧颞叶等脑区在其中可能扮演着不同作用的角色。

三、命名与范畴特异性损伤

（一）范畴损伤的早期模型

在第一节的语义系统部分我们介绍了语义系统可以根据范畴进行组织。在失语症患者中，有些个体的命名也会出现范畴特异性障碍，即其命名障碍只出现在某一类特殊范畴上，而在其他范畴命名较完好。这一现象最早出现在两名患单纯性疱疹脑炎的患者身上，他们在范畴特异性命名出现障碍，在命名生命物体时出现困难，但在命名非生命物体时功能完好。后来的研究在图-词匹配、范畴流畅性任务、图画命名等多种任务中也都发现了语义范畴性损伤的证据。这种范畴不仅表现在生命或无生命物体上，还发现了更小的范畴，如生命类的动物、人体器官、无生命类的家具等，这种语义范畴特异性的损伤提示，语义系统的组织与范畴有关。

Warrington 和 Shallice 由此提出了感知/功能理论。这一理论假设，语义知识是以概念形式来存储的，概念通过语义特征来表征。例如"牛"这一概念是由"动物""有毛""四条腿""食草""耕地""肉可食用"等特征进行表征的（图 4-6-1）。这些特征分属于不同的特征系统来进行表征。感知性子系统和功能性子系统是主要的子系统。感知子系统负责存储概念的感知性特征（如"有毛""四条腿"等），而功能子系统主要存储概念的功能特征（如"耕地"）。对于生命类概念来说，更多地依赖感知性特征表征，而无生命类概念更多地依赖功能性特征表征。由于这些子系统由不同的脑区负责存储，因此就有可能出现双分离的特异性范畴损伤。例如，当功能性子系统受损时，无生命类概念的提取就会出现困难，但生命类概念由于更多地依赖感知性子系统，因此可以出现命名成绩较高的现象。反过来，如果是感知性子系统受损，那么对生命类概念进行命名会出现障碍，而对无生命类概念的命名则不受影响。感知/功能理论通过设定概念由脑区特异的特征子系统进行表征，较好地解释了语义范畴特异性损伤的现象。不过这一理论只假定了生命类和无生命类两大范畴，不能解释后期发现的更小范畴内的语义损伤；也有研究发现生命类范畴损伤的患者在感知性知识和功能性知识上受损程度相当而不是仅在感知性知识上出现特异性损伤，与这一理论的预期不符。

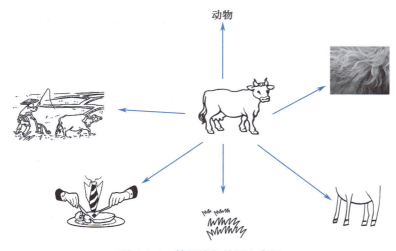

图 4-6-1 基于特征的语义表征

（二）范畴损伤的新进展

以 Caramazza 为主的研究者提出，语义特征是在一个统一的语义系统里组织起来的，两两特征之间可以存在一定的关联，且不同特征间的关联程度有所不同。如果两个特征关联越大，那么相互激活的强度就越高，在大脑语义系统内的距离也越近，反之亦然。这种组织模式与语义网络的节点是类似的。当关联程度较高的特征形成一个个特征节点后，如果出现某些节点的损伤，那么就会表现出一定的范畴特异性损伤。这一观点比较好地解释了大范畴和小范畴的特异性损伤。大小范畴的损伤实际上与语义系统内受损节点大小有关系。此外，各种通道输入和输出的信息都在这个系统里，系统内部的语义空间按范畴进行组织，其损伤都与此有关而跟通道无关。

不过如何界定范畴是单一语义理论面临的一个问题。尽管这一理论能够较好地解释目前所发现的特异性语义损伤，但为什么没有更小范畴的损伤？这就涉及了语义范畴或上述节点的边界问题，究竟节点上的特征是多大的特征？其次，范畴特异性损伤似乎更多地与局部脑损伤关系密切，但后来也有研究发现大面积损伤的患者同样出现特异性损伤，挑战了这一理论的观点。再次，随后的研究发现，有患者在命名时出现困难但不妨碍其对该事物的功能进行加工（如"你能用这个物品做什么"），这也与这一理论所假设的语义组织无关通道不符。

Mahon 和 Caramazza 结合神经心理学和神经影像的结果，进一步提出了基于功能网络的领域特异性假设。这一假设认为，生命类和无生命类概念的特征可以分为共同特征和区别特征。共同特征就是指同一范畴内的个体共同拥有的特征（如皮毛是动物的共同特征），区别特征则是个体区分于同一范畴成员的特征（如斑马的斑纹）。通常来说，共同特征与生命类个体的生物功能相关，而区别特征则与生物功能无关。无生命个体也具有共同特征和区别特征，但更多区别特征而较少共同特征。不同范畴概念的大脑活动联结方式可能不同，从而导致概念损伤出现范畴差异。

（朱祖德　单春雷）

第七节　阅读的神经机制

一、阅读的神经机制概述

阅读是汲取人类文明的重要途径。阅读与口语不同，口语对于大部分人类来说是与生俱来的能力，而阅读则是需要经过学习才能掌握的能力。尽管还有一些民族和地区尚无文字，但世界上大部分地区都有自己的文字系统，通过不断地学习大部分人都能掌握阅读技能。阅读技能涉及字词、句子和篇章等不同层面，同时涉及多个复杂的加工过程，如字词识别、句子意义建构、篇章理解与推理等。第一节已经介绍了句子和语篇意义的理解机制，因此这节主要介绍词汇的阅读，即视觉词汇加工的神经机制。从加工过程看，文字的识别首先需要通过视觉特征识别组成字母的特征，进而识别字母，被识别（激活）的字母则用于字形、音素和音节的识别，随后激活存储在视觉词典中的整字表征。完成字形识别后，才能进行语音和语义的识别。有理论认为上述视觉词汇识别的各个阶段是通过序列加工方式完成的，也有理论认为这些阶段是通过并行加工方式来完成的。心理学和语言学在视觉词汇加工方面做了大量的研究，发展出了多个有影响力的认知神经模型。

（一）阅读的模型

Coltheart 等人提出的阅读双通路理论认为，词形通过早期的视觉识别后，理论上可以通过两条路径进行朗读。一是词汇通路，二是非词汇或亚词汇通路。词汇通路是指对熟悉的词从整词水平上很快识别并朗读，包括整词直接到语音或整词到语义后再到语音。前者称为直接通路，后者称为语义通路（图 4-7-1）。这两者都是通过整词识别的词汇通路。对于不熟悉词或很长的词甚至对于假词，可以通过非词汇通路朗读（图 4-7-1 中通路 3 为 GPC 通路）。即不是通过整词，而是对词中每个字素转换为音素朗读后连接成整词，然后识别，即字素－音素转换通路。如"blorkity"是假词，但可以逐个对每个音素朗读而读出整个词（这和上面纯失读的字母 - 接 - 字母朗读不同，这里是读出字素对应的音而不是读字母的名称）。在这一模型中，不同通路是通过瀑布式推进的，也就是说，语音完全可以通过第三条通路来完成而此时字形输入词典都没有激活。此外，前一个加工阶段和后一个加工阶段是相互影响的，不是单一方向的激活。例如字形词典的激活会传送给语义激活节点，但时间节点上靠后的语义激活也可以影响字形词典激活。

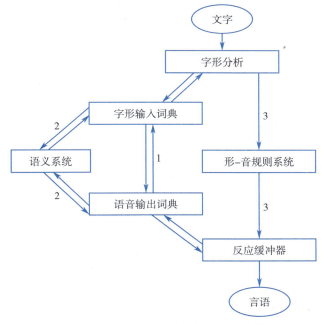

图 4-7-1　Coltheart 提出的阅读双通路模型

（二）阅读相关的脑区

Dejerine 研究报道了 1 例左侧角回损伤病例，患者阅读和书写功能均受损，他推断左侧角回是词形的存储中枢，对阅读非常关键。Dejerine 随后又报道一个病例，其无法阅读文字，但书写正常，也没有失语，被称为纯失读或纯词盲、不伴失写性失读。该病例损伤在左枕叶和胼胝体压部（即胼胝体后部最末端，为左右大脑半球视觉信息的传递通路），认为这两处损伤导致了左右大脑半球的文字视觉信息向左侧角回的传递中断，而左侧角回本身保留，故可以书写。阅读的过程可能是枕叶视觉皮质接收文字信息后,传向左侧角回进行词汇分析,再进一步传向 Wernicke 区、Broca 区等语言区。

近些年的脑功能成像研究发现左侧颞枕交界区腹侧即左侧梭状回的中后部负责词形加工。例如,当看到的是转动的棋盘格时,该区域并没有明显的活动增强,而当看到的是词形信息时,这一区域的活动出现明显增强。研究者将该区冠以视觉词形区(visual word form area,VWFA)的名称。纯失读患者损伤脑区的重叠研究发现纯失读多发区和脑功能成像研究显示的词形激活区较一致,认为 Dejerine 的病例很可能是左枕叶和胼胝体压部损伤使该视觉词形区的传入破坏,而无法加工词形信息所致。所以,文字视觉信息似乎不是从枕叶直接到达左侧角回,可能先到左侧梭状回加工。

颞顶联合区包括角回、缘上回和颞上回后部等区域,是文字阅读的重要脑区。这一区域的损伤带来阅读障碍。以正常人为对象的研究发现这一区域与形-音转换加工有关。不仅在印欧语系中如此,在中文字形到语音的转换加工时也会激活这一区域。

阅读也与额下回有关。形-音转换也会调用左侧额下回的资源进行加工。不仅语音加工,语义的加工也会激活左侧额下回。但两者在左侧额下回有不同的定位,语音更靠近后部和背侧,而语义更靠近前部和腹侧。语义的加工除了涉及左侧额下回,通常还与颞中回后部的激活有关。而在加工语义表象信息时,还涉及颞顶联合区。

二、失读的分类

失读(alexia),又称为阅读障碍,是由各种脑部疾患或损害导致的原有阅读能力的受损或丧失,可以伴有或不伴有其他语言障碍。可分为:纯失读、表层失读、语音性失读、深层失读等。也有按解剖部位分为:额叶失读(前部失读)、顶颞叶失读(中部失读)、枕叶失读(后部失读)。还可以根据加工过程分为外周性失读和中央性失读。下面介绍几种常见的失读症。

(一)纯失读

纯失读患者文字识别障碍,无法朗读也不能理解,但自发书写、听写等正常,抄写可能较正常人稍差。对于自己几分钟前写过的字也可能不认识。患者保留了拼读能力,可以字母接字母地朗读(读出字母的名称,而不是对应的音),然后连起来才能明白整词的意思。也可以识别他人口头拼读的词。单春雷等人发现汉语纯失读患者常出现字的错读,主要是读成字形上或视觉上相近的字,如"抽"读成"捆","厅"读成"干"。患者可以识别他人口头拼写的字,如检查者说"左边提手旁右边甲乙丙丁的丁,是什么字",患者很容易说出"打";但看到"打"字,患者却说不认识。纯失读是阅读早期阶段即文字的"形"加工阶段受损,属于外周性失读。损伤层次有些类似言语理解部分提到的纯词聋,只是后者是对语音的加工受损。纯失读患者词汇的语义和语音系统本身没有损害。引起纯失读的损伤除了像 Dejerine 报道的左枕叶、胼胝体压部受损外,左枕颞叶腹侧交界区即左梭状回中部附近脑区(视觉词形区)损伤常导致纯失读,所以该区对视觉词形识别非常关键。

尽管纯失读患者无法识别、朗读和准确理解文字,但患者常常保留隐性的文字加工能力,例如,纯失读患者可以部分完成字词的"词-图匹配""语义分类""真假字判断"等任务,可能与右大脑半球的代偿有关。

左视野失读和左半错读是两种特殊形式的纯失读。左视野失读是指患者对于呈现在左视野的文字无法识别,而对于呈现在右视野的文字可以识别。左半错读是指患者识别字词的左半部分有问题,右半部分相对较好。例如把"灯"识别为"打","披"识别为"波",均是左半部件被替代。

左视野失读和左半错读的报道很少。左视野失读和左半错读可能是由于胼胝体压部通路(传递左右大脑半球枕叶视觉信息)受损或中断所致。右视野的文字信息(整字在右视野或字词的右半部分),可以投射到左枕叶视皮质,从而可以继续传递到左大脑半球视觉词形区和语言区进一步识别和音义通达,而左视野文字信息(整字在左视野或字词的左半部分)投射到右枕叶视觉皮质后,无法正常经过受损或中断的胼胝体压部通路到左大脑半球视觉词形区和语言中枢加工,从而无法识别和通达音义。对于左视野失读和左半错读患者,让其注视所看文字的左边界时,整个字词都会在其右视野,从而可以直接投射到左枕并传递到左大脑半球视觉词形区和语言中枢加工,从而可以改善文字识别和阅读能力。

(二)中央性失读

临床上几种中央性失读研究为上述朗读的双通路理论提供了证据。一种是表层失读,该类患者被认为词汇通路损害,而必须借助非词汇的通路即 GPC 通路(见图 4-7-1)才可以识别词汇,所以该类患者可以正确地读规则的词,也可以按对应规则读出假词。但常把不规则真词读错,即以规则的字素—音素对应关系进行朗读,如 pint[paint] 读成 [pint],yacht[jɔt] 读成 [jatʃt]。说明词汇通路破坏,否则这些不规则词可以通过整词而正确读出。表层失读者对于同音词则容易混淆,如 flue、flu 和 flew 都读 [flu:] 音,看到其中某个词时无法确定是哪一个。就像听到 [flu:] 这个音时也无法判断是哪个词一样。汉字没有和拼音文字完全对应的表层失读,但也有以声旁代替整字的现象如把"倩"读成"青",把"怡"读成"台",类似表层失读。表层失读患者病灶多在左侧颞叶,如左侧颞叶前部或颞顶交界区。这些区域的损伤损害了整词的语音语义通达,而保留了字素—音素转化的神经环路。

另一种失读和表层失读相反,被称为语音性失读,即非词汇的 GPC 通路损害,而词汇通路保留。患者有熟悉度效应,即对熟悉的词朗读较好(包括不规则词)。而对不熟悉的词或假词朗读差。对于实质性词好于功能词,如名词、动词好于介词、连词等,这被称为词性效应(part-of-speech effect)。另外还有具体化效应,即读具体形象的词如"桌子"要好于读抽象的词如"主义"。这类患者的病灶分布不恒定,以左侧颞上回损伤多见。

深层失读是语音性失读的延续,可看作严重的语音性失读。除了无法读假词,有熟悉度、part-of-speech 和具体化效应外,患者表现为语义性错读,即把词读成语义相关的词,包括近义(医生—大夫)、反义(冷—热)、上下位范畴(麻雀—小鸟,家具—桌子)或相关的词(草—绿)。这类患者除了存在非词汇通路损害外,整词到语音的直接通路也出现损害,当患者尝试借助词汇通路中的语义通路来完成阅读任务时，激活了一系列语义相关的词汇，但此时在众多激活的语义相关词中无法根据语音线索确定靶词因而出现语义错读。这类患者的病灶通常非常广泛，包括左额下回、左颞顶区等。

由各种获得性失读研究可知，左侧颞枕腹侧交界区即左梭状回中后部对词形加工非常关键，而左侧颞顶区、颞上回、颞叶前部和额下回等可能承担词形信息向语音、语义表征的通达，从而实现正确的朗读和理解。

三、汉字阅读的神经机制

汉字是当前世界上较为独特的文字。西方文字大多是拼音文字，通过字母的序列排列来组成词汇。而汉字是结构化的，通过笔画或部件结合来组成文字。西方拼音文字是通过识别字母进而识别词汇字形。在汉字阅读中，研究发现笔画、部件都是在早期视觉加工中的重要内容。笔画数越多，汉字的识别越慢，与拼音文字的词长（单词字母数量）效应类似。部件数量对汉字的影响不如笔画数，但部件位置也影响汉字的识别。比如将出现概率高的部件结合在一起，这样的字更容易被认为是真字，汉字右边的部件对真假字判断的影响较左边的大。

在字形识别的基础上，汉字也需要进行音义通达。拼音文字的形和音之间存在较好的对应规则，在双通路模型中也有专门的通路对应形音转换加工。汉字虽然没有笔画到音的对应，但也有不少形声字，其中声旁和整字读音相同的字（如"铜"）称为规则形声字，而声旁与整字读音不同的形声字（如"怡"）称为不规则字。研究发现，形声字的阅读也存在着规则性效应，即规则字的识别快于不规则字的识别。

更进一步，有研究者考察了汉字识别中语音是否会自动激活。在双通路模型中，形可以直接通达到语义，也可以通过语音的激活通达到语义。考虑到汉字是表意文字，有人认为汉字的字形比语音更为重要，但如果在汉字识别中存在着语音的自动激活，那么在一定程度上说明汉字识别的语音还是非常重要的。事实上，对汉字的研究也发现语音存在自动激活。进一步地，有研究者提出汉字语义通达中可能需要先通达语音，但在这一问题上还存在争论。有研究者发现语音的中介效应微弱，但也有研究发现，语音会自动激活并有利于语义通达。

汉字字形加工与拼音文字一致，都会激活左侧梭状回，语音加工与左侧颞上回后部、顶下小叶和左侧额下回有关，而语义加工更多地与左侧额下回相关。也有研究者认为汉字加工存在特殊加工脑区，主要是指左侧额中回。但是也有研究发现，中英文的阅读障碍群体在文字阅读时激活的脑区是非常相似的。

（朱祖德　单春雷）

第八节　书写的神经机制

一、书写神经机制概述

人类开始使用符号后，经过长久的进化才产生了文字。文字的出现使得书写成为一项重要的语言技能。书写就是要用文字将所要表达的想法记录下来。通常，书写可以分为抄写和书写产生，前者是抄录所提供的书面语，后者则需要书写人自己组织所要书写的内容。这里讲的主要是后者。尽管书写产生过程很重要，但因为其研究的难度较大，相关研究偏少。随着认知神经科学技术的应用，在线监测书写产生相关的心理过程变得可能，相关研究也逐步积累起来。

（一）书写的过程

Van Galen 提出的心理运动模型把书写产生的不同模块以层级结构的形式组织起来。这些模块包括书写意图、语义提取、句法建构、拼写编码、字形选择、大小控制、肌肉调节和形成实时的笔尖运动轨迹，相应地输出想法、概念、短语、单词、形素、字形、笔画等信息。这一模型的特点在于，不仅将书写产生过程的认知加工进行了分解，同时还界定了所产生的信息，在书写过程中，这些信息会预先被提取出来并存储在相应的缓冲器里，对应情景记忆、言语词典、短时记忆、正字法缓冲器、运动记忆和动作输出缓冲器。缓冲器还能够用于调整不同加工模块之间的序列误差。另外，这一模型假定，不同模块之间是平行加工的。需要指出的是，这一模型未纳入语音信息的作用机制（见本章第二节）。这种观点认为正字法（即字形或词形）是自主地作用于书写产生过程的。

书写产生所涉及的加工过程可以分成与心理词典相关部分和运动编码与执行部分，有研究者将这一区分对应为中央过程和外周过程。中央过程即词汇选择、语义与正字法信息提取，而外周过程则主要包括将字形信息进行运动编码与执行。

（二）书写的神经机制

在失语症研究中，颞叶、顶叶、额叶和基底节损伤都与书写障碍有一定关系。例如，早在 1891 年 Dejerine 就报道过左侧角回伴颞下回后部损伤导致患者无法拼写不规则词，而规则词书写则正常。顶叶失写，通常伴随失读，即阅读和书写同时出现障碍。顶叶失写，又称失读伴失写，表现为阅读和书写同时受累，但无明显的失语，它往往与角回或缘上回的损害有关。颞叶后上部的损伤通常引起 Wernicke 失语症，伴有读写障碍，口语错误多于书面语错误，但书面语损害的出现或多或少地平行于口语损害。颞枕联合区损伤常导致字形信息提取困难。

额叶皮质中与书写运动有关的不仅是支配利手的初级运动皮层。前额叶皮层是一个书写行为中更高级的联络皮层，损害到这个结构和功能上的复杂区域，将会影响到计划和执行连续行为的能力，从而影响到书写程序的编制或计划。额下回后部损害的 Broca 失语症患者常见有两种失写类型，一种表现为字形良好，句子缺乏语法结构，另一种表现为字形差，拼词困难。

对正常成年人书写过程的大脑进行磁共振成像研究，发现左侧梭状回及附近的颞下回后部参与了字形的提取。有研究者根据日文的特点来研究文字书写的过程。日文包括汉字（Kanji）和假名（Kana），其中汉字书写过程类似词汇书写，而假名书写则类似语音书写。在想象书写和听写两种任务下，汉字任务会激活左侧颞下回后部，而在不需要提取汉字的任务中，如仅阅读假名时此区域则无激活，说明颞下回后部在字形特征的提取中起重要作用。

除了在心理词典加工中出现困难，书写障碍还可表现为运动控制受损。1881年，Exner 就报告了一例纯失写个案：患者的阅读和其他语言功能基本正常，只是书写困难。损伤部位可能在左额中回后部（Brodmann 分区的 6、9 区），又被称为 Exner 区，即所谓的书写中枢。这一区域可能负责把从后部传来的语音－词形信息转化为书写运动的信息。纯失写也可发生在左侧顶下小叶或顶上小叶。该区损伤可能导致视觉词形的信息和手书写运动控制的联结中断，或导致语言的感觉－运动信息相整合的缺陷。

右侧大脑半球也参与书写。与左额顶叶损伤会导致右手失用性失写不同，由于书写涉及正常的视空间知觉和精细的手指运动，所以右顶叶的损伤会导致结构性失写。有学者报道右大脑半球病变患者在抄写检查中显示有构字障碍、空间性书写障碍、左侧忽略和造新字，提示正确的书写需要正常的视空间定位和连续性的视空间功能，即视空间能力参与汉字认知过程。陌生字具有明显的图形性，在辨认时需要有完整的视空间功能。对低频陌生字进行有意识的注意加工，即对每个字的笔画和部件的空间关系的分析，主要依赖右大脑半球，一旦右大脑半球病变，视空间知觉遭到破坏，则陌生字的识别就发生障碍，而熟悉字的自动化加工和语音激活则主要与左大脑半球有关。

皮层下结构，如背侧丘脑和基底节损伤也会出现书写障碍，表现为字形不工整、字词代替、语法错误、镜像书写、惰性书写等，尤其以自主书写时问题较突出，如很少能写出简单的病史，抄写相对好。此外，有研究发现小脑也参与了书写加工。

二、语音与拼写

尽管 Van Galen 的模型对书写产生加工过程做了较为完备的切分，在加工上提出了较为完善的机制，与书写困难患者的数据结果也较吻合，但文字是形 - 音 - 义的结合体，在文字书写过程中，除了形和义会被激活，音是否需要激活及在书写产生中起什么样的作用尚不清楚。

（一）语音中介假说

语音在书写中的作用与如何通达字形信息有关。有的观点认为书写完全依赖于语音的激活，即语音中介假说。这一假说提出的背景是，人类在出现书面文字之前早就出现了口语，口语因而具有先天的加工优势，因而在书写时会充分利用这一优势先激活音节信息。事实上，也有不少书写困难的个体书写错误中包括了语音错误，如混淆了"there"和"their"。

进一步的研究提出了两条可能的语音作用通路。其中一条是词汇通路，通过字形与语音之间的词汇联系，首先激活书写单词的整词语音再激活其字形。第二条是亚词汇通路，即先提取组成词汇的音素，再激活对应的字形。前者是通过回忆词汇视觉表象的方法，在整词的水平直接书写，也可称为词汇方法；后者是通过拼读词汇中的各个音素，并转化为对应的字形间接书写出来，后者也称为语音性方法。这些类似阅读中的词汇通路和非词汇的字素－音素转换通路，只不过加工方向相反。

对应上述认知通路，脑损伤研究发现存在着语音性书写困难和词汇性书写困难患者。语音性书写困难患者无法根据语音书写，但可以根据词的视觉记忆书写熟悉的词。这种失写症可能存在音位 - 字位转换（phoneme-grapheme conversion）

障碍，因而拼写规则词、符合拼音规则的非词或假词困难，保留拼写不规则词和歧义词的能力。其书写错误在语音上也是错误的，常以语义相关的词为替代。语音性失写多累及外侧裂周围的区域，集中在缘上回或岛叶。

词汇性书写困难患者则在基于视觉记忆的书写时发生障碍，但可根据读音进行拼写。这种失写症表现为整个单词回忆系统的破坏，拼写不规则词和歧义词困难，保留拼写规则词、符合拼音规则的非词或假词的能力。但书写不规则词时常会出现规则化错误，如把 busy[bizi] 写成 bizzy（假词，读音同 busy）。这类似表层失读阅读中的规则化错读。词汇性失写与角回或顶枕结合部的损害有关，也有报道左中央前回、左后下颞叶损害导致词汇性失写。

目前也有研究发现不需要语音中介。例如，拼音文字中有不发音字母现象，这些情况下仅靠语音信息是无法完成字形提取的，但正常人在书写时不会出现问题。

（二）书写与言语产生

考虑到与书写产生类似，言语产生也需要形成产生意图、词汇选择等过程，有研究者提出，书写其实就是言语的副产品，书写和言语产生的差异仅仅在于用书面语的形式还是用口语的形式进行表达，而核心过程是一致的。但也有研究报告了言语产生和书写产生分离的病例。有研究发现，患者口语产生名词比产生动词难，但书写产生时动词书写比名词书写更好，出现了双重分离效应。这说明书写与言语产生的关系还有待进一步研究。

三、汉字书写障碍

汉字与印欧拼音文字相比有许多显著的差异，因此汉字书写神经机制的探索不仅对于汉语本身的理论具有重要意义，对于检验普适性的语言理论也有重要意义。

（一）汉字书写特点

汉字的特点首先表现在字形上。拼音文字的结构是清楚的，即字母是其组织单元。而汉字的结构单元和结构方式都与之有显著不同。独体汉字可以看作是由笔画直接构成的，而合体字则被认为是由部件构成的。部件除了构成汉字外，可以构成偏旁，是汉字的组成部分。因此，国家语言文字工作委员会最后统一，汉字的结构可以分为三个水平，分为部件、二级部件和笔画。

其次，与印欧拼音文字里的形 - 音对应较为规则不同，汉字字形与语音的对应关系比较复杂。汉语中不仅有同音字，即字形不同而发音一样的汉字，也有多音字，即同一个字形有不同的语音。汉语中有大量的形声字，存在着声旁与整字发音一致和不一致的情况。

最后，汉字的音节与拼音文字不同。一个汉字对应一个音节，汉语的音节数量较少，不包括声调约有 400 个音节，加上声调则约有 1 200 个音节。而印欧语系如荷兰语大约有 12 000 个音节。这可能带来语音在书写产生中异于印欧语系的作用。

（二）汉字书写障碍特点

刘晓加等对汉语书写障碍的患者进行分析提出常见的汉字书写困难包括构字障碍、字词错写、语法错误和完全性失写等情况。构字障碍、字词错写和语法错误常同时出现于一个患者的书写作业中,但这三种问题的严重程度并非完全平行。有些患者存在大量构字障碍,但保留了基本的语法结构;而有些患者字词几乎完全正确,语法结构却混乱不堪。

构字障碍是最常见的书写问题,表现为书写字形结构的各种缺陷。如笔画、偏旁的遗漏、添加或部分替代,甚至产生与靶字毫无相似之处,但符合汉语构字规则而汉字系统中又没有的新字(neographeme),有的根据字义进行象形造字(写不出"三角"画三角形、写不出"月亮"画一个弯月),有的则将字形完全遗忘。

字词错写表现为书写字形结构正确,但非作业所要求的字。分字形替代、字音替代、字义替代(包括近义替代和反义替代)及无关替代。对失写症患者的检测发现,失语性失写中确实存在较多的近形替代(如:毛—手,童—黑);同音、近音替代(如:画—花,间—先);近义替代(如:访—调,去—起)和反义替代(如:黑—白,火—水);无关替代(如:床—你);或兼有两种形式的替代(如:碗—婉、晴—情)。

语法错误表现为选词不当和语序的混乱。如一大学文化水平患者写出"热天喝和",自念为"天气暖和";另一大专文化水平患者书写病情为"来本院治疗后发觉后,到发觉四肢逐渐俸复;目前来保留这。手部。还有酸痛感觉是。"这种表现见于语句和篇章书写的测验中。

完全性失写是一种非常严重的语言性失写,表现为不能写出任何可辨认的偏旁和汉字,代之以无规律的点、线或涂鸦,但可正确执笔。往往见于语言优势大脑半球大面积的损害。在这种情况下,很难再针对其病态的书写行为做出神经语言学分析。

除了上述失语性书写障碍之外,还存在一些失用性书写障碍,比如镜像书写。通常表现为写出的文字左右逆转,包括部分镜像和完全镜像。前者为文字的左右偏旁位置交换,但每个偏旁是正确的,后者为整个文字的左右翻转,如同在镜子中的影像。有些文字左右对称,写出后看似正常,但仔细观察书写过程会发现笔画方向是镜像的,如将笔画横从右到左书写。

(朱祖德 单春雷)

第九节 句法的神经机制

一、句法神经机制概述

人类思想的交流不能靠单个的词汇,首先是效率低,其次是内容不精确容易混乱。通过句子和篇章,将所要表达的内容、词汇组织起来,思想交流就变得容易多了。句法因而在语言中起着重要的作用。

(一)句法损伤的表现

句法损伤在失语症患者身上非常常见。例如,Broca 失语症患者能够说出的词大都是有意义的实词,即说名词、动词、形容词(如:茶杯、上学、高兴)相对容易;而表达富含语法信息的功能词则出现困难,如很难说出介词、代词、冠词等虚词(如:在、这、一些、比、大约)。例如,当回答医生的问话"请介绍一下你的家庭成员"，Broca 失语症患者回答可能是这样的："（我的）女儿……（在）美国……（读）博士……（目前）很好。（我的）丈夫…（是搞）科研（工作的）……（在一个）研究所。"其中括号里的词都是应该说但被患者忽略的，可见功能词很难说出。这种表达异常现象被称为"电报式言语"（telegraphic speech）。省略的词也不是均衡地分布的，例如印欧语系中限定词和功能词省略最为常见，也有研究发现动词和名词出现不同程度的损伤。句法功能受损除表现在很难说出功能词外，在表达上也缺少其他的句法信息，如常忽略或缺少动词的过去式 -ed、助动词 have 等。句法障碍还可以表现为压缩或简化句法结构，词序错误，如施事与受事关系往往容易出错。

尽管失语症患者的障碍形式多样，大体上可以分为语法缺失和语法障碍两大类。语法缺失主要是句法结构的缺失，比如功能词、功能成分的缺失，也包括词汇外在句法标记的省略，而语法障碍主要指不能生成正确的语句形式，如词序错乱、错用。语法缺失和语法障碍并不是绝对分离的两个现象，很多时候在同一个人身上会同时存在。尽管历史上有人将语法缺失和语法障碍分别与 Broca 失语症和 Wernicke 失语症对应起来。但实际上，Broca 失语症不仅仅表现为言语产生的困难、缺失语法成分，也存在语法错用的情况；Wernicke 失语症也不仅仅表现为语法错用，同样可以表现出词汇句法标记省略等情况。还有一种观点是将语法缺失与非流利性失语对应起来，将语法障碍与流利性失语对应起来。这种对应与将这两种障碍类型对应到 Broca 失语症和 Wernicke 失语症的性质是类似的。

需要指出的是，上述分类主要是针对言语产生时所观察到的句法障碍。实际上，不仅仅在言语产生时需要句法，在阅读时同样需要句法的参与。例如阅读"猫追狗"和"狗追猫"两个句子，词是一样的，但语序不同，涉及的施事、受事关系也不同。

（二）句法损伤的神经机制

以正常人为被试的磁共振成像研究中，采用启动范式发现语言理解的句法加工能够启动言语产生时的句法加工，说明相似的句法加工机制参与了语言理解与言语产生过程。Broca 失语症患者的理解功能较表达功能好，但也存在句法理解功能的受损。患者对简单的句法结构如主谓宾结构理解要好，而对于富含功能词的、被动语态的、两者进行比较的或动作发出者和承受者可以调换的句子较难理解。如 Broca 失语症患者听到"一条狗在追一只猫"后看到呈现的两张图片，一张是"一条狗在追一只猫"，另一张是"一只猫在追一条狗"，患者往往无法正确指出和听到句子对应的图片。这说明 Broca 失语症患者句法功能损失后，利用句法信息来理解句子的能力也受损了。

传统失语症研究发现句法障碍主要与 Broca 区的损伤有关。后来的研究发现，句法的加工需要前额叶的参与，也需要颞叶的参与，甚至基底节区也被认为与句法规则加工有关。此外，也有研究报道了小脑和右脑半球参与句法加工。

二、句法与语义整合的神经机制

（一）句法与语义整合关系

句法制约着语义关系，因而句法信息需要进一步与语义信息进行整合加工。

不过对于句法和语义加工是独立平行加工还是交互式整合还存在较多的争论。模块化的观点认为，句法加工具有独立性、封闭性，句法加工优于语义加工。基于制约的观点认为，所有的信息包括句法和语义信息都能够被立即运用，句法和语义信息能够相互作用相互影响。

具体来说，模块化理论认为认知加工是由不同模块负责的，模块之间相互独立。在句子加工中代表性的理论是 Franzier 和 Rayner 提出的花园路径模型。这一模型假设，句子分析开始的时候只考虑句法加工，句法结构被选定后，语用和词汇的信息才会起作用，用以证实或否定最初阶段的输出。在具体加工过程中，有两个核心分析原则：①最小附加原则，即句法分析器只设定一种句法结构而不存在不必要的节点，因而当遇到句法歧义的时候，句法分析器将建构最简单的可能结构，也就是说句法歧义会导致句法重分析；②迟关闭原则，即只要句法允许，新输入的材料会附加到当前的句法结构中。例如在分析"他们抓住了间谍供出的内奸"时，读者对将"间谍"指派给谓语"抓住"做宾语，这就是预先激活的句法结构使得做出这样的分析，直到读到"供出的内奸"时发现无法将"间谍"直接附加到前面的句法中，因而需要重新分析，如果用眼动技术进行测量会发现读者在此时会回视到前面的信息中，进行句法重分析；而在分析"他们抓住了间谍团伙"这样的句子时，"团伙"可以直接依附于"间谍"上进入宾语结构，则不会出现阅读困难或重分析。

基于制约的模型认为，句法加工器能够立即利用句法、语义、语境等信息加工句子。句法、语义、语境等各种信息是相互作用、相互制约又相互满足的，这些加工子系统从别的子系统中吸收相关信息，又将新的信息提供给其他子系统。

（二）句法与语义整合的神经机制

对句法与语义整合的脑机制研究也产生了一些相关模型。Friederici 提出的三阶段模型认为，在词汇识别基础上，句子理解存在三个阶段，最开始是词汇类别信息及短语的句法建构，第二阶段是句法关系和语义关系加工，当第二阶段的句法和语义分析出现冲突时，则需要对句法和语义信息进行整合。早期的句法建构被认为是独立于语义的，当词汇句法建构困难或出现违背时，在事件相关电位上会表现出早期左前部负波（early left anterior negativity，ELAN），与此相关的脑结构大致是颞上回前部。虽然从序列上将词汇识别和句法建构做了区分，但实际上这个过程非常迅速，例如在听到词汇时就已经开始自动地进行句法建构了。语义识别和提取在很早的阶段（约 110～170ms）完成，在句子阶段主要是控制性语义加工，当语义控制加工变得困难时在事件相关电位上表现为 N400 效应增大。研究发现，这一过程与颞中回、颞叶前部和前额叶（BA45 和 47 区）关系密切。第二阶段的句法关系加工主要是指题元角色分析，与左前部负波（left anterior negativity，LAN）相关，主要在颞叶前部和前额叶完成。颞叶前部和前额叶同时参与句法和语义分析，实际上对应着不同的亚区。第三阶段是对句法语义的重分析或修复加工，在事件相关电位上表现为中央顶区分布的 P600 效应，而被认为在颞叶后部，特别是颞上回后部。

扩展论元结构模型认为，句子中论元加工不单是句法加工，也不单是语义加工，而是两者相互作用的结果。从句子加工过程来说，分为词汇类别加工、论元角色加工和信息整合三个阶段。词汇类别加工与 Friederici 模型里的第一阶段类似，这与印欧语系词的形态标记丰富有关。在第二阶段，分配论元角色时会综合考虑句法（句法形态、语序等）、词汇语义（生命性，如生命性名词比非生命性名词更容易被分配为施事角色）等信息，而且此时是句法和语义信息相互作用，不同于 Friederici 所假设的句法与语义是相互独立起作用。第三阶段则是将第二阶段加工结果与世界知识等其他信息进行最后的整合解释。

虽然这两个模型与第一节里提到的 MUC 模型都认为语义和句法需要整合，但三阶段模型更强调早期的句法自主加工，而 MUC 和扩展论元结构模型则更强调句法和语义的交互作用。不过从空间定位上，MUC 模型认为语义和句法整合有相对分离的脑区完成，即左侧额下回前部与语义整合关系密切，后部与句法整合关系密切，这两个脑区与全脑其他区域的功能连接也有差异，甚至认为在顶叶和颞叶也有类似的区域分离现象。

需要指出的是，句法和语义的整合也需要工作记忆的参与。特别是在复杂句子加工时，工作记忆对于句子的理解尤为重要。在句法研究时，常常拿复杂的句子与简单的句子对比来解释句法的加工，也包括利用移位的句子来研究句法加工轨迹。从诊断的角度来说，要确定患者的句法障碍，还得考虑排除工作记忆障碍的可能性。从康复角度来说，工作记忆容量的提升对于句法的恢复也很有帮助。

研究表明确定句子中各词之间的句法关系与左侧额下回后部关系密切。患者对句法错误，语义正确的句子，主谓一致关系或动宾支配关系上搭配错误的句子，往往不能做出正确回答，例如，"有个人乘车在路上行走（主谓关系不一致）"。对于这类句子，患者难以发觉其中的错误而认为是正确的。对句法正确语义错误的句子，例如，"兔子打死了猎人"，患者可以正确判断，认为是"胡说！"。患者对语义上可逆的句子也难以理解。例如，让 Broca 失语症患者听一些句子，并要他们从两张所示图片中辨别出与所听到句子相应的一张。"女孩正在读的书是黄颜色的"，句中只有"女孩读书"一种理解，而不能理解为"书读女孩"，但是也有语义可逆的，如"熊正在踢的马是棕色的"，在该句中"熊踢马"和"马踢熊"都是可能的。测试结果是，这类患者能够按照不可逆句子顺利选择出相应图片，而听了可逆句后就难以做出正确选择，其理解只能处于概率水平。

三、汉语句法障碍的神经机制

（一）汉语句法特点

汉语的句法被认为与拼音文字有很大不同。汉语句法的特点主要有两条：①与印欧语系词类与句法功能对应关系清晰相比，汉语词类都是多种功能的，例如名词可以做主语、宾语，也可以做谓语，因而词类与功能不是简单的一一对应关系；②在构造原则上，词组的原则适用于汉语句子。在此基础上还有一些具体的特点，例如汉语词汇在做不同功能成分时，没有外在的词形变化，而印欧语系则具有丰富的曲折变化以实现句法标记功能。汉语动词不像印欧语系有时态的变化，为了标记动作状态，用虚词"着、了、过"来表示正在进行和完成状态等。

（二）汉语句法的神经机制

研究发现，中文的句法与印欧语系的句法加工有相似的机制，都观察到左侧额下回参与了句法加工。从句法与语义相互关系上，最近的研究也发现与基于限制模型相一致的结果，即中文的句法加工并不是优先于语义加工。对于汉语句法来说，一个很重要的问题是名词和动词究竟能否分离。特别是很多词是兼类词，如"调查"既可以作名词也可以作动词。考虑到印欧语系观察到名动分离，在失语症患者身上可以出现不同程度损伤的现象，汉语名动之间是否可以分离这一问题的研究就显得尤为迫切。尽管汉语词汇没有形式标记，但是从语法角度来说，名词和动词是存在明显差异的，特别是在语境条件下，名动加工存在明显的不同。

（朱祖德　单春雷）

学习小结

本章介绍了语言加工的基本模型和相关神经基础。在经典失语症模型的基础上，大量研究从不同输入、输出通道、语义系统表征、儿童语言发育等方面对语言的加工机制与神经基础进行探索，相关研究进展为更好地理解失语的机制、开展相关治疗提供了参照。

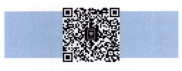

扫一扫，测一测

第三篇

发展性语言障碍的康复

第五章 发展性语言障碍概论

学习目标

- 了解辅助沟通系统在发展性语言障碍康复中的作用。
- 熟悉发展性语言障碍的定义和分类以及发病率。
- 掌握发展性语言障碍的评估和治疗原则,发展性语言障碍的评估流程和方法,发展性语言障碍的治疗模式和治疗目标,发展性语言障碍的治疗计划的制订与实施。

一个两三岁仍不能说话的儿童,是"贵人语迟",还是语言障碍?孤独症、脑瘫、听力障碍等与语言障碍有什么区别和联系?本章将对发展性语言障碍进行探讨。

第一节 发展性语言障碍的概念、分类与病因

一、发展性语言障碍的相关概念

2016 年,英国牛津大学发展神经心理学教授 Bishop 就儿童语言问题的定义、名称、症状及诊断方式系统咨询了 59 位全球教育心理、言语障碍和医学专家的意见,采用在线德尔菲方法获得最终的专家共识。共识提议,在临床上建议使用发展性语言障碍(developmental language disorder,DLD)这个术语,用于语言障碍与已知的生物医学病因无关的情况,即当儿童的语言能力显著低于其同龄人的水平,并且没有明确的已知的生物医学病因时,应使用该术语。会议提出了几点重要共识:

1. 将 DLD 与"与 X 相关的语言障碍"区分开。当语言障碍与已知的生物医学病因无关时,应使用"发展性语言障碍"(DLD)这个术语。"发展性"是指在发展过程中出现的,而不是获得性的或存在与之相关联的已知的生物医学原因。这些已知的生物医学病因通常与遗传或神经原因有关,因此随着基因方法的进步其种类不断增加,现有的已知病因包括脑损伤、儿童期获得性癫痫性失语症、某些神经退行性疾病、脑瘫、感音神经性听力损失、孤独症谱系障碍(autism spectrum disorder,ASD)和 / 或智力障碍(mental retardation,MR)、遗传性疾病如唐氏综合征等。在这种情况下,语言障碍作为一种更复杂的损伤模式的一部分出现,是表明可能有一种特定的干预途径,此时可使用"与 X 相关的语言障碍"来描述这种情况。

2. 存在危险因素（神经生物学或环境因素）不排除诊断 DLD。危险因素是在统计学上与语言障碍相关的生物学或环境因素，但其与语言问题的因果关系尚不清楚或部分相关。这些因素并不是个别儿童语言状态或结果的可靠预测因素，但在语言障碍儿童中比一般发育中的儿童更常见，常见的风险因素包括：语言障碍或读写困难的家族史、男性、大家庭中的弟弟妹妹以及父母教育年限较短等。

3. DLD 可以与其他神经发育障碍共存。这些共现障碍包括认知、感觉-运动或行为领域的损伤，可与 DLD 同时发生，可能影响损伤模式和干预反应，但其与语言问题的因果关系尚不清楚。例如注意问题[注意力缺陷多动障碍（Attention deficit hyperactivity disorder，ADHD）]、运动问题[发展协调障碍（developmental coordination disorder，DCD）]、阅读和拼写问题[发展性读写障碍（developmental dyslexia）]、言语问题、适应行为和/或行为的局限性以及情绪障碍等。

4. DLD 不要求语言和非语言能力不匹配。即 DLD 的非语言能力也可能低于同龄人水平。这意味着不符合智力残疾标准的低非语言能力儿童可以被纳入 DLD 的范围。

虽然新的 DLD 定义目前已在世界范围内得到了大部分人的认同，但原有的一些术语也还未完全消失，仍然有许多人在使用，特别是在中国大陆地区。因此，理清历史上本领域的相关术语很有必要，这也能帮助理解儿童期语言障碍的复杂性，以及阅读和正确理解有关临床科研文献。以下将对这些相关术语进行介绍。

1. 先天性失语和发育性失语　先天性失语（congenital aphasia）在 1866 年首次用于描述临床症状为语言障碍的儿童，随后发育性失语（developmental dysphasia/developmental aphasia）在 20 世纪中期更加普遍地被使用。由于大量研究提供的证据表明儿童语言障碍不是像成人失语症那样由脑损伤引起的，为避免引起概念混淆，这些术语就逐渐不再被使用。

2. 语言障碍　语言障碍（language disorder）在《美国精神疾病诊断分类手册》第 5 版（DSM-Ⅴ）中的诊断标准是：儿童的语言理解或语言表达能力在不同的语言领域（词汇、句子结构和叙事）大幅度地、可量化地低于同龄儿童语言水平。这个诊断标准中提到的语言包括口头、书面、手语或其他形式的语言。而且这些语言能力低下不是由听力障碍、运动功能障碍或其他医学或神经性病症（如脑瘫、孤独症谱系障碍）等导致的。在临床实践中，该诊断标准可以通过参照常模的标准化语言评估，结合非正式语言评估的综合语言评估来实现。

3. 儿童语言发育迟缓　儿童语言发育迟缓（childhood language delay）是指儿童的语言技巧虽然发展缓慢，但却和正常儿童有着相同的发展顺序，且一般而言，该儿童的语言能力最终能赶上其同伴。该术语在中国大陆地区，特别是医疗系统使用很广，常用来称呼那些无其他病因的语言存在障碍的儿童。然而，大量的研究证明，即使那些"贵人语迟"的儿童最终赶上了他的同龄同伴，他们在语言的功能方面也会持续存在问题。

虽然本书从多方面考虑，采用"发展性语言障碍"这个术语。但考虑到临床需要，本书也包含了"与 X 相关的语言障碍"以及"特定型语言障碍（specific language impairment，SLI）"的内容。

二、发展性语言障碍的分类

发展性语言障碍的分类方法主要有两种。

(一) 按照语言的输入和输出分类

发展性语言障碍可分为表达性语言障碍和表达-理解混合性语言障碍两种,是《精神疾病诊断与统计手册》第4版(DSM-Ⅳ)和国际疾病分类10(International Classification of Diseases,ICD-10)中使用的两个术语。表达性语言障碍(expressive language disorder)仅涉及语言表达的问题,而表达-理解混合性语言障碍(mixed expressive-receptive language disorder)涉及语言的理解和表达的双重缺陷。ICD-10代码用于"表达性语言障碍"或"表达-理解混合性语言障碍"需要排除诸如智力障碍、广泛性发育障碍和由于听力损失引起的言语和语言发育迟缓等障碍。

(二) 按照口语和书面语分类

美国言语语言听力学会(American Speech-Language-Hearing Association,ASHA)将发展性语言障碍分为口语语言障碍和书面语言障碍。口语语言障碍(spoken language disorder)指语音韵系统、词态、语法、词义和语用中的任何一个语言领域在语言理解或表达上有缺陷,包括继发于其他发育障碍的语言障碍,也包括特定型语言障碍。书面语言障碍(written language disorder)包括流利语词识别(即阅读解码和视觉词识别)、阅读理解、书面拼写或书面表达中出现的显著缺陷。

三、发展性语言障碍的发病率

发展性语言障碍的总发生率较高。据国外报道,其患病率为3%~7%,这是由于不同文献的调查年龄和定义不同而不同。而国内1997年一项研究发现4~9岁名儿童的调查也显示,儿童语言障碍的平均发生率是4.02%;学龄前儿童语言障碍发生率更是略高于学龄儿童,其中男童的比率明显高于女童,前者4.93%,后者2.93%。2005年对上海市10个区8 545例0~3岁儿童的语言调查结果显示,24~29月龄男女儿童语言发育迟缓的检出率为16.2%和15.2%,30~35月龄时仍分别有8.3%和2.6%的男女儿童符合语言发育迟缓的筛查标准,学龄早期语言障碍发生率约为7%。2014年对成都市6城区1 063例16~24月龄儿童语言发育状况的调查共发现语言发育迟缓儿童137例,检出率12.89%。

四、发展性语言障碍的病因

是否有某种特定的因素导致儿童出现发展性语言障碍?临床上常常遇到同样存在智力障碍的两名儿童,可能其中一位有语言障碍,而另一位没有;听力损失程度同样达到35dB的两名儿童,也可能其中一位有语言障碍,另一位没有。因此,现有的观点认为发展性语言障碍不存在单一的病因,更趋向于一种综合的解释,即生物因素、认知因素、环境因素都对儿童的语言发育起着重要影响。

(一) 生物因素

人类大脑的复杂性是人类能掌握语言的重要生物基础。在大脑皮层的功能分区中,Broca区和Wernicke区都是重要的语言功能分区。如果大脑的功能受到损害或发育不完善,则可能出现语言障碍。但与成人的神经损伤导致的语言障碍不同的是,童年时期即使大脑曾受到损害,也不会导致语言障碍。研究表示,与正常儿童相比,语言障碍儿童可能在其大脑结构(如对称性)和功能上存在某些细小的差异。

目前发现语言障碍儿童的 7 号染色体上的 *FOXP2*、*CNTNAP2* 基因,16 号染色体上的 *ATP2C2*、*CMIP* 基因,6 号染色体上的 *KIAA0319* 基因都与正常儿童存在差异,但这些基因的损伤,除了语言障碍外,也可能导致其他方面的障碍。总的来讲,目前并未发现特定的语言功能相关基因。

(二)认知因素

语言与认知的关系十分密切,儿童在学习语言的过程中逐渐认识世界,也在认识世界的过程中不断发展语言。二者之间的关系相辅相成,儿童语言的发展需要一些认知基础,而认知基础所建构的概念则与语言系统相联结。

研究发现,语言障碍儿童可能存在听处理障碍但并不是所有的听处理障碍儿童都有语言障碍。另外,他们的认知加工能力有限,如存在知觉障碍、短时记忆容量小、程序处理缺陷等,但这些认知障碍可能是其语言障碍造成的,而他们各种各样的语言问题也不是某一种认知能力导致的。

(三)环境因素

儿童的成长环境对他的语言发育的影响至关重要。在 20 世纪 80 年代,美国有一项为期两年半的纵向追踪研究,研究将这些家庭中从 7 个月大到 3 岁的儿童根据社会经济地位(socioeconomic status,SES)进行了划分(SES 是根据个人或家庭收入、受教育程度或职业等因素来评定社会经济地位的衡量标准),发现来自社会经济地位高的家庭的儿童和来自社会经济地位低的家庭的儿童之间,在 3 岁的时候已经有一个"3 000 万词汇的鸿沟"。到 4 岁的时候这个鸿沟继续加大:4 岁的儿童平均听到的词语数为 2 600 万,其中知识成分较高的家庭的儿童可以听到 4 500 万个词语,而那些接受政府福利救济的家庭的儿童只听到 1 300 万个词语。接受政府救济家庭的儿童积累词语的平均为 400~600 个,而知识成分较高的家庭的儿童积累的词语平均为 1 000~1 200 个。除此之外,接受政府福利救济家庭的儿童词语增加的速度也低于同龄人,这就使他们和同龄人的词汇和语言差距进一步增大。儿童在成长的环境中积累词汇的经历与其 3 岁时词汇增长、词汇使用以及一般任务完成的能力紧密相关,并且也预测了其 9 岁时在学校的学业成绩。这项具有里程碑意义的研究认为儿童成长的语言环境对其语言发育以及日后的学校学业成绩有着深远的影响。

家庭的文化环境差异也对儿童的语言发展有影响。研究表明,在非主流社会家庭成长的儿童的语言(如词汇、语言结构等方面)与主流社会家庭的儿童存在差异。不过,关于方言的影响,研究发现有方言的家庭和其他儿童家庭相比,其文化环境差异尚不足以影响语言发育,虽然方言的差异可能也会影响儿童在学校表现出的语言能力。

(金 星 刘雪曼)

第二节 发展性语言障碍评估与治疗原则

一、以循证实践为基础

为了能让患者获得最佳的康复效果,在对语言障碍儿童进行评估和治疗过程中,必须坚持以循证实践为基础。循证实践包括外部证据、内部证据、个案证据三方面的证据,个案证据有时也被视作内部证据。治疗师需要依据患者的情况,为可能的治疗方法寻找外部文献证据支持,并结合内部的针对患儿评估得到的证据,同时还需要考虑儿童本身及其家人的偏好、意愿这些个案证据,综合考虑后为患者确定最优的治疗方法,同时在治疗过程中要不断进行治疗情况的监控。

针对儿童语言康复的循证实践步骤如下:

1. 构建临床问题 临床问题包括四个要素(PICO):P-patient/problem,即患者/问题的类型;I-intervention,即治疗方法(不只包括训练方法,也包括诊断和筛查方法);C-comparison,即不同方法的比较;O-outcome,期望的结果。在构建临床问题时,要尽量具体。例如:

临床问题 A:对一个 5 岁的语用障碍的儿童来说,个体治疗更好,还是小组治疗更好?

临床问题 B:孤独症儿童语言治疗最有效的方法是什么?

这两个问题中,A 是一个合格的 PICO 问题,B 就太笼统太泛了。

2. 使用内部证据决定第一个尝试 对个案进行评估,并收集其个人或家庭的喜好、意愿、价值取向等个案证据,制订初步的治疗草案,开始进行第一个尝试。

3. 收集外部证据 根据临床问题,寻找已有的类似问题的研究文献。要注意的是文献的来源应该科学可靠,最好是同行评议的学术期刊,并且是最近的学术论文。

4. 对外部证据的批判性评价 根据与临床问题的相关性、证据的等级、治疗方法对观察指标的有效性等来对外部证据进行评价,选择合适的外部证据。

5. 整合内外部证据,制订治疗方案 将上述这些证据进行整合,制订合适的治疗方案。

6. 治疗过程的监控 在治疗实施的过程中,还需要不断运用上述的循证实践方法,对治疗过程进行监控,保证个案得到的治疗是最合适的。在语言康复领域,还可利用单一被试研究方法等特定的技术来监控治疗过程,为以后类似个案积累证据。

二、应用国际功能、残疾和健康分类理念

国际功能分类(International Classification of Functioning, Disability and Health, ICF)的观念是从个体的功能或残疾、环境因素的角度来看待存在某种障碍的个体。发展性语言障碍患儿的身体结构和功能上的障碍主要包括言语、语言、运动、认知、感知觉等方面的障碍。这些障碍,会让其各种家庭、朋友、教育间的活动有限,其参与交谈、讨论、演讲、获取信息等各项社会活动受限。改变这种不利情况

除了改变患儿及其家庭自身的态度、期望、内在动机和能力外，改善环境因素更是一个应该要考虑的方面，其包括社会提供的各种支持，各类专业服务、教育服务，社区服务、社会大众的态度等。

因此，在发展性语言障碍儿童的干预中，除了直接提高患儿的语言功能的直接治疗方法外，减少其交流障碍的一些间接方法也应得到考虑。其一为改善患儿的沟通环境，例如营造良好的家庭、托儿所、幼儿园、学校沟通环境，包括对患儿的沟通合作者进行训练，为他们提供各种支持组织和机构的信息，改善社会大众对发展性障碍儿童的态度等。其二为各类沟通辅具的应用，患儿在获得一定的沟通能力以前，可以训练他们以手势、符号、交流板、图片册、各类电子沟通辅具进行沟通和学习语言。

三、采用跨学科临床实践模式

ASHA 于 2011 年提出了一个关于评估的跨学科临床实践模式（interprofessional practice model，IPP），如图 5-2-1 所示。下面将对其要点进行介绍。

1. 家庭中心 该模式强调以家庭为中心，评估时必须将家庭的需要放在第一位，以提高家庭的生活质量为主要目的。

2. 跨学科团队合作 该模式非常强调跨学科的团队合作评估，它需要本专业的医疗服务人员、相关专业的医疗服务人员以及患儿及其家人的共同参与，进而共同制订一个合理的诊疗方案。诊疗儿童语言障碍的 IPP 团队里的成员，包括言语语言康复师、儿科医生、听力师、作业治疗师、物理治疗师、发育心理学家、学前教育老师、家长等。

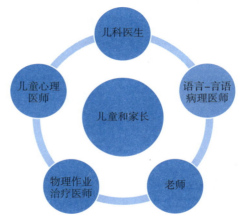

图 5-2-1 跨学科临床实践模式

[资料来源：Liu X L, Zahrt D M, Simms M D. An Interprofessional Team Approach to the Differential Diagnosis of Children with Language Disorders. Pediatric Clinics, 2018, 65（1）：73-90]

3. 综合评估 由于儿童语言的发育是一个复杂的过程，且其他相关能力的发育会直接影响其语言发育，因此对其的评估模式强调要对儿童进行综合的评估，不仅评估患儿的语言能力，还要考查影响语言发育的其他各种相关因素。如，语言能力评估结果相近的两个患儿其他方面的发育水平可能相差甚远，如认知能力、运动能力等，其家庭环境也可能存在较大差异。在对他们进行鉴别诊断、制订治疗方案时就应该全面地考虑到这些因素。例如，假使我们给一个口面肌运动功能极差的脑瘫儿童制订的治疗目标是经口交流，那么这个治疗目标的预后会非常不理想。如果我们评估此患儿的其他相关功能时发现其认知功能发育较佳，而且具有很强的交流意愿，那么此时我们给予此患儿的不应该仅仅是传统的听力理解和语言表达（经口）的语言评估，而应该同时评估辅助沟通工具是否是其更合适的选择(这可能需要评估其手部精细运动功能等)。此时的 IPP 团队除了有评估患儿语言能力和辅助交流工具使用能力的言语语言康复师,还应该有儿科医师,OT 和 PT 的参与,这样才可以综合评估患儿语言发育水平、整体发育水平和其使用辅助沟通设备可能需要的精细运动与粗大运动能力。

4. 体现 ICF 理念 该模式认为,在给患儿做综合评估时候也要体现 ICF 的理念,对患儿的发育水平进行全面评估,以及对患儿器质性问题所导致的功能性障碍的严重程度进行评估,以帮助治疗师制订合适的治疗方案,以尽可能降低这些问题所带来的继发性功能损伤。

(金 星 刘雪曼)

第三节 发展性语言障碍的评估流程和方法

对一名疑似存在发展性语言障碍的儿童,不要急于给他们进行各种治疗,首先应对其进行综合的评估,以找出其与正常儿童相比存在的问题,以及这些问题对他的日常生活的影响,然后才能对其做出合适的治疗计划。

针对发展性语言障碍的评估流程图如下(图 5-3-1):

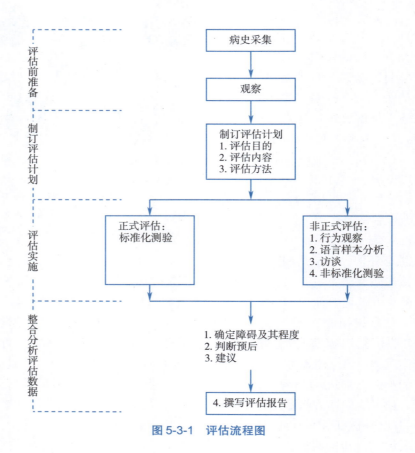

图 5-3-1 评估流程图

一、评估前准备

在正式进行评估前,先要进行充分的评估前准备,主要包括下面几方面。

1. 病史采集　病史采集需收集的信息主要包括以下三方面:

(1) 明确家庭担心的主要问题。家长可能对儿童的行为、社交能力、学习情况表示焦虑,这些看起来与语言无关,但都可能是语言困难的反映。

(2) 反映个案与语言发展有关的、之前的、之后的一些危险因素(如药物、酒精、疾病、听力损失),以及言语、语言、读写能力的家庭史。

(3) 引出家长与儿童交流的典型情况,如:儿童交流的动机、儿童如何交流、儿童与谁交流、交流失败时儿童的表现等。

在临床上可根据上述内容设计合适的家长调查表,让家长填写。

在询问病史时,治疗师应注意以下事项:①尊重、同情、理解家长;②不要引发敌对情绪、不要沉湎于不良情绪,如果引发了这些情绪,要表示同情和理解后转移到中性的、安全的话题;③明确询问目的。治疗师要对自己询问的每个问题的目的非常清楚,不问一些无关的问题;④明确家长理解询问的目的;⑤家长讲述时仔细倾听;⑥问明确的、开放式的问题,如:"他犯错时你会责备他,对吗?"就不是一个开放式的问题,而应该是:"他犯错时你会怎样处理?"⑦回答家长提出的任何问题,但要注意回答的技巧。

2. 观察　观察可为治疗师提供关于个案语言障碍的特点和严重程度的初步认识,为后续的标准化评估做准备。实施时可让儿童在诊所与他的父母、兄弟姐妹等熟悉的人自由玩耍,观察并录像,或者让家长录下在家中或学校的情况。观察的作用包括:

(1) 了解儿童的语言表达能力:如儿童口语的句长、复杂度、清晰度,儿童选择词汇的情况如何,他说话是否流畅、是否有清晰的结构。

(2) 了解儿童的语言理解能力:如儿童是否能回应他人的问题,是否能做出评论,是否能遵从大人的指令,回应他人的话,是否能理解故事的关键事件。

(3) 了解儿童的语用能力:如如何使用表情、眼神、手势进行交流,是否会向父母展示玩具等,怎样寻求帮助,能否发起和维持话题,解释要求,以及其他任何能了解他能否认识到倾听者需求的证据。

(4) 了解儿童的其他行为:如想象游戏、注意力、粗大运动与精细运动、社交兴趣与交往行为。

二、制订评估计划

完成病史采集、观察后,言语语言康复师需为个案制订评估计划。制订评估计划时需要对儿童可能存在何种语言和交流问题做出假设,并采用相应的评估方式来检验这些假设。

1. 评估目的　在制订评估计划时,首先应明确评估目的是为了筛查、诊断、建立个案的基准水平还是确定干预目标、监控干预过程。不同的评估目的将影响评估计划的制订。

发展性语言障碍评定计划表

姓名：	出生日期：	年龄：
总体情况：		
主要问题：		
评估内容	拟回答的问题	评估方式/工具
评定协作人员：（如物理治疗师、作业治疗师或康复医师等。）		

2. 评估内容 制订评估计划时，需使用前面收集到的资料来明确评估内容。那么，作为跨学科临床实践模式（IPP）团队的一员，言语语言康复师应该对全面综合评估的哪一部分进行测试评估、哪一部分去咨询 IPP 团队中的其他成员？以下是刘雪曼提出的"综合性语言评估的临床框架"（图 5-3-2）。这个临床框架将协助 SLP 来规划综合评估，以及组织在综合评估的过程中获得的信息。

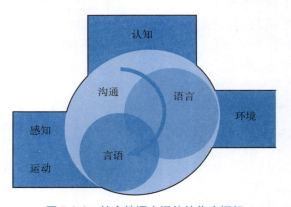

图 5-3-2 综合性语言评估的临床框架

[资料来源：Liu X L，Zahrt D M，Simms M D. An Interprofessional Team Approach to the Differential Diagnosis of Children with Language Disorders. Pediatric Clinics，2018，65（1）：73-90]

（1）言语语言康复师进行评估的领域："综合性语言评估的临床框架"中间的三个部分——沟通、语言、言语是言语语言康复师在综合评估中要进行测试评估的三个领域。

1）沟通："沟通"一词往往让人联想两个人用口语在对话。但实际上沟通不局限于口语，它还包括肢体语言（包括手势等）。儿童的沟通亦是如此：婴儿在学会发出第一个声音之前就已经在使用其他途径开始进行沟通了，如当妈妈和宝宝玩躲猫猫（peek-a-boo）游戏的时候，宝宝虽然还不会说话，但是他可以使用大笑、踢腿等动作来表示他喜欢这个游戏，因此妈妈可以和他一遍又一遍地玩。也就是说，在沟通的过程中，婴儿的凝视、手指的动作、面部表情等都在传递重要的交流信息。在儿童的语言发育过程中，婴幼儿的这些能力称为前语言沟通能力。

2）语言：对语言的四个要素——语音、语义、语法、语用的接收和表达两个方面都进行评估。在临床语言评估中,评估语言的不同成分非常重要。如一名4岁的儿童只能说出生活中常用的几个简单句子,其父母要求评估其语言功能,当IPP团队把可能潜在的其他发育问题排除后,发现其主要问题是语言功能异常,进一步需要经过详细语言评估才能做出客观的预后判断,因为同样是此临床表现(语言表达看似落后),语言理解正常的患儿与语言理解也有障碍的患儿的预后差异可能会很大。但是在临床上仅靠问诊时医生和儿童的交流以及家长的信息很难准确判断4岁儿童语言理解能力是否异常。如,在与儿童交流的时候,我们会发现他们有可能通过交流时候的语境及常识去推测回答问题,而家长可能因为不了解此情况,故而过高估计儿童的语言理解能力。所以详细评估儿童的语言理解能力和语言表达能力在综合评估中是必要的。除此之外,在综合语言评估中找出儿童语言功能出现问题的具体领域和儿童语言功能相对较好的领域也至关重要。例如,即使两个患儿语言理解和语言表达的测试分数相近,他们具体的语言领域也可能有各自的强项和短板,如一个儿童的主要问题表现为语义障碍,而另一儿童的主要问题表现为句法和语用障碍。所以,综合的语言评估不仅要评估语言理解和语言表达,还应该详细地评估语言的各个领域。详细的综合语言评估在鉴别诊断以及制订个性化的诊疗方案中扮演着重要的角色。

3)言语:包括在口语产出过程中和产出口语的可懂度有关的能力,可影响产出口语的可懂度的方面包括:①听觉感知,如听力障碍可能会导致患儿产出口语的可懂度差;②结构和运动功能,构音结构的异常会影响患儿产出口语的可懂度,如唇腭裂儿童即使在结构矫正手术之后仍然可能在某些语音上出现困难;或者神经性构音障碍患儿表现出的肌肉无力或发育期言语失用症患儿因从大脑到口部肌肉之间的运动计划出现问题也都会降低产出口语的可懂度;③音系的表征,包括控制音位组合以及音节的重音、韵律等的规则),如,当交流符号系统中出现音系功能受损或不足的时候,会致使该儿童产出口语的可懂度差。处于音系发育时期的儿童音系功能还未成熟,他们出现一系列不同于成人的规则被认为是"合理的变异规则",或称之为音系历程(phonological processes)。如2岁半的儿童把"哥哥"说成"dede",把"菜菜"说成"daidai"。在一系列的音系渐进规则里,有些在3~4岁就被成人的规则取代,而有些则可能会一直持续到小学。在言语评估中,判断儿童语言发展中和年龄匹配的音系历程、滞后的音系历程以及不合理的音系历程是评估中的一个重要部分。④不明原因,如果排除了上面三个影响可懂度的原因,但是儿童的口语仍然有可懂度的问题,通常这类语音问题被称为功能性的语音障碍。而临床来就诊的儿童,大部分是第四类。可见,因为言语问题就诊的儿童并不都是由于口面肌运动异常导致的,所以在治疗患儿言语问题之前先给他们的言语障碍归类,找到真正的原因,是至关重要的。

(2)言语语言康复师需要在评估中考虑到的领域:综合性语言评估的临床框架中深蓝色的部分是言语语言康复师在综合评估的过程中需要考虑影响的其他因素,包括认知、感觉、运动以及环境因素等(见图5-3-2)。

1)认知:认知的发育是儿童心智的发展和变化的一个过程。它包括儿童到成人过程中个体注意、记忆、问题解决、决策制订等的发生和发展。儿童的认知发展分为4个连续阶段：感知运动阶段（从出生到18或24月龄）、前运算阶段（18或24月龄到7岁）、具体运算阶段（7~12岁）、形式运算阶段（青春期到成人），每个阶段的表现各有特点。如，在前运算阶段儿童通过象征性玩耍（symbolic play）来获取知识，如看见爸爸打电话，自己拿起一根香蕉放在耳朵边也开始讲话，说明儿童开始对"打电话"这一动作和"电话"这一物件已经理解，并且用自己现阶段可以表达的"符号"——象征性玩耍在进行交流。实际上虽然儿童无法口头描述出具体的信息，但是已经能够理解周围的很多事物了。

儿童的语言发育和儿童的认知发育关系甚密，尤其与他在婴幼儿期的玩耍能力有关。例如，有着相似语言表达能力的两个4岁的儿童（语言评估的标准分相近），可能他们都无法用句子表达自己的想法，但是其中一个儿童具有复杂的象征性玩耍能力（如假装给洋娃娃喂食、盖被子，让洋娃娃亲亲"妈妈"；假装用他的玩具挖掘车挖路，假装两辆玩具车在赛车、还给赢了的车贴个贴纸），而另一个儿童却不具备此能力（如她玩洋娃娃的可以转动的手臂和腿，让洋娃娃低头使其眼睛闭上；给他玩具挖掘车他只会推来推去，或把车推去撞到墙上。两个儿童的玩耍能力的差异告诉治疗师这两个儿童处于不同的认知发展阶段。这个结论在临床诊疗的过程中对鉴别诊断是非常重要的，如结合这个结论和关于儿童语言能力、运动功能等的综合评估的结果，就可以做出（特定型）语言障碍还是整体发育迟缓的鉴别诊断。而且根据这两个不同的诊断结果，需要给这两个有语言障碍的儿童制订不同的康复治疗计划。

还有一个例子，一个家长和老师主诉特别容易丢三落四、而且非常容易走神的6岁的儿童，即使完成一个简单的语言训练任务也需要他人多次指引，在这种情况下，言语语言康复师应该转诊给IPP团队的儿科医师以及儿童神经心理学家对其注意力进行评估。

这里还要提及的是，在临床诊疗的时候确实需要考虑儿童整体的认知水平，但是并不能用其认知水平来决定该儿童是否应该接受言语-语言治疗（如，不可以因为某儿童的认知水平低而决定不给予该儿童言语-语言治疗）。

2）感觉：包括视觉、听觉、嗅觉、触觉、味觉以及负责平衡和速度的平衡觉，这些因素都会直接或者间接的影响儿童的语言发育。如一个双侧极重度听力损失的婴儿，如果听力损失没有被及早发现，也没有接受听力师的干预（如配戴助听器和人工耳蜗植入），那么他通过听力来发育的语言能力肯定会严重地受到影响。因此，综合性的语言评估应该包括获得儿童的听力筛查结果。言语语言康复师可以从听力师那里获得儿童的听力筛查结果，也可以在综合性评估中自己筛查儿童的听力。另外一个例子，如果儿童的触觉超敏，那么当其处于运动感知发育阶段时，他可能会不自主的减少使用触觉来感知和从周围获取知识的机会，这就有可能降低其词汇发展的速度。一个有视力障碍的儿童很有可能会"看漏掉"父母正在讲话中的词和句子所指的物件而表现出一些语言交流上的问题。如，爷爷把牛奶洒了一点在地上了，妈妈一边切菜一边指了一下洒了牛奶的地上，对在旁边玩的小明说："快拿小拖布把地拖一下，容易让人滑倒。"小明可能因为视力障碍没有看到妈妈的非语言手势，即没有看到妈妈讲话中所指的"把地拖一下"的位置而只拿来了拖把在地上（不是洒了牛奶的地方）拖了拖，但是不明白为什么要拖地、拖哪里、为什么要快、为什么会容易让人滑倒。

3）运动：运动功能的发育主要包括粗大运动以及精细运动的发育，除此之外，还要关注肌张力的发育。粗大运动的经典动作包括翻身、起坐、爬、走以及跑等，这些粗大运动可以让婴儿移动自己身体进而可以从周围的环境中获得不同的体验。儿童在户外和其他儿童一起玩耍的过程中需要进行很多粗大运动，所以粗大运动也和儿童社交语言能力的发展有关。有研究表明，在咿呀学语发声前的几个星期里，婴儿会增加一些系统性有控制的、重复性的手臂运动，如敲打、摇动或挥手等。精细运动包括抓握、画画、写字，以及常规事件参与，如吃饭、穿衣等。处于运动感知阶段的婴儿会通过触摸、抓握以及手动的其他操作等来感知自我，来了解物体、他人以及环境的特征，这些对于他们在语言发展过程中学习用事物名称的语言标签来指代事物奠定了基础。肌张力是指处于休息状态的肌肉所保持的潜意识的低水平的肌肉收缩。如唐氏综合征和脑瘫儿童有可能会出现肌张力低下。肌张力低下的患儿有可能出现头部控制障碍或也有可能有姿势异常，继而可能直接或者间接的影响其粗大和精细运动。这种连带的运动问题也会影响其呼吸功能以及言语功能。所以言语语言康复师需要询问儿童的病史等相关信息来了解其运动发育的里程碑，包括粗大运动、精细运动和肌张力等。必要时，言语语言康复师还需要咨询 IPP 团队里的儿科医师、物理治疗师、作业治疗师等来获取儿童的相关信息。

4）环境：在"发展性语言障碍的病因"部分已经详细阐述环境对儿童语言发育的重要影响。因此，言语语言康复师应该结合儿童的语言学习环境来解释他的语言测试的结果。在对儿童的语言进行综合评估时要考虑该儿童生活的环境是否是"刺激语言发展"的环境。"刺激语言发展"的环境不仅要求主要看护人在儿童的语言环境里说足够量的话，而且需要主要看护人关注儿童的兴趣和尝试讲出的话，根据儿童当时兴趣所在和当时讲出来的话来回应儿童，从而积极参与和儿童的对话。具体的临床的例子包括，如 SLP 应该考虑主要看护人有没有让儿童长时间地独自看电视，以及主要看护人和儿童的交流是否只限于指令性的语言（如"把玩具放到盒子里""先去洗手""不要拿小明的车车"等）。儿童的交谈环境中语言的质的差别以及量的不同，都会影响儿童的语言发育。治疗师应帮助家长掌握营造"刺激语言发展"的环境的方法。

另外，父母自身对医疗服务的经历和看法，他们固有的对其儿童的期望和信念，还有其他相关的家庭文化、社会文化因素等都会影响其对于儿童的言语 - 语言综合评估、治疗的参与和认可以及对儿童言语 - 语言发育的需求的态度。

3. 评估方法 在发展性语言障碍的评定中，言语语言康复师可采用正式的评估方法，也可采用非正式的评估方法。两类评估方法各有优缺点和适用范围，在评估实施部分将具体介绍。

三、评估实施

在评估实施阶段，主要指采用合适的评估方法对个案进行综合评估。按照是否采用了标准化测验来收集资料，它又可以分为正式评估和非正式评估两大类。正式评估在诊断过程中能提供客观量化的诊断依据，在北美通常被国家医疗保险作为诊断过程中的一个必要项目。非正式评估可以让治疗师根据儿童日常社交和生活环境以及儿童对提示的不同反应调节测试内容。正式评估和非正式评估都是诊疗过程中必不可少的部分。

（一）正式评估

正式评估是指运用标准化测验及其他一些辅助的方法来收集资料，从而对儿童的情况做出判断和解释。标准化测验是指依照严格的程序和要求来进行测验的设计、编题、预测、实施、计分及分数解释的测验，并具有良好的信效度，如韦氏智力量表等。

1. 标准化测验的选择　每一个测验都有其适用范围及优缺点，因此，使用测验进行评估时，应谨慎选择。评判一个测验好坏的最重要指标有以下两个：

（1）信度（reliability）：又称可靠性，通常是指同一群受测者在同一个测验上多次测量结果的一致性。对测验工具质量的鉴定首先要考虑的就是测量的信度。一个品质优良的测验工具必须是稳定的、可靠的，即多次测量的结果必须一致，否则不知道哪一次测量的结果是准确的。信度系数的最高值 1.00，表示每一次测量的结果都相同，但现实中信度系数均小于 1.00，但品质较为优良的测验工具的信度系数应该在 0.80 以上。常用的信度系数包括稳定性系数、等值性系数、分半信度系数、内部一致性系数、评分者信度系数等，所有公开发表的量表都应报告其某种或多种信度系数。

（2）效度（validity）：又称准确性，是指一个测验能够测量到所要测到的心理特质的程度。也就是说，测验是否能测到想测的内容，例如，测认知能力的量表反而测得是语言理解能力，就没有测到想测的内容，其效度底。效度系数的值在 0～1 之间，其值越接近 1 表明该测验工具所测的内容越准确，反之则越不准确。如果一个测验的效度很低，那么即使它的信度再高，也不是一个合格的测验。效度包括内容效度、效标关联效度、构想效度等，一个合格的测验工具应报告其某种或多种效度系数。

每一个正式发布的测验都应该报告上述两个指标及其计算方法，并提供记录表格与详细的操作手册。治疗师使用时应严格按照操作手册的要求进行测量，才能保证结果准确可靠。

2. 国内常用的标准化测验　国外针对儿童语言障碍的标准化测验有很多，但由于语言及文化差异，不能直接用于汉语儿童的正式评估，需要修订后才能使用。参照常模的标准化测试中的标准分只适用于常模建立时取样的地区，在常模建立以外的地区使用，其标准分是无效的。但在常模建立以外的地区，这些测验虽然不能用作诊断性测试，还是可以作为非正式测试在评估中使用。

标准化测验也分为筛查和评估两大类。筛查测验的目的是快速有效地在正常人群中找出可能有问题的儿童。筛查测验能给专业人士提供的信息是儿童通过筛查或没有通过筛查。有的比较详细的筛查测试除了提供整个筛查儿童是否通过，还可以提供儿童在每个分测验中通过或不通过的筛查结果。评估测验的目的是对没有通过筛查的儿童进行详细的测试,帮助专业人士了解儿童每个测验领域的具体能力。比如参照常模的标准化评估可以为每个领域提供标准分和百分位等分数,能具体反应出儿童和同龄人相比在该领域的能力水平,从而可以详细地了解儿童在各个领域中的强项和短板。国内常用的儿童语言相关的标准化测验有如下:

(1) 早期语言发育进程量表(early language milestones scale, EIMS):量表包括59个项目,分为语言表达A(26项)、语言理解B(20项)和与视觉相关的表达C(13项),可对语言发育水平在0～35月龄儿童的各方面语言能力(表达、理解、与视觉相关的表达和理解)分别进行评估,也可作为儿童语言干预目标的制订依据。结合临床发育评估结果,本量表可鉴别单纯性语言迟缓儿童与精神发育迟滞、孤独症等儿童。前者"语音和语言理解"能力和"与视觉相关的理解和表达"能力基本正常,而后者"语音和语言理解"和"与视觉相关的理解和表达"能力明显落后。量表于2007年建立了上海地区的常模,目前该量表由于测试的题目较少,在临床上主要用于语言障碍儿童的筛查。

(2) 汉语沟通发展量表(Chinese communicative development inventory, CDI):是根据麦克阿瑟沟通发展量表(MacArthur Bates communicative development inventory)修订而成。英文原版量表是Fenson等人在为美国说英语儿童制订的语言与沟通发展量表,目前已有10多个国家、十几种语言将MCDI进行了标准化研究。CDI按照汉语语法规律,对其进行了修改,并建立了北京市常模(普通话版putonghua communicative development inventory, PCDI)和香港常模(广东话版cantonese communicative development inventory, CCDI)。量表分婴儿表格和幼儿表格两部分。婴儿表格适用于8～16月龄,重点在于了解婴儿对词汇的理解,除含有411个词汇外,还含有测试婴儿对一些短语的理解、动作手势运用等。幼儿表格适用于16～30月龄,目的是评估幼儿的词汇和语法技巧,除含有799个词汇外,还包含了组词、句子复杂程度、小儿表达的句子平均长度等。PCDI量表(普通话版)与GESELL语言能区测试结果的相关系数分别为0.62($P<0.01$)和0.69($P<0.01$);婴儿组词汇"听懂"和"会说"的重测信度分别为0.98($P<0.01$)和0.93($P<0.01$);幼儿组词汇"会说"的重测信度为0.98($P<0.01$)。这个测验是一个常模参照的语言评估。

(3) 梦想普通话听力理解和表达能力标准化评估-诊断版(Diagnostic Receptive and Expressive Assessment of Mandarin-Comprehensive, DREAM-C):于2015年编制完成,是一套智能化的诊断性测试,其基于普通话的语言发育及儿童语言障碍本质特征的各类研究为基础而设计,考虑了方言在儿童普通话习得过程中的潜在影响,常模建于中国大陆普通话使用地区。该测试适用于年龄在2岁6个月～7岁11个月的以普通话为母语的儿童。适用人群为语言出现迟缓(late language emergence)、语言障碍、听力障碍、ASD、发育障碍、遗传综合征、学习障碍等语言功能损害的儿童。DREAM-C测试包括听力理解和语言表达两个分测验部分。测试报告为语言障碍诊断提供五个方面的标准分:①听力理解;②语言表达;③词义;④句法和⑤总体语言。除了语言的标准分和百分位指标以外,测试报告也对儿童在各年龄段应该具有的语义、句法等具体语言能力提供详细的分析,以便指导言语语言康复师设计个体化的康复计划。DREAM-C测试的内容覆盖语言的各个部分,其信效度符合国际诊断量表的标准,是一个发展性语言障碍的诊断性量表。

(4) 学前儿童语言能力分级评估量表:该量表于 2017 年编制完成,它是一整套以正常儿童语言发育进程为依据,结合特殊儿童语言障碍特征,从语言的理解和表达两个维度,按照前语言沟通能力以及构成语言的语音、语义、语法及语用等几个基本要素建构而成的汉语普通话儿童语言沟通能力评估工具。其测试内容包括词语理解、词语命名、句子理解、句式仿说、看图叙事 5 个标准化测验,以及前语言沟通能力、语音感知、语音产生、模仿句长 4 个目标参照测验。该量表的标准化测验部分已初步建立了上海市 3 岁至 5 岁 11 个月正常儿童常模及参考标准。该量表可用于鉴别儿童是否存在语言发展障碍、评估语言障碍程度,为制订相应的语言康复训练计划提供依据。

(5) 皮博迪图片词汇测验(Peabody picture vocabulary test,PPVT):该测验 1959 年在美国首次提出,1990 年发布了中文版,它由 175 张图版组成,共有 350 个对应的词汇,组成了 L 型和 M 型两个系列。其采用的测试方式是"图片与词汇匹配"的方式,因此测验词汇主要为名词、动词和描述性的词汇。每张测试题对应一张画有 4 副图的图版,受试者需指出与主试口头说出来的词汇意义相一致的那幅图来。可根据受试者的得分与常模的比较,判断被试与同龄正常儿童之间的语言水平发育情况。此测验测试时间大约在 10~15min,适用于 2.5~18 岁的儿童及青少年,由于其操作便捷,引进的时间较早,在国内应用较普遍。但 PPVT 只能测试受试者对词汇的理解,不能对儿童语言发育的水平做出系统完整的评价。

(6) 其他测验:除了上述这些使用已经较为广泛的测验外,还有近两年新编制完成的一些测验,如《梦想婴幼儿语言沟通测评》《梦想婴幼儿语言沟通筛查》《梦想普通话儿童语言能力筛查》《学前儿童汉语测评》《0~2 岁婴幼儿早期语言家长筛查表》等。

另外,除这些直接评量儿童语言能力的量表外,儿童保健医师常用来进行儿童发育筛查和诊断的量表还有《0~3 岁婴幼儿发育量表》《Gesell 发育诊断量表》《孤独症行为量表》《儿童期孤独症评定量表》《克氏孤独症行为量表》。用于相关的能力评估的量表有《年龄与发育进程问卷》《韦氏幼儿、儿童智力量表第四版中文版》《瑞文标准智力测试》《斯-欧非言语智力测验(6~40 岁)中国版》《婴幼儿喂养困难评分量表中文版》《Achenbach 儿童行为量表》《儿童适应性行为评定量表》等。针对父母教养方式的量表有《家庭教养方式问卷》《0~6 岁儿童家庭养育环境量表》《0~1 岁儿童家庭养育环境问卷(城市版)》《1~3 岁儿童家庭养育环境问卷(城市版)》《3~6 岁儿童家庭养育环境问卷(城市版)》。这些量表都能在发展性语言障碍儿童的评估和治疗中发挥重要作用。

(二)非正式评估

非正式评估是运用标准化测验以外的其他方法来收集资料,从而对儿童的情况做出判断和解释。非正式评估与正式评估最重要的区别就在于后者一定要采用标准化测验为主要评估手段,而前者不需要。非正式评估常用的方法较多,根据目前大陆地区可用的工具和临床实际情况,下面重点讲述行为观察、语言样本分析、访谈三种,并简要介绍常用的几个非标准化测验。

1. 行为观察 行为观察通常被用来观察一种特定行为是否发生、行为发生的频率以及行为发生的背景、原因。它适用于一些不易被量表评估的项目（如语用技巧），或者目前还没有标准化的常模数据的项目。在目前国内缺乏标准化儿童语言评估工具的情况下，行为观察无疑是一种十分有用的方法，治疗师可以自己设计行为记录表格，系统地观察自己关注的行为。在行为观察中，最重要的有两个方面。

（1）定义目标行为：在进行行为观察之前，治疗师应该对目标行为进行定义，以方便之后对行为的观察和记录。在定义时需说明计划观察的行为是什么，怎样才算产生了目标行为，即哪些情况可视为产生了目标行为，而哪些情况又不是。例如"抓人"可定义为：儿童用手抓别人，被抓的人躲开可视作抓人，但儿童举起手后又放弃不视作抓人。从沟通交流的角度来看，一切行为（基本生理行为除外）都是交流的一种方式，包括一些不良行为，如抓人、打人、哭闹等。在交流方面可观察的行为通常包括以下几个方面。

1) 沟通意图：沟通意图行为通常应具有某种目的，或者说打算达到某种目的。如果未得到预期的反应，儿童会坚持尝试。初级的沟通意图包括原始命令，如索要物品、发起游戏、让停止的东西动起来、拒绝或反对；还包括原始陈述，即向成人炫耀、展示、指向某种事物来让成人关注该事物，这个过程常伴随一些口头声音。高级的沟通意图则包括索取信息、确认、回应等。

2) 手势：手势包括直接手势、符号手势、象征手势等，直接手势包括展示、给、指、要（抓物品或拉大人）等。符号手势是对一些物品的操作，如拿起电话放到耳朵边、用杯子喝水等。象征手势已脱离具体的物品，如双手展翅表示小鸟，还包括一些约定俗成的手势，如拜拜、谢谢等。

3) 会话技巧：包括发起话题、倾听、用合适的内容回应对方、恰当地打断对方、终止或改变话题、陈述相关的话题、轮流交谈、恰当地结束交谈等。

4) 特殊沟通行为：包括回声、攻击或自伤，触摸或拉扯他人，身体的方向，一般的移动（如逃离），肌肉紧张度的改变。

（2）使用行为记录系统：在行为观察时，治疗师要事先设计好行为记录系统，可根据情况选用合适的记录方式，但必要的项目包括行为、发生频率、示例。下面提供了一个行为记录表格样表（表5-3-1）。

表 5-3-1 行为记录表

目标行为	经常观察到	偶尔观察到	未观察到	示例
发起话题				
抓人				
打自己				
索要物品				

2. 语言样本分析 语言样本分析是语言评估的一个重要方法。它能避免量表评估的机械化，反映出受试者最自然、真实的情况。它适用于不同语言或文化背景的儿童。除构音、词汇、语法外，它还能反映儿童的语用能力，这很难用标准

化测试测出。另外,它可直观记录儿童语言能力随时间或干预的变化情况。具体操作时可根据儿童情况采用合适的方式收集,例如录像、录音或家长记录,可以在诊所进行,也可以让家长回家采集。当然,语言样本分析也是一项复杂的技术,需要进行专门的学习,本章仅进行简要介绍。

(1) 语言样本量与样本转录:要保证语言样本分析的可信度,首先要收集到足够的语言样本,一般来说,至少需要 30min 以上的录音,或者 50 句以上的谈话样本。如果是录音或录像,则需要将其转录成语言符号,特别要注意的是必须要转录出所有的语言符号,包括所有音和音节、停顿、断句和画出迷走语(mazes)等。

(2) 语言样本分析内容:语言样本的分析内容根据儿童语言发育的不同阶段会有所不同。

1) 前语言阶段:该阶段主要为类元音、类辅音与类音节,以及三者出现的频率。婴儿在语言产生之前或之初,会经历牙牙学语期,这个时期产生的一些声音往往与后期的元音、辅音或音节类似,如果儿童处于这个阶段,那么他们的这些声音也需要分析。

2) 早期语言阶段:①韵母和声母,包括具体的音和其产生频率;②音节及音节结构,包括词和非词的分析以及其产生频率;③词汇,词汇的类型(如名词、动词等),词汇的出现频率;④词组,词组的类型(如属性 + 实体、主体 + 动作等),词汇的相对频率,即词组数 / 词汇数。如果相对频率接近或超过 50%,则儿童的语言年龄至少在 24 个月以上,如果远低于 50%,则低于这个水平。

3) 语言发展阶段:①语音的分析,包括声韵母的习得情况,言语清晰度等。②语义的分析,包括 A:总词汇数,即样本中的词汇总数;B:相异词汇数,即不相同的词汇数;C:相异词 / 总词数,即相异词汇数量与总词汇数量的比值,该值越大,说明儿童的语言越丰富。③语法的分析包括 A. 完整句数;B. 平均句长(mean length of utterances,MLU),该值越大,说明其语言能力越好(具体计算方法详见第 9 章);C. 错误语句,包括数量及类型;D. 正确语句,包括数量及句型。④语言流畅性的分析:主要指迷走语的分析,迷走语指语言中的插入语以及重复或放弃的词汇、短语和句子。

3. 访谈 访谈是指评估者通过有目的的交谈来收集资料的一种方法。它包括三种类型:①有结构访谈(标准化访谈),指访谈者根据事先设计好的访谈表和统一的要求进行询问,被访谈者根据问题进行回答的一种比较正式的访谈;②无结构访谈(非标准化访谈),指访谈者只根据一个粗略的访谈提纲而进行的非正式访谈;③半结构访谈,又包括 A、B 两种类型,A 型的访谈问题是有结构的,但被访谈者的回答方式比较自由,B 型的访谈问题没有一定的结构,但要求被访谈者按有结构的方式进行回答。评估者可根据访谈的目的、被访谈者的特点以及对访谈结果如何分析而灵活地选用不同类型的访谈。

在发展性语言障碍儿童的评估中,访谈对象主要是家长,也可以是儿童的老师或其他很熟悉儿童的成人。治疗师可以自己设计一些访谈问卷进行访谈,也可以根据具体的儿童情况进行访谈。访谈内容可以包括儿童在家庭或学校的情况,父母的教养方式,亲子关系等可能对评估有所帮助的内容。

4. 其他可用的非标准化测验

（1）S-S 语言发育迟缓检查法：即 S-S 法，是 1990 年中国康复研究中心根据日本语言发育迟缓委员会编制的"语言发育迟缓检查法"修订而成的。它主要用于评估受测者建立符号形式与指示内容关系的能力，目前在临床上应用十分广泛。S-S 法原则上适合由于各种原因导致的语言发育水平在 1.5～6.5 岁的儿童。S-S 法的检查内容包括符号形式与指示内容关系、基础性过程、交流态度三个方面。符号形式与指示内容关系部分并不只限于言语符号形式，其中包括语前阶段的符号形式以及逐渐发展形成的语言符号形式；与符号形式 - 指示内容关系密切的基础性操作过程部分；交流态度部分，也就是评估语言发育迟缓儿童与人日常生活中的交流关系、交流动机以及机能分化等，而与是否已经掌握语言符号无关。S-S 法在 2002 年对北京市 293 名 1.5～6.5 岁的使用汉语的正常儿童进行了测试，得出了各年龄段的通过标准，可以作为一种标准参照测验来使用，但由于尚未进行信效度检验，只能作为非正式评估工具。

（2）学前儿童语言障碍评量表：于 1993 年在台湾地区编制并发表了学前儿童语言障碍评量表，该量表用于评估 3 至 5 岁 11 个月的学前儿童的口语理解能力、表达能力、构音、声音、语言流畅性等方面，其由语言理解和口语表达两个分测验组成。前者共有 30 题，后者有 32 题。该量表在台湾地区是一个标准化测验，但由于并未进行大陆地区的标准化，如要用于大陆儿童，只能作为非正式评估工具。

四、整合分析数据

当评估结束后，就需要根据综合评估的结果来确定治疗顺序，并撰写评估报告。

1. 根据综合评估的结果来确定治疗顺序　"综合性语言评估的临床框架"中间的红色箭头标示了一个相对简化的治疗计划制订的临床法则（见图 5-3-2）。

（1）如果儿童的前语言交流能力和同龄人比非常落后（如眼神交流、联合注意，以及儿童在显示有趣的东西给别人看的时候是否表现出喜悦感等能力），那么在临床治疗计划中这些前语言交流能力应该是优先于具体的语言能力作为治疗的重点。

（2）如果儿童在基本的语言能力和同龄人比非常落后（如理解日常所用的功能词和简单的指令，用简单的词语、短语以及句子表达简单的需求和意愿等能力），那么在临床治疗计划中这些基本的语言能力应该是优于言语能力作为治疗的重点。

例如，当一位言语语言康复师发现 3 岁的小明交流意愿不足，且象征性玩耍能力较差的时候，虽然小明的家长的注意力只在小明吐字不清楚（言语能力），治疗计划的重点应该放在儿童前语言交流和玩耍能力的发展，同时根据语言评估的结果搭配和这些前语言能力和玩耍能力相关的基本的功能性的语言能力的治疗目标，而不是专注于帮助儿童对某些单词的正确发音。

（3）在 IPP 模型中还有一个重要的内容，这就是在进行全面的综合评估时候还需要动态的评估家庭的需求以及家庭希望让患儿优先获得的能力。如，评估中言语语言康复师在收集儿童家庭相关信息的时候发现小明的爷爷奶奶相信"贵人语迟"。如果爷爷奶奶有这样的观念，他们可能会反对妈妈给儿童在家实施言语语康复师推荐的治疗策略,也会影响患儿的父亲不执行治疗的策略。故此,根据全面的综合评估,言语语言康复师给家庭提供必要的儿童语言发育方面的教育和使用交流策略与父母和爷爷奶奶沟通可能成为小明治疗计划的首要任务之一。

2. 撰写评估报告表　评估报告表一般应包括:①确定儿童的障碍程度,包括各个方面的受损情况,应该先干预哪一方面等;②判断预后,影响预后的因素除障碍程度外,还包括年龄、社会环境、儿童特质、与交流能力相关的其他方面情况;③提供建议,包括儿童是否需要干预、干预的目标、方法等。

评估报告表(提纲)

1. 基本信息
   姓名:　　　　　　　　性别:　　　　　　　　出生日期:
   地址:　　　　　　　　　　　　　　　　　　联系方式:
   评估日期:　　　　　　　　　　　　　　　　评估者:
2. 现有问题:
3. 历史问题:
4. 检查结果:
   量表评估结果:
   语言样本分析:
   行为观察:
   相关方面:
5. 主观印象:
6. 结论:
   检查结果:
   严重程度:
   预后:
7. 建议:
   是否需要干预:是　　否
   干预目标:
   干预方法建议:
   具体方法:
   适合的活动:
   强化物:

(金　星　刘雪曼)

第四节　发展性语言障碍的治疗模式和方法

一、治疗目标

治疗目标可分为长期目标(最终目标)、短期目标(阶段目标),甚至一次或几次训练的目标(特定目标)。成功的干预不是患者能正确地反应出诸多的测验题目，也不是在治疗中能对康复师的语言刺激做出精确的模仿，而是能够将治疗中使用的形式和功能应用到真实生活中去。根据患者不同的情况，其最终治疗目标也不同，概括起来有下述四级长期训练目标。

1. 第一级长期训练目标——消除障碍、达到正常　改变或消除潜藏的问题及障碍，让患者成为一个正常的交流者或语言学习者，之后不再需要干预。对于一些病因明确且可恢复的案例，可制订此类目标，但这类案例可能只占少数，特别是对于儿童语言障碍而言，大部分案例可能较不易治疗或病因不明，如智力障碍、孤独症等。

2. 第二级长期训练目标——减轻障碍、提升功能　提高患者的语言功能相对较差的方面，使他们成为一个相对较好的沟通者，但不保证后续不需要再进行干预。如增加词汇量、句子长度、复杂度、让其更流畅更恰当地使用语言等。

3. 第三级长期训练目标——使用代偿方法　让患者学会利用自己的残余功能来进行交流。或患者语言功能上的不足之处经过训练后已达到瓶颈，则教他们采用一些代偿的策略来补偿这些缺陷，如线索提示等。

4. 第四级长期训练目标——改变环境　改变患者的生活、学习环境，为其营造良好的交流环境。这不仅包括物理环境的改变，也包括其照顾者、家人、朋友、同学等的交流态度的改变等等。此项常和其他三级目标结合，很少单独进行。

二、治疗模式

（一）以治疗师为中心的治疗模式

治疗师中心的训练模式以治疗师为主导，决定治疗中的所有内容，包括治疗的目标、治疗活动、反馈方式、训练材料、强化物等等。此类方法的优点是：提供了语言刺激的详细说明；提供了清晰的指令和正确反应的标准；提供了能逐渐增加正确率的强化方式；和其他方法相比，单位时间内可以产生最多的目标反应，这让儿童能够得到大量的练习机会。但其训练情境不自然，儿童很难将治疗时学到的内容迁移到日常生活中去。

最常用的以治疗师为中心的训练方法为演示（modeling），它是一种高结构化的方法。训练时要求治疗师和搭档配合进行，这个搭档可以是儿童的父母或者玩具、娃娃等。训练前治疗师需要预先设计好训练活动，训练时搭档需要按治疗师的要求一遍遍完成目标，儿童在旁边听，最后让儿童来回应治疗师的要求，说出相似的目标，或逐渐达到目标。

（二）以儿童为中心的治疗模式

那些"倔强的、有行为问题"或"被动的"儿童，常常不管强化物有多诱人，都拒绝治疗师中心的方法。这时，就需要采用"儿童中心"的方法，即以儿童为主导，治疗师除了选择儿童可能喜欢的材料外，其他部分都跟随儿童，做他做的事，说他说的话，并耐心等待，对儿童的行为做出及时的反应。当然，不是只有这类儿童适合儿童中心的方法，实际上，大部分治疗师已经越来越倾向于采用这类治疗方法。此类方法以儿童为主导，贴近自然，儿童的参与度高，会更利于治疗目标的泛化与迁移。但其对治疗师的要求更高，操作上更为不易。

以儿童为中心的治疗模式要求治疗师要熟练掌握下述的训练技巧。

（1）等待：是儿童中心治疗方法最重要的一个技巧。在这类方法中，治疗师要时刻注意诱发儿童的反应，但这些儿童由于其障碍，并不一定能及时反应，治疗师应该给他们充分的反应时间。

（2）模仿：是儿童学习语言的一个很重要的方式。它既包括让儿童模仿治疗师说出的某个目标语言，也包括儿童说话或出声时治疗师模仿儿童的语言，后者可以促进儿童交流的兴趣，获得更多的沟通互动。

（3）自我谈话：当与儿童一起时，治疗师可以自己用语言描述自己的活动，即一边活动一边自言自语，此举能让儿童将听到的语言与情景中的意义相联结，然后逐渐习得该语义、语法、语用。此法最好应用于与儿童建立了联结注意的活动或事物上，注重语言的输入，而不刻意要求儿童的回应。

（4）平行谈话：当儿童注意某个事物或进行某项活动时，治疗师描述儿童的活动。此法可让儿童听到正确的语言输入，建立语义联结。如儿童正在吃糖，可以说"小明正在吃糖。"

（5）时间延迟：中断正在进行的交流过程，等待儿童反应。此举可促进儿童的沟通意图发展。

（6）扩展：当儿童出现自发语言时，治疗师进行语法或语义上的完善，将儿童自发的语言扩展得更接近成人语。如：儿童语"狗狗"或"狗狗房子"，治疗师扩展为"狗狗在房子里。"

（7）延伸：当儿童出现自发语言时，治疗师进行语义上的延伸。如：儿童语"狗狗房子"延伸为"狗狗走到房子去了。"或"狗狗觉得冷了。"

（8）组合与分解：对儿童的语言进行组合或分解，如对儿童语"狗狗房子"可采用不同的组合与分解方式，变成"狗狗在房子里""房子……它在房子里""在房子里……狗狗在房子里""狗狗……狗狗在房子里"等。

（9）句子重组：将儿童的语言扩展成不同形式。如儿童语"狗狗房子"变成"狗狗在房子里吗""狗狗不在房子里""狗狗不在房子里吗"。

（三）中间模式/双主体模式

这类方法介于上述两类方法的中间，也可称为"双主体"模式。治疗师事先营造出良好的交流环境，在治疗中注重发挥儿童的主观积极性，或者以儿童感兴趣的话题进行训练，或者以患者的生活经验为基础设计治疗活动，让儿童能轻松快乐地进行训练，并且保证其训练目标的泛化和迁移。

双主体模式常用的方法有：

（1）聚焦刺激法（focused stimulation）：在有意义的沟通情境下（通常都是游戏情境)，以不同的回馈方式提供多重与重复的目标语示范的语言治疗方法。其本质上是一种混合多种语言治疗方法及诱发沟通互动技巧所形成的语言治疗法。此外，聚焦刺激法亦善用交谈的互动情境，让儿童从自然的人际互动情境中，观察周遭事物及他人的示范而习得语言的内容、形式与使用。

（2）语言情境教学法（milieu teaching）：语言情境教学法是一种非结构化或低结构化的语言治疗法，治疗师利用自然情境中产生的对话，将目标语言结构或沟通行为融入互动的过程中。在这种方法中，语言介入的活动由儿童的兴趣或注意焦点决定，而对儿童沟通互动的响应就是强化物。

（3）脚本治疗法（script training）：脚本是个体对不同事件所储存、表征的一种方式。它表征某个空间/时间情境中一串串有前后顺序的行动，而这些行动或行为都是绕着一个目标组织在一起的。脚本治疗法提倡在儿童所熟悉的例行活动脚本的情境中教导目标沟通行为。训练时使用儿童熟悉的程序或脚本，但略微与平时的程序或脚本不一样，以训练儿童从熟悉的用法迁移到一种略微不同的用法中去。

三、治疗计划的制订与实施

（一）治疗计划的制订

在评估后进行治疗前，要为患儿制订详细的治疗计划，包括治疗目标的具体化、治疗模式和活动的安排，治疗频率与时间的确定、正确率的计算、提示的层级、反馈的方式、强化物的选择等。而在每一次或者每一周治疗前，治疗师还应该为患儿制订一个具体的治疗方案。

发展性语言障碍儿童的治疗计划表

1. 基本信息
姓名：　　　　　　性别：　　　　　　出生日期：
地址：　　　　　　　　　　　　　　联系方式：
计划制订日期：　　　　　　　　　　计划制订者：
2. 训练目标
长期目标：
阶段目标：
3. 训练方法
训练模式：
4. 训练强度：

发展性语言障碍儿童治疗方案

1. 基本信息
姓名：　　　　　　性别：　　　　　　出生日期：
地址：　　　　　　　　　　　　　　联系方式：
计划制订日期：　　　　　　　　　　计划制订者：
2. 训练目标
特定目标：
3. 训练方法
训练活动：
提示层级：
强化物：

1. 确定训练目标 确定长期训练目标时,应根据患儿的年龄、障碍的性质及预后、已有的干预史、与环境的交流情况以及评估中收集的数据来确定,力图让患儿获得最好的干预。短期目标应选择儿童的最近发展区,即儿童当前不具备但经过努力能具备的能力,以及最能促进沟通效果的方面。特定目标是当前就应该进行干预的内容,是语言形式、内容、使用方面的某一例子,是达到长期目标过程中的若干步骤,特定目标常选择那些儿童偶然正确使用的,或那些儿童应该要掌握却未掌握的内容。

制订治疗目标时,应遵循 SMART(specific, measurable, attainable, relevant, and time-bound)目标制订原则。

S(specific)是指治疗目标需要具体明确。如,"儿童能理解三个玩具名称"就比"儿童能理解物品名称"具体明确。

M(measurable)是指治疗目标可测量。如,"儿童可以在讲绘本的活动中产出过去时态的简单句子,正确率达到70%"就是可测量的,而"儿童可以习得过去式句子"就是不可测量的。

A(attainable)是指治疗目标有可达到性。如儿童还处于单词阶段,"儿童可以在自然对话中产出'为什么'的问句结构,正确率达到80%"就不具备在3~6个月达到的可能性。

R(relevant)是指治疗目标应该和儿童生活相关。如"儿童可以在日常生活中,可以产出'我要去××'的句式,正确率达到90%"就比"儿童可以背诵5首唐诗,正确率达到90%"更与儿童生活相关。

T(time-bound)是指治疗目标应该有时间限制。如治疗目标一般是短期的(3个月)或长期的(6个月)。

2. 确定训练方法 训练方法包括:①计划采用的训练模式,是儿童中心、治疗师中心还是双主体模式,在治疗计划中需要确定训练模式,在治疗方案中则应详细计划出具体的训练活动,包括活动步骤、计划时间、治疗师的指导语等;②提示层级,在训练中,儿童可能无法主动给出目标反应,治疗师需要给予提示,但如何提示,应制订一个提示层级,如目标为说出"要",则提示层级从多到少依次为"要"的声音+手势、手势+口型、手势、无提示;③强化物:强化物是促进儿童保持训练兴趣的一个重要事物,治疗师可通过询问家长、观察、尝试等来选择有效的强化物,强化物可能是糖果、玩具等实物,也可能是口头表扬、小贴纸等社会强化物,还可能是儿童的异常行为(如儿童很想跑出治疗室,治疗师可以在他出现目标反应后允许他出去一会儿。)具体示例见"发展性语言障碍儿童单次治疗特定目标之一的具体方案(示例)"。

3. 确定训练强度 总的来说,持续几周或数月的每天进行的、强化的训练比每周2~3次,每次30~40min,持续1年的训练效果更好。因此,应在可能的情况下,采用高强度的训练。

(二)治疗计划的实施与监控调整

1. 训练技巧 除上述在以儿童为中心的训练模式时需掌握的训练技巧外,在进行语言训练及提供机会让儿童发展语言时,治疗师、家长、教师等还可使用下列技巧。

发展性语言障碍儿童单次治疗特定目标之一的具体方案（示例）

> 1. 基本信息
> 姓名：<u>宝宝（化名）</u>　性别：<u>　男　</u>　出生日期：<u>2014.1.1</u>
> 地址：<u>××××××××××</u>　联系方式：<u>××××××</u>
> 计划制订日期：<u>2016.7.1</u>　计划制订者：<u>×××</u>
> 2. 训练目标
> 特定目标：<u>儿童在有手势提示的情况下产出"要**"句式来提出要求，准确率达到70%。</u>
> 3. 训练方法
> 训练活动：<u>治疗师中心模式：演示。</u>
> <u>①环境准备：诱导物：在治疗室里显眼的位置放置宝宝喜欢的物品：拼图、积木、小球。搭档：宝宝妈妈。</u>
> <u>②训练步骤（预计）：拼图、积木、小球活动，根据儿童的兴趣和儿童对"要"的概念的理解灵活使用三个活动。</u>
> <u>宝宝和妈妈来到治疗室，治疗师教妈妈和"要"对应的手势提示。宝宝看到拼图，用手指拼图或发出"嗯嗯，图图"的声音。治疗师问妈妈，"你要什么？"妈妈一边说："要拼图。"一边配"要"的手势提示。治疗师说："好的，给你！"将拼图给妈妈。妈妈开始玩拼图。治疗师一边说："要拼图。"一边配手势提示。妈妈："好的，给你！"将拼图给治疗师。宝宝继续表示想要"图图"。治疗师拿起一块拼图，说"要图图"等待宝宝的反应，根据宝宝的反应调整相应的提示层级。</u>
> 提示层级：<u>示范+手势→示范→手势→无提示</u>
> 强化物：<u>自然强化物：拼图、积木、小球。社会强化物：用兴奋夸张的语气说"好的，要图图！"</u>

（1）示范：最常用的一种训练技巧，当让儿童学习新内容时，通常会采用示范的方式，即语言治疗师或另一个搭档说出目标语言，要求儿童仔细听。多次示范后，创造情景让儿童自发性使用。如治疗师用图示范"被"的用法，先示范"苹果被妈妈吃掉了""苹果被妹妹吃掉了"，然后拿出哥哥吃苹果的图片，对儿童说："看，苹果怎么了"，诱导儿童说出"苹果被哥哥吃掉了"。

（2）调整语言信号：作为一名合格的言语语言康复师，其语言应该是训练有素的。治疗师应根据儿童的状况对自身的语言进行调整，以促进干预。要注意的有以下几方面：

1）语速：治疗师要保持恰当的语速，针对儿童一般来讲要降低语速，以保证其理解。

2）重复：在训练一个目标的初期，目标语言需要不断重复，不要经常变化。一些治疗师及家长常不断变化询问方式，如问"你想要去外面玩吗"，如果儿童没能及时反应，再次询问时则变成了"你想不想去外面玩"，第三次可能变成"我们去外面玩，好不好"，当儿童无反应时，正确的做法是重复相同的询问，并耐心等待，而不是不断变化，增加其理解的负担。

3）在韵律、词序上突出目标词：在训练时，可通过将目标词读得更重（音zhong）来强调，或将目标词放在句首或句尾来吸引儿童的注意力。

4）控制语言的复杂度：要根据儿童的情况控制语言的复杂度，保证儿童能理解或努力后能模仿。这些语句通常为语法上正确，语义较为简单的句子。

5）能促进恰当的语用反应：直接让儿童"说完整的句子"不可取，应使用恰当的引导语让个案自然回答出完整的句子，如"小狗在奔跑，女孩在奔跑，男孩呢"。

2. 治疗记录　在训练过程中，需要对儿童的表现做一些记录，治疗师自己可以根据治疗方案设计一些记录表格。另外，每次治疗结束后治疗师还应该做一个简短的 SOAP 记录。

（1）治疗记录表：此记录表通常由治疗师自行设计并提前准备好。需要记录的内容常包括治疗特定目标的完成情况、不同提示层级时儿童的反应等。记录次数可采用"正"字法计数。治疗师可以自己记录，也可由助手记录。

（2）SOAP 治疗记录：SOAP 是一种用来记录和分析个案在治疗中的表现和特定数据的一种记录形式。它简要记录四个方面的情况。主观表现（subjective）包括个案的身体状况、情绪心理状况、主观意愿等；客观指标（objective）可从治疗记录表中获得，主要包括完成目标的次数及比例，还可包括其他一些重要内容，如所使用的词汇、语句情况等；简要评价（assessment）：根据前两方面情况对个案做的一个；后续治疗计划（plan）：是继续原有计划，还是需要进行调整。

SOAP 治疗记录表（以上文的宝宝治疗方案为示例）

> S：宝宝的精神状态很好，到治疗室后主动与治疗师打招呼。治疗过程中注意力较集中
> O：在有手势提示的情况下完成目标句式"要 ××"5/10。在有手势和示范提示的情况下完成目标 8/10，并可灵活替换三个熟悉的物品，"图图""球球""积木"
> A：儿童对"要"的概念的理解很好；他对单独手势提示的反应比单独示范提示的反应要好
> P：继续在不同自然情景中逐渐减少提示的情况下进行"要 ××"句式的训练

3. 治疗效果监控与调整　根据循证实践的要求，在治疗过程中，应该对治疗效果及时进行监控。可以根据治疗记录，及时监控每一次治疗的效果；也可以定期对个案进行评估，如 1 个月、3 个月、半年等，也可以采用单一被试研究方法等，来科学客观地对治疗效果进行监控。

（三）治疗的终止

什么时候治疗应该结束呢？美国 ASHA 协会给出的治疗终止的标准为：

1. 可以基本正常地与人沟通了。
2. 所有的治疗目标都已经达到。
3. 个案的沟通状况与同年龄、性别、文化背景的同伴相似。
4. 个案的言语或语言能力不再影响其社会的、情感的和教育的发展。
5. 个案在各种环境下能与不同的人使用其 AAC 系统进行积极的沟通交流。
6. 个案已经获得其期望的沟通能力。

只要满足上述 6 个方面的任何一个方面，治疗就可以结束了。当然有时治疗继续与否可能还受到家庭康复意愿、经济情况及其他客观现实的限制影响，这都需要治疗师与家长进行沟通，从而为个案做出最好的决定。

（金　星　刘雪曼）

第五节 辅助沟通系统的应用

一、辅助沟通系统简介

辅助沟通系统（augmentative and alternative communication，AAC）可看作是任何可补偿、改善或替代自然言语表达和书写表达的方法，依据用户情况的不同，可以是永久性或暂时性的。AAC 的目的是为有沟通障碍的人们寻求一切改善沟通能力的方法及工具。依据 2005 年美国听力言语学会（American Speech and Hearing Association，ASHA）修正的定义，AAC 是一种为严重的沟通障碍者在活动参与方面提供补偿的方式，其内容包括非口语和书写的沟通模式，这些沟通障碍者可能因暂时性或永久性的损伤而导致在言语表达和语言理解方面出现严重障碍，并进一步受到活动和参与的限制。AAC 包括四个基本元素：沟通符号、沟通辅具、沟通技术和沟通策略。

（一）沟通符号

沟通符号是指利用视觉、听觉、触觉等抽象符号来表达概念，包括辅助性和非辅助性两种。辅助性沟通符号是指利用身体以外的物品，来协助并完成沟通，如实物、模型、相片、线条图、文字或点字等。非辅助性沟通符号是指不需要透过任何对象，只靠自己身体的一部分来沟通，如通过肢体动作、脸部表情、眼神、自然手势或手语等来传递信息。

（二）沟通辅具

一般来说，AAC 辅具以传递信息的方式分成无辅助（unaided）和有辅助（aided）两类。无辅助是指不用任何身体之外的其他工具帮助表达，如利用手势、手语或脸部表情来传递信息；相对于无辅助，有辅助是利用额外的辅助工具来传递信息。有辅助的 AAC 以科技含量高低又分为低科技（low-tech）、轻科技（light-tech）、高科技（high-tech）三类。

（1）低科技沟通辅具：可看作是不需用电的沟通辅具，如图片、沟通簿、拼音板（字母板）、字卡或文字板、简易头杖等。此类辅具通常价格便宜，容易获取，也可在 AAC 治疗师的指导下手工制作，并在制作时结合个案的需求，利用各种废弃材料制作，是一类非常实用的辅具类型。

（2）轻科技沟通辅具：包含一些不需要用电的简易电子沟通板、激光笔、可发声的开关按钮等。

（3）高科技沟通辅具：又分为非专用（non-dedicatcd）AAC 系统和 AAC 专用系统（dedicaled），非专用 AAC 沟通系统是利用一般计算机系统安装 AAC 沟通软件来使用，AAC 专用系统则是专门为 AAC 所设计，专用系统通常会附加一些计算机功能或是环绕控制功能（environmental control unit，ECU）。

（三）沟通技术

沟通技术是一种信息传递的方式，依其特性可分为直接选择和扫描选择两种。直接选择是使用者通过自己的声音、手、脚、眼睛或身体其他部位，直接控制和选择沟通辅具上的选项。例如有肢体障碍的人士也可以通过有护框的普通键盘、替代性的键盘、特殊开关或头杖等方式来选取。扫描选择是一种间接选择的方式,是使用者借由灯光或声音的移动,再搭配特殊开关来选取想要的选项。

(四)沟通策略

沟通策略是指将沟通符号、沟通辅具、沟通技术,整合成一个沟通介入方案,用来协助重度沟通障碍者能更有效地完成沟通功能。因此,沟通策略必须先详细评估使用者的需求,再由专业人员讨论整合后,设计出 AAC 的训练方案,借此发展或增强个案的沟通能力,提升沟通效能。

二、辅助沟通系统在发展性语言障碍中的应用

AAC 在语言障碍中的应用越来越广。对发展性语言障碍来说,AAC 不仅是一种交流替代工具,还是一种语言发展促进工具,国外有大量的研究表明使用 AAC 可以促进语言能力的发展。当然,AAC 的成功应用也涉及一整套复杂的评估及训练技术,在临床应用中需要谨慎使用。

(金 星)

学习小结

本章对发展性语言障碍的定义和分类、发病率、病因等进行了介绍。在对发展性语言障碍进行评估和治疗时,要遵循循证实践的原则,并注意 ICF 理念的应用。在对其进行评估时,要采用跨学科的临床实践模式,对其进行综合评估。具体的评估流程包括评估前的准备、制订评估计划、评估实施和整合分析评估数据等四个步骤。发展性语言障碍的治疗模式包括儿童中心、治疗师中心和中间的方法,各种模式各有其优缺点,在具体实施治疗时,要为个案选择合适的治疗模式,制订合适的治疗计划,并很好地实施。最后,辅助沟通系统在发展性语言障碍儿童中的应用也应得到重视。

扫一扫,测一测

第六章 前语言沟通能力的评估与治疗

学习目标

- 熟悉前语言沟通能力评估的内容和方法；沟通动机、共同注意、模仿技能的治疗方法。
- 掌握前语言沟通能力的定义；沟通动机、共同注意、模仿技能的治疗目标和内容。

前语言沟通能力（prelinguistic communication ability）是指前语言期儿童的沟通能力，主要指儿童能够协调对人和环境的注意，恰当回应外界刺激，并利用眼神、表情、手势动作等非口语形式发起沟通、表达需求的能力。

有沟通动机的儿童愿意接收和回应外界传来的信息或希望向他人发出信息；拥有共同注意的儿童能够与他人一道共同关注和回应周围环境及他人的活动；拥有模仿能力的儿童通过观察，能够有意识地模仿他人的身体活动、姿势、表情、声音等，从他人身上习得一些常用的日常沟通能力和沟通技巧。

由此可知，前语言沟通能力的缺乏将严重影响到儿童后续的语言学习。因此，开展针对语言障碍儿童的干预，应首先进行前语言沟通能力的评估与训练，从而为后续的言语语言训练奠定基础。

第一节 前语言沟通能力的评估

前语言沟通能力阶段是所有儿童正式掌握语言之前必经的重要阶段，与正常儿童相比，更多特殊儿童在习得语言之前都表现出前语言沟通能力不足的情况。语言障碍儿童在这一方面的情况尤为凸显，他们更多表现为对周围的人和环境缺乏必要的兴趣；缺乏有效回应他人对事物关注的邀请以及主动引发他人共同关注到自己感兴趣事物上的能力；不能够有效模仿他人的动作、声音、表情等。

一、评估内容

前语言沟通能力的评估主要围绕沟通动机、共同注意和模仿技能这三方面展开。沟通动机是指主动期望与周围的人和环境建立联系，进行交流的意愿，包括社会性和非社会性沟通动机两类。共同注意（joint attention）是指个体借助手势、眼睛朝向、语言等方式发起或回应信息，以便与他人共同关注某一事物，即与沟通对象产生共同的关注，并分享社交信息。共同注意分为"回应式共同注意"和"主动发起式共同注意"。模仿是指个体观察到另一个人的行为时，自愿以对方为榜样所产生的相似或相同的行为。模仿行为包括动作模仿、声音模仿、表情模仿，依据模仿动作的数量，又分为一步模仿、多步模仿等。

前语言沟通技能在儿童语言沟通发展过程中至关重要，准确评估出儿童前语言沟通技能的发展现状有助于后期的干预和治疗。评估的目的是了解儿童是否存在沟通的动机，沟通动机的强弱，以及沟通动机的类型；了解儿童是否存在共同注意，共同注意的发展程度，以及共同注意的类型；了解儿童是否存在模仿技能，模仿技能的发展程度，以及模仿技能的类型。

二、评估方法

前语言沟通技能的评估常采用自然情境观察法和测验法。

1. 自然情境观察法 自然情境观察法是指在不加任何控制的条件下观察自然情境下被试的行为表现，强调对自发性沟通行为的搜集与分析。自然观察法的最大优点是在前语言沟通技能评估过程中能揭示儿童前语言沟通技能在日常生活中的真实表现。

2. 测验法 测验法是指通过标准化的测试工具和测试程序来研究被试心理与教育活动规律的一种方法，即用一套标准化题目，按规定程序，通过测量的方法来收集数据资料，发现测试对象与同龄群体的差异。

（一）沟通动机的评估

自然情境观察和测验法均可用于沟通动机的评估。在使用自然情景观察法的评估中，研究者常根据儿童的喜好，人为创造一些需要沟通的场景，然后观察儿童是否表现出能够折射沟通动机的行为。例如，将儿童喜爱的糖果或玩具放在儿童无法取得的桌子上，有意让儿童看见，观察在此情境下儿童是否表现出发出声音、用手指、用手拉家长等行为。若表现出上述行为，则表明该儿童有沟通的动机；若缺乏上述行为，则表明该儿童沟通动机不足。

在使用测验法进行的评估中，研究者常在儿童活动过程中，突然给出一些新异刺激，观察并记录在此新异刺激下儿童的行为表现。例如，在儿童进行一个简单任务的过程中，突然展示一个闪光的玩具球，观察儿童是否表现出沟通的倾向，如伸手来拿、目光一直盯着玩具球、主动说"我要……"等。若表现出上述行为，则表明该儿童有沟通的动机；若缺乏上述行为，则表明该儿童沟通动机不足。

（二）共同注意的评估

共同注意的评估包括回应式的共同注意和发起式的共同注意。一般首先评估回应式的共同注意，常使用测验法进行。例如，在儿童活动过程中，评估者突然发出"咦"的声音，同时用手指指向评估教室的一角，观察儿童的目光是否会跟随评估师手指的指向。若表现出上述行为，则表明该儿童有共同注意的能力；若缺乏上述行为，则表明该儿童回应式共同注意能力不足。

发起式共同注意主要通过自然情境观察完成。例如，观察日常生活中，儿童玩自己感兴趣的玩具时，是否表现出主动吸引他人关注的行为。如会将自己喜爱的玩具拿起来向他人展示或用口语说"你看!"等。若表现出上述行为,则表明该儿童有发起式共同注意的能力;若缺乏上述行为,则表明该儿童发起式共同注意能力不足。

(三) 模仿技能的评估

模仿技能是儿童学习语言的重要基础和前提,可使用自然情景观察法和测验法进行评估。模仿技能的评估通常包括动作模仿、声音模仿、表情模仿等内容。

进行动作模仿能力评估时,评估者可在儿童面前,对儿童说:"这样做",然后徒手示范或使用玩具做一个示范动作,然后将该玩具放到儿童利手边,对儿童说:"轮到你了"。观察儿童在20s内能否做出相同的动作。若表现出上述行为,则表明该儿童有动作模仿的能力;若缺乏上述行为,则表明该儿童动作模仿的能力不足。

声音模仿的评估可通过测验法和观察法完成。例如,评估者拿着玩具车发出"嘀嘀"声或拿着小鸭发出"嘎嘎"声,观察儿童是否也会自然跟着发出类似的声音。若表现出上述行为,则表明该儿童有声音模仿的能力;若缺乏上述行为,则表明该儿童声音模仿能力不足。

表情模仿能力的评估时,评估者可在儿童面前示范"哭"、"笑"、"害羞"等表情让儿童模仿。具体流程可参照动作模仿能力进行。

(刘巧云)

第二节 前语言沟通能力的治疗

前语言沟通能力的内容包括沟通动机、共同注意和模仿技能等,三者关系紧密且环环相扣,有助于儿童快速习得语言、社交等更高级的沟通技能。因此,前语言沟通能力的治疗也主要围绕沟通动机、共同注意和模仿技能三方面展开。

一、治疗目标

前语言沟通能力治疗的目的在于帮助前语言期的特殊儿童掌握语言学习的必要技能,建立初步的社交沟通模式,为儿童进一步发展语言能力奠定基础。

(一) 沟通动机的治疗目标

沟通动机是建立沟通或维系社会关系的前提。特殊儿童由于自身的障碍,往往对周围的人和环境缺乏兴趣。因此,沟通动机诱发治疗的目标在于帮助语言障碍儿童与周围的人与环境建立联系,产生与人沟通的意愿。

(二) 共同注意的治疗目标

共同注意是婴幼儿期沟通与社交发展的核心要素,"回应式共同注意"能够促进其语言理解能力发展,"发起式共同注意"则能促进婴幼儿语言表达能力的提高。特殊儿童由于自身的障碍,往往存在共同注意的缺陷,不能够有效地回应和发起人际之间的互动,影响了儿童语言和社交互动的发展。因此,共同注意的治疗目的在于帮助语言障碍儿童在沟通过程中,能够借助手势、眼睛朝向、语言等与他人共同关注某一事件或物体,以准确地知觉和理解他人的行为,并主动与他人展开社交沟通。

(三) 模仿技能的治疗目标

模仿是个体学习其他技能的重要基础。特殊儿童由于自身的障碍,往往存在模仿能力发展的滞后,不能够有效地模仿他人的姿态动作、言语语言、社会交往等。模仿能力的长期缺乏妨碍了儿童学习机会的获得,阻碍了儿童社交沟通能力的发展。因此,模仿技能的治疗目的在于帮助语言障碍儿童通过观察他人的示范,进而模仿他人的动作和声音,以学习新的技能。

二、治疗内容

(一)沟通动机的治疗内容

个体行为都是在解决"匮乏"和逃避"痛苦"的动力驱使下完成,目的在于获得"快乐"。个体通过沟通能够实现行为的目的,这就构成了儿童开展沟通的重要动机。

当人们极想得到一样东西而又无法获得或缺乏这样东西时,这样东西就具有了匮乏性动力因的性质。儿童处于前语言沟通技能阶段时,常见的具有匮乏性动力因性质的东西有:食物、水、睡眠、活动等。例如,一名孤独症儿童本不愿意说话,但是他特别喜欢玩皮球,已经很长时间没有玩皮球且没有参与其他活动的情况下,出于对玩球的渴望,他就可能对拿着皮球的老师说"我要皮球"之类的话,老师以皮球作为奖励,就更容易诱发出儿童的语言沟通。

当人们难以忍受一样东西却又无法摆脱这种东西困扰的时候,这种东西就具有痛苦性动力因的性质。儿童处于前语言沟通技能阶段时,常见的具有痛苦性动力因性质的东西有:身体的痛苦(如饥饿、疼痛、奇痒)、环境刺激带来的痛苦、超出能力范围的学习和任务痛苦等。例如,当一名孤独症儿童由于听觉超敏而无法忍受活动场所的声音刺激时,老师一边说"离开"这个词,一边带他离开了这个场所,听觉超敏的痛苦得到缓解,下次在类似的场合中,就会更多地诱发出该儿童说出"离开"这个词。

基于上述缘由,语言障碍儿童沟通动机的治疗主要围绕三个方面展开。

(1)进行儿童强化物信息的收集,找出儿童喜爱和厌恶的事物。

(2)进行强化物的偏好评估,将强化物按照儿童偏好程度进行分级,以便根据儿童能力水平和教学需要选择恰当的刺激物。

(3)在康复训练中,使用恰当的强化物进行沟通动机的诱发。

(二)共同注意的治疗内容

共同注意是儿童语言发展和社会能力发展的重要基础,共同注意的训练目的在于帮助语言障碍儿童在沟通过程中,能够借助手势、目光朝向、语言等与他人共同关注某一事件或物体,以准确地感知和理解他人的行为,并主动与他人展开社交沟通。

共同注意的训练内容包括四个阶段:视线接触、视线跟随、视线指示和视线展示。这四个阶段的训练内容各有侧重。

(1)视线接触阶段主要训练儿童有意识地与互动对象维持一定时间的眼神接触,使儿童从对物品的注视逐渐过渡到与人的眼神接触。

(2)视线跟随阶段主要训练儿童主动跟随他人的视线朝向,与他人一起关注同一个事物的能力。同样,采取逐渐过渡的方式,令儿童从跟随物品移动,再到跟随手势,最终达到跟随他人视线的目的。

（3）视线指示阶段主要训练儿童作为主导者，通过视线来指向自己感兴趣的物品，以获得想要的物品。这一阶段将共同注意训练与其功能相结合，引导儿童从使用手势到运用视线来发起共同注意。

（4）视线展示阶段则主要训练儿童通过视线转移引导他人关注自己感兴趣的事物，以达到分享的目的。

（三）模仿技能的治疗内容

模仿技能的训练目的在于帮助语言障碍儿童通过观察他人的示范，进而模仿他人的动作和声音，以促进新技能的习得。模仿技能的训练包括三个阶段，分别是察觉他人的行动、观察他人的行动和跟随他人的行动。

首先通过环境的变化，让儿童意识到环境的变化，然后通过各种形式的示范，使儿童对模仿对象和目标行为进行观察，对目标行为建立初步的印象，最后达到能模仿他人行动的目标。模仿的目标行为可以先从驭物动作、粗大动作入手，再进行口面部动作的模仿。目标行为的难度可以从一步动作逐渐过渡到两步、三步动作。示范之后，进入儿童模仿阶段，令儿童对目标行为进行模仿。当儿童基本掌握模仿技能后，在日常生活学习中应进行该技能的泛化训练，引导儿童将模仿技能运用到学习其他新的技能上。

三、治疗方法

（一）沟通动机的激发方法

1. 强化物信息收集 强化物信息收集是指找出儿童喜欢或厌恶的食物、玩具、活动、声音等事物。为了最大限度地激发儿童的沟通动机，调查并收集儿童的强化物是非常重要的。可通过对家长和治疗师进行调查访谈并填写强化物调查表，以及对儿童日常生活进行观察等方式收集信息。在采集强化物信息的过程中要注意关注玩具的使用方式以得到准确的信息，例如治疗师通过家长访谈得知儿童喜欢积木，但通过观察可能发现儿童实际喜欢的是将积木扔到地上的声音。

2. 强化物偏好评估 强化物偏好评估是指根据儿童的喜好程度，将收集到的强化物进行分级。可以通过两种方式进行偏好评估：第一种是以时间为基础的偏好评估；第二种是以配对为基础的偏好评估。

以时间为基础的偏好评估是指以儿童玩或用某个强化物的时间为主要依据。以评估玩具偏好为例，治疗师可以将儿童喜爱的 10 个玩具放置在房间一个区域内，给儿童自由选择的游戏机会，每 10s 记录一次儿童正在玩的物品和玩的方式。通过 5min 的评估记录，计算每个时间点儿童选择的玩具，按照次数由高到低排列，以此得到喜好程度由高到低的强化物偏好列表。

如果对食物和饮料等消耗性强化物进行偏好评估，则使用以配对为基础的偏好评估更佳。以评估食物偏好为例，治疗师可以在收集到的强化物列表中选择 6 个儿童喜爱的食物，两个为一组依次摆放在儿童面前，允许儿童从两个食物中选择一样，同时记录儿童的选择。若儿童不做选择，则将这一组食物移走，随机在下一回合中出现。每个物品均被呈现 10 次，用物品被选择的次数除以 10 得到其被选择的比例。根据 6 个食物被选择的比例得到食物类强化物偏好顺序。由于儿童的偏好会随着时间发生改变,当发现儿童动机逐渐降低时,可再次进行偏好评估以保证训练时使用的强化物有效。

3. 沟通动机的激发 沟通动机激发的实施初期,康复师可以选择高偏好程度的强化物,以便迅速地激发儿童兴趣;随着儿童能力的提高,可以逐渐使用较低偏好程度的强化物或采取延时强化的策略。在实际训练中,康复师可以在活动中使用一些诱发沟通动机的技巧,为儿童创造主动沟通的机会。

(1)增加新鲜事物:在日常生活中增加新颖的事物吸引儿童。例如,康复师可以故意在儿童面前吃其喜欢的食物;或把布偶藏在桌子下,然后叩打桌子,并把布偶拿出来与儿童打招呼,反复重复该活动。

(2)制造障碍:在儿童获得强化物之前故意制造障碍,"迫使"儿童主动向他人寻求帮助。例如,康复师可以在儿童面前吹完一次泡泡后,把盖子紧紧拧好并交给儿童;或把儿童喜爱的食物放在透明瓶内,并放在儿童面前。

(3)故意停顿:在与儿童进行其感兴趣的活动时,当儿童体验乐趣后故意停顿以诱导儿童主动沟通。例如,康复师可以与儿童玩连续击掌游戏,当儿童表现出喜悦时立即停止并等待儿童反应;或与儿童拼拼图时,康复师连续递几块拼图后突然停止并等待儿童发起要求。

(4)给予错误的物品:利用儿童不喜爱的物品或活动诱发儿童主动表达"拒绝"等沟通意图。例如,康复师可以给儿童不喜爱的食物或玩具;或与儿童玩传球游戏,数次后把球换成别的东西。

在激发儿童沟通动机的过程中,康复师需要注意两点,①只要儿童做出了任何和目标相关的反应,如通过眼神、手势、声音等形式表现出沟通意图,就要立即予以强化,以避免儿童因主动沟通失败而降低沟通意愿。②当康复师进行更高能力的训练时,要注意循序渐进地提升训练难度,例如可以在新内容中穿插儿童较易完成的简单内容,以保持学习动机,更好地学习新的技能。

(二)共同注意的治疗方法

共同注意训练的前提是儿童具备一定的沟通动机。如前文所述,共同注意的治疗主要经过四个阶段(图6-2-1)。各阶段的训练方法如下:

1. 视线接触阶段 视线接触是指在互动过程中,儿童能有意识与互动对象维持一定时间的眼神接触。视线接触训练的目的是培养儿童在沟通过程中能有意识地关注他人的眼神,该过程遵循由易到难的规律可以分为两个步骤:第一个步骤是注视感兴趣的物品。当训练过程中出现新的物品时,儿童能察觉并望向新物品。这要求儿童在进行当下活动时

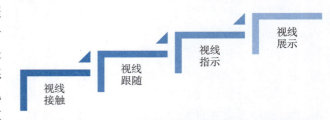

图 6-2-1 共同注意训练的参考训练范式与实施框架

能完成注意的转移;第二个步骤是与他人建立视线接触。当叫儿童名字或与儿童对话及互动时,儿童能与人建立视线接触并维持一段时间。

在实际治疗中,根据视线接触训练的步骤,首先可以将儿童感兴趣的物品(如

饼干、小汽车等)在其面前进行展示,询问儿童是否想要,吸引儿童的注意。当儿童看向物品时则立即给予强化。物品的放置由近到远,逐渐增加距离。一旦儿童能较为容易地将注意力转移到新物品上时,则通过将物品拿至与眼睛齐高的水平,使儿童与治疗师建立视线接触。最后逐步撤除实物的视觉刺激,使儿童在叫其名字或谈话中能有意识地望向治疗师,建立视线接触。在整个训练过程中,治疗师要注意及时给予强化,包括非社会性强化(饼干、小汽车等)和社会性强化(赞扬、微笑、鼓掌等)。

2. 视线跟随阶段 视线跟随是指在互动中,儿童能主动跟随他人的视线朝向,与他人一起关注同一个事物。视线跟随训练的目的是使儿童通过追随他人的视线,能够在他人和物品之间进行视线转换。该过程由易到难可以分为三个步骤。第一个步骤是跟随物品的转移。儿童看向物品后,视线能够跟随该物品的移动而移动。第二个步骤跟随他人的手势。在互动中,儿童看向沟通对象后,视线能跟随对方的手势方向看向目标事物;第三个步骤是跟随他人的视线。在与沟通对象建立视线接触后,儿童的视线能随对方的视线移动而移动,两人最终看向同一个事物。在这一环节中,儿童通过跟随他人的手势和视线,逐渐学习了解沟通对象的意图,为下一步语言训练奠定了基础。

在实际治疗中,康复师可以首先利用儿童感兴趣的物品,如肥皂泡吸引儿童注意,待儿童看向肥皂泡棒后,将肥皂泡棒由左向右缓慢移动,若儿童视线跟随肥皂泡棒移动,则立即吹泡泡给予奖赏强化。在儿童能较熟练地完成上述类似活动,且视线跟随能保持一定时间后,提升难度进入视线跟随手势的训练。在训练时,康复师事先将玩具等强化物放在儿童视野内但够不到的地方,然后通过口语刺激,如叫名字、"看!"等吸引儿童注意,使用手指指向的方式引导儿童望向强化物的方向。如果儿童能够跟随手势方向,则立即把强化物奖励给儿童。当儿童在这一环节中能维持一定时间的视线跟随后,逐渐撤除手势提示,进入跟随视线的训练。康复师首先吸引儿童注意,然后仅通过视线转动的形式引导儿童看向周围的强化物。刚开始训练时可以配合转头和口语提示(如"看这里!")等帮助儿童练习跟随他人视线。视线接触阶段与视线跟随阶段都是回应式共同注意的训练,具备这两个阶段的基础能够更好地促进儿童发起式共同注意能力的发展。

3. 视线指示阶段 视线指示是指儿童通过自己的视线来向他人宣告自己感兴趣的物品。在这一阶段中,儿童通过视线指示来表达需求,属于工具性的共同注意。视线指示训练的目的是将共同注意与其功能相联系,引导儿童开始自主地发起共同注意。该过程由易到难可以分为两个步骤。第一个步骤是使用手指发起指示。在活动中,儿童能够用手指指点的形式吸引他人注意并看向所指物品,以获得强化物。第二个步骤是使用视线发起指示。儿童能在互动过程中主动使用眼神指示的形式,以向他人表达自己的物质需求。

在实际共同注意的康复训练中,强化物的选择以非社会性强化物(如有形的物品:玩具、食物等)为主。在手指指示训练中,康复师可先将强化物放置在儿童视线可及但够不到的地方,如果儿童表现出手指指点的行为,则立即给予赞扬和实物强化。若儿童无反应或表现出完成困难,根据儿童情况,康复师可以选择使用恰当的辅助方式,如口头提示"你想要什么?用手指一指!"、躯体辅助等帮助儿童;或通过示范手指指点行为,让儿童进行模仿。随着儿童能力的提升,逐渐撤除提示、降低辅助等级。当儿童习得指点行为后,进入视线指示的康复。此环节与上一步相类似,但要求儿童通过眼神转移来指向所需求的物品。

4. 视线展示阶段　视线展示是指儿童通过视线转移发起的,以分享信息为目的的共同注意,旨在与他人共享体验和兴趣,属于交流性的共同注意。视线展示训练的目的是使儿童在互动中能够主动运用视线转移展示信息(如有趣的玩具),表达自己的心理情绪体验,与他人进行分享。训练中选择的强化物从上一阶段的非社会性强化物过渡到社会性强化物,如社会性关注、微笑、赞扬、鼓掌等,以激发儿童主动进行社交沟通的内在动机,从而提高其共同注意能力。该过程由易到难可以分为两个步骤。第一个步骤是运用手势发起展示。儿童能够通过手指指点的形式来吸引注意以分享信息。第二个步骤是运用视线发起展示。儿童能通过视线转移的方式引导他人关注自己感兴趣的事物,以达到分享的目的。

在进行手势展示训练时,首先将一些儿童可能会注意、谈论和分享的新颖有趣的物品放置在治疗室中。由康复师示范使用手势展示的行为,例如假装在游戏中发现了新的玩法,指着玩具并发出惊叹声"哇!",吸引儿童关注后立即与他分享新玩法。数次示范后,让儿童进行游戏并观察其反应。如果儿童在游戏过程中表现出了手指展示的行为,则立即给予社会性强化。若儿童无反应或表现出困难,康复师可以使用口语(如"你在玩什么呀?")或动作提示对儿童进行引导。当儿童能多次表现出稳定的手势展示行为后,将手指和目光接触相匹配,进行视线展示的训练。训练过程与第一个步骤相类似,但应逐渐撤除手指指点行为,同时对儿童运用视线来展示的行为进行强化。

(三)模仿技能的治疗方法

模仿技能是儿童学会使用语言或非语言表达方式实现沟通动机的重要基础。前语言阶段模仿的主要内容包括驭物动作、粗大动作、口面部的精细动作和声音等。驭物动作指有物体参与的动作,比如拿笔写字的动作。由于在驭物动作模仿中儿童能够立即体验到行动产生的效果,因而儿童愿意模仿,且容易取得进步。第二类模仿的动作是粗大动作。典型的粗大动作有挥手、抱头、弯腰、拍肩等。这类动作同样可以结合儿童的竞争意识,激发儿童学习的动机。例如,比一比,看谁弯腰快。第三类动作是口部及面部动作。典型的动作有伸舌、舔一舔、张嘴、圆唇、展唇、哭、笑、惊讶等。对一些语言障碍儿童来说这类动作比较困难,但是对于声音模仿及社会交往类动作模仿而言,这是非常重要的基础。第四类是声音模仿。声音模仿是教儿童说话过程中非常重要的技能,也是最难的技能之一。训练可以在孩子进行游戏时添加一些声音的示范,例如孩子正在玩小汽车,我们便可以发出"嘀嘀嘀"的声音进行示范。此时声音的模仿可不要求清晰度,重点在于诱导儿童发出更多、更丰富的声音(图 6-2-2)。

模仿技能的训练方法首先是要让儿

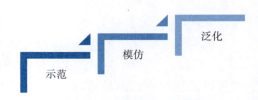

图 6-2-2　模仿能力训练思路

童能察觉他人的行动,这可以与沟通动机的激发结合起来进行训练。例如,可以在玩吹泡泡的过程中让儿童注意到吹泡泡的游戏好玩。然后,让儿童观察治疗师吹泡泡的过程,让儿童明白通过轻轻地吹一口气,就能产生泡泡,之后,让儿童自己去尝试吹泡泡的动作。最后泛化到模仿吹不同东西的活动中。

在诱导儿童察觉他人的行动时,首先应注意开始时训练的内容应能选择比较好的强化物诱发儿童的兴趣。如果儿童缺乏关注的兴趣,仅通过辅助让儿童完成动作,是难以实现模仿训练的目标的。

在让儿童观察他人行动时,康复师应有明确的示范。不同示范媒介和示范视角对儿童的模范的影响是不同的。示范媒介包括视频、图片、现场操作示范法等。示范的角度还包括第一视角(与儿童同一视角)和第三视角(与儿童相对的视角)。此外,示范的速度、是否在示范的同时提供言语指导等,都将影响示范的效果。由于语言障碍儿童的认知和行为能力有限,这就需要示范者分步骤示范、对目标行为的关键部分进行重复示范以及在示范过程中用简洁明了且儿童能理解的语言向学习者恰当的描述所示范的行为。

当儿童明确观察好康复师或他人的示范后,就会开始跟随他人的行为。跟随既可能是即时跟随他人的行为,即即时模仿,也可能是过几个小时甚至几天后出现模仿,即延迟模仿。当儿童表现出即时模仿后,康复师或家长需要立即结合儿童的偏好进行强化。部分语言障碍儿童可能会表现出延迟模仿。例如,康复师在医院里给儿童示范了"鼓掌"这一动作,儿童现场没有反应,康复师应告诉家长相关训练内容和儿童表现,请家长回家观察并训练相关行为。但回家后,在家长还没有示范或提醒的情况下,儿童却自己做出了"鼓掌"的动作。此时,家长应及时强化。当模仿技能初步建立后,还需要结合日常生活进行泛化。泛化的基本要求是能够在不同环境、不同人、不同材料的刺激下都能表现出目标行为。例如,儿童经过训练能够打开自己家里的门,到学校后也能够打开教室的门。泛化的更高要求是反应的泛化,例如儿童在学会了开家里的门之后,不需要特别训练就能开汽车的门。

模仿技能训练的过程是循序渐进的,在训练中,我们不仅要求儿童能将每一个动作能更准确地模仿到位,还希望通过模仿训练,能让儿童更好地练习观察他人的行为,自发地模仿他人的行为,甚至能发出动作让他人模仿,最终提升其学习能力。

(刘巧云)

学习小结

本章对前语言沟通技能的评估和治疗进行了简要的介绍,包括前语言沟通技能评估的内容和方法,前语言沟通技能治疗的目标、内容和方法等方面的内容。

扫一扫,测一测

第七章 语音障碍的评估与治疗

学习目标

- 了解语音样本分析。
- 熟悉语音障碍儿童的分类系统、鉴别诊断系统及心理语言学框架;以语言为基础的治疗方法。
- 掌握语音障碍的评估内容、选择语言评估工具的原则;语音障碍治疗的基本原则及阶段,以动作为基础的治疗内容及方法。

语音障碍是造成儿童早期交流障碍的常见病因之一,具体又可分为不同的障碍类型,本章将重点阐述儿童语音障碍的分类、评估和治疗。

第一节 语音障碍的分类

语音障碍(speech sound disorders,SSD)是指语音产出障碍,见于儿童早期,是儿科交流障碍的常见病症,具有较高的发病率。SSD 影响了 15% 的学龄前儿童和 6% 的学龄儿童。就语音障碍分类而言,言语语言康复师将儿童语音障碍分为两个大类别。

第一大类是归因于器质性障碍,泛指儿童的语音障碍与所患某种疾病显著相关,如听功能相关的器官结构及功能异常,言语运动相关的器官结构及功能异常,精神行为障碍的疾病(如多动症、孤独症等)。器质性构音障碍是由于低级言语运动功能异常所导致,见教材《言语康复学》。

第二类则是指不明原因造成的语音障碍,这类障碍没有统一的名称,既往被称为功能性构音障碍、发展性音系异常、原发性语音障碍或不明原因性构音障碍等。这些找不到器质性病因的语音障碍,研究者着重于探讨语言认知因素对其的影响。

研究者逐渐认识到功能性语音障碍的多样性。目前,功能性语音障碍并不是仅有一种类型的观点已被普遍承认。这些儿童在严重程度、根本病因、言语错误特点、语言系统的其他方面参与的情况、疗效、持续性因素等方面都存在差异。对于临床言语病理学家及研究者而言,必须建立统一的分类和诊断系统,以便于临床及研究工作的开展。但目前尚未形成统一的分类体系,目前公认的是三种分类方法:病因学分类、症状学分类、心理语言学分类。其中,病因学分类法的代表为

Shriberg(2010)的言语障碍分类系统,症状学分类方法的代表是Dodd(2005)的鉴别诊断分类,心理语言学分类方法代表为Stackhouse和Wells(1997)的心理语言学框架展开阐述。

一、按言语障碍分类系统分类

言语障碍分类系统(speech disorders classification system,SDCS)是为了解决如何分类未知病因SSD儿童而提出的。SDCS已经提出超过30年,基于几百例未知病因SSD数据,由最开始的5种类型发展到现在的8种类型。

SDCS的核心假设是:特定类型的言语行为和可明确的基因异常之间存在有一种稳定的关系。除了环境因素导致的言语错误外,基因变异是每种病因亚型的主要原因。表7-1-1列出了8种未知病因SSD亚型的分类总结。

但SDCS还是存在一系列的问题:①SDCS的每个亚型都具有独特性;②SDCS的诊断指标很少提供关于儿童言语障碍的本质和严重性或者对治疗方法有提示意义,没有研究匹配诊断指标和特定的干预方法;③无法明确未知病因SSD各亚型所对应的责任病因,目前尚无证据支持基因异常与SSD亚型之间一对一的对应关系。④SDCS的覆盖不全,某些儿童的语音障碍不能用SDCS进行分类。

SDCS目前只能作为一种研究工具,缺乏临床实用性。

表7-1-1　SDCS的病因学和分型总结

分型	亚型病因学	病因	受影响的加工	发病率
正常/正常化言语	-	-	-	-
言语发育延迟	遗传的	多基因的/环境因素的	认知-语言学的	56%,男>女
	中耳炎	多基因的/环境因素的	听觉-知觉性的	30%,男=女
	社会心理学的	多基因的/环境因素的	社会心理学的	12%,男>女
运动型言语障碍	失用症	单基因?寡基因?	言语运动控制的问题	<1%,男>女
	构音障碍	单基因?寡基因?		?
	未归类的	单基因?寡基因?		?
言语错误	/r/	环境因素的	言语协调性	? 男>女
	/s/	环境因素的		? 女>男

二、按鉴别诊断系统分类

Dodd(2005)提出了描述性语言学的方法的分类模型。这个鉴别诊断分类(differential diagnosis)系统的核心假设是:可以通过反映内在加工缺陷的表面水平的错误类型来进行分类。在过去的20年里,Dodd等提供了一系列证据支持了分类模型的效度和临床实用性,侧重阐述以下几个方面:①所有未知病因SSD可以通过表面错误模式分为5种亚型;②每种亚型都有导致儿童言语障碍的内在的独立的缺陷;③针对亚型选择干预技术将提高疗效;④非英语口语儿童也可以通过该系统进行分类,并且具有相似的发病率(表7-1-2为Dodd的5种分类亚型)。

Dodd 的鉴别诊断分类系统是由理论驱动的,并包含了正常和不正常语言发育的理论,并紧跟现代心理语言学的发展。其理论基础提供了强的结构效度。而且,该分类系统具有高的预期效度和广泛的覆盖性。该系统所采用的构音和语音学诊断评估方案(the diagnostic evaluation of articulation and phonology,DEAP)在西方国家具有很高的临床实用性,但是还需要更多的实验研究证实 DEAP 的重复性及检查者间的效度、DEAP 的敏感度和特异性,以及跨语言的实用性。

表 7-1-2　Dodd 的 5 种分型

类型	亚型	特征	发病率
发音学的	构音障碍	在模仿、诱发和自发言语任务中,独立音素、单词和句子中相同语音的替代和歪曲	12.5%
音素学	语音延迟	表现出与年幼儿童相同的语音错误模式	57.5%
	持续性非典型性语音障碍	持续使用一个或者更多不常用的、非发育性的错误模式,比如首位和末位辅音省略。儿童也可能表现出某些与年龄相仿或者延迟的发育性错误模式	20.6%
	非持续性语音障碍	在言语产出中的变化性/非持续性,没有口腔运动问题的情况下表现出相同词汇的多种错误模式	9.4%
运动计划、编程和执行问题	儿童言语失用	包括语音编码、编程和运动编程的多种缺陷	<1%

三、心理语言学框架

Stackhouse 和 Wells 的心理语言学框架基于三个核心原则:①正常言语发育依赖于正常功能的言语加工系统;②在言语加工系统中一个或者更多环节的障碍导致了 SSD;③通过干预言语加工系统中的目标障碍可以治疗 SSD。

该框架是发展的模型,其中包括言语产出的输入、表征和输出能力:①前词汇阶段;②整词阶段;③系统性简化阶段;④装配阶段;⑤元语音学阶段(图 7-1-1,为该系统根据的言语产出过程)。

Stackhouse 和 Wells 的心理语言学框架并不完全是个分类系统。它提出了有/无言语和阅读障碍儿童的根本言语加工能力和缺陷。该框架基于心理语言学和认知神经心理学的多年研究,用心理语言学的方法研究未知病因 SSD 儿童。

然而,该框架还存在有某些缺点:①各障碍的假设限于输入和输出机制。然而,可能该缺陷来源于更加核心的水平,比如,语音学习。②言语加工模型中的缺陷被作为 SSD 的病因来干预。但这些缺陷可能是言语加工障碍时其他潜在缺陷的结果或者合并症,比如 Zelazo 和 Müller(2002)以及 Dodd(2011)认为,更高级的执行功能缺陷(比如,规则提取和灵活性的缺陷)将对言语加工链有负面影响。③它认为所有 SSD 儿童都在语言发展上具有独特模式的优势和劣势。这种独特性的观点对该框架的预期性效应产生了负面影响,因为如果每个儿童都被看作是独特的,那么将难以预期一个 SSD 儿童的预后及疗效。④临床工作者之间的诊断差异可能会导致该框架的信度的下降。

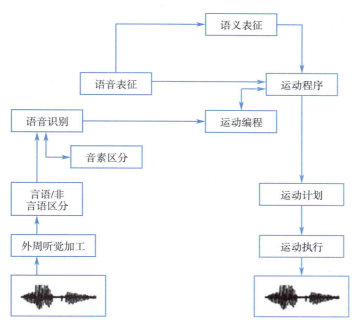

图 7-1-1　Stackhouse 和 Wells 心理语言学框架（Stackhouse 和 Wells，1997）

以上所提的分类系统皆是假设儿童仅在语音上出现障碍，然而临床实践中发现，一般个案除了会有常见的语音障碍外，也会伴随着其他的沟通问题，比如与语言障碍、口吃、发声障碍、情绪/精神障碍，这也为临床分析儿童的语音错误特征、寻找语音错误原因、展开针对性治疗提出了挑战。

第二节　语音障碍的评估

一、评估内容

（一）评估目的

1．判读儿童的语音系统发展是否异于正常发展，是否需要干预及治疗。
2．制订治疗目标，包括目标实现及个案管理策略。
3．预测干预的效果。
4．随时间进展监控个体语音发展的情况。
5．找出儿童语音障碍/发育迟滞的相关因素。

综上，语音评估主要目的就是确立个案治疗的必要性及制订治疗计划。因此，治疗师需进行多步骤工作，包括：个案语言取样程序、语言样本分析及结果解释、临床决策制订等。

治疗必要性的确立。面对个案音系样本时，首先须面对的议题即是个案是否带有音系问题，这也是我们治疗的依据。透过检视个案的言语清晰度、音系问题严重度、语言表达适切度，便可从中分析出个案的音系错误模式以及语音的可诱发性，进而决定是否加以治疗。

一般的治疗标准通常要求个案在标准化测验中，其音系表现须低于同年龄、同性别常模一个标准差之大（有的标准要求至 1.5～2 个标准差）。然而治疗师需了解以上标准只是一个粗略原则，仍需考虑其他重要细节，如个案的错误音本质、错误音模式、错误音的一致性以及个案对于问题的察觉度、甚至是其他言语语言特征，以做出最合适的治疗决定。

对于 2 岁半至 3 岁幼儿，如其言语清晰度不佳，建议加入早疗计划，计划内容通常包含提供家长相关的教学及协助。对于 3 岁以上幼童，如出现构音清晰度或其他非典型音系问题时，也建议将其纳入待治疗名单。对于 8 岁（或以下）个案，如其音系表现低于同年龄常模一个标准差时，可视为需治疗个案，对于 9 岁以上个案，若其时常出现错误语音，通常称为残留性或持续性错误，也建议其加入治疗。对于青少年或成人，如其音系问题已造成阻碍时，也须考虑接受相关治疗指导，最后，无论是哪一个年龄层个案，若个案本身或家长过度担忧其语音问题时，都需考虑接受相关评估程序。

（二）评估内容及方法

评估内容包括进行筛选、进行整体和相关评估项目、进行深度测试。

由于完整的语音评估需要很长的时间，治疗师通常会先对儿童进行筛查，发现可疑个案，以区分进一步评估的必要性。治疗师会根据自己的需要选择非正式和正式筛查测验。

1. 非正式筛查测验　使用非正式筛查，具有简单经济的优势，并且可根据个体设定不同的测试内容。但由于没有标准化的测试步骤，结果很难进行个体间比较。

如，用非正式筛查流程测试一群幼儿园儿童时，测试者问受测儿童以下的问题：

（1）你叫什么名字？住在哪里？

（2）可以从 1 数到 10 吗？今天是几月几日？

（3）你喜欢看什么电视节目，喜欢动画片里的哪个人物？

这些问题的重点是要让受测儿童参与对话，以取得语言样本。具体的测试内容可以根据儿童自身的特点，选择能引起他兴趣的话题展开，以采集语音样本。

一旦非正式筛查发现个案存在可疑的语音问题，就需要进一步的评估。

2. 正式筛查测验　正式的筛查测验包括已出版的筛查量表，有常模和分界值。以笔者所掌握的知识所知，国内目前尚无汉语普通话（包括方言）语音障碍的筛查量表。文献推荐的英文筛查量表包括以下几种：①诊断性筛查；②Fluharty 学前言语语言筛查测验（第 2 版）；③Speech-Ease 筛查（K-1）；④学前语言量表。

3. 全面性语音评估　全面的语音评估较筛查深入和仔细。当进行语音分析时，治疗师通常是用几种评估工具取得样本，因为没有一种取样的流程或测验，可以提供所有信息来让治疗师明确诊断以及决定介入方案。语音评估通常涉及语言样本中不等长度、复杂度的语音产出（如，音节、词汇、短语）、语音语境和回应不同诱发程序（如，图片命名、复述、对话）。

（1）评估工具中的语音样本收集

1）采集连续 / 对话的语言样本

A. 取样目的：由于语音治疗的最终目的是在即时对话中的正确产出，测试者在最自然的谈话情境下，观察个案的语音产出是很重要的。这种样本可以让不同语境下产出的音素被转录出来，测试者可以观察其错误形式，来判断出问题严重度和语音清晰度。

B. 取样方法：传统收集连续语音样本的方法，是和个案交谈。治疗师可以和个案谈论他所感兴趣的话题。语音样本需要录音，如此治疗师才能通过重复回听以正确转录语料。治疗师需要将话题做笔记，并记标记错误语音以利之后转录。

另一种收集连续语音样本的方法，是让个案念一篇文章。虽然这种方法提供了连续语音，但这种方法与实际沟通中言语的产出不同，而且难以测试未识字个案，存在一定局限性。

有些语音测验详细列出收集连续语音样本的步骤。如，在《Goldman-Fristoe构音测验》（第2版）的子测验一"句子中的话音"中，个案需听一段看图说故事，然后复述故事。这样的复述测试是为诱发特定在某些语词中的语音而设计的。另一个类似的测试要求个案看特定的图片说故事。这些图片可以诱发出特定字词和语音。

连续语音样本在语音评估中是很重要的一部分，因它可评估整体语音清晰度和严重程度，决定语音在自然使用中的形式，评断个案语音正确度、错误形式、构音错误一致性的资料库。常用的连续语音样本采集的方法是和个案即时交谈，假如因某些原因无法使用这种方式，替代的方法有：利用图片或是玩具诱发对话回应，让个案朗读篇章，复述治疗师所讲的故事（延迟复述）。

C. 局限性：临床上单靠这种连续言语样本来分析个案的语音障碍，可能引发多种问题：A. 很多重度语音问题的个案，可能语音清晰度不佳，无法或者是很难转写他们产出的语言。B. 有些儿童不愿意和陌生人交谈。C. 即时的语料，可能很难取得语言音素代表性的语音。D. 个案可能在对话过程中选择不去产出未习得的语音。

2) 单词/复述形式采样

A. 取样目的：从被广泛使用的角度出发，分析单词语音产出的语言样本（通常诱发受试者进行图片命名）是最常被使用来评估语音的，有时候被称为语音库。单词提供了切割的、可辨识的语音单位，测试者比较容易转录。当采集单词样本时，大部分的词汇库只针对一个或两个音素给分数。词的语音最常评估的位置在词首、词中、词尾。

语音的产出会受到音节复杂度和字词情景影响。音素的数量和相邻的音素，使得某些音节比较难发，如 ba 这个音节比 bai 好发。评估语音产出的其中一个重点在单词语音和连续语音中的语音间关联。和单词产出相比，即时连续语音的错误更显著。但也有部分文献报道的结果相反。在他们的研究中，当儿童的语音建立完善时，儿童在连续语音中发音较为正确；但当语音为刚习得阶段，儿童则在单词测验中发音较正确。

单词测验不能提供测试者评估语境对语音产出（构音）的影响，因为协同构音的影响超越语音、音节和词汇的界线。尽管对于以单词测验结果来推断个案的自然言语中的语音习得及产出态度保留，但单词测验为治疗师提供了个案语音技巧的讯息，因此单词测验也常运用于临床。

　　B. 取样方法：单词测试常用的取样方法是让个案命名刺激图片或者玩具和物品。由于大部分学前或者学龄语音障碍儿童的语音错误多在声母，因此治疗师更多地关注某个辅音的产出。然而，也有个体表现出韵母的错误，尤其是双韵母和复合韵母，因此也不容忽视。

　　单词测试中除了运用刺激图片（或者玩具和物品）的命名来诱发个案的语音产出外，模仿产出也是一种常用的方法。但有研究报道两种方法有着不一致的结果，似乎倾向于认为仿说常常比自发命名的成绩更好。另有研究指出儿童命名照片比命名线条图片时错误来得少。这些研究结果暗示不同的诱发程序，常产生不同的结果，因此治疗师在给个案进行单词测验时，应该留意它们的反应与诱发刺激的类型有关。

　　C. 局限性：即使单词测验广为被使用，它仍然有一些限制。这样的测验不能让儿童使用他们"自己的话"，而是一组事先决定，包含有复杂的音节和词型。因此，相对单音节词汇或是儿童自发性言语中使用的字词，多音节词汇测验时会诱发出更多的错误。

　　另外，由于受到少量的语言情境样本的限制，单词测验无法反应对话情境的影响，单词命名的代表性也受到质疑。而且，音节结构、超音段、字词的熟悉度以及语句中的词性（如，名词、动词）等因素也将对结果造成偏倚。

　　3）可诱发性测验

　　A. 评估目的：可诱发性测验（stimulability testing）也就是当提供个案刺激（stimulation）音时，个案仿说的能力。传统上，这个测验检测个案在测验中的错误音，在一个或多个语音情境下能模仿得多好（如，单音、音节、词汇、短语）。

　　可诱发性测验被用来：a. 决定某个语音是否不必介入就能习得；b. 决定产出教学起始程度或类型；c. 预测预后和类化。换句话说，这些资料常用来参考如何选择和决定治疗的目标音。

　　研究者倾向于认为，可诱发技巧不好的个案，应该接受治疗，因为这些儿童无法自行更正语音错误；而可诱发技巧好的儿童，有较能自我更正语音错误的倾向。同样的，我们可预期个案在学习可诱发语音时进步更快。

　　B. 评估方法：可诱发性测验常用的流程是，测试者要求个案仿说在一个或多个语音语境下听到及看到的示范音。常用的提示是，测试者告诉个案"看着并注意听我所说的，然后跟我说一样的"。近年来，研究人员已经超越仿说，加入更多如发音位置教学以及视觉触觉的提示。

　　4）情境测验：儿童在语音产出过程中，常常会表现出变化的、不一致的语音错误。情境测验最常被用来决定和选择治疗的语音或语音模式，或者找出特定可以帮助正确发音的语境。

　　深度构音测验是第一个出版的语境影响语音的取样测验工具，为一系列用来评估个案在约 50 个语境下，发正确语音的特定音素测试。较近期发展的评估一致性的材料，包括 Sacord 语境构音测验（Secord contextual articulation tests: S-CAT）和语境构音测验（context test of Articulation）。S-CAT 包括三个部分：①语境构音能力测试（cPAc）；②故事自述构音能力测试（SPAC）；③语境中目标词汇训练（TWAC）。据笔者所了解的知识内容中，国内尚无相关的标准化测试。

除了出版的情境测验之外，非正式的语境分析，可以回顾连续语音样本或者单词测验样本中，目标音在不同情境（目标音素在词汇的位置、目标音素在不同语境下）的产出。情境测验是在语境下所进行的，而其中的错误音可能在某种语境下被正确产出。这些诱发目标音正确产出的语境，将被作为该目标音的治疗起点。

二、选择语音评估工具的原则

语言治疗师选用正式评估工具时，需考量该工具是否适合个案，以及是否能提供治疗师所需的资料，当治疗师使用市面出版的语音评估工具时，应注意其取得样本方法、诱发材料设计（如，目标图片或物品是否容易辨别？）、评分系统，以及分析方式。就实务运用上的考量，在选择工具时要留意测试所需的时间、样本分析方法、购买评估工具成本和评估工具形式。接下来会更进一步说明一些选择工具的注意事项。

（一）样本的取得

测验工具的使用，会因不同语料样本的取得而有所差异。语料样本的影响因素，包括取得目标音是在哪些语境下（即：音节、词汇、句子）产生的。此外，呈现刺激的方法和诱发语音样本形式（如：图片命名、完成句子、仿说，延宕模仿，对话），也应被列为选择测验工具时，应考量的因素之一。

（二）材料的使用

在选用市面上的评估工具时的另一些重要的考量因素，是评估材料的吸引力、简洁性和可操作性，评估工具中使用的诱发图片大小，熟悉度和色彩，以及是否合适个案年龄，皆会影响治疗师取得个案反应的难易度。此外，在资料检索时，计分纸的设计和格式也是重要的影响因素，所以临床专业人员需要的是一个包括高熟悉度和吸引力的诱发材料，以及有供进行资料分析用的计分纸等评估工具。

（三）计分与分析

在选用测验工具时，需考量其计分和分析两部分设计，因为它们会产生不同的测验结果资料。现今可用的评估工具，多能协助治疗师取得下列一至多项的分析类型：①语音中语音和/或音素分析；②在不同位置或语境产生不同的语音；③构音位置，方法和有声/无声；④音系加工模式分析；⑤适龄性；⑥语音可诱发性。从操作可行性上考量，还要决定于测试结果所需的时间和是否能取得可用资料。

国内常用的方法是中国康复研究中心的构音障碍检查法。其中包括会话、单词检查（50张图片命名）、音节复述、文章朗读或复述、构音类似运动检查几个部分。如果在对儿童进行构音评估时，无法获得标准化的语音评估工具，检查者也可以根据这样几个原则编制筛选性的构音测验：

1. 检查时所涉及的语音必须涵盖某一种语言的所有音位。
2. 所采用的图片内容最好是儿童所熟悉的。
3. 测验采用的词语与句子与儿童发展水平相当

三、语音样本分析

为了能够对个案的语音产出做出诊断性评价,需要对所采集的语音材料进行描述及分析。评估个案的语音状况,即描述他的语音产出,把他的语音产出和同样语言文化的成人标准比较,这样的分析类型为关联分析(relational analysis),是一种用来判别语音产出正确与否的流程。但对于语音系统习得有限的个体或者幼儿,通常不使用成人的标准来描述他们的语音,测试者不关注他们产出语音的准确性,只是分析他们可以产出的语音有哪些,这样的分析方法称之为独立分析(independent analysis)。

(一)语音障碍的关联分析法

言语发育过程中,儿童不断学习语音范畴(比如音素和音节形态)及该语音范畴相关的精细发音细节。当儿童获得更多的音素和语言声音形式的相关知识时,语音表征逐渐精细化。因此,语音表征常常被认为是发展的,在儿童成长过程中越来越成人化。临床上,言语治疗师习惯于将采集的语音障碍个体的语音材料与成人标准进行对比,由此描述及分析语音障碍的临床特征,为诊断、分类及治疗提供依据。

1. 言语清晰度分析 言语清晰度是一种听者的主观知觉判定,大致上是根据言语样本中有多少百分比例的语词能被听者理解做判断。言语清晰度判断的范围是连续性,范围由不清晰(听者不理解信息)到完全清晰(信息完全被听懂)。中间值包含连续的范围如下:言谈经常不清晰、言谈部分不清晰、言谈清晰但出现需注意的错误,以及言谈时常有被注意的语音错误。言语清晰度也很容易被各种因素所影响,如:沟通的层次(单字、对话)、对话题的理解程度、语速和听者对说者的熟悉度。

儿童言语清晰度的测量有三种常见的方法:①开放性字词辨认(open-set word identification)程序,即为由评估者转录一份言语样本,并决定其中字词可被辨认的百分比;②封闭式字词辨认(closed-set word identification)即为听者由重复或读出的规定语词单中来辨认字词;③等级评量(rating scale)程序可为由听者使用等距量尺给予评分(数字 5~9)或者是听者直接根据言语样本相对于标准做判定给予一个数值。尽管评分程序因其本身的简化和高效率而经常被使用,但是 Schiavetti(1992)提出不同听者间很难公平地使用等距量尺,并且时常难以建立评分者间信度,特别是量尺的中间数值。

言语清晰度受到语音错误的数量和类型(如:语音省略比起语音扭曲更影响语音清晰度)、语音错误的一致性、错误语音出现的频率和不同音系历程的使用等的影响。而说话者语速、声调、重音,停顿、嗓音品质、说话音量和流畅度也将影响言语清晰度。此外,外来因素,如听者对说者言语方式的熟悉度、听者的语言经验、沟通行为的社交环境、信息内容本身、转录媒介等也会影响言语清晰度。因此,受到多个影响因素的干扰,言语清晰度评分和正确发音之语音百分比间关联并不高,对于临床诊疗指导价值不大。

2. 语音错误严重程度分析 言语产出的评估是复杂的,在临床和研究中存在广泛的不同。大多数的研究以标准构音测验分数和错误数来定量语音准确性。传统上,对于语音障碍的定性,按照障碍的临床严重程度分为轻、中、重三个等级。这样的分级依赖于言语语言康复师对儿童在交谈中言语清晰度的判断或者儿童在标准测验中表现出来的语音错误比例。这样的分类方法明显是不充分的,原因在于:①判断标准仅考察儿童的错误数量或比例,所有的错误均等同评价(比如,语音歪曲与常见或不常见的替代和省略等同评价),而忽略了错误的加工模式及特征;②语音障碍儿童临床特征各异,其多样性已被普遍承认。语音障碍患者在严重程度、根本病因、言语错误特点、语言系统的其他方面参与的情况、疗效、持续性因素等方面都存在差异。因此单以临床严重程度来对语音障碍临床特征进行描述和定性并不能反映语音障碍患者言语错误的多样性。

3. 语音产出模式分析　最近,研究者建议使用语音产出模式来分析语音障碍儿童的语音错误。语音产出模式揭示了儿童在特定发展阶段中有限的能力(比如,口腔运动技能、认知容量、知觉能力等)。这样的语音错误描述及分类方法多年来在大量的文献中用于描述正常发育儿童和语音障碍儿童的语音错误。

以语音产出模式描述语音错误有两种基本模式:①基于语音的构音方式分析(articulation manner analysis)描述语音错误的特征,其中包括构音位置、构音方法以及是否有声带振动的特点;②基于音系历程分析。由于语音的产出受到多种因素的影响,比如该语音在词汇中或者句子中的位置、语音情境、音节结构复杂性等,这类分析被归类为音系历程分析。

(1) 以语音产出适龄性描述语音障碍特征:汉语普通话儿童语音习得中出现的错误类型:儿童在学习语音时,由于受到发育成熟性的影响,语音习得及产出是个逐渐成人化的过程。儿童在年幼时期产出某些可预期的语音错误模式,大多数儿童在某个特定年龄有相同的错误模式。

有学者认为幼儿的语音错误主要发生在辅音上,并且主要集中在平翘舌音(z,c,s,zh,ch,sh)上。他们从发音部位和发音方法两个方面总结了儿童语音错误的表现形式。从发音部位来说,儿童常见的语音错误主要出现在舌尖音、舌根音等发音部位不易观察的音,除了歪曲、省略等错误外,主要的错误是不同语音之间的替代,包括口腔前部音与口腔后部音的替代,鼻音与口腔音的替代,舌前音与舌后音的替代。从发音方法来讲,摩擦音与塞擦音最易出现错误,常常出现的错误类型包括语音歪曲、省略、替代等。此外,还有送气音与不送气音之间的替代、清音与浊音的替代以及塞音与摩擦音、塞擦音的替代。

也有学者将普通话儿童的语音习得错误按音节的组成部分细分为元音、音节首辅音及音节尾辅音的错误类型。

1) 元音的错误类型:在调查中发现,普通话儿童在语音习得过程中,经常简化音节的数量,把三元音缩减为双元音,双元音缩减为单元音,但缩减后保留下来的往往是主要元音成分(在汉语音系学上称之为韵腹)。此外,儿童用一个元音替换另一个元音时,有些替换是有规律的,比如有很多儿童的元音替换往往和音节尾辅音的删减同时发生。例:将音节 liɑng 发成音节 ie(被试在把元音 [iɑ] 替换成 [iɛ] 的同时,删掉音节尾辅音 [ŋ]。此处实际上只是删掉了音节尾辅音,前面的主要元音并未被替换)。

2) 音节尾辅音的错误类型：普通话儿童在习得音节尾辅音过程中最常出现的错误是在发音时把 [n]（57%）删除或用 [ŋ] 代替（55%）。只有很少的被试用 [n] 代替 [ŋ] 或者在没有音节尾辅音的音节中加上这两个辅音。而且这些错误的出现是单向的——儿童在语音习得中总是倾向于删减而不是增加这些辅音，替换时是用 [ŋ] 替换 [n] 而不是用 [n] 替换 [ŋ]。尽管国际音标将 [n] 和 [ŋ] 作为辅音，在汉语拼音中，结尾的辅音 [n] 和 [ŋ] 与其前面的元音共同形成复合鼻韵母，并未作为辅音来考察，与词首辅音相鉴别。

3) 音节首辅音的错误类型：音节首辅音是普通话儿童语音习得中最容易出现错误的部位。各年龄儿童比较常见的错误类型，可以按照其发生原因分为三类：同化（一个音位的某个或全部区别特征影响了另一个音位。如：音节首辅音受音节尾鼻辅音的同化而变成鼻音）、删除（即删除音节首辅音，例：将 [liɛ] 和 [liaŋ] 中的 [l] 去掉）和系统替换。系统替换又可以分为：a. 音位前置（用前发音部位的辅音代替后发音部位的辅音，常见的有齿龈音代替卷舌音以及用普通话音系中没有的后齿龈音代替齿龈硬腭音）；b. 音位后置（用后发音部位的辅音代替前发音部位的辅音，例：用后齿龈音代替齿龈音）；c. X 软腭音化（用软腭音 [x] 代替其他音位）；d. 塞音化（用同一或近似发音部位的塞音替换某一音位，例：用塞音代替塞擦音）；e. 非送气化（将某一送气音用非送气音代替）；f. 滑音化（用滑音代替通音，例：[y] 代替 [r] 等类型。这些错误的总趋势是：简化目标音节，以减少音节或音节序列的发音难度。

总之汉语儿童在习得普通话语音时出现的错误可以简单分为两类：一类是由于发音器官尚未发育成熟以及受认知能力的限制而出现的错误；另一类是儿童有意识地简化目标音或者用相同发音部位或发音方法的音来替换，以降低发音的难度。我们可以将此称之为儿童音系历程的特殊策略。

（2）基于音系历程模式及适龄性特点描述语音障碍特征：语音错误类型的加工分析（如，省略、替代、语音歪曲），隐含着一个假设，即具有相似错误类型的儿童具有相同的病因和/或可能会受益于相似的治疗方法。比如，有大量省略性错误的儿童，更倾向于存在有语言学基础的障碍，而不是运动能力为基础的障碍，因此与主要以替代或者语音歪曲错误为主的儿童有根本性差异。Preston 和 Edwards（2010）发现非典型语音错误的儿童相较发育性语音错误的儿童而言，具有较差的语音意识性技能和理解性词汇量较少。音系历程模式的多样性，导致他人难以根据儿童的音系历程规律辨识儿童的言语产出，因此影响了儿童言语的清晰度。

虽然之前的研究常常使用语音产出模式描述个别儿童或小组儿童的语音错误，但鲜有运用这样的错误模式来量化描述儿童的言语准确性。为了考察语音障碍儿童的语音错误类型与正常发育儿童的不同，Preston 等（2010）将每种语音错误分为以下三种类型：语音歪曲、典型语音错误、不典型性语音错误类型。

1) 语音歪曲性错误：语音歪曲性错误通常反映目标语音的轻微改变（比如，舌形态和未知的轻微问题）。这种错误产出仍然在准确的音素范畴中，但缺乏发音的精确性或者准确性。正常发育儿童和语音障碍都常见语音歪曲性错误。有观点认为，语音歪曲性错误可能代表了运动加工的崩解。由此，语音歪曲可能与口腔运动技能相关。语音歪曲性错误常常被认为存在有运动性障碍的基础，可能也反映了在正确音素分类中的一个特定语音的运动模式及详细参数是不精确的。语音歪曲性语音错误在正常发育和语音障碍儿童中都可以观察到。

2）发育性语音错误：典型性语音错误是大部分正常发育儿童在年幼时期出现的语音错误，其中包括替代、添加或省略，影响了一类语音或者语音序列。祝华等（1999）对 129 个 1 岁半到 4 岁半普通话儿童的言语特点展开了横断面研究，描述了汉语普通话儿童的音位习得的顺序和年龄段，并明确了发育性的音系历程。研究者在对于语音障碍儿童的语音错误加工分析中，将这类语音错误归类为"发育延迟性错误"。

3）非典型语音错误：语音障碍儿童产出的某些语音错误反映了较少在正常发育儿童中见到的语音改变。比如，省略一个单词中的首位辅音，比如 su 发成了 u，或者他们可能用语音产出在口腔后部的语音替代一个口腔前部的语音，如［hu］或［gu］代替［du］。这样的错误被看作为不正常的、偏离的、异常的、非发育性的或者有别于正常发育儿童的错误。有研究者认为不典型性错误反映了相对弱的语音表征，Preston 和 Edwards（2010）发现不典型性错误的儿童有比正常发于儿童较弱的语音意识性技能和较低的词汇理解水平。

以上提及的语音错误特征，仅反映单一音系历程。实际上，语音障碍患者的言语可能呈现多重音系历程错误。如儿童把卡车的"卡"ka 发成了 da，那么存在两种音系历程错误模式，即软腭音前置及清音浊音化。此外，有些患者，尤其是幼童，倾向于使用一至两个音段来取代多数的音或者整个语音类别（soundclass）。如，有些儿童习惯于用 h 取代其他语音。这类音系历程模式被称为系统性语音偏好（systematic sound preference）。

（二）语音障碍的独立分析法

幼儿或一些口语能力受限的儿童来说，治疗师会先描述幼儿用来沟通表达的音有哪些，而暂时不管其正确性，这类分析方法被称为音系表现独立分析法（independent analysis of phonological behavior）。独立分析并不依照成人正确使用语音的标准来分析儿童的语音表现，适用于评估典型音素发展儿童及音素发展迟缓儿童。

祝华、Babara、Dodd 等（2000）探讨普通话语音障碍儿童的语音特征时，对所采集的语音材料进行定性及定量分析，除了运用关联性分析探讨了辅音错误率（percentage of consonants wrong, PCW）、音系历程模式总数、成人标准的语音库中未习得的辅音外，还对语音材料进行独立性分析，包括儿童可产出的语音库（phonetic inventory）及已习得的音素库（phonemic inventory），由此分析儿童语音错误属于适龄性、发育延迟性还是障碍性。

第三节 语音障碍的治疗

一、治疗的基本原则及阶段

言语语言康复师传统上以教导动作行为的方式处理儿童的构音问题。对于个案无法发出特定语音的情形，大部分治疗师认为是个案无法胜任此语音所需之复杂动作技巧的缘故。自19世纪70年代以来，言语语言康复师也开始以语言学（音系学）的角度看待构音音系异常。以语言学的角度来看，构音音系异常的原因是个人尚未习得特定的标准音系规则，特别是语音对比。换句话说，构音错误反映了个案音系知识的不足，并不是做不出发这个语音所需的动作。

（一）治疗方式选择的原则

在讨论特定的治疗方针前，需要先了解一些大原则。

第一，临床上会把治疗方向二分为动作/构音和语言学/音系两种。但正常的言语产出包含了构音动作和语言规则，两者一体两面、缺一不可。临床评估时，言语语言康复师通常难以判断个案的语音错误是源自动作控制技巧不足、缺乏语言知识，或者两者皆有。个案的某些错误可能与动作控制技巧有关，另一些错误可能与缺乏音系知识有关，或者与两者皆有关。言语语言康复师需要借助对评估语料的充分分析以及对个体的充分观察来决定治疗计划偏向于哪个方向。一般而言，如果个案的语音错误是固定持续的（persistent/residual），倾向于被假设已有此语音的音系知识，则治疗计划可偏重动作部分。

第二，虽然个案的语音错误会被评估为偏向动作控制不足或语言知识缺乏其中一种异常，但治疗通常纳入两种活动，有些活动可同时增进个案的语言知识和训练动作控制技巧。本书仅就各方法偏重的方向将治疗方法分为两类，并非截然二分。

（二）目标音的选择

在决定治疗后，言语语言康复师需要根据评估的结果来选择治疗的目标音。目标音的选择常常需要结合评估测验所采集的语料分析来设定。

1. 语音的可诱发性　语音可诱发性测验的评估（stimulant-ability testing consists of assessing），将要求个案在单音、音节及单字层面，模仿其错误语音的正确表达形式。许多言语语言康复师认为对于个案能成功模仿的语音，在治疗中也会收到较好的效果，因为个案成功模仿语音，不仅代表拥有正确的发音与运动技巧，也是其对于语音内在表征的正确认知。但也有观点认为，对于有多重错误的个案，先选择个案未使用或者习得的语音库中的难诱发语音，对于整体音系发展有益，由此使个案较易获得成功学习的经验。临床上，需要结合个案的特点及言语语言康复师的经验做出不同的判断及治疗策略。

2. 语音发展的适龄性　一般来说，言语语言康复师倾向于选择较早发展的语音作为治疗目标。然而，也有观点认为对于表现为多重错误语音的个案，选择较晚发展的因作为治疗目标，将对整体音系系统的提升有益。

3. 语音出现的频率　言语语言康复师将通过分析个案的一般对话中语音出现频率的高低，如该语音的出现频率越高，对于整体言语清晰度的影响也越大。因此选择出现频率越高的错误语音作为治疗目标，对于个体整体清晰度提升有益。

4. 语音情境的分析　语音情境分析可以辨识易诱发的语音情景，也就是临近语音对于错误语音的产生有正向影响。透过语音情境分析，言语语言康复师可以发现该语音不需特定治疗，反而应该在独立出来的特定语音情境中教学，因为该语音已经在个案的语音库中，由此可以避开个案初次尝试目标音的时间和挫折感。

5. 构音及音系历程分析　　比较个案的构音音系历程与常模之间的差异有助于治疗目标音的选择。尽管有观点倾向于运用个案发展的音系历程作为目标音选择的原则,但目前尚未得到文献资料的充分支持。

6. 选择目标行为的准则

(1) 少数错误:针对少数语音错误的个案,言语语言康复师可能会希望同时治疗所有的错误音。然而,如果个案无法处理多个目标音,言语语言康复师可能会着重于某个在语言中最常出现或较严重影响清晰度的目标音。个案的年龄、注意力持续时间,以及治疗课程的时长与频率,皆为决定目标音以及目标的多寡时需考量的变项。

(2) 多重错误:针对有多重语音错误的个案,目标音的选择与少数错误的个案有某些相似之处,但仍有其他部分需纳入考虑。决定治疗目标音的第一步骤为找出个案的多重错误中较明显的错误历程。确立治疗目标的历程后,须选择某个特定的目标音以促进某个特定音系历程的产生,同时期待选择的目标音能类化至既有历程中的其他语音。

二、治疗的基本阶段

治疗通常分为三个阶段:建立行为、促进类化、维持。

(一)建立行为阶段

建立行为(establishment)阶段的目标为诱发并稳定个案的目标行为,让个案可自发做出目标行为。就以动作为基础的治疗方法来说,此阶段包括了教导个案某特定语音的发音方法,而就以语音学为基础的治疗方法来说,除了教导正确的发音方法之外,也要求个案发出或者比较与目标音对比的语音,如个案常犯的错误发音。若孩子的问题主要为音系处理异常,通常已具备发出目标音的动作技巧,因此建立行为阶段历时相对较短。

(二)类化阶段

类化(generalization)阶段的活动目标为促进行为在不同层级的类化:如语音位置(positional)、语音环境(contextual)、语言学单位(linguistic unit)、语音(sound)及情境(situational)中。治疗过程包括教学活动或策略,目的为使个案无论在相似音对比、单独语音、字词及其他未训练之语境下,皆能正确发出目标语音。类化阶段中,言语语言康复师通常依据一定的程序计划治疗目标,亦即依序处理由小至大的语言元素(如,单一语音、音节、字词、句子、对话)。一旦个案的目标达成率达到预定的标准(如,连续三堂课节目标达成正确率为80%),便可继续进行下一层级的活动。

(三)维持阶段

维持(maintenance)阶段的目标为保持个案于前两阶段培养的能力。此阶段的治疗活动与前一阶段大致相同,言语语言康复师的示范、提示频率与时长则较前一阶段减少。个案需投入较多的注意力维持及自我监控正确的说话模式。个案透过参与此阶段的治疗活动,可将培养出的语言模式自动化、融入说话习惯的一部分。

三、以动作为基础的治疗方法

在语音障碍的治疗中,以动作为基础的方法,其活动设计的目标为使个案学习发出目标音所需的动作技巧,语音听辨练习也常包含其中。大部分以动作为基础的治疗方法,即为传统介入方法(traditional approach)或传统构音治疗法(traditional articulation therapy)精神的延伸,奠基于构音/语音或动作面向的治疗法,注重构音器官的动作及摆放,以及听觉刺激(如听辨训练、聚焦听觉输入)。由动作学习原则的观点,说话被视为一连串学习而来的动作技巧,学习过程包含动作难度、语言层级、及情境复杂度逐渐增加的反复练习,直到个案对发出目标语音的动作熟悉至自动化为止。

(一)治疗原则

Maass 等人(2008)提出了动作为基础治疗的基本原则:

1. 建议治疗课时短而次数频繁。
2. 在不同语境下练习目标(如,不同速度、不同的抑扬顿挫)。
3. 随机呈现不同目标。
4. 让孩子专注于目标语音的产出,而非专注于单一构音器官的活动。
5. 练习完整的目标语音(无论是单独或是在字、词、句中练习),其效果优于将目标语音分解为更细小的部分。

(二)教导目标音/行为建立

个案无法准确发出目标语音常常是因为:①他们的语音系统中没有该特定语音,并且难以诱发;②只能在特定语境中发出某些语音,无法自发独立地产出该语音;③无法听辨出最小对比(minimal pairs)中的目标语音;④可跟从指令发出特定语音,但不容易于音节或字中发出此语音。此时言语语言康复师需要帮助个案建立目标音的正确发音行为。

建立正确的发音行为,可选择两个基本干预策略:①在发音练习时,或练习之前,让个案练习该语音的听辨;②由练习发出某个语音作为治疗最开始的目标,不直接训练语音听辨,期待个案在发音练习中自然获得区辨语音的能力。

1. 听觉训练

(1)传统听辨训练:长久以来,临床上最广泛使用的听觉训练(perceptual training),称为听辨训练(ear training)或语音听辨训练(speech sound discrimination training),来自于传统以动作为基础的构音治疗,此类活动通常包含判断语音信号的异同(如,ba 和 pa 这两个语音是否相同)。传统的语音听辨训练着重于外部语音听辨(即由言语语言康复师发出特定语音,再由个案进行判断),最终的目的为增进个案判断自身语音表达正确与否的能力。

传统听辨训练的方法如下:

1)目标语音确认(identification):请个案注意观察目标音听起来及看起来的特性,并尽可能帮助个案体会发出此语音时的口腔内部的动觉,将目标语音具象化,可能有助于个案的理解。如,f 是生气的猫叫声,t 是时钟滴答声。建议以特征差异较大的语音辨识(如,s 与 m)开始,随着疗程进展,可慢慢减少目标音与其他同时呈现语音的特征差异（如 p 与 b）。

2）独立出目标音（isolation）：请个案在渐趋复杂的语境（字词 - 语句 - 语篇）中辨别目标音。

3）听觉刺激（stimulation）：提供个案充分的机会听取单独及字词中出现的正确目标音。此活动可包括语音信号放大（limited amplification）以及发目标音时多样的声强及时长。Hodson 与 Paden（1991）建议将此活动纳入循环治疗法（cycles approach to remediation）之中，并将此治疗活动命名为听觉轰炸（auditory bombardment）或增强听觉刺激（amplified auditory stimulation）。

4）区辨目标音（discrimination）：请个案辨别言语语言康复师在越来越复杂语境中发出的目标音是否为正确（单字、片语、句子）。在此活动中，个案比较言语语言康复师发出的目标音与个案本身对此语音的认知是否相同，而言语语言康复师常常会有意发出错误语音以让个案辨识并找出其中错误的成分。

（2）音位对的听觉训练：构音治疗中，听觉训练的进行方式，显现出语言学对于临床音系学（clinical phonology）的影响。由音系学观点来说，听觉训练应着重于最小音位对（minimal pairs training）的听辨，而非其他语音的区别。可针对个案独特的错误形态设定的最小音位对。

（3）增强听觉刺激：Hodson 与 Paden（1991）发展出此套听辨训练的方法，作为循环训练法（cycles training）的一部分。言语语言康复师也将此种方法搭配其他治疗法使用（如以动作为基础的治疗法）。Charles Van Riper 将此种方法称为听觉轰炸（auditory bombardment）。此方法与发音训练同时进行，在每次课节的开始与结束，呈现最多 20 个、包含目标音或目标音系模式（sound pattern）的字。使用放大装置，以确保听觉输入够大声，而不致大声到扭曲目标音的地步（过大声的言语听起来会有扭曲，此为自然现象）。个案只需听，并不要求个案听辨正确目标音，或者发出目标语音。

Hodson 与 Paden（1991）提出此方法的另一形式，称为聚焦听觉刺激（focused auditory input），此方法特别针对一开始不愿配合或无法发出目标音的个案。疗程的开始，言语语言康复师先不要求个案发音。言语语言康复师或照顾者与个案进行一连串的游戏，在游戏中，幼儿自然而然地听到许多次目标音或特定音系模式的语音（每次课节聚焦于一至两个目标）。

2. 发音训练 以动作为基础的构音介入法，通常一开始的介入重点为让个案可正确发出一目标音。无论此时有无进行听觉训练、训练何时进行，此阶段的目标为诱导个案发出目标音，并使之稳定至个案可自行发出目标语音的程度。有时，这些治疗进程也可用于以语言学为基础的介入方法。

言语语言康复师通常使用四种方法建立个案发出目标音的行为：仿说、构音器官位置摆放、渐进式的动作调整（successive approximation）、利用语境（contextual utilization）等，以下介绍这四种方法。

（1）仿说：建议言语语言康复师一开始尝试以仿说（imitation）的方式引出个案发出目标音。通常，言语语言康复师示范说出目标音（目标音单独出现，或于音节中或字中出现），并请个案注视康复师的嘴型并注意听，接着请个案模仿康复师说一次。有时，康复师可透过某些设备放大目标音示范音量。

有时，治疗师录下个案发出的语音，并播放给他们听，以协助其自我监控。治疗师也可要求个案注意其发出正确语音时，口腔内部的动觉，以协助他们自行调整至正确的发音动作。

当个案能够仿说目标音时，建立行为阶段的目标便专注于使个案发出语音的行为能够稳定。接着，便请个案在能力可及的最复杂语言层级中（单独发出，或字中、句中）练习目标音。言语语言康复师可能在评估阶段便已大致知道个案的能力，但在开始进行此阶段前仍须再次确认。即使个案在评估阶段无法发出某语音，在治疗开始时，康复师仍可以视觉、听觉、及触觉提示等辅助，协助个案仿说目标音。

（2）构音器官位置摆放：当个案无法仿说出目标音时，言语语言康复师通常提示或直接教导个案构音器官摆放的正确位置，此种教学称为构音器官位置摆放（phonetic placement）。

利用构音器官位置摆放的技巧教导目标语音之步骤：

1）告诉个案发出特定目标音时，构音器官应如何摆放。

2）以视觉及触觉提示辅助口头说明。

3）可根据个案的理解能力，决定是否分析及描绘个案错误音与目标音的不同处，有时言语语言康复师会使用图画作为发音教学的视觉辅助提示。

（3）渐进式的动作调整：是教导发音的另一种方法，某方面来说是构音器官位置摆放教学法的延伸，此方法以个案已经会发出的语音或已有的动作（如抬起舌头）为基础，形塑出新的目标音。教导如发音动作这类复杂的行为时，常需将目标行为切分为小部分，循序渐进地让个案练习，以期使个案习得此行为。使用渐进式动作调整以教导目标行为的方法，称为形塑（shaping）。形塑的第一步骤为评估在个案能力范围内，与目标相关的行为。治疗以个案现有的能力为基础，循序慢慢朝目标行为迈进。形塑已被证实为教导复杂行为有效的策略，但渐近式的活动需要言语语言康复师谨慎地计划、排序，以期有效地执行。

（4）利用上下语境：若个案在某语境中可碰巧发对一般会发错的语音，另一种建立此语音的方法为使此语音在此特定语境中出现。个案可能无法单独发出某些音素，却可在特定字词中正确发出这些音素。若可找到儿童可正确发出特定语音的语境，便可利用此语境促进个案在其他语境中发出此语音的正确音，利用上下语境建立目标音的教学。

（三）建立单一语音之后的治疗

1. 传统治疗法

（1）基本原理：传统治疗法（traditional approach）的前提假设包括：①语音听辨错误可能与构音错误有关；②构音错误可能与发音动作错误有关。因此，传统构音治疗法深深仰赖发音训练与语音听辨训练。

（2）特征：20世纪80年代之前，传统治疗方法是临床治疗构音错误最主要的理论与方法，目前此方法仍被广泛使用。传统治疗法着重着重于单一语音的动作学习。此方法提供了完整的构音治疗练习顺序，并可依个案年龄调整治疗活动内容,可于发音训练前先进行听觉训练,听觉训练也可与发音训练同时进行。

(3)优点与缺点:此方法已行之多年,是许多现行治疗法的基础。如此广泛使用的可能原因有:治疗活动简繁排列有逻辑性、动作练习后渐渐达成目标、此方法具有高度弹性及应用性等。有人质疑听觉训练的成效,并提出不应将听觉训练纳入例行的治疗活动中,但听觉训练已证实对语音听辨异常的个案有其成效。另外,若个案的构音错误形式复杂,或错误源自于音系系统而不是发音动作计划与执行,传统治疗法对个案可能不是最佳的治疗策略。

2. 利用语境之治疗法 有些临床语音学家提倡使用语境,或感觉动作为基础的介入法,因为语音并不是单独发出,而是置于以音节为基础单位的语境中,某些语境可帮助个案正确发出目标音。

(1)基本原理:利用上下语境治疗构音错误的理论基础为:可由简单音节开始,藉由大量的发音动作练习,改正发音错误(以动作为基础)。欲使用此种方法治疗,个案必须被诱发说出目标音。

(2)特征:此治疗法着重让个案重复地仿说。与其他治疗方法不同的是,无论对于已发对的目标音,或者治疗的目标音,皆对前后的语音做统性地调整。在治疗前先做作语境测验(context testing),以找出治疗中可运用的有利语境。

(3)优点与缺点:治疗活动立基于个案已有的行为,并着重音节搭配个案对发音动作的听觉、触觉及运动觉,此为此治疗法最主要的优点。这对在不同语境中发音表现不一致的个案特别适用。音节练习、语音语境及重音的系统化调整对任何包含音节发音练习的治疗方法都适用。然而,重复地示范及仿说让治疗活动显得较为枯燥,也不容易让个案产生参与的动机,此为此治疗方法常被提及的缺点。

3. 另类反馈治疗法 说话者说话时接受许多种反馈,包括内在反馈(触觉、本体感觉、运动觉、听觉),以及外部反馈(听者表达是否了解说者讯息,说者可藉由听者反馈得知自己说话犯了哪些错误)。治疗中,个案也由言语语言康复师提供的外部反馈得知本身发音的精确度、自己可能犯了哪些错以及怎么做能够正确发出目标音等。但假如这样的反馈对儿童言语的改善不能提供足够的帮助,该怎么办?近年来,出现了许多可提供儿童额外反馈的辅具。这些辅具常用于有固持型构音错误、较年长的儿童或成人(假设传统的反馈不能满足这些个案的需求)。另类反馈治疗法(alternate feedback approaches)常需花费言语语言康复师或个案家庭大量的金钱(且有时候言语语言康复师需接受额外的专门训练才能执行),因此,另类反馈治疗法通常是在传统治疗法皆无明显成效之后,才最后选择的方案。

(1)基本原理:反馈治疗法的基本前提假设为,若个案欲正确发出某些语音,一般的内源及外来反馈对个案来说是不够的。另类反馈治疗法的每种形式提供个案些微不同的额外反馈,让个案在发音时能够依据反馈调整他们的发音动作。

(2)特征:除了额外的反馈外,有些另类反馈治疗法使用其他仪器或辅具协助提供反馈,这对在传统治疗法中无法得到足够反馈的较年长儿童及成人,或可引发额外的动机。

(3)分类

1)触觉反馈治疗法:Blakeley 与 Louis 在 1975 年发展出一套类似牙套的可拆

卸式装置,目的为在矫治 /r/ 的构音错误时,能够增进个案的触觉反馈。装置的后方装有一小颗亚克力块,作为舌头正确摆放位置的标记。此装置依据儿童的上颌弓大小、形状量身打造,在治疗及练习过程中,皆让个案将装置戴在后方牙齿上。

2）视觉反馈治疗法：某些孩子无法接受口中有其他装置。另外,额外的触觉反馈对某些个案来说可能仍不足够。研究者随后发展出一些其他的方法以提供儿童视觉反馈。发音时运用双唇、唇齿以及齿间部位的语音为视觉可见。但其他大部分的子音及母音却非视觉可见。超音波显像（ultrasound imaging）算是相当直接的视觉反馈途径。超音波显像常用在显示未出生儿童的心跳,同样的,可用于显示说话时舌头的动作,其他较间接的视觉反馈途径,最著名的是腭位测量术（palatography）,此方法记录了说话时舌头与硬腭接触的方式。言语语言康复师教导儿童以特定的方式移动舌头,以创造正确的接触模式,电脑屏幕随即呈现视觉反馈,反映出此接触模式创造出的图样。同时,个案可获得本身发音的听觉反馈。

3）另一种更为间接的视觉反馈方法,是使用连接到电脑的麦克风,当个案对着麦克风发音并传到电脑时,电脑中的软件会据之形成频谱图（spectrograms）,频谱图呈现的是听觉讯号随时间变化的方式。正如利用电子硬腭图一样,言语语言康复师可创造自己的频谱图,以模拟正确发音会形成的频谱图模式。

（4）优点与缺点：额外的反馈及仪器的使用,可帮助某些个案改正根深蒂固的错误发音习惯。如先前讨论过的,此治疗法的限制通常在于花费太高,且许多言语语言康复师使用仪器的经验有限,解读仪器提供之资讯的能力也不足,如超音波、声谱图等。另外,治疗有时会需要在口中放入人造物,并让个案以不自然的方式发音,此举可能影响儿童将治疗室中习得的技巧类化至自然对话的表现。另类反馈治疗法通常用于有固持型（persistent/residual）构音错误的较年长儿童身上。

（四）以动作为基础的治疗法基本原则

1. 对于构音问题明显起因于发音动作困难的个案,可使用以动作为基础的治疗法。此方法也常用于固持型构音问题的个案。对于构音问题为语言学基础的个案,也常搭配使用以动作为基础的构音治疗法。治疗应由个案可发出目标音的语言层级（单独发出、音节、字词）开始。

2. 对于构音问题源于听辨不佳的个案,可纳入听辨训练于治疗中。

四、以语言为基础的治疗方法

以语言学为基础的构音治疗法,主要目标是为个案建立标准的音系系统,包括完整的音位库（即用以对比字义的语音）、同位音变体（即在不同语境中使用不同的音位变体）、语音组合规则（即语音如何组合以形成音节及词汇）。帮助个案学习标准音系系统的各种治疗方式并无统一的标准；然而它们都有两个基本要点。第一点与目标行为有关,第二点则与治疗过程有关。

以语言学为基础的构音治疗方式要点有二：①建立语音及语音特征对比；②以适龄的音系系统取代错误的音系历程。

（一）治疗方法

1. 最小对比治疗法

（1）基本原理：建立音位对比（对比字训练）是语言学取向的构音音系治疗法。教学活动通常包含了字组的听辨及发音训练，对比字训练治疗法中使用的字组，以最小对比、最大对比或多重对比原则设计。对比字训练能帮助个案重组音系系统，减少音位替代的现象，并增加个案音系库中的音位对比及音节组合。

（2）特征：对比字训练主要为沟通取向的构音介入方式，此治疗法要求说者及听者听辨及发出某对比音位以达成沟通目的。此治疗法强调语音在语言中使用的方式（亦即，标记意义上的对立）。

（3）优点与缺点：此治疗法针对有多重替代音系历程的个案，且对于无法根据音系规则发出对比音位及对有多重构音错误或音系历程的个案特别有效。此治疗法对需要建立音位对比的个案也同样适用，无论个案的构音错误有无包含发音动作困难。言语语言康复师需将此治疗法与其他取向的治疗方式合并使用，包括发音动作练习及在难度渐增的语境中练习等。

2. 循环取向治疗法

（1）基本原理：循环取向治疗法是另一针对有多重构音异常个案所设计的语言学取向介入方式。此种治疗法以错误的音系历程为介入目标，利用语音来教导适切的音系模式，并循序变换介入目标，且不以发出目标音的正确率作为是否进行至下一目标音教学的标准，循环取向治疗法强调帮助个案习得适当的音系模式，而非着重于消除不适当的音系历程。

循环取向治疗法通常包括了以下步骤：①提供音量放大的目标音刺激（让个案注意目标音的语音特征）；②发音练习（帮助个案建立新的口腔运动习惯）；③将目标音的听辨及发音融入活动中，包括物品及图片命名。

（2）特征：循环取向治疗法最大的特点在于，强调目标音的转换与循环，以及在一定时间内介入属于某特定音系历程的语音，1个小时后即更换目标音，而不以正确发出语音的达成率作为目标音转换与否的标准。

（3）优点与缺点：该治疗方法的长处在于强调音系模式的习得更甚于消除构音错误，反映了基于音系发展的介入概念。虽然此治疗法是针对语音清晰度低的个案所设计的，治疗中的某些概念也可应用于语音清晰度较高的语音障碍个案的介入。循环取向治疗法曾被应用于治疗唇腭裂的个案、发展性运动障碍以及复发性中耳炎及听力障碍与发展迟缓的个案。

3. 较广泛的语言治疗法 以上讨论的介入方法皆为由下而上的取向，即先着重于单一构音错误或音系历程，随着治疗进行，再逐渐加长语言单位。但至少有两种治疗方式为由上而下取向，并由较高层次的语音开始介入，以改善个案的构音技巧。

（1）全语言治疗法：有语音障碍的个案，往往在语言其他层面也存在有障碍。Norris 与 Hoffman 认为语言取向的介入应自然且互动性高，言语语言康复师同时尝试改善个案的语义、句法、构词、语用及音系，因为这些都属于语言的一部分。此治疗法将所有听辨及发音动作提示纳入更广泛的沟通脉络之下，如此便整合了沟通的所有层面，而所有沟通者最终都应能做到这点。就治疗的优先顺序来看，音系的介入排序为最低，因为需先有表达性语言，语音清晰度才会纳入考量，个案与言语语言康复师的互动应奠基于自发的活动或语句，以及日常游戏与教学活动中的沟通情境。治疗步骤有三：

1) 提供适当的环境调整或刺激材料设计，如此言语语言康复师便能在治疗中有系统地改变语言的复杂度。以多种提示、问题、资讯提供及重述示范等策略提供沟通机会，以协助正在主动参与沟通过程的个案。

2) 对于个案的沟通中达成的成效，提供即时的反馈或结果。Norris 与 Hoffman 介绍了互动式说故事的策略，言语语言康复师指着图，先示范描述图片，再给予个案机会描述图片事件。若个案沟通方式有误，大人提供反馈以帮助他们重新组织讯息。康复师可使用三种反馈方式：①澄清（clarification）：当孩子的叙述不清楚、不精确或表达方式不佳，康复师要求孩子澄清讯息。康复师随即提供个案可谈论的相关讯息，以多样的语言形式重新叙述事件，再要求个案重述。②增加情节（adding events）：若个案可完整叙述一事件，康复师随即指出另一事件，以多样的语言模型示范，并将此事件囊括入整个故事中。③增加复杂度（increasing complexity）：若个案可完整叙述一连串的事件，康复师则尝试增加个案叙事的复杂度，如指出事件间的关系，包括角色的动机、事件间的因果关系、时地关系以及事件预测等。康复师示范过后即请个案以自己的话重新叙述故事。

虽然这种互动式说故事活动着重于句法、语义及叙事技巧，康复师仍提供孩子正确的音系示范及反馈，其中包括了听觉、视觉、触觉等多个角度的示范提示。

(2) 自然取向的治疗法：第二种由上至下改善构音技巧的治疗方法，着重于直接改善个案的整体语音清晰度，使个案的构音技巧进步。此治疗法基于两个想法：多数语音障碍个案的主要症状是整体语音不清（使别人较难以理解他们想传达的意思）；发音的精确程度并非唯一影响言语可理解度的因素。Camarata 指出，第一步应帮助这些个案增加其口语可被人理解的比例，如此一来，与这些个案的对话就不再仅是简短且效度低的交谈。先以改善整体可理解度为目标，个案传达的讯息便可得到反馈，此反馈可鼓励个案多加尝试并练习说话，借此改善语音学习。

自然取向的介入模式是一种高度以个案为中心的治疗法，康复师将环境调整为易引发儿童尝试沟通的状态。将玩具或个案有兴趣的活动设于个案与康复师（或家长与照顾者）所及范围。活动中，孩子必须开口要求协助，活动也可包含多于一个参加者。个案与康复师自然的互动中，康复师提供协助性的反馈称为重复示范（recasts），康复师应安排环境，让大部分个案欲说出的目标字都是已知的字词。个案说话时，康复师一方面提供口语增强以肯定个案的沟通意图，另一方面则提供目标语音的正确念法。对话持续进行下，个案可以由康复师的反馈中学到如何改善自己的语音。对谈过程中，提供好的言语及语音示范及确保个案和康复师的对话持续不中断，为两个关键要点。一旦儿童大部分的言语都可被理解，治疗重心可转至单一语音的语音精确度，康复师可使用具有特定名称的玩具、游戏及图片等。与之前提到的全语言介入法相同，此介入法也可用于同时有语言障碍的个案。

1）基本原理：语言取向的治疗法奠基于两项基本假设：①音系是整个语言系统的一部分，需要于语言与沟通脉络下进行介入；②当教学活动着重于较高层次的语音层面（构词语法、语意）时，音系行为也会获得改善。

2）特征：着重于由上而下的沟通取向治疗法，并聚焦在沟通中自然的互动。研究者相信这种治疗方式不仅促进音系发展及修正，也帮助促进高层次的语言学习。

3）优点与缺点：由理论的角度来看，此治疗取向背后的论述基础很引人注目（亦即，教导高层次的语音沟通脉络可引致音系的改善），显然对某些音系异常个案来说，此方法是有用的，虽然并不是非常清楚这样的治疗法最适合那些人。研究数据显示，这些方法对构音及语言有严重障碍的个案最为适用。另外当治疗目标设为自然对话中的清晰度类化时，此治疗法也有效。

（二）选择语言学为基础治疗法的原则

1. 当个案有多重语音错误，音系历程为一种以上时，适合使用以语言学为基础的治疗法进行介入，这些治疗法对口语可理解度低的年幼孩子特别适用。

2. 一旦确立了个案的语音错误或音系历程，应以独立分析法分析个案音系库中有哪些语音，以决定将哪些语音设为目标音（样本）进行介入，此分析通常包含：检视可诱发音、有利语音环境、个案可发潜在目标音的频次以及此潜在目标音的适龄性等。

3. 挑选的目标音应反映个案可说出的音节组合，如，若个案仅可使用多音位/音节组合，它就不会成为介入目标，但若介入目标为音节省略或提升音节复杂度时，此原则便不适用。

4. 挑选可同时消除 2 个或以上音系历程的目标字词可提升治疗效率。如，若某个案有塞音化且省略字尾的擦音，选择字尾的擦音作为介入目标便可同时消除塞音化并改正字末擦音省略。

5. 当错误涉及不同的语音类型时（如，字尾音素省略，包括塞音、擦音及鼻音），选择能代表不同语音类型的目标音，或是最复杂的语音类型。

6. 着重音系历程的治疗方式会将重点放在较大的音系单位，而非单一语音的精确度，如，若某个案省略字尾辅音，并学会以［dod］取代［d］。治疗初始可能会忽略以 d 取代 g 的错误，因为个案已开始改变自己的音系系统，以发出字尾的辅音。

7. 语言学为取向的构音治疗已经证实对有多重构音错误的个案有效。

8. 最小对比治疗法（minimal contrast therapy）通常一并训练听辨及发音。使用此疗法时，选用最大语音特征差异（maximal opposition）的最小对比字组，来区辨两个目标音，通常能比使用最小语音特征差异（minimal opposition）更有效建立个案对比音位的概念及改变整个音系系统。

9. 对以同一个音位取代许多音位的个案来说，多重对比治疗法对改善个案整个音系系统较为有效。多重对比疗法的理论基础是当出现一个语音取代多个其他语音时，应进行系统性的整体干预。如，当一个儿童以声母 p 替代其他声母 t k s 等，那么在一次干预中建议进行 p 与多个音位的鉴别，而不仅仅是与其中一个音位进行鉴别。

10. 对同时有语言障碍及构音音系障碍的个案来说，较广泛的语言介入法（上至下）可能较为适用。

五、其他治疗方法

核心词汇治疗法针对构音问题严重但不一致的个案（亦即，对同一音位不同的替代现象，且替代音位变异超过 40%）。他们的口语特征为在同样及不同语境中，多样化的发音以及多种音系历程。Dodd 等人推测，这类个案不稳定的音系系统反映出的是音系计划（即音系选择与排序）的问题。虽然这类儿童与儿童言语失用症个案（childhood apraxia of speech，CAS）的不稳定发音状况类似，研究者仍将两种类型个案作区别。Dodd、Crosbie 与 Holm 指出，核心词汇治疗法对此种个案最为适用：构音错误不稳定，且对比训练及传统治疗法皆无法改善发音表现者的儿童。他们提出，此治疗法针对个案的音系处理缺陷，能系统地改善全字发音的一致性。

1. 基本原理 核心词汇治疗法注重个案能否一致地发出目标音（就算不是完全正确也没关系）。此治疗法的假设为，若儿童改变发音方式，以使自己发出的语音更为一致，则听者较容易了解讯息内容。此时，儿童较易得到一致的反馈，可让儿童系统性地改变自己的音系系统，或者调整发音动作。

2. 特征 此治疗法并无任何直接的教学步骤与指令，而是假设在康复师的协助下，儿童会自行进行必要的调整，以改变他的发音。同样的，治疗的重点在于让儿童发音更一致，因此更容易了解其语音，此治疗法对于语言复杂度层级并不特别讲究。

3. 优点与缺点 此治疗法最显著的优点也是与其他治疗法最不同的地方，在于此治疗法着重于各种沟通首要的目标，也就是易懂度。此治疗法的缺点是，治疗对象是只占构音障碍人口中极少部分的构音不稳定儿童，另外，此治疗法缺乏治疗细节的说明，这对某些康复师来说，可能造成执行上的困难。

（杨海芳）

学习小结

本章介绍了语音障碍的分类及各类语音障碍的特征。并详细介绍了语音障碍的语言学相关的评估和治疗方法。

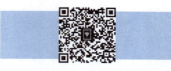

扫一扫，测一测

第八章 词汇-语义发展障碍的评估与治疗

学习目标

- 熟悉词汇-语义发展障碍的治疗目标、原则和内容。
- 掌握词汇-语义发展障碍评估的内容和方法；词汇-语义发展障碍的治疗思路和治疗方法。

词汇又称语汇，是一种语言、方言、一个人或一本书中词的汇总，包含所有的词和固定短语。一般而言，一个人掌握的词汇越丰富，运用语言的能力就越强，其思想表达就越准确。想要很好地掌握语言这一沟通工具，首先必须要积累足够量的词汇，才能准确表达自己的思想，并自如地与他人交谈。儿童有了前语言阶段的基础，逐渐开始借助日常生活的实际物体去学习词汇，认识世界。语言障碍儿童不能像普通儿童一样学习词汇，这严重限制了其日后语言的发展和人际沟通。因此，尽早发现词汇-语义发展障碍，并且进行有效的干预训练十分重要。

第一节 词汇-语义发展障碍的评估

词汇-语义发展障碍主要表现为儿童词汇习得的速度缓慢、能理解和使用的词汇较少，对抽象词汇的理解和应用能力差、词汇搜寻困难等。应通过多种方式的评估，以尽可能发现上述问题并给予恰当干预。

一、评估内容

（一）评估内容

词汇分为实词和虚词两大类。实词是语言系统的核心和基础，儿童习得语言首先是从实词开始。因此，在词汇-语义发展过程中多以评估实词为主。虚词起修饰或连接作用，一般在句中进行考察。

词汇的发展与儿童的语言环境密切相关，评估时无法将儿童相关的词汇全部列举出来，只能抽取其中一部分内容作为代表，用于进行词汇的理解和命名测验。测验使用的词汇一般从各年龄段儿童的语料库中选择。此外，也可对儿童日常所说的词汇进行语言样本的分析。词汇掌握一般从理解和命名两个角度来考察。此外，对词汇掌握的程度可以从广度和深度两个维度考察。

(二)常用评估工具

在英语体系中,常用的词汇理解测验主要有皮博迪图片词汇测验(Peabody picture vocabulary test,PPVT)和接收性单词图片测验(receptive one-word picture vocabulary test,ROWPVT)。词汇表达测验有表达性单词图片测验(expressive one-word picture vocabulary test,EOWPVT)。在儿童整体语言能力测验中词汇也是其中重要的组成部分,如伊利诺斯心理语言学能力测试(Illinois test of psycholinguistic abilities,ITPA-3)、学前儿童语言量表(preschool language scales,PLS-5)、《普通话儿童语言能力分级评估》量表等语言能力测试中均包含了词汇测试的内容。汉语普通话系统中关于词汇的理解有《2~4岁上海市儿童词语理解能力词表》。

二、评估方法

词汇习得的标准有两个:一是儿童持续使用某词汇指认某样物品,即表示儿童已能理解词汇;二是该儿童说出来的词汇与正确的语音相同或相似,而且是可以辨认的,即能正确命名词汇。因此,在评估词汇时,主要考察基本词汇的理解和命名情况。词汇-语义的掌握涉及更深层面的内容,在评估时也可加以考察。

(一)词汇理解能力的评估方法

词汇理解能力测验常采用听指认的形式进行,即儿童听到目标词后指出相应的实物或图片(图8-1-1),这是词汇理解测验一种常见的测试方式,如PPVT测试、《2~4岁上海市儿童词语理解能力词表》测试中即采用儿童听指认测试形式。这种测试方式的优点是方便、快捷,缺点是形式单一、儿童易疲倦,因此测试中应根据儿童情况进行休息调整。

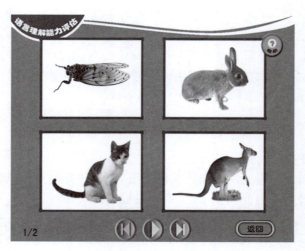

图8-1-1 儿童词汇理解能力测验

词汇理解测验有时也采用听话演示的方式,即听到目标词后用肢体动作演示出来,这种方法尤其适用于动词理解的测试。如听到评估者说目标词"眯眼睛"

时，儿童能立即做"眯眼睛"的动作。这种测试形式儿童参与感比较强，更愿意配合测试，但适用的词汇内容有限。

自然情景下儿童词汇理解能力的考察主要通过观察成人说到某个词时儿童的表现来完成。如，当成人说"妈妈"时，儿童将目光转向妈妈；成人说"宝宝"时，宝宝笑了。儿童的这些反应均表示他已经能正确理解相应的词汇了。

（二）词汇命名能力的评估方法

词汇命名测试常采用看图（实物、动画）说词的形式，即儿童看图片（实物、动画）说出相关的内容是什么。由于词汇是音和义的结合体，在命名测验中要求词汇的语音也能让其他人听懂。如，指着图片问儿童："这是什么？"儿童说："māo"，则结果记为正确。如儿童说 miāo 或者 āo 则记为不正确。

由于同一张图片有时可以用多种说法表示，在判断儿童词汇命名是否给分时应把握几点原则：①语音清晰；②内容符合日常用语习惯；③目标词对应的核心内容能表达出来。如儿童将上面的"猫"说成"小猫咪"，则记为正确；但如果儿童说"动物"则不准确。此外，词汇命名中要充分考虑方言问题，如果词汇命名时选用的是对应的方言词汇也可记为正确。

（三）语义掌握能力的评估方法

词汇理解和命名一般主要针对基本的词汇进行评估。词汇 - 语义可以从更深层次来考量，如反义词、同义词、上位概念、下位概念等。此时会采用完形填空法、关系判定法、列名法等测试形式，举例如下。

当需了解儿童反义词的掌握情况时，可以通过完形填空法进行测试。如："我说大，你说小"；"我说高，你说____（矮）"。

当需了解儿童某一上位概念词汇是否掌握时，可以通过关系判定法进行测试。如："猫、狗、牛、羊都是____（动物）"。

当需了解儿童某一下位概念词汇是否掌握时，可以通过列名法进行测试。如："你知道哪些动物"？儿童回答的数量越多、越流畅，则表明其能力越强。

当需了解儿童的语义意识时，可以通过判断法进行测试。如："西瓜和白菜都是蔬菜"。让儿童判断语义的正误。

当需要了解儿童对词汇意义的把握时，可以采用给词汇作解释或下定义的方式。如，杯子是什么意思？总统是什么意思？

（四）词汇量评估方法

词汇量是衡量儿童语言发展的一个重要指标。该指标可以从两个方面来考量：一是儿童各年龄段总的词汇量及其发展，二是儿童各年龄段各类词的比例及其发展。词汇量评估主要采用两种方法：问卷法和语言样本分析法。

国内常用的词汇量问卷主要采用孙喜斌等人编制的《听力障碍儿童听觉语言能力评估标准及方法》中的《词汇等级测试词表》，让家长或教师根据日常观察选择儿童曾说过的词汇。一般情况下儿童能理解的词汇量远远高于儿童能表达的词汇量。在评估词汇量时，多以儿童能表达的词汇数量进行计算。

词汇量也可通过相异词汇比率（type-token ratio，TTR）来反应。相异词汇数是指不同词汇的总数。即在计算词汇数时，无论儿童话语中某词汇出现几次，均只计算为 1 个词。相异词汇比率是指相应词汇数除以总词汇数所得的比率。该指标一般需要采用语言样本分析法完成，通过收集儿童日常语言样本，列出相异词汇数和总数，然后将相异词汇数除以总词汇数即得到相异词汇比率。TTR 高，则表明儿童的词汇丰富。

第二节　词汇-语义发展障碍的治疗

一、治疗目标及原则

（一）治疗目标

词汇-语义发展障碍训练的总体目标是丰富词汇量、加深词义理解的深度，增强词汇的存储和提取能力。

1. 丰富词汇量　词汇是语言沟通的基石。日常生活中需要用的词汇有很多，对词汇量缺乏的儿童，应首先加强最常用词汇的学习，然后不断根据儿童所接触到的人、事、物扩展相应的词汇，逐步积累、丰富词汇量。

2. 逐渐加深词汇-语义理解的深度　根据儿童对词义掌握的情况，词汇-语义训练应由浅入深、螺旋上升。词汇的训练可从语音与语义的匹配开始，逐步深入对人、事、物的认识，最终做到全面准确地把握词汇的内涵和外延。

3. 加强词汇的存储和提取能力　词汇的康复治疗不仅要做到让儿童能理解，更要让儿童能根据情景要求，实现灵活、自如地选用提取词汇符号进行交流。

每一名语言障碍儿童词汇治疗的具体目标应根据其评估结果而定。

（二）治疗原则

1. 帮助儿童建立语音和实物、图片、动作等之间的多维联结。词汇是某一语言系统中约定好的语音符号与人或事件的对应，这种对应是通过多次不同维度的匹配而建立起来的。在语言康复治疗中，应将词汇符号与儿童对事件的多感官体验进行匹配，让儿童充分认识对应事件。如，在词汇"猫"的理解与命名训练中，康复师应让儿童尽可能多地接触或看到不同颜色、不同状态的猫，包括卡通画中的猫等。

2. 在沟通动机优先的基础上提升词汇的可懂度。在词汇理解与命名训练时，康复师常常要求儿童清晰地说出某个词汇，由于词汇可懂度与音系历程密切相关，有些词汇的发音对儿童来说确实存在困难，此时应首先维持儿童说话的积极性，在此基础上提供清晰、准确的词汇发音示范，使儿童有准确的模仿对象，帮助儿童形成正确的语音表征，逐步让儿童学会用听说反馈链监控并调整自己的发音。

3. 围绕目标词汇创设运用语境，为词的使用奠定基础。句子是语言沟通交流的基本单元，在治疗中应将词汇嵌入到简单的句子中进行训练，为儿童词汇的运用奠定基础。仍以目标词"猫"为例，在治疗中，康复师可将"猫"嵌入到以下句子中："这是猫。猫吃鱼。猫会喵喵叫。"这类句子简单而不单调，始终围绕"猫"展开，同时又为句子的训练奠定了基础。

二、治疗内容

（一）主要内容

汉语词汇有近 7 万条，语言障碍儿童很难完全掌握，对障碍程度不同的儿童其词汇量掌握的要求也应该有所不同。参照正常儿童语言的发展，可以将词汇的康复内容分为不同的层级（表 8-2-1）。

表 8-2-1　儿童词汇 - 语义内容分级训练举例

级别	目标词汇量	参考语言年龄	词汇结构	内容举例
第一级	50	1 岁 6 个月	单音节词或双音节叠词	滴滴、呜呜、咩咩（拟声词） 妈妈、爸爸、猫、鸭、狗（常见指人、指物的名词） 爬、跑、吃、拍（简单动作动词）
第二级	100	1 岁 9 个月	单音节或双音节词	蛋、鱼、苹果、手、脚（食物、动物、水果、身体部位名词） 摇、跳、找、转、切、敲（简单动作动词）
第三级	200	2 岁	词和短语	衣服、裤子、汽车（具体名词） 脱、收、擦、扫、拉（动作动词） 妈妈的袜子、宝宝的鞋子（名词短语） 脱袜子、穿衣服……（动词短语）
第四级	500	2 岁 6 个月	词、短语和句子	唱歌、伯伯、蜡笔、电冰箱、开心（活动、亲戚、学习用品、家用电器、健康、情绪具体等具体及稍微抽象的名词） 大小、多少（形容词及短语） 挖沙子、画小球、修汽车（动词短语） 基本形状、颜色（形容词短语）
第五级	1 000	3 岁	词、短语和句子	晴、浴缸、躲猫猫（天气、洗浴设备、游戏、家庭成员名字等具体及抽象名词）、大小、高矮、上下、胖瘦……（形容词短语） 在桌子上面、在娃娃前面（介词短语） 一本书、一块橡皮（数量词短语）
第六级	>2 000	4 岁	句、句群	根据相关故事、情境等增加新的词汇（时间、地点类词汇） 先……再……，因为……所以……（关联词）

在一级词汇训练中，词汇内容应以单音节词或双音节叠词为主。受儿童语音发展的影响，儿童开始发出的音主要涉及 b、m、d、h 等与简单韵母组合成的单音节词或双音节叠词，如妈妈、爸爸等。从语义方面讲，选择的词汇应能充分激发儿童的兴趣，并且是在儿童生活中复现率特别高的人物、事件，如爸爸、妈妈等。当儿童掌握 20～50 个词以后，他们就开始尝试使用词语组合。级别一至级别三主要让儿童先理解和表达简单词语，为后面短语和句子训练奠定基础。四级词汇及之后的词汇，更多的是在句中学习。

（二）治疗思路

词汇-语义的治疗需要遵循由浅入深、精准监控的原则。以指物名词为例，训练应该从最基本的音义匹配开始，然后到能够使用简单句描述事物的特征，再到用更复杂的句子或句群更全面描述物体的本质，最后到生活中的灵活运用。在训练过程中，还应将前测与后测对照比较，精准监控儿童词汇治疗的效果。

如，从以往的康复治疗中我们了解到某儿童没有掌握猫、狗、兔子、鸽子等词汇。但该儿童对这四个词到底掌握到什么程度呢？训练前我们需要评估儿童对这几个词汇理解和表达的情况。可利用图 8-2-1 针对表 8-2-2 中的相关能力进行以下提问：①哪一个是猫？请指一指（康复师就每张图的内容问一遍儿童，顺序随机）。②这是什么？请说一说（指着四张图中的一张问儿童，顺序随机）。③哪一个是长胡子的动物？哪一个是长长的、尖尖的耳朵的动物？哪一个是会飞的动物？哪一个是会咬人的动物？④说一说小猫有什么特点。说一说小狗有什么特点。说一说鸽子有什么特点。说一说小狗有什么特点。⑤哪一种动物喜欢吃鱼，还喜欢抓老鼠？哪一种动物会飞，还能送信？哪一种动物会看家？⑥说一说小猫有哪些特点和能力。

某儿童测试结果如表 8-2-2 所示，这表明儿童 4 个词汇理解及表达能力不平衡。在康复治疗中，应首先关注其最近发展区（表 8-2-2 中黄色区域）。词汇"猫"已经能用简单句子来表达，而"狗"则只能理解相关简单句，不能用句子进行表达。根据"木桶理论"（最低能力限制整体发展），康复师可以先加强"鸽子"的音义匹配训练。然后进行"鸽

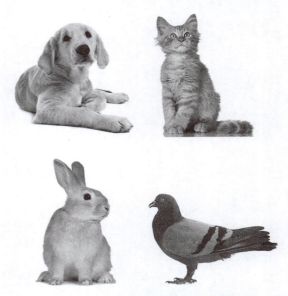

图 8-2-1　词汇理解和表达训练材料

表 8-2-2　儿童词汇-词义康复治疗记录表举例

测试项目		治疗前测试结果				治疗后测试结果			
		猫	狗	兔子	鸽子	猫	狗	兔子	鸽子
词汇音义匹配（语音语义）	①理解	1	1	1	0	/	/	/	1
	②表达	1	1	0	0	/	/	1	1
简单句描述（外显特征）	③理解	1	1	0	0	/	/	/	/
	④表达	1	0	0	0	/	/	/	/
复杂句或句群阐释（内隐特征）	⑤理解	0	0	0	0	/	/	/	/
	⑥表达	0	0	0	0	/	/	/	/

注：表格中 1 表示儿童反应正确，得 1 分，0 表示儿童反应错误，得 0 分。

子""兔子"的表达训练,再加强"鸽子""兔子"的简单句描述和训练。当然,一般一次只能完成1~2个目标,不能完成所有的目标。根据训练目标的实际情况,训练后需进行再次评估并记录,为节省时间,未进行训练部分可以不做测试。

三、治疗方法

词汇-语义发展障碍的康复治疗方法多样,根据不同的康复目标可以选择不同的康复方法。

(一)词汇理解与命名中音义匹配的治疗方法

1. 感知体验法 感知体验法是指让儿童通过视、听、触、味、嗅、本体感等多感官尽可能参与事物全方位信息的输入,建立立体的印象,形成深刻的记忆,从而使得儿童能够稳固地建立起音义的连接。一旦听到相关的语音,即能提取相关的印象,并能通过凝视、指认等形式完成。

使用该方法的过程中应注意,康复师所提供的材料应能吸引儿童的关注,能让儿童通过感官留下深刻的印象。尤其对词汇量不足50个词的儿童,一定要尽可能让其接触到真实的物品,如不可仅用图片训练儿童理解和命名词汇"爬",而应尽可能让儿童看到现场有人"爬",亲身感受"爬",使用动作记忆建立"爬"的语音和语义的联系。

2. 示范模仿法 示范模仿法是指通过康复师规范化的语言,为儿童提供语言学习的样板;有时也可以请发展较好的儿童来示范,让儿童始终在良好的语言环境中自然地模仿学习。使用该方法时可将显性示范和隐性示范相结合。在该方法的使用过程中应注意语言规范、时机适合。

3. 集中练习法 集中练习法是指有意识地让儿童多次练习使用同一个语言要素(如词汇)或语言技巧的一种方法。使用该方法时应避免枯燥,既能做到集中练习关键要点,又不能机械重复同样的内容,使儿童失去学习兴趣。如,在学习"汽车"一词时,康复师可以用不同的问题引导儿童回答。

康复师:"这是什么?"儿童:"小汽车。"

康复师:"滴滴——什么来了?"儿童:"小汽车。"

康复师:"我们坐什么去幼儿园?"儿童:"小汽车。"

(二)加深词汇-语义理解的方法

1. 语义联想法 语义联想法是指根据词汇的语义,通过联想中介,将意思相关的词汇联系起来,借助已经习得的词建立有语义联系的词汇链,从而促进儿童语言理解与表达的一种方法。如儿童可根据已学习词汇"医院",联想到"医生""护士""打针"等词汇。

2. 判断纠正法 判断纠正法是指康复师故意犯错,让儿童主动纠正,以此来促进儿童语言理解与表达的方法。该方法可采用以下三种形式:一是故意对儿童说出错误的话语,激发儿童否认并进行更正,如:看到猫说"狗";二是假装没有理解儿童的话语,以促使儿童说出更多的话,如儿童说"猫"时,康复师说:"啊?你说什么?我没听清";三是省略或故意做错某个日常活动中必要的步骤,以激发儿童表达想法。如:当儿童看着果冻时,却故意拿辣椒给他,并说:"你想要吃辣椒,对不对?"

3. 分类训练法 分类训练法是将具有相同与或相似属性的事物归并在一起，以促进儿童语言的理解与表达的一种方法。分类的过程要求个体对拟分类的材料进行比较、抽象和概括。常见的分类方式维度有以下几种：按物体的大小、形状、颜色等特征分类；按吃、穿、玩等功能分类；按蔬菜、交通工具等概念分类。

（三）加强词汇的提取和储存

1. 语音联想法 语音联想法是指根据词汇的读音，通过联想将读音与词义巧妙地联系起来，使我们听其音而知其义，从而促进儿童词汇理解与表达的一种方法。如：康复师："小朋友，想一想家里哪些东西含有"电"这个音？"儿童："电视机、电脑、电灯、电冰箱、电饭锅。"

2. 语义网络法 语义网络法是将新学到的词汇与已习得的词汇概念进行比较，寻找两者间的相似与不同，从而促进儿童词汇理解与表达的方法。设计语义网络可以帮助儿童学习新词汇并且增强对已习得词汇的掌握，按照语义将词汇联结、整合在一起。具体步骤为：①康复师引导儿童一起回想以某个词汇为中心的相关词；②将想出来的词按照语义类别关系分类；③依据这些类别关系画出语义网络图（图8-2-2）。由于每个人的语言思维习惯不同，所建立的语义网络图也有所不同。

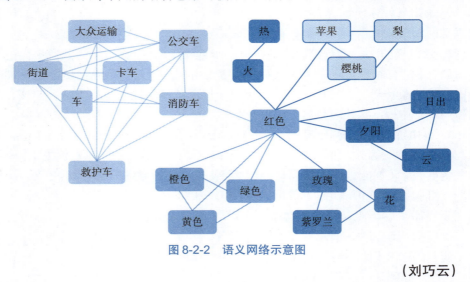

图 8-2-2　语义网络示意图

（刘巧云）

──────── 学习小结 ────────

本章对词汇-语义发展障碍的评估和治疗进行了简要的介绍，包括词汇-语义发展障碍评估的内容、方法和词汇-语义发展障碍的治疗目标、内容、原则、思路、方法等内容。

扫一扫，测一测

第九章 句法-语义发展障碍的评估与治疗

学习目标

- 熟悉幼儿期、学龄前期、学龄期句法-语义发展障碍的评估和治疗的重点和方法。
- 掌握句法-语义发展障碍的评估和治疗有代表性的循证实践。

第一节 句法-语义发展障碍概论

在深入探讨句法-语义发展障碍的评估与治疗之前,首先我们回到第三章儿童的语言发展的第一节做一个复习,着重关注和语义句法发展相关的理论背景。了解评估方法和治疗方法的理论根据,有助于培养言语语言康复师的临床思维,在儿童语言障碍评估和治疗过程中实现个体化的循证临床实践。

第三章里讲到了三个大的理论体系:先天决定论,后天环境论和先天后天互相作用论。这章的概述旨在将这些理论体系和儿童语义句法的临床循证实践联系在一起,培养临床的循证思考。

1. 第一个循证临床实践的例子 先天决定论中自然成熟说的代表人之一,伦内伯格(Lenneberg)于1967年提出了语言习得的关键期(critical period hypothesis)理论的假说。基于关键期假说来设计的大量语义句法评估与治疗的临床研究证明,对于有语言发育迟缓的儿童,语言早干预比晚干预有效得多。这就成为临床上儿童句法-语义发展障碍早发现和早治疗的循证基础。

2. 第二个循证临床实践的例子 先天与后天互相作用论中认知说的代表人物皮亚杰(Piaget)认为,象征性游戏在儿童认知发展的感觉运动阶段的末期出现,是语言发展的基本技能。根据皮亚杰的理论,近期的研究表明,象征性行为出现晚,与儿童语言(特别是句法技能)出现迟缓有着直接的关系。因此,言语语言康复师必须评估语言发展所必要的认知前导,如象征性游戏技能等,而且应在着重治疗具体的语义和句法之前,先帮助儿童发展语言发育的前导技能,如象征性游戏技能等。

3. 第三个循证临床实践的例子 先天与后天互相作用论中社会交往说的代表人维果基(Vygostsky)和布鲁纳(Bruner)认为成年人的积极参与和协助对儿童语言与认知能力的发展是有帮助的。Vygostsky提出"最近发展区"(zone of proximal development,ZPD)的理论,将"最近发展区"定义为"儿童无法独立完成某个任务的水平和通过成人或更有经验的同伴的帮助而能完成该任务的潜在的发展水平之间的区域"。图 9-1-1 中绿色区域就是"最近发展区"。Brunner 提出的支架理论（scaffolding theory）建立在"最近发展区"理论之上（图 9-1-2）。支架理论进一步提出：①成人的介入与提供恰当的提示在儿童认知和语言发展过程中十分必要；②当儿童能够独立掌握新技能时，成人的帮助与介入可以渐渐淡化。最近发展区和支架理论是语义和句法评估方法之一的动态评估/动态方法，也是语义和句法治疗方法的重要理论基础。

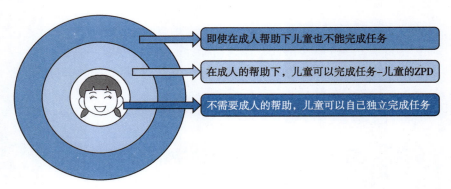

图 9-1-1　最近发展区示意图

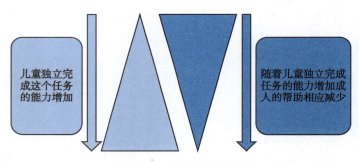

图 9-1-2　支架理论示意图

观察学习理论由 Bandura 等提出，建立在后天环境论中以斯金纳（Skinner）为代表的强化说之上，认为行为是可以通过观察来学习的。基于观察学习理论的"回应治疗法"也是语义句法治疗的一个重要方法。"回应治疗法"主张在治疗活动中跟随儿童的主导来创造机会使用一系列的语言治疗技巧，包括平行谈话、延展等，以获取以这些语言治疗技巧带来的正面效果。最近发展区、支架理论和回应治疗法都会在后面的句法-语义发展障碍评估和治疗当中详细讲解。

不论是先天决定论，后天环境论，还是先天与后天相互作用论，所有主流理论都指出了语言环境的重要性。有关语言的神经心理学和神经影像学研究论证，大脑机制并不是生来就无法改变的，婴儿期到学龄期受到大脑生理发育和接触语言环境的影响，是一个动态过程。大脑生理发育和可塑性以及语言环境共同影响儿童的语言发育是这一章里所要讲述句法-语义发展发展障碍治疗的有效性的理论基础。

对经典理论的复习给以下要讨论的具体的句法 - 语义发展障碍评估与治疗建立了临床实践的基础。在具体学习句法 - 语义发展障碍评估和治疗之前，还有一个临床思路的关键点要讲解：发展性语言障碍和获得性语言障碍的评估治疗最大的区别在于，患有发展性语言障碍的儿童处于语言发展阶段。儿童句法 - 语义发展障碍的评估和治疗的内容、方法以及具体要求达到的语言技能随着儿童的年龄增长而变化。因此，言语语言康复师只有熟悉正常发育儿童的语义和句法在各个年龄段的具体技能和发展进程，才可以对儿童句法 - 语义发展障碍评估内容和治疗目标建立其临床思路。在学习本章之前，请回到第三章对儿童的语言发展做一个复习。本章就不同年龄段的儿童的语义和句法技能从评估内容的角度在第三章的基础上进行更深入的讲解。

因为不同年龄段儿童的评估与治疗的侧重点也不尽相同。所以临床上最有效的方法一定是从几个不同年龄段来讨论学习儿童句法 - 语义发展障碍的评估与治疗：幼儿期（1～3岁）、学龄前期（3～6岁）、学龄期（6岁以上）。

（刘雪曼）

第二节　幼儿期句法 - 语义发展障碍的评估和治疗

一、幼儿期句法 - 语义发展障碍的评估

（一）评估内容

在幼儿阶段，儿童已经拥有了许多前语言沟通技能。他们的语义句法技能正在发展。此时他们的话语从一个单词开始，如"妈妈""要"逐渐扩展到两个单词组成的句子，如"妈妈玩"，再到3～4个单词组成的句子，如"爸爸买车车""我要吃糖糖"等。

1. 在语言理解方面，儿童在1岁时就已经懂得大约20个单词和不同的日常用语，如"拍手"或"说拜拜"。在语言表达方面，儿童在1岁时开始使用其第1～5个有意义的单词。在这个阶段，儿童的前语言行为也被用于表达"原始祈使"和"原始陈述"。如，儿童伸出手要妈妈手中的玩具，这种行为与说出祈使句"给我那个玩具"的功能是一样的。儿童高举玩具车直到爸爸笑着说："小明的玩具车好大！"这种行为与说出"我有一辆大车车"这样的陈述句的功能相似。

2. 儿童在1～1.5岁之间常为独词句阶段。语言理解方面，这一阶段的儿童通常可以执行简单的一步指令，如"摸摸你的鼻子"。有研究称此阶段儿童能够通过声调来区分陈述句与疑问句的区别，儿童在16～23月龄这个时期内可以区分不同疑问句，如是非问、特指问、选择问、正反问等。儿童常用"是"或"不是"回答是非问，而在被问到"你的鼻子在哪里"时，儿童会指指自己的鼻子。

语言表达方面，儿童开始用更多行为动词和其他词类，Bloom（1993）、Bornstein和Haynes（1998）把这个阶段他们观察到的词汇习得速度的突然提升的现象称为"词汇大爆炸（vocabulary spurt）。"这个阶段儿童的认知水平发展到了把事物归纳为简单范畴（动物，食物，衣服等）。"词汇迸发"与这个认知水平相符。同时，并不

是所有儿童都会出现"词汇迸发",研究者尚未就某些问题达成一致,如词汇量逐渐增长,而并没有经历"词汇迸发"的儿童是否比我们想象得要多得多?"词汇迸发"是否在某些儿童中出现得较晚?不管是否存在"词汇迸发"还是"词汇迸发"出现得早或晚,可以肯定的是,儿童学词的速度是逐渐增快的。在这个阶段,儿童开始将不同词汇纳入不同的语义范畴中去,如动物名称、食物名称、衣物名称等。词汇发展的增长伴随着语法的出现,如许多儿童开始使用双词短语。

在这个阶段,英语儿童使用的大多数单词短语都是名词,如candy糖糖,ball球球;有些词也表示动作,如want(要)、hold(抱);还有一些为形容词,如big(大)。而普通话儿童的自发语言中,动词要比名词多。不管是英语还是普通话,语境对儿童语言中名词和动词的数量都有较大的影响。两种语言的儿童在阅读时倾向于使用名词,而在游戏时使用动词多一些。

3. 双词阶段通常出现在一岁半到两岁期间。在语言理解方面,这个阶段的儿童能够执行各种一步指令(动作+对象),并开始执行一些简单的两步相关指令(动作+对象,相关的接下来的另一个动作+对象),如,"把杯子拿过来给外婆"("拿+杯子",然后"给+外婆")。日常生活儿童会根据成人讲话时使用的手势和根据生活中的常规来执行指令,如,妈妈在让孩子把钥匙拿过来的时候,一边用手指着钥匙然后再指回到自己,一边说:"把钥匙拿给妈妈。"又如,奶奶每天早上吃完早饭会带孩子出去附近的公园玩。吃完早饭以后,奶奶一边走到门口拿鞋子给孩子,一边说,"小明,把鞋穿上,奶奶带你出去玩。"所以,临床医师在应用家长主诉和家长问卷的信息时要注意,家长经常会高估儿童听懂指令的能力。

在语言表达方面,儿童在20月龄时已能掌握50个单词。他们已会说非常简单的句子结构,如动词+宾语(如喝水、吃糖),主语+动词(如狗叫、妈妈拿),主语+动词+宾语(如爸爸喝水),方向副词+动词(如上来、下去)。儿童此时已掌握了一定的简单句语序(动词+宾语,主语+动词)。

4. 儿童2～2.5岁之间已会说3～4个词汇的句子,进入电报式话语阶段。很多学者也认为,电报句与双词句之间并无明显界限,所以第三章儿童语言发展将两个阶段统称为双词句阶段。无修饰句阶段也是在2～3岁之间,是儿童开始有语法感,使用完整的无修饰的简单句子的阶段。

在语言理解方面,儿童能听懂两步非相关指令,如"把积木放到盒子里,把小车给阿姨",并开始进入执行三步简单指令阶段。

在语言表达方面,这个阶段中儿童的句子大多由实词构成,限定词一般在句子中很少出现。但儿童可能会将2个短句错误地合并成一句话,没有正确停顿。如,30月龄的孩子可能会说:"我打虫虫死",正确的句子应是"我把虫虫打死了"或"我打到了虫虫,它就死了"。此外,儿童话语中,主谓宾结构的句子出现的频率提高了。研究者指出,现阶段儿童对句法的理解水平要高于他们对句法的使用水平。他们还认为,此时儿童能够理解一个可逆及物动词与名词词组在句中的使用规则,并能说出"让小鸭子推推小兔子"这种表达请求的语句。

在这个年龄段,对语义和句法能力非常有限的儿童,奠定儿童语义和句法发育的前语言沟通技能和儿童的早期认知玩耍技能是综合性语言评估的重点。对具备一些基本语义和句法能力的儿童,前语言沟通技能、早期认知玩耍技能以及语义和句法的评估都是评估的重点。其语义和句法的评估也要开始关注沟通部分的语义和句法在社交中的运用,如儿童会说一些简单的名词只是为了命名,还是可以用简单名词表达"想获得某种物品"的沟通意图。语义和句法评估的具体内容包括:

(1)功能性词汇在简单句里的语义

1)功能词范畴:名词,动词,形容词和副词(理解与表达)。

2)每个范畴内词汇量(理解与表达)。

(2)开始习得简单句结构

1)指令句中的元素:1或2个(理解)。

2)句子结构的种类(理解与表达)。

3)句子长度(理解与表达)。

(二)评估方法

本节介绍早期幼儿期语义句法评估的种类,并提供每种评估方法的例子。若某种评估方法尚未有适合于普通话儿童的评估工具,则用一些经典的英语儿童的评估工具的例子来解释评估方法。

1. 筛查 筛查量表对儿童语言发育迟缓的早期发现和早期干预至关重要。筛查在人群中快速准确识别那些有可能发展为语言障碍的婴幼儿,但它不是一个全面的语言评估工具,无法用来做为诊断工具和帮助制定康复计划的工具。未通过筛查的儿童应接受一个更加全面的评估,包括标准化的和非标准化的语言诊断性评估。

(1)婴幼儿语言发育进程表:从理解、表达和与视觉相关的非言语沟通能力三个方面以家长问卷的形式进行筛查。详见第五章概述。

(2)梦想婴幼儿语言沟通能力筛查(Diagnostic of Receptive and Expressive Assessment of Mandarin - Infant and Toddler-Screening,DREAM-ITS):从理解、表达、认知玩耍和社交沟通四个方面以家长问卷的形式筛查。

(3)学龄前语言量表筛查(preschool language scales screening test,PLS-screening test):是一个英文筛查测试,主要测试对象为0~8岁的美国讲英文的儿童。筛查范围包括初期社会交往,喂食,语言理解、语言表达和言语(如发音、是否口吃)。

2. 全面评估 全面的语义和句法评估包括标准化诊断性评估和非标准化评估(如语言样本评估)。在这个年龄段,适用于儿童语义和句法评估的标准化诊断性的评估的方法包括:家长调查问卷和直接行为评估。对这个小年龄段的儿童,一些研究者强调全面的评估需要体现"真实性",能反映儿童在自然场景下的社会交往水平。考虑到"真实性",语言评估可以结合直接行为评估和问卷形式向和儿童经常进行互动的所有个体(如家庭成员、保姆、老师等)获取信息。

(1)标准化诊断性评估

1)家长调查问卷:

A. 汉语沟通发展量表(PCDI):主要测试8~30月龄的普通话儿童的语言能力。见第五章概述。PCDI包括针对2个不同年龄段测试不同的语言技能:针对8~16

月龄婴幼儿的词汇和手势测试，包括词汇理解和前语言手势与交流；针对16~30月龄幼儿的词汇和句子测试，包括词汇表达和句法表达。

可见，PCDI在评估普通话婴幼儿前语言及语义句法技能方面很实用。同时对于评估儿童语义和句法能力有以下局限性因为PCDI的常模建立在北京地区，所以其标准分数的诊断功能仅限于在北京地区使用，而国内其他地区仅可将其标准分作为参考。PCDI用来测试幼儿语义句法技能的词汇与句子测试仅限于语言表达；所以，PCDI并不能评估16~30月龄儿童的语义和句法理解技能。

B. 梦想婴幼儿语言沟通测评（Diagnistic of Receptive and Expressive Assessment of Mandarin - Infant and Toddler，DREAM-IT）：主要测试0到36个月的婴幼儿早期语言和沟通能力。测试项目包含常见的语言理解和语言表达两个语言能区，同时还包含早期儿童语言发育极为重要的社交沟通（包括前语言沟通技能）和认知玩耍（即游戏玩耍能力的发育水平）两个能区。常模和信效度均建于中国大陆。

值得一提的是，对于家长调查问卷形式的测试，其结果的准确性依赖于家长对测试问题的理解的准确性以及家长对孩子语言技能水平的描述的准确性。通常家长调查问卷形式的测试和其他动态的非标准化的测试结合起来使用，对儿童的语言和沟通技能可以更客观准确评估。

2）直接行为测试：皮博迪图片词汇测验（PPVT）主要测试2岁半到90岁人群的英语词汇理解能力。词汇分类包括名词，动词和形容词。PPVT的缺点是只能测试词汇理解能力。后来在PPVT的最新版研发时，又添加了词汇表达测验（EVT）的常模建立。通过最新版的PPVT和EVT，词汇的表达和理解能力都可以被评估了。PPVT和EVT对儿童词汇量评估是一个非常有用的工具。同时，PPVT和EVT都只是词汇测验。它们可以和其他测试语义（不仅是单个词汇的意思，也包括词在句子中的意义）句法和语用技能的语言评估结合使用，来帮助言语语言康复师对儿童的语言技能有一个整体的了解。

学龄前语言量表（preschool language scales，PLS）用来评估北美地区7岁以下讲英语儿童的综合语言能力。PLS评估既测试语言理解，也测试语言表达；不仅仅评估词汇，其关注点是儿童的整体语言能力。其形式以互动游戏和使用图片的直接行为测试为主。PLS提供三个语言指标的标准分数：整体语言，听力理解和交流表达。

3）家长调查问卷和直接行为量表的联合使用：Rossetti婴幼儿语言量表（Rossetti infant-toddler language scale）：并不是一份参照常模的标准化英语评估测验，而是一份参照标准（criterion-referenced）的标准化测试。言语语言康复师既可通过询问家长，又可直接观察儿童的行为，还可以用直接行为测试来填写测试问题的答案。测试评估了6项指标：互动-依恋，语用，手势，游戏，语言理解和语言表达。主要测试对象为0~3岁儿童的前语言能力和全面的语言能力。

（2）语言样本：通过收集儿童的自发语言，计算出平均句长（MLU）来测试儿童句法能力。MLU=总词汇数/总句数（话语总和通常为100或50句）。词素（morpheme）是英语国家用来计算平均句长的单位。

研究显示，MLU相似的儿童，其句法能力也不相上下。一方面，许多研究推荐使用 MLU 来评估儿童的语言发展，尤其指出其用来评估句法发展的有效性；另一方面，当 MLU 达到 4.0 时，新的语言技能，包括句法的复杂性就不再能被正确地反映出来使用。所以，MLU 的语言测试仅在儿童语言能力在 3.5~4 岁的正常儿童的水平以下时有效。

另一项指标为相异词汇数（number of different words，NDW）。研究发现，相较于同龄正常儿童，语言障碍儿童的 NDW 比较低。所以 NDW 也被认为是一项潜在的语言发展敏感的指标（表 9-2-1）。

表 9-2-1 不同年龄儿童的相异词汇数

年龄/月	平均句长（±1 平均方差）	平均 NDW/50 句	语义和句法能力的特征
18	1.0~1.6	36	
21	1.1~2.1	41	出现现在进行时和复数
24	1.5~2.2	46	
27	1.9~2.4	51	
30	2.0~3.0	56	出现系动词
33	2.3~3.5	61	
36	2.7~4.0	66	从句出现
39	2.7~4.2	71	
42	3.2~4.3	76	
45	3.2~5.0	81	复合句出现
48	3.5~4.7	86	

资料来源：Brown（1973），Miller & Chapman（1981），Miller et al.，（1992），Rice et al.，（2010）。

不同的语言学家研究了普通话 MLU 的计数方法。普通话的平均句长通常用音节、字数、或词作为单位。表 9-2-2 则是普通话计算 MLU 的例子。

表 9-2-2 汉语语词界定标准

种类	举例	语词指标
动+动（独立）	进来、出去	1
动+动（黏着）	忘记、知道	1
动+名（自由）	看书、买菜	2
动+名（限制）	跳舞、跑步	1
名词（名称）	长裤、茶杯	1
名词（地点 A）	桌子上、房间里	1
名词（地点 B）	上面、外面、这里	1
数词+量词	一个、两片	2
限定词+量词	这个、那只	1
代词	我、自己、他们	1

种类	举例	语词指标
形容词	漂亮、黑黑	1
否定	不/不要、没/没有	1
副词	很/非常、已经	1
时间副词	今天、天天	1
连词	可是、因为	1
语法词	的、了、着、过	1

资料来源：张显达. 平均语句长度在中文的应用. 听语会刊. 第13卷, 1998: 36-48.

MLU 和 NDW 这两项指标都是评估和研究儿童句法-语义发展障碍的实用工具。然而，引出与收集、转录语言样本，统计音节、单字或词，以及计算 MLU 和 NDW 的过程通常十分耗时，且要求操作分析人员有一定的语言学和语言病理学的专业的背景，并进行过语言样本研究的系统训练。

(3) 动态非标准化的测试方法：动态评估/动态方法是建立在最近发展区与支架理论上的非标准评估方法。动态方法既可以用在语言评估中，也可以用在语言治疗中。最近发展区和支架理论在评估与治疗中本身就是一个动态模型，共分为3种过程：①测试，尝试不同的学习活动来定位儿童的某个语言技能的最近发展区范围；②治疗，运用支架策略来提高儿童独立达到其目标语言技能的能力；③重测，重新探索最适合的学习活动发掘出儿童新的目标语言技能的最近发展区。这个"测试—治疗—重测"的过程被广泛运用，是综合语言评估的一部分。有学者用临床案例研究了动态评估/动态方法，即"测试—治疗—重测"过程是如何与诊断性的标准化语言测试相结合，运用在综合语言评估中的；也说明了如何运用动态评估为语言治疗制订方案。这种实践模型在语言评估与治疗中被广泛应用。实施动态评估的关键在于对该年龄段正常儿童的语言发展有较好的理解，掌握儿童最近发展区和支架理论，并熟练应用于临床。以下为临床上如何使用动态测试方法的实例：

通过同儿童玩玩具直接测试以及给其家长做调查问卷的方式测试，一个言语语言康复师总结测试结果发现，该儿童在不加任何提示的自然情境中，能够理解5个名词和6个动词。言语语言康复师可能会考虑使用动态测试方法来进一步评估儿童的动宾语义关联技能（图9-2-1）。

动态评估/动态方法在综合性语言评估过程中是评估儿童具体语言技能所在的水平的一个有效的方法。通过动态评估不仅可以了解儿童语言技能的弱点（达不到的技能），也可以了解其强处所在（可以独立达到和在提示下达到的技能），从而可以引导一个言语语言康复师来制定最合适的治疗目标。但是，由于动态评估无法提供该儿童语言能力和其同龄儿童语言能力比较的结果，在儿童语言障碍的诊断过程中，它最好用来辅助其他类型的测试，如基于常模的更适合于诊断语言障碍的测试。

(4) 其他测试：如 S-S 语言发育迟缓检查法，详见第五章。

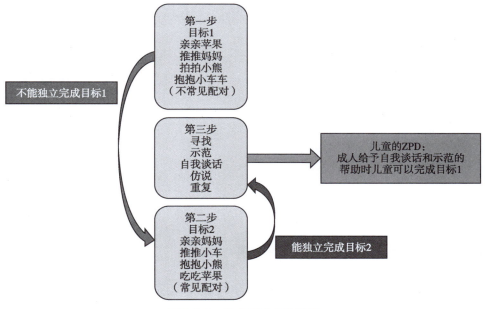

图 9-2-1　动态测试方法实例

二、幼儿期句法-语义发展障碍的治疗

（一）治疗目标

1~3 岁有句法-语义发展障碍的儿童可能不会被正式诊断为语言障碍，更可能被诊断为语言出现迟缓（late language emergency）（详见第十章第一节）。治疗的目标是提供有意义的语言刺激，最大限度地辅助可能患有语言障碍的幼儿语义和句法的发展。

（二）治疗方法与内容

早期儿童语义和句法治疗方法可被分为两种：①通过语言治疗方法来推进儿童自身语言习得与语言使用；②直接帮助儿童通过学习新词和语法（词汇、语义和句法）来拓展语言能力。在这个年龄段，以父母培训和指导为重点的、以家庭为中心的治疗模式最有效。研究显示，前语言情景教学法（prelinguistic milieu teaching, PMT）和语言情景教学法两种策略对这个年龄段的儿童来讲是有效的治疗方法。

1. 语言情景教学法　语言情景教学法（Milieu teaching）强调的是语言治疗要在儿童生活的自然环境里进行，包括家庭、学校和其他社交环境，这对儿童基础词汇和初期词汇组合的学习十分有效。同时语言情景教学法有两个必要的部分：提示和功能性的回应。提示的方法通常偏成人主导：包括仿说（如，"你来说：'我要饼干。'"），指令（commands）（如，要求儿童来说，或给两个口头回答让儿童选），或非语言的提示（如延迟回应时间）。功能性回应包括给予儿童想要的物品，扩展或延伸儿童的话语等。

语言情景教学法一般可以总结为 4 个步骤：

（1）在儿童生活的自然环境里，设置一个特定的情境来辅助儿童主动与家长或言语语言康复师的互动(如,把儿童喜欢的玩具放在透明的塑料盒子里,把盒子放在儿童容易看得见但又够不着的地方)。

(2) 设定一些比儿童现有语义和句法水平稍高的具体目标。如,儿童可以说一些简单的动词,如"要"和生活中常见的 3~5 个玩具名词,如"积木"。言语语言康复师可以设定一个组合动词和名词成为动宾短语的目标:如"要积木"。

(3) 运用提示来回应儿童主动的语言交流,同时运用提示帮助儿童达到既定目标。如,当儿童指着透明盒子里的积木玩具说"积木"并表现出想要玩积木时,言语语言康复师说"告诉老师'要积木'"。

(4) 运用给予儿童想要的东西,继续互动或扩展儿童的话语来强化儿童尝试主动交流。如,儿童回应"要"而没有说"要积木"时,言语语言康复师一边拿出一块积木,一边说"要积木"。注:一次只给儿童一块积木,留下机会让儿童主动交流"要积木"的愿望,这样言语语言康复师就可以重复上面语言情景教学法的步骤。

2. 前语言情景教学法 前语言情景教学法(prelinguistic Milieu teaching, PMT)是在语言情景教学法基础之上修改而成的。其比较适合 MLU 在 2.0 以下的儿童。前语言情景教学法主要侧重于特定的前语言技能的教学,如手势、发声、共同注意等贯穿儿童日常生活的社会交往行为。对那些语义句法技能非常有限的儿童来说,该方法的目标是提升前语言交流能力。研究表明,此种方法不仅提高了儿童的前语言技能,还最终提高了发展障碍儿童的语言能力。值得强调的是,对父母进行系统、完整的训练是十分必要的,这样就能在家里自然环境下由父母来进行前语言情景教学。指导父母在日常生活中使用此方法时尽量用家长容易理解和记住的方式指导家长,比如,运用"一看,二等,三应"这样的表达,同时言语语言康复师可以在和孩子的互动中演示或利用事先录好的教学视频演示如何"看",如何"等",和如何"应"。

前语言情景教学法和语言情景教学法的使用前提是:言语语言康复师需要通过评估详细了解儿童的游戏玩耍发育水平、前语言沟通技能、语言理解和语言表达能力,从而可以指导家长恰当地选择玩具和游戏,以及找出儿童前语言沟通技能、语义和句法能力的最近发展区(ZPD),实现个体化地指导家长进行家庭干预。

综上所述,在这个阶段给家长提供系统的辅导,帮助家长把"前语言情景教学法"和"语言情景教学法"两种策略使用在生活中的自然环境下可以说是一个最有效的干预方式。

(刘雪曼)

第三节 学龄前期句法 - 语义发展障碍的评估与治疗

一、学龄前期句法 - 语义发展障碍的评估

(一) 评估内容

学龄前期的儿童接触和使用的语义和句法的复杂性明显提高。同时,因为 6~7 岁儿童准备开始上小学,他们就要从比较单纯的"学习语言"的阶段转变为"用语

言学知识"的阶段,所以,一个和其年龄匹配的语言基础是儿童就学所必要的,所以儿童3~6岁是"学习语言"的尤为重要的阶段。在3~6岁这个阶段,言语语言康复师必须对评估框架中的沟通、语言和言语技能做一个全面彻底的评估。就其中语言部分的评估,当儿童已经有一些基本的语言理解和语言表达技能(如听懂和执行一步指令,可以讲一些词组或简单的句子等),评估框架中的沟通部分的关注点也从前语言沟通技能转向儿童语义和句法在社交中的运用;同时,和语言相关的儿童需要的入学准备技能(school readiness skills),如前读写技能(preliteracy skills)等,在这个年龄段也需要评估。

此年龄段儿童的语义和句法发展十分显著,在语言理解与表达两个方面都明显提高。

词汇范畴也随着年龄的增长越来越丰富。如,3岁之前儿童先掌握专有名词,如"爸爸、妈妈"。后来他们能够理解和使用更多的普通名词和动词,并能够使用形容词描述相对关系,如"大、小、长、短、冷、热"等。他们开始构建关联词汇的网络,将用于归类的上级词汇(superordinate words),如动物(小狗、小熊、小猴等)、水果(苹果、梨、橙子、西瓜等)或动作(走、跑、跳跃等)。3岁以上儿童将继续在已有的上级词汇的基础上构建关联词汇的网络(详细的词汇语义部分请复习第三章第四节)。3岁以上儿童同时开始掌握难度更高的词,特别是词汇在句子中的语义,如复杂相对词(如现在、过去、将来等),它们的意义是随语境的变化而转换的。词在句子中的语义还包括表达认知状态的词汇的意义,如心理动词"认为"和"知道"等和表示时间、地点和数量的词汇,如汉语中的量词。另外,对语言障碍儿童词汇能力的研究发现动词对他们来说格外难掌握,尤其是那些用得不多的动词。所以,在评估语义时动词也是一个关注点。

这个阶段儿童的句子不仅长度更长一些,句子结构和从句也有不同种类,而且更复杂。我们来总结一下这个年龄段经常测试的一些句法技能。

(1) 否定句(negation):汉语儿童在双词阶段开始使用否定句。否定句局限于询问物体是否存在,或表达拒绝。当儿童年龄大一些的时候,他们学习用否定句来表达否认和反对。

(2) 疑问句(question):汉语儿童在双词阶段开始学会问问题。一开始,儿童会用升调而非词汇本身来表示他/她在问问题。汉语语言学家们发现,16~23月龄的儿童已经可以理解不同的疑问句型,如儿童用"是或不是"来回答是非问,用人或物的名称来回答特殊疑问句(如"谁"和"什么"的疑问句)。针对不同问题,使用不同的疑问句型进行提问(如是非问、特指问、选择问、正反问等),这个语言技能儿童要到6岁才能掌握。

(3) 被动句(passives):普通话一共有4种被动句:被字句、叫字句、让字句和给字句。研究显示这4种被动句的习得时间不尽相同,儿童4~5岁之间可以使用给字句和让字句,但是很少用叫字句。尽管被字句是最典型的被动句式,但就连6岁的儿童都不太常用它。各种被动句的掌握要延伸到儿童的小学阶段。

(4) 复合句(complex sentence):研究显示,汉语儿童2岁时开始使用复合句,4~5岁时复合句的使用才开始显著增加。汉语儿童到6岁时使用不少联合复合句,如,"我在吃苹果,爷爷在吃香蕉"。同时,儿童开始理解因果复合句如"因为小明上课讲话,所以老师罚他站着听课。",条件复合句如"只有做完作业以后,你才可以玩 iPad。"从 5~6 岁开始,儿童学会理解让步复合句,如,"即使你先做完黑板上的题目,也不可以在下课铃声响之前离开教室。"从 7 岁甚至接下来的几年的时间里儿童才可以真正掌握以上各种类型的复合句。

语义和句法的发展是互相联系的。早期的语义理解和基本句法相关,如"动作 - 受动对象"既是动词短语中的动宾短语,也是"动词 + 宾语"的简单句型,"物体 - 方位"是名词短语中的方位短语等。词汇在句中的意义与句子结构决定着实际语用中句子的功能。句子功能包括提问、请求、回答、描述、拒绝和否定等。学习如何使用不同语义的词汇和句子结构去表达不同需求,也是儿童语义句法习得的一个重要部分。在评估框架中沟通部分的评估包括对儿童沟通意图(或沟通动机)的评估,如儿童想要吃盒子里的饼干又打不开盒子的时候,儿童有意愿请求妈妈帮他打开盒子,这就表示该儿童有"请求别人做某种行为"的沟通意图。而这个沟通意图是儿童运用有请求功能的词汇和句子之前需要有的能力。起初,儿童可能用手势或发音(如,"啊,啊")来表达请求别人做某种行为的沟通意图。在 2~3 岁的时候,儿童可以用词和简单句子来表达请求别人做某种行为的沟通意图。在学龄前期这个年龄段,儿童可以用更复杂的句子来表达同样的沟通意图。同时,在这个年龄段,儿童也会用句子表达更复杂的沟通意图,如炫耀、情感流露等。

另外,理解词汇在一个句子中的意义不仅仅是单单理解物体与动作的名称和定义,也包括理解物体和动作的特性,还有物体和动作之间的关系、空间时间的定位等。所以,词义在句子层面传达的语义信息远远比词义在单个词汇层面传达的语义信息要复杂得多。临床上,一个高功能的患有孤独症谱系障碍儿童可能在词汇层面上表现出有很大的词汇量,但这并不一定代表该儿童在句子层面上有很好的语义技能。所以,单靠词汇量的测试不能全面地评估儿童的语言能力。

(二)评估方法

这一部分会介绍学龄前儿童语义句法评估的种类,并提供每种评估方法的例子。若某种评估方法尚未有适合于普通话儿童的评估工具,这一节会用一些经典的英语儿童的评估工具的例子来解释评估方法。

1. 筛查 普通话听力理解和表达能力标准化评估 - 筛查版(the diagnostic receptive expressive assessment of mandarin-screening, DREAM-S)是首个适用于 2.5~8 岁的中国大陆儿童的参照常模的标准化普通话语言筛查测试。其功能与英语的学龄前语言量表筛查版(PLS-screening test)类似。

2. 全面评估 在学龄前期,儿童语义和句法发展迅速,在语言理解和表达方面语义和句法能力都显著提高。家长问卷的准确度随着儿童的日渐复杂的语义和句法而大大降低。所以,在这个年龄段,临床上不推荐用家长问卷来评估儿童语义和句法能力。全面的语义和句法评估方法包括标准化评估结合语言样本,叙事评估和动态方法/动态评估。

(1)标准化评估

1)普通话听力理解和表达能力标准化评估 - 诊断版(DREAM-C)(详见第

五章）：与北美经典的参照常模的标准化诊断性语言评估和语言基础临床评估（clinical evaluation of language fundamentals，CELF）一样，DREAM-C 主要测试的是儿童的语义句法技能。与 CELF 相似，DREAM-C 提供 5 个语言指标（语言理解、语言表达、语义、句法、语言总体）的标准分。

DREAM-C 评估除了提供各项语言的标准分，报告还包含一个儿童语义和句法能力的概况，可以帮助言语语言康复师了解儿童具体语义和句法的能力，在言语语言康复师制订康复计划的过程中尤为重要。如，DREAM-C 评估涵盖普通话特有的语义方面技能，如动词短语中表示被动语态的语法标记（如"被""让""给"）；又如普通话所特有的词类：量词（如一"杯"水，一"把"梳子）。DREAM-C 评估也包括不同语言都有的句子结构，如用普通话的疑问句来特别设计题目。同时评估还包括句法当中语言的逻辑性，如连接词在句子中的使用。在表达部分的语句复述部分除了测试了儿童语义和句法，还考察了听力记忆力。还有一些涉及语用的题目，如测试儿童是否可以分辨语句中陈述的事实和他人的假想等。

评估框架中影响早期儿童语言能力的唯一外界因素是环境，即儿童照养的环境中有效语言输入的质和量。在诊断儿童语言障碍的过程中要注意环境对儿童语言能力的影响。儿童学习语言的能力，特别是学习词汇的能力与儿童现阶段的词汇能力相比受环境影响小。DREAM-C 在测试儿童现阶段语义和句法的能力的同时，还会通过测试儿童的快速映射（fast mapping）能力来了解儿童语言习得过程中通过上下文的词义和句法来学习语言的能力。

2）叙事语言测试（the test of narrative language，TNL）：是一个参照常模的标准化的英语语言测试，它通过评估叙述能力来测试儿童的语言能力。对一个孩子的语义和句法技能，无论理解和表达，都从语言使用的角度通过功能性谈话的形式进行评估。"叙事语言测试"评估 5~12 岁的儿童。"叙事语言测试"评估可得到叙事理解，口语理解和总体语言的三个标准分数。对于学领前期或学龄期的儿童，评估在谈话中，儿童的语义和句法技能的实用性对于儿童在校的学业成绩是非常重要的。"叙事语言测试"经常与经典的参照常模的标准化语言评估结合使用，以提供有关儿童如何在语用功能方面的叙事中使用语义和句法技能。

（2）语言样本：目前研究认为通过心理测量原则构建的参照常模的标准化评估的诊断价值，并建议语言样本分析只应在理解性/表达性语言障碍通过参照常模的标准化评估确认之后使用。

1）结构化游戏语言样本和平均句长：通过结构化游戏收集到的儿童语言样本中平均句长（MLU）可作为儿童语言发展的指标，特别是句法发展的指标。结构化游戏语言样本的收集会采用事先设计好的用来引发儿童语言交流的游戏，如言语语言康复师会和儿童一起玩给图片涂颜色的游戏，但是只给了儿童有图片的纸和橡皮，故意不给儿童涂颜色的彩笔。这样的一个结构性的游戏就营造了儿童的沟通欲望。正如在这一章里幼儿期儿童的评估部分对语言样本的讨论中指出，当正常发育儿童的 MLU 达到 4.0 或 3.5~4 岁的年龄范围时，话语的长度就很难反映儿童的新语言技能，如句法的复杂性。因此，MLU 只是针对年龄在 3~6 岁的年龄段里年龄较小的儿童或在该年龄范围内语法能力相对有限的儿童。

虽然结构化游戏语言样本中的 MLU 对有一定句法技能的儿童不再是很好的语言能力判断标准，但结构化游戏语言样本可以和诊断性的标准化语言评估结合，对儿童语言样本中句型的种类、词汇的种类，以及词汇量等语言能力的指标进行非正式的语言评估。在临床上，非正式的语言评估不一定要求言语语言康复师对语料进行转录和准确地分析，而是对儿童在自然语境中语言能力有一个相对定性的了解，这个过程对语言治疗的康复计划制定非常重要。

2）叙事语言样本：同结构化游戏语言样本中计算 MLU 的过程相似，叙事语言样本方法也涉及儿童语料的转录，而且还包括对儿童叙事语料详尽的语言分析。相较于临床，叙事语言样本方法更多地应用于科研，是研究儿童的语义和句法技能的常用方法。研究结果可成为建立参照常模的标准化叙事评估（如"叙事语言测试"）的基础。同结构化游戏语言样本一样，在临床上，叙事语言样本也可以在非正式语言评估中使用，对儿童在叙事中（语用的一部分）语义和句法技能有一个相对定性的了解。

普通话表达性叙事测试（mandarin expressive narrative test, MENT）：是针对 4 岁 6 个月大至 9 岁 11 个月大的说普通话儿童的一个参照标准的标准化叙事评估。它在没有任何口头提示的情况下测试儿童看图叙事的全面性、连贯性、复杂性以及叙事的宏观结构（macrostructure）（如，对图片上主要人物的指代是否清楚，"穿红衣服的姐姐和最矮的那个弟弟"还是"她 ... 他"）等，并且检查对故事的总体理解和对故事中心理理论（theory of mind）的理解。普通话表达性叙事测试评估儿童语义和句法技能在叙事中的使用情况，它可以和参照常模的标准化语言评估结合使用。

（3）非正式评估中的动态方法：理解和熟练掌握学龄前期正常发育的儿童的语义和句法发展进程是"测试 - 治疗 - 重测"的动态方法或动态评估的必要基础。在这个年龄段，儿童的语言理解和表达能力随年龄显著提高。临床上建议将动态方法与综合性标准化语言评估结合使用。综合性的标准化评估可以提供一个诊断的标准，同时也可以让言语语言康复师对儿童具体语义和句法能力有一个初步了解，言语语言康复师再结合对儿童所处年龄段的语言发育进程的知识，在非正式语言评估中（如，结构性游戏或叙事等语言样本评估）进行"测试 - 治疗 - 重测"的动态评估来找到儿童的具体语义和句法技能的最近发展区，从而指导言语语言康复师建立符合儿童语言发育的治疗目标。

如，一个 5 岁半的儿童的"普通话听力理解和表达能力标准化评估 - 诊断版"（DREAM-C）的语言理解和语言表达标准分都在正常值以下，同时 DREAM-C 的评估报告里，根据该年龄段儿童语言发育进程对该儿童语义和句法能力有一个具体总结，其中一项是："可以理解'谁'和'什么'的简单疑问词，但是理解不同疑问词在句子中的意义的技能滞后于同龄人"（如，儿童在 DREAM-C 测试中对"哪里""为什么"和"怎么"的问句的理解混淆）。言语语言康复师再通过"测试 - 治疗 - 重测"的动态方法或动态评估来找到儿童的最近发展区（如，在这个例子里，第一步中的"测试"要找出儿童和同龄人比较应该掌握而又没有掌握的技能：这个步骤已由 DREAM-C 完成——儿童"理解不同疑问词在句子中的意义"的技能滞后于同龄人；第二步中的"治疗"可以只选择三个疑问词中较简单的那个疑问词"哪里"，针对"哪里"在句子中理解技能设计治疗活动（如结构性游戏等），在治疗活动里如果儿童不能独立完成理解"哪里"的活动，言语语言康复师运用支架理论来调节治疗活动的难度；在这个调节治疗活动的难度的过程中最终达到第三步的"重测"，即找出儿童的最近发展区）。找到儿童的最近发展区是言语语言治疗计划制定的必要步骤。

（4）其他评估：如S-S语言发育迟缓检查法等。

二、学龄前期句法-语义发展障碍的治疗

（一）治疗目标

3~6岁时，儿童开始从主要待在家里，过渡到进入学前班和幼儿园。儿童在家时，语言交流通常都是和有限的几个熟悉的看护人在熟悉的环境里进行的。开始上学前班和幼儿园以后，儿童要在老师的口头指导下参与集体活动，而且参与集体活动的时间长度也有一定的要求，同时，（如玩耍时大部分的时间要求与同伴一起玩耍）。所以，对3~6岁的学龄前儿童的语言理解能力和语言表达能力的要求包括，能理解比较复杂的指令和评论，可以表达偏好需要、提问和描述事件等。这使得儿童不仅要掌握语义和句法知识，而且需要在社交中使用这些语言技能。治疗的目标是最大限度地促进儿童在社会环境中语义和句法薄弱环节的发展语言障碍儿童受损的语言技能和那些将大大提高社交互动的所需要的语言技能作为优先的治疗目标），并最大限度地促进儿童入学准备所需要的语言能力和相关技能的发展。

（二）治疗方法与内容

在这个年龄段，儿童语义和句法能力随年龄显著提高。每个具有语言障碍的学龄前儿童，面临的具体语义和句法问题不尽相同，因此语言能力概况也各不相同，治疗内容也会不同。因此，针对语义和句法的语言评估对于提供个体化的治疗尤为重要。如，根据对语言障碍儿童的大量临床研究发现，在这个年龄段具有特定型语言障碍儿童在语义句法方面常见的需要治疗内容包括时态、从句和一些复杂句型等。但是，每个有特定型语言障碍的儿童具体的语义和句法治疗内容要根据其综合语言评估的结果来决定。同时，了解这个年龄范围内儿童语言的正常发育轨迹，将有助于言语语言康复师寻找评估中发现的儿童落后的语义和句法能力的最近发展区（ZPD），从而可以制定最适合该儿童的语言治疗内容的计划。

在这个年龄段，常用的治疗方法为回应方法（responsive approaches）。回应方法是一种有效的针对MLU高于2.5的儿童的语言治疗。这种方法在帮助更高难度的词态、句法技能的学习比较有效。一般来说，语言发育正常的儿童要到2岁半以后，MLU才高于2.5。所以，对学龄前期的语言障碍的儿童，回应治疗方法是一种有效的语义和句法治疗方法。

回应方法派生于观察学习理论，重点在于鼓励儿童参与和互动。它是一个儿童主导的方式，在与交流对象进行沟通时平衡话轮频率。在语言治疗中其具体方法主要包括：

自我谈话（self-talk）：妈妈和儿童一起玩时，儿童在关注着妈妈用梳子在给小洋娃娃梳头，妈妈配合自己正在做的动作说："妈妈在给娃娃梳头，从上梳到下。"

平行谈话（parallel talk）：妈妈和儿童一起玩时，儿童用小的梳子在给小洋娃娃梳头，妈妈配合孩子正在做的动作说："小明在给娃娃梳头，从上梳到下。"

重建（recasting）：在不改变意思的情况下，妈妈把儿童的句子用另一个句型讲出来。儿童说，"我要饼干"，妈妈说，"饼干好吃，我要吃饼干。"

扩展（expansion）：把儿童不完整的句子在句法方面讲得更完整更复杂。儿童说："饼干"，妈妈说"哦，你要饼干。"

延伸（extension）：把儿童句子在语义方面讲得更完整更复杂。儿童说："要饼干"，妈妈说"哦，你要巧克力味的饼干。"

使用回应治疗方法给学龄前儿童进行语言治疗时，需要关注以下 6 点：

（1）选择合适的玩具和活动：通过纳入适合于孩子发育年龄而且孩子感兴趣的活动和材料，可以帮助儿童减少行为问题，增加沟通欲望，从而提高语言治疗的效果。

（2）治疗频率（therapeutic rate）：治疗过程中的回应频率需要足够高以产生治疗效果。大量研究发现，在语言治疗中，当使用重建的回应方法达到"治疗频率"时，对学龄前有语言障碍的儿童掌握正确的语法是有效的。Camarata 等人（1994）对特定型语言障碍儿童的研究中以每分钟约 1 次的频率来运用"重建"帮助儿童掌握一个特定的语法结构，之后这个频率被普遍认为是有效使用"重建"的最小治疗频率。对不同语言障碍的儿童"治疗频率"的推荐也有所不同。如，对患有 21- 三体综合征的儿童，临床推荐每次治疗可以同时纳入语音和语法的治疗内容，使用"重建"频率大约要达到每分钟 4 次。对语言障碍儿童来说，听到正确的语法结构的示范是非常重要的。效果最好的情况是示范既要在发生在自然生活环境里，又要比父母对话中正确使用特定的某个语法结构的频率更高。因此言语语言康复师对父母进行家长培训是很有必要的，如言语语言康复师在家长训练中帮助他们在和儿童会话中提高使用"重建"的频率。这种对家长的专业训练，能使他们使用"重建"的频率增加一倍。

（3）声音突出（acoustic prominence）：在进行语言治疗时，对治疗目标所包括的词汇和语法结构，有时不仅需要以"治疗频率"频繁地重复，而且可能需要提高音量和音长（和周围的词汇和句子结构相比）来强调想要教学的词汇或语法结构。

（4）各种回应方法的结合使用：研究表明在语言治疗中要使用不同类型的回应方法，如自我谈话，平行谈话，重建，延伸和扩展。这样可以增加在治疗中儿童的语言沟通机会，从而可以帮助儿童把语言治疗中目标语言技能推广到日常的自发使用中。研究显示，在儿童语言跟进评估中，参照常模的标准化语言评估分数和 MLU 也会相应提高。

（5）促进儿童的隐性知识基础（implicit knowledge base）：隐性知识基础，即抽象知识基础，它的建立是通过儿童接触周围环境的经历，而不是明确的教学（explicit teaching）。与早期的干预一样，这个阶段的语言治疗中要考虑的隐性知识，包括各种自然情境中的一系列交际技能，具体内容根据儿童的具体需求而不同。

（6）泛化：为了确保语言治疗中儿童掌握的语言技能的泛化（carryover），言语语言康复师可以给家长应该提供回应策略的专业指导，并帮助家长在自然的家庭和社区环境中使用回应策略，这样可以保证语言治疗的连续性。

（刘雪曼）

第四节　学龄期句法-语义发展障碍的评估与治疗

一、学龄期句法-语义发展障碍的评估

（一）评估内容

到 6 岁时，孩子们已经获得了基本的语义和句法技能：他们拥有 3 000 到 10 000 个基本词汇，几乎完备的语音能力（他们可以产生母语的所有音素和音素组合），并且可以正确地理解和使用基本语义和句法。20 世纪六七十年代的语言学家 Eric Lenneberg（1967）提出关键期假说（critical period hypothesis）时认为儿童语言习得在 12 岁以后基本完成。近期研究认为随着认知继续发展，学龄儿童的语言也继续发展，特别是在推理、逻辑、抽象思维、自我调节和判断等方面，语言发展将不断继续。所以在这个年龄段，语言部分的评估需要更加深入，如元语言意识能力（metalinguistic skills），以及语言的阅读和书写能力（详见第十一章）。而针对评估框架中沟通的部分，如果儿童的语义和句法已经有一定的基础，沟通部分的关注点不仅是儿童在基本社交中的语用技能（如话轮转换、会话维持、叙事等），而且和儿童在社交中更深层复杂的语言使用功能（如理解和使用成语和幽默等）息息相关。

在语义方面，他们通过语言中上下文语境学习新词来扩展词汇，包括抽象概念的词汇的语义，如爱、正义、世界、信仰等。患有语言障碍的儿童掌握的词以高频词和简单词居多，所以，他们比正常发育的同龄儿童的词汇量小。除了词汇量小和掌握的单个词偏简单之外，语言障碍的儿童在句子中语义理解上也有很大困难，如表达关联、分类和抽象思想的词在句子中的语义。这些语义理解障碍会影响学龄儿童完成学业任务，如完成老师复杂口头指令（如"先把和天气有关的词都找出来，列在纸上，再把其中可以和课文中的故事匹配的天气圈出来"），理解和使用比喻性语言（如"读课文的时候要认真理解，不可以囫囵吞枣，否则会收获很小"），完整和准确地叙事（如看图写作文等）。

在句法方面，这个年龄段的儿童也继续学习更细腻的句法来更准确地描述时间、空间、意图以及因果和转折等关系；同时也学习使用各种各样的句型，包括不同类型的复合句，如因果复合句（如"因为…所以"），条件复合句（如"如果…就"），转折复合句（如"虽然…但是"），让步复合句（如"就算…也"）等。在英语中，理解关系从句（如"She likes the horse that won the race.""她喜欢赢得比赛的马。"），被动句和否定句对有语言障碍的学龄儿童来说比较困难。汉语的关系从句（如"戴红色帽子的男孩儿在向我们挥手""我要吃妈妈做的担担面"）和被动句的使用也是国内学龄儿童语言障碍研究的关注点。与语言发育正常的同龄人相比，学龄期

有语言障碍的儿童在自然对话中的句法错误率明显更高,并且句法错误率在写作中更加高。这个年龄段语言发育正常的儿童可能使用较短的句子,但是复杂的形式来更加简练地表达自己的意思;他们还会根据自己在叙事还是对话来调整句子的长度和复杂性。相比之下,有语言障碍儿童的话语往往更简单,较少运用介词短语、从句、副词和其他更复杂的句法形式,如看完一段动画以后妈妈让孩子讲讲动画片里的故事,一个语言发育正常的学龄儿童可能会说,"魔术猫吹什么,什么就立刻飞起来"。一个有语言障碍的儿童可能会说,"有很多东西,他们很快飞起来了"。此外,由于语义和句法能力有限,有语言障碍的学龄儿童可能无法表达所有相关信息,如在学校回答老师问题的时候或回到家家长问在学校发生的具体事情的时候,有语言障碍的儿童很有可能因为语义和句法能力有限,就给出一个很简单、很不全面的答案。

在语言使用中应用语义和语法技能的能力更加复杂:学龄期儿童应该有能力参与更长的对话,在对话中保持谈话主题,可以发起讨论,询问更抽象的问题,并调节对话中词汇和句式来应对不同的听众(同学、家长、老师、领导等)。学龄前儿童对语言的理解非常直白,但 7~8 岁的孩子开始理解语音,语义或句法歧义(ambiguity)相关的幽默。老师在教学中会使用多重含义表达、间接请求而不是简单直接请求以及成语。

元语言意识能力(metalinguistic awareness skills)是指思考和分析语言的能力。举个例子,思考或描述词和词的关系的能力是元语言意识能力的一部分,如和温柔意思相反的词是温柔的反义词,如粗暴、粗鲁、凶猛;思考或描述具体句法的能力,如解释出"她去过图书馆。"这个句子里的"过"字表示事情已经发生了,"她要去图书馆。"这个句子里的"要"字说明她还没有去。元语言意识能力和语言发展相互影响。可见,元语言技能是用语言解释语言(如语言的语法)的能力,包括给一个词下定义,辨别同义词、反义词,分析句子组成部分,识别句法错误等。有语言障碍的学龄儿童,特别是有句法-语义发展障碍的儿童通常很难发展元语言技能。同时学龄期儿童在校的大部分课程都需要这些元语言技能。所以学龄儿童的元语言技能的评估和其语义和句法能力的评估息息相关。

语言加工技能(language processing skills)是指我们感知、认识、理解和记住语音、词汇和句子的大脑认识加工过程。语言加工缺陷的主要特征之一是找词困难。语言加工技能可能影响儿童的语言技能,如有找词困难的儿童可能会讲不完整的句子或少讲话。对学龄儿童来说,语言加工技能也和语义和句法能力紧密相关。

学龄期的儿童需要阅读、理解、讨论和运用自然科学、历史、地理和其他领域教科书里的内容。扎实的语义和句法基础,不论是在语言的听和说方面(口语语言的理解和表达),还是语言的读和写方面(书面语言的理解和表达),对于学校学习都是必要的。一项纵向队列研究发现儿童的语言发展和学校良好成绩之间密切相关。具体来讲,他们发现,在每个年级的儿童,和语言发育正常的学生相比,有语言障碍的学生不仅在参照常模的标准化语言评估中的词汇和句法能力很差,而且他们在学校阅读速度和阅读理解成绩也都很差。阅读障碍会在后面的章节中详细阐述,因此,本章中仅关注阅读障碍和语义句法障碍的关系。早期语义句法障碍可能导致学龄儿童的阅读障碍,阅读障碍也可能反过来影响学龄儿童的语义句法能力发展。在这个年龄范围内,评估的内容不仅包括与学校教育相关的语义和句法技能,而且包括学校阅读中所必要的语义和语法技能。对开始写作的学龄儿童,语义和句法表达能力评估开始包括儿童的写作能力。

（二）评估方法

这一部分会介绍学龄期儿童语义句法评估的种类,并提供每种评估方法的例子。若某种评估方法尚未有适合于普通话儿童的评估工具,这一节会用一些经典的英语儿童的评估工具的例子来解释评估方法。

1. 筛查 梦想普通话儿童语言能力筛查 DREAM-S（Diagnostic of Receptive and Expressive Assessment of Mandarin - Screening）。

2. 全面评估 对学龄期儿童句法-语义发展障碍的评估主要采用参照常模的标准化语言评估结合非正式评估中的动态方法。

（1）标准化诊断性语言评估

普通话听力理解和表达能力标准化评估-诊断版（DREAM-C）：评估儿童语义和句法能力。

语言基础临床评估（clinical evaluation of language fundamentals，CELF）：评估讲英文的学龄儿童期和青年期（5～22岁）的语义、句法、元语言意识以及音系意识（phonological awareness）等语言技能。

叙事语言测试（TNL）：评估英文叙述能力来测试儿童在叙事中使用语义和句法的能力。

语言处理测试-小学版（the language processing test elementary，LPT）：用于评估5～11岁讲英文的儿童的语言处理技能。分测验评估词的关联、分类、相似性、差异、多重含义和属性等技能。

乌德科克阅读技能掌握评估（Woodcock reading mastery test，WRMT）和语言写作评估（test of written language，TWL）：用于测试讲英文的学龄儿童的阅读和写作能力。

普通话阅读和写作的标准化评估现阶段还比较缺乏,言语语言康复师通常使用一些非正式的阅读和写作评估。

（2）语言样本：Paul & Norbury（2012）强调了通过参照常模的标准化评估的诊断价值,并建议语言样本分析只应在理解性/表达性语言障碍通过标准化评估确认之后使用。普通话表达性叙事测试（MENT）评估儿童语义和句法能力在叙事（语用的一部分）中的使用情况,可以和参照常模的标准化语言评估结合使用。

（3）非正式评估中的动态方法：理解和熟练掌握学龄期正常发育的儿童的语义和句法发展进程是"测试—治疗—重测"的动态方法或动态评估的必要基础。在这个年龄段,临床上建议将动态方法与综合性标准化语言评估结合使用。综合性的参照常模的标准化评估可以提供一个诊断的标准,同时也可以让言语语言康复师对儿童具体语义和句法能力以及相关的元语言意识、阅读写作等技能有一个全面的了解,言语语言康复师再通过对儿童所处年龄段的语言发育进程的知识,进行"测试—治疗—重测"的动态评估来找到儿童的具体语言技能的最近发展区(ZPD),从而指导临床医师建立符合儿童语言发育的治疗目标。

二、学龄期句法-语义发展障碍的治疗

(一)治疗目标

在这个年龄段,儿童和青少年必须从使用语言来满足基本的沟通需要很快过渡到使用语言来学习基本生活技能和知识。学龄儿童语义和句法的治疗目标不仅要提高儿童具体薄弱的语义和句法技能,同时必须考虑到,这个阶段的儿童越来越多地使用已掌握的语言来处理更多内容复杂、数量较多的课程内容,同时使用分析、综合、关联、调整、判断和预测新信息等一系列复杂的和语言有关的认知功能。同时,语义和句法技能也在学校教育和学校社交中的使用非常重要,比如儿童的对话和叙事能力。此外,在学龄期,口语、阅读和写作都是学习新知识的方法,这些语言技能的发展在这个年龄段同时发展,而且相互影响,所以治疗目标也必须既包括口语的理解和表达,又包括语言的阅读和写作。

(二)治疗方法与内容

对学龄儿童,语义和句法的治疗一定要先根据语言评估的结果找出儿童具体薄弱的语义和句法的技能,然后根据这个阶段的治疗目标帮助儿童在相关学校课程和社交中掌握和使用这些语义和句法技能。

在语义方面,由不良语义发展带来的负面效果不仅限于社交沟通,还包括课程的学习理解。对学龄期语言障碍儿童的语义治疗,不仅要注意先根据语言评估了解儿童语义薄弱点,而且要选择来源于学校课程和社交需要的目标词汇。治疗方法上推荐全方位接触的词义学习法(elaborated exposure)。

以下是学龄儿童全方位接触的词义学习法的一些具体指导原则:

(1)用已理解的词义来带动新词的学习:如儿童知道"公寓",但是不知道"豪宅",那么用儿童对"公寓"的理解来带动理解"豪宅"就比较容易,如"豪宅就是特别大特别漂亮的公寓,而且和公寓不一样的是豪宅是整座房子,不是一栋楼里的一套房子";如果儿童已经知道"豪宅"这个词,就可以容易地地学习和"豪宅"相关的词,如"豪车"和"奢侈品"等。

(2)言语语言康复师先通过给出范例或描述来解释新词,儿童理解以后,言语语言康复师在自然语境中再多次使用新词。

(3)同时激活听觉、视觉、和运动学习的通道:言语语言康复师可以一边和儿童讲解说明,一边向他们展示说明的词和词的图片,并且让儿童写下来。使用多种模态的学习方法可以加深对新词意义和书写的记忆。

(4)在接下来连续几周里,言语语言康复师定期重温儿童学到的新词。

(5)言语语言康复师帮助儿童重新用自己的话来定义新词来提高其元语言意识;把词义想象成图画。如,对"吝啬"一词让儿童用自己的话定义和举例,让儿童想象一幅画面:一个小男孩有一大罐子饼干,邻居小妹妹来玩,妈妈让小男孩给小妹妹几块,小男孩抱着罐子一块也不肯给。

(6)使用额外活动,如写一个关于新词的故事,阅读使用新词的文章,以及玩

一个需要反复使用新词的游戏等帮助强化掌握新词在词汇和句子层面上的语义。

通过全方位接触的词义学习法儿童可以强化性地、透彻地掌握这些学校学习和社交所必需的新词在各种句子中的语义和用法。

在句法方面，对于有语言障碍的学生，言语语言康复师除了要用回应的方法继续帮助儿童提高评估中发现的句法缺陷，而且必须使用辅助方法来弥合学生当前语言功能水平和新的课程所需的语言技能之间的差距，包括对学校老师和家长的培训。

（1）提升元语言意识：句法治疗的一个策略是通过讲解和讨论语言的结构、形式和规则来提高有语言障碍学生的元语言意识能力，从而也提高学龄儿童的语言理解和表达能力。如讨论何时使用某些句法结构，为什么使用这些句法结构，以及如何基于上下文来确定应使用哪种句法结构，等。

（2）文本语言治疗策略：由于书面材料日益成为学龄儿童知识获取的来源，临床上也推荐使用书面文本作为治疗工具。基于文本的语言治疗策略需要言语语言康复师使用具有文字、图形、表格和插图的文本作为治疗工具。言语语言康复师使用学生的最近发展区（ZPD）水平的语言（语义和句法）来解释和讨论文字、图表、表格和插图。文本的非文字部分（如图表、插图等）与回应策略（如重建、扩展等）一起使用成为很好的支架，同时选用文本中熟悉的主题或概念来进行讨论，有助于理解同一主题里的新内容和学习需要用到的新词汇和句型以及提高阅读能力。如，言语语言康复师可以使用"延伸"在文本中给不熟悉的词汇和短语添加意义，示范目标语法结构，示范如何用自己的话来重述文本内容和总结文本讲述的要点，并且通过泛化来联结文本中儿童学到的新知识和新语义句法技能和儿童已经熟悉的知识和语义句法技能。

（3）抽象语言的治疗：可以通过引导孩子进行推论，识别荒谬等来辅助儿童理解抽象语言（如成语、明喻和隐喻）。

（4）多感官学习法：言语语言康复师也可以使用听、说、读和写来鼓励多种模态的学习方法，让语言障碍学生可以使用不同的感官和学习方式练习新的句法技能。

（5）关键信息提示：言语语言康复师需要培训学校老师帮助儿童把课程和教学中重要的句法信息显著化来给予提示，例如视觉显著化提示（如给关键字划圈）、口头显著化提示（告诉学生"注意下面这段话里的被动句"）和音量显著化提示（如在讲"把数学题目做完后以再做语文题目"时用音量和音调强调"把数学题目做完以后"，停顿一下，强调"再"来帮助学生理解有连接词"以后……再"句子）。

（6）言语语言康复师也需要培训学校老师优化儿童在学校课程上使用语言的要求来帮助他成功学习到知识，从而减少语言障碍引起的学习障碍。如允许儿童用额外的时间来进行语言处理，或将新的课程内容的语言用学生现有的语义和句法水平的语言进行修改。

另外，儿童在语言处理的过程中，语境、语义、句法和要表达的内容都同时需要他/她的注意力，这对于语言障碍儿童来说尤为困难。因此他们建议通过使用图片作为语言处理过程的支架来减少语言处理所需的负荷。在临床上，通过图片来提供支架的辅助治疗方法称为视觉图片组织法(visual organization)。

对元语言意识很差的儿童,视觉图片组织法可以帮助具有语言障碍的儿童比较和对比在故事中使用到的同义词、近义词、反义词等。

语义网络法也是视觉图片组织法的一种,它除了可以用于相关的单个词汇的学习(详见第八章)以外,还可以用于连接叙事内容的组成部分与该部分使用的词汇种类和具体词汇。

言语语言康复师还可以使用视觉图片组织法来帮助学生生成、组织及输出句子结构和段落结构,如通过和课程内容有关的疑问句(谁,什么时候,在哪里,用什么,做了什么)组成的视觉辅助图片来提供视觉提示和框架,可以帮助学生在听觉处理或阅读理解课程内容的过程中提供一个支架。又如另一个叙事的视觉辅助图片通过提供框架结构来帮助一个语言障碍学生口头表达和/或书写一段叙事,具体视觉框架结构中的主要元素包括:叙事背景、人物、心理状态(如开心、伤心、焦急等)、叙事中的冲突和解决方案等。所有这些都涉及复杂语义和句法在语言中的使用。

综上所述,儿童最近发展区和支架理论,回应语言治疗方法,全方位接触的词义学习法,元语言的讨论,基于文本的语言治疗策略,口头和书面模式以及视觉图片组织法等都是帮助有语言障碍的学龄儿童开发新的语义和句法技能和学习学校课程内容的有效方法。同时,还应结合语用发展障碍和读写障碍章节中相关的部分,帮助学龄儿童在社交使用中、阅读和写作中提高他们的语义和句法技能。

语义和句法虽然是语言的两个核心部分,其评估和治疗仍需要根据综合性语言评估框架,结合框架里其他部分的评估来建立临床思路,制订个体化的全面治疗方案。同时,语义和句法的评估和治疗既要适合不同年龄段儿童的发育水平,又要与不同年龄段儿童的社交需要、学校教育的准备或学校教育等需要密切结合。

(刘雪曼)

学习小结

本章介绍了句法-语义发展障碍的基本知识,并按幼儿期、学龄前期、学龄期分别介绍了其对应的评估和治疗方法。

扫一扫,测一测

第十章 语用发展障碍的评估与治疗

学习目标

- 了解语用能力的常用评估工具。
- 熟悉语用能力的评估方法。
- 掌握语用发展障碍的评估内容；语言功能评估的内容及方法；语用发展障碍的治疗目标、内容和方法。

语言的价值在于运用。语用发展障碍是指儿童在语言发展过程中语言运用能力出现困难，不能正常地运用语言和他人沟通。如果语用发展存在障碍，儿童将难以和他人进行顺畅交流，进而在适应社会、参与社会方面产生困难。另外，对于处于语言发展期的儿童来说，语言能力的提高需要在语言运用中实现。因此，如果存在语用发展障碍，还将对儿童整体语言能力的发展产生负面影响。所以，及时发现儿童是否存在语用发展障碍，根据障碍的具体情况进行有效干预非常重要。

第一节 语用发展障碍的评估

语用评估的目的是了解儿童实际运用语言的能力状况。但是，由于语言应用受沟通情境、沟通对象、内容等诸多因素的影响，因此发展量化且标准化的语用能力评估工具较为困难。本节对现有研究涉及的语用评估内容及常见的语用评估工具进行介绍。

一、评估内容

（一）评估内容

根据第二章第五节所述，语用（pragmatic）包括沟通意图、语用预设、会话、语境等核心要素，同时又包括言语行为、交流行为、语篇、语言功能等重要概念，这些都是语用能力评估可以选择的切入点。现有研究对语用交流行为、会话能力、语篇（叙事）能力、语言功能几个方面关注较多。其中，语用交流行为的评估一般从沟通意图、言语行为及言语变通几个方面进行；会话能力的评估可包括会话发起、轮替规则的把握、会话维持、会话修补、会话结束几个方面；叙事能力的评估包括叙事结构、叙事顺序、叙事观点等方面；语言功能评估可考察儿童具有哪种语言功能。

(二)常用评估工具

1. 语用能力检核表　我国台湾学者锜宝香设计了《语用能力检核表》,用于了解儿童在家庭、学校、同伴互动情境下的语用能力发展状况。该检核表列出了20种语用行为,分别从语用前设、沟通意图、会话交谈等维度考察儿童语用行为出现的频率,如"不会依据沟通对象的不同而调整说话内容和方式""逃避加入讨论活动或团体游戏""与人沟通互动时,无法接续话题"。这一评估工具对于快速筛查儿童是否存在语用发展障碍很有帮助;但是,由于检测项目较少、细致程度不够,同时也没有量化评分标准,因而其使用受到一定限制。

2. 语言功能评估　吕明臣、孙喜斌等开发出一套"儿童语言功能评估",该评估包括5个分测验,分别考察儿童是否具备语言的表述功能、工具功能、协调功能、表现功能和娱乐功能。每个分测验给出了明确的评估内容,并列出了具体的评估条目及计分方法,由经过培训的专业人员对儿童进行评估。2013年建立了该评估工具的3～6岁汉语听力正常儿童参考标准。目前,该评估工具广泛应用于我国听力障碍儿童康复领域。下面对这个评估工具的内容做简单介绍。

(1) 表述功能:"儿童语言功能评估"的表述功能是用语言对客观的人和事物做出某种表述。该功能指向表述对象。"表述"的范围很广泛,包括判断、描述、评价、叙述等。通过请儿童讲一件他经历的事情或知道的故事(如去动物园或"龟兔赛跑"),根据其讲述内容是否包含时间、地点、人物及其关系、事件、顺序、评价等要素进行评分。

(2) 工具功能:"儿童语言功能评估"主要通过考察儿童对"要求、命令、禁止"等言语行为的接受和行使能力来反映其语言是否具备工具功能。该分测验包括6个条目:对"要求"的反应能力、能完成"要求"言语行为、对"命令"的反应能力、能完成"命令"言语行为、对"禁止"的反应能力、能完成"禁止"言语行为。

(3) 表现功能:语言的表现功能指向说话人的主观情感和情绪,又称为情感功能。人在社会中生活,必然会有喜、怒、哀、乐等多种情感,这些情感可以有各种表现途径,如果儿童能用语言来宣泄和表达情绪就说明他们获得了语言的表现功能。表现功能分测验包含3个条目:"是否能够用语言来表达情绪和感受""是否能够用语言来宣泄情绪和感受""表达、宣泄的言语是否合情合理"。

(4) 协调功能:语言的协调功能指向交际双方关系,用语言来协调、维系人与人之间的关系。人是社会的人,自然会与他人形成各种各样的关系,人要生存,就必须保持并发展这些关系,语言就是保持、发展这些关系的重要手段。评估语言的协调功能就是考察儿童使用语言来协调、维系人际关系的能力。协调功能考察儿童是否能恰当地使用称呼语、招呼语、感谢语、谢罪语、谦逊语等。

(5) 娱乐功能:语言的娱乐功能指向语言形式本身,即将语言形式本身当做娱乐、审美的对象。语言的娱乐性功能是所有以语言为媒介的艺术样式(文学、戏剧、曲艺等)的基础。儿童在获得语言的同时形成了语感,他们熟悉并偏爱母语的节奏、韵律;2～3月龄的婴儿在牙牙学语时很兴奋,可能反映了与声音游戏的快乐;学会语言后,儿童会积极地与人交流,喜爱唱儿歌、背诗等,会模仿或创造性发出一些声音,在一个人玩时也常常自言自语。这充分说明语言能给儿童带来乐趣。语言娱乐功能的评估主要评价儿童能否运用或体会到语言的娱乐性，会不会背诵诗歌，爱不爱唱儿歌，能不能听懂简单的谜语或笑话等。

"儿童语言功能评估"除了关注儿童说出的语言是否完成一定的交际意图外，还考察了两个方面：①实现途径，即儿童表现特定交际意图所使用的语言形式在其所有使用形式（包括动作、手势、手语等）中所占的比重；如果儿童大部分情况下是用动作（"直接方式"）实现，则其得分较低，如果大部分情况下是用语言（"间接方式"）实现，则其得分较高。②语言形式，即儿童表达特定交际意图所使用的语言形式状况，该评估要求对儿童的"语言形式"做出评价，"语言形式"分为4个级别：模糊不清的语声、单个的词、简单的语句、复杂的语句，级别越高得分越高。由此可见，"儿童语言功能评估"虽然是以考察语言功能为目的，但也考虑了语言结构这一要素。这种做法贯穿于所有5个分测验的评估中。

除上述介绍的两项专门用于语用评估的工具外，还有一些语言评估工具包含语用方面的内容，如汉语沟通发展量表（Chinese communicative development inventory mandarin version，CCDI）涉及儿童早期的沟通意图。

二、评估方法

语用能力的评估不同于语音、语法的评估，要做到真实、客观、准确绝非易事。语音、语法等语言结构的评估可以不依赖于交际目的，通过设计好的"词表"来进行，而语用能力的评估则必须在语言交流过程中进行，故绝对不是一个简单的"词表"可以解决问题的。因此，对儿童语用能力的考察必然是在具体的交际中进行的，至少这样的考察应该占有很大的比重。换句话说，对儿童语用能力的评估应该是动态的。在言语交际中考察儿童的语用能力，具体可采用以下几种方法。

1. 故事评估法　故事是关于事件的叙述，一般由时间、地点、人物、事件、背景、评价等各种因素构成。故事评估法就是让儿童讲述一件事或一个故事，根据儿童讲述中涉及的要素，考察其语言表述的能力。"儿童语言功能评估"中的表述功能评估就可采用这一方法，让儿童讲述一个故事或者他（她）经历的一件事情等，通过其讲述内容是否包含关键要素、语言形式达到何种级别进行评分。进行叙事能力评估时也常用到此方法，研究者常通过让儿童看图讲述、创编故事和经验讲述的方式，从叙事结构、叙事顺序、叙事观点等方面考察儿童的叙事能力。但不同的研究者使用的图画材料、引导方式及评分标准可能各不相同。

2. 行为评估法　言语交际是人的基本行为，交际行为常常伴随着人的各种社会行为出现。语言的真正价值在于能够于各种社会行为中完成特定的交际意图，因此，在行为中评价言语的能力就更具有实际意义。行为评估的目标是看儿童能否在社会行为中运用语言表达和理解交际意图。行为评估总的思路就是把儿童放到具体的行为中去评价其语言能力，这里的行为应该是真实的，不是一般的游戏。具体做法可以有三种：

（1）第一种是评估者不进入儿童的行为中，作为旁观者评价他们的语言能力。这种评估是用特定的行为控制言语交际能力，在某种宏观把握的行为中观察儿童的语言能力，是一种比较开放的评估系统。儿童的交际相对自由，这样便于在比较自然的状态下评估儿童的语言能力。举例：评估者观察儿童得到一件喜爱的玩具后，是否会用语言表达高兴的情绪。"儿童语言功能评估"中的表现功能就可采用这一评估方法。

（2）第二种是评估者参与儿童的行为之中，在所参与的共同行为中评估儿童的语言能力。这种评估的优点是评估者可以控制言语交际的进程和拟考察指标的出现，缺点是评估者参与其中，容易受主观倾向的影响。举例：评估者和儿童一起搭积木，评估者主动递给儿童他想要的积木，观察儿童是否会用语言表示感谢。儿童语言功能评估中的协调功能、娱乐功能就可采用这一评估方法。

（3）第三种是评估者不参与儿童的行为中，但有经过培训的人员（如教师）和儿童在一起。这种评估方式的好处是评估者既能以旁观者的身份观察，又能保证儿童的语言交际行为得到一定程度的控制，因此它是一种相对控制的评估，介于前两种方式之间。其优点是评估者以旁观者的身份观察，是一种相对客观的评估。举例：经过培训的教师和儿童一起玩，教师对儿童说："你先点点头，再把眼睛闭起来"，评估者在旁边观察儿童能否按照要求做出正确的反应。儿童语言功能评估中的工具功能就常采用这一评估方法。

3. 问答评估法 和行为评估不同的是，问答评估是在脱离具体语言环境的状态下进行的。评估者对儿童提问或发出指令，观察儿童的理解程度和行为反应，给出评定成绩。举例：评估者问儿童："你叫我什么？"观察儿童能否说出适当的称呼语，如"叔叔""老师"等。"儿童语言功能评估"中的协调功能也可采用该方法。

4. 交谈评估法 这种方法是问答评估法的一种扩展，评估参与者和儿童在一起自由谈话，以此来观察评价儿童的实际言语功能。举例：对于低龄儿童，评估者可诱导他们讲自己的个人经验，如看病、去奶奶家、最喜欢吃的东西等；对于年龄较大的儿童，可以让他们谈谈爸爸、妈妈、老师、小伙伴等，或者谈论一些话题，如最喜欢干的事、最喜爱的一种小动物等。"儿童语言功能评估"中的表述功能也常采用此方法。

5. 自然评估法 这种方法主要是观察儿童的自然交际状态，不加任何干预，包括行为也不做任何设计。这是最理想、最客观的评估方法，但因为不一定当时就能观察到要考察的指标，所以比较耗时，使用时有一定局限性。

6. 语言样本分析法 在使用上述评估方法时，常需配合使用语言样本分析法。语言样本分析法是采用一定的规则，对采集的语料进行量化分析。在语言样本分析过程中，研究者常用到一些国际通用的分析工具。如，目前国内外有学者借助儿童语言数据转换系统（child language data exchange system，CHILDES）对儿童的语言交流行为、会话能力、叙事能力等进行量化研究，其具体方法是先采集儿童在某一情境下的语言视频，采用 CHILDES 中的"转录分析编码"格式（codes for the human analysis of transcript，CHAT），用文字的方式将视频中儿童的言语和非言语动作进行转录、编码，转换为可在"计算机语言分析系统"（computerized language analysis，CLAN）中运行的文本文件。这些工具使得语料分析更加高效、规范，不同研究之间的可比性更强。简版语言交流行为编码系统（the abridged inventory of communication act，INCA-A）也是评估儿童语用的常用工具之一，该系统可以依据一定规则将语言样本进行编码和分析，最后总结归纳出儿童语言交流行为的规律及特点。

7. 问卷调查法 上述评估方法对评估人员的专业性、评估工具的可得性、被评估儿童的配合性等有较高要求，而且有些方法还需花费较长的时间，因此，当条件不具备时，问卷调查法不失为一种选择。问卷调查法需要请熟悉儿童的家长或教师等对儿童的语用行为进行客观评定。语用能力检核表就是通过问卷调查法进行，熟悉儿童的成人对照表中各种情况下的语用行为，对儿童出现的频次进行三级评定（"很少""偶尔""经常"），以此大致了解儿童的语用发展状况。

以上评估方法经常被研究者结合使用，以更加准确、全面地反映儿童的语用能力。如，"儿童语言功能评估"特别强调，语言功能评估和语言结构评估不同，不能指望用一种方法、通过一次评估就能完成；进行儿童语言功能评估时，常需采取不同的方法、分多次进行，才能对儿童的语言运用能力给出比较客观的评价。

（王丽燕）

第二节 语用发展障碍的治疗

一、治疗目标和治疗原则

1. 治疗目标 语用发展障碍治疗的目标，就是针对儿童存在的语言运用障碍，采取针对性治疗措施，促进其提高语言沟通技巧，恰当地运用语言和他人进行交流，同时不断巩固和发展语言。

2. 治疗原则 由于语用能力必须在语言实际运用过程中实现，同时语言运用的情境有无数种，不同情境很可能对儿童语用能力的要求不同，因此，要使语用发展障碍治疗取得较好效果，必须遵循如下基本原则。

（1）情境多样化：即根据儿童存在的语用发展障碍，创设各种情境，促进儿童加强语用技能的习得、巩固和迁移。

（2）回归实际生活：虽然治疗时可以在人为创设的情境中进行，以便提高治疗效率，但最终必须让儿童将习得的语用技能应用到真实的沟通情境中。

二、治疗内容

根据上述治疗目标，语用发展障碍主要有以下几项治疗内容。

1. 提升语用预设能力 使儿童能根据交谈对方的年龄、性别、对话题的熟悉性等，选择合适的语言进行表达，为对方提供特定信息以帮助其理解自己所说的话。

2. 增强会话能力 包括提高儿童发起会话、维持会话的能力，掌握轮替技巧，需要时能对会话进行澄清或补充等。

3. 发展表述能力 使儿童能连续、通顺、较完整地讲述事情。丰富儿童"表述"的方式，除常见的描述、叙述外，还应有判断、评价等。

4. 提高工具功能 语言的工具功能是儿童最早获得的一种交际能力。提高儿童的工具功能，可以从表达需求、命令、禁止这三个方面入手，设置不同的情景，让儿童通过模仿、强化等途径不断练习这一功能。

5. 发展协调功能　协调功能是相对高级的功能，需要在儿童具备一定的认知、情绪理解能力基础上获得。在治疗协调功能障碍时，可以从加强认知、提高情绪理解能力、练习用语言协调关系等方面进行。

除了上述治疗内容外，语用发展障碍儿童可能还在其他方面存在缺陷，如不具备语言的表现功能（使用恰当的语言表达自己的情绪）、娱乐功能（能欣赏有节奏、韵律特征强的语言，并从中获得快感）等，但因为这些方面属于相对高级的语用能力，语用发展障碍儿童较难掌握，而且这些能力并非日常生活沟通所必须，所以本书未对此进行展开。

三、治疗方法

1. 激发语言交流的积极性　存在语用发展障碍的儿童，常常缺乏语言交流的主动性，表现出退缩、回避行为。治疗师要注意激发其参与交流的兴趣，如出示儿童感兴趣的玩具或食物，引导其用语言表达需求和想法。治疗初期，如果儿童采用非语言方式表达交流意图，应及时予以鼓励、强化，同时用语言方式给儿童做出示范，让其明白如果用语言的方式可以怎么表达。对于那些习惯用手势、动作等非语言方式进行交流的儿童，可有意识设置"障碍"，如将玩具放在儿童够不到的地方、假装不明白儿童的手势等，鼓励其用语言进行表达。

2. 提供丰富的语言沟通环境　无论是在康复机构还是在家庭进行治疗时，一定要注意为语用发展障碍儿童提供丰富的语言沟通环境，如带儿童去各种户外场所活动、去亲朋好友家串门、去超市购物、去博物馆参观等。另外，日常生活中，一定要尽可能增加儿童语言交流的机会，因为语用发展障碍儿童往往需要多次反复练习才能掌握某项语用技能，故必须保证大量的练习机会。为语用发展障碍儿童提供丰富的语言沟通环境，不仅有助于发展语用技能，还能促进认知、社会性等的发展，而后者对于语用技能的持续提高非常重要。

3. 创设有趣且有效的活动　儿童的天性喜欢活动，在有趣的活动中进行语用技能的学习效果更好。以下列举一些发展儿童语用技能的活动。

（1）我说你找：在桌子中间放一隔板，治疗师和儿童分别坐在隔板的两边，两人面前各有一模一样的图画书一本。请儿童描述书中一样事物，治疗师猜儿童说的是哪样物品。如果儿童能力还不足或不熟悉规则，治疗师可先示范。这个游戏的目的主要是训练儿童的语用预设能力，让儿童学会为交流对方提供足够、关键的信息，以便对方明白自己想说的意思。

（2）打电话：让儿童模拟给图书馆、电影院、邻居等打电话，事先告知打电话的目的，训练儿童主动和人打招呼、开启/维持/结束话题的能力。

（3）词语接龙：组织3～4位儿童玩词语接龙游戏，每人说一个词，轮流说，如"花生-生命-命令"。通过此游戏可让儿童理解轮换表达的规则。

（4）礼貌小标兵：假设几种情境，如路上碰到老师、有人挡路了、朋友碰到难过的事情很伤心等，让儿童说一说自己可以怎么表达。此游戏的目的是提高儿童用语言协调与他人关系的能力。

（王丽燕）

学习小结

在对语用发展障碍进行治疗前,需要对语用发展障碍进行评估,然后根据评估结果制订个性化的治疗目标,确定治疗内容并选取合适的治疗方法。本章对语用发展障碍的评估内容、常用评估工具、评估方法及治疗方法进行了介绍。

扫一扫,测一测

第十一章 读写障碍的评估与治疗

学习目标

- 了解读写障碍的发生率，读写障碍对儿童发展的影响作用，读写障碍评估的重要性。
- 熟悉阅读障碍的筛查方法。
- 掌握读写障碍的评估方法，读写障碍的干预方法。

读写能力（abilities to read and write）是人们基于视觉通道的沟通能力。与其他形式的沟通能力相似，读写能力的前提是具备对语言的编码与解码能力，以及对信息的理解和架构能力。同时，读写能力还涉及诸多认知过程的参与，如思维、记忆、问题解决、计划和执行功能（executive function）。

读写障碍分为阅读障碍（dyslexia）和书写障碍（dysgraphia），这两种障碍类型是学习困难的主要类型。约有 60% 的学习困难儿童患有读写障碍。一般来讲，当儿童长大之后，读写障碍对他们生活的不良影响会逐渐减弱。儿童时具有读写障碍的成人，他们在阅读和写作上可能仍然存在困难，但他们可以选择从事一些避免阅读和写作的工作，如体力劳动。因此，经过适当的干预，读写障碍儿童的生活质量比言语沟通障碍等其他类型障碍的儿童要高。

与本教材中介绍的大多数语言障碍相似，读写障碍的干预通常需要言语语言康复师与教师共同在语言、思维技巧等方面制订干预计划。教师需要给儿童提供机会将干预中所教的技巧用于课内、课外的活动中。

本章将分别从阅读障碍和书写障碍的概念、评估、治疗三个方面来介绍。

第一节 阅读障碍的评估与治疗

阅读障碍（dyslexia）又称为阅读困难，指由于无法正常地进行语音加工、将文字与其对应的语音相联系而导致的阅读速度慢、认字或识记困难、难以进行正常阅读的一种障碍。临床中，阅读障碍分为获得性阅读障碍和发展性阅读障碍。获得性阅读障碍是指因先天或后天脑损伤或器质性病变而导致的一种阅读能力缺陷。发展性阅读障碍指智力正常的儿童在发展过程中没有明显的神经或器质性损伤，但其阅读水平却显著落后于相应智力水平或生理年龄儿童的平均水平。本节中所讲的阅读障碍主要指发展性阅读障碍。

在 ICD-10 中，对阅读障碍做出了如下描述：主要特征是阅读技能中特殊而显著的缺陷，这种缺陷不能简单地归因于智力年龄、视觉功能和教育的不足。阅读障碍儿童的阅读理解能力、基于视觉的字词识别能力和朗读能力以及基于任务的阅读能力都表现出不足。在表音语言系统中，拼写困难常常和阅读障碍有关，有些儿童使经过干预后阅读能力有一定提升，但拼写困难可能仍然存在。一般而言，言语-语言障碍会继发特异性阅读障碍，与特异性阅读障碍相关的情绪与行为问题在学龄期也经常发生。

一、阅读障碍的评估

阅读障碍的儿童常在复杂程度和严重程度上存在差异。因此，细致且准确的评估不仅有利于教师和家长更加清晰地了解儿童在阅读上存在的问题，而且可以为后续的干预提供必要可靠的依据。

（一）阅读障碍的筛查

当儿童学习成绩严重落后，但又不存在智力障碍时，家长或老师应对儿童进行阅读障碍的筛查。阅读障碍的筛查应由熟悉儿童的家长、教师配合进行。目前较为常用的筛查方法为填写筛查量表。如患有语言障碍的3~7岁儿童阅读障碍风险检测量表。测验中的每个条目无法单独预示儿童患有阅读障碍；儿童符合的条目越多，则说明患有阅读障碍的风险越大。

儿童是否有以下症状：

- 记忆单词和名字有困难。
- 说出语言序列有困难（如字母表、星期几）。
- 无法对要求或说明做出反应，或只能完成一部分而非全部。
- 记忆歌词和诗有困难。
- 需要多次重复指令和要求，才能在理解上有轻微的进步。
- 需要依靠语境去理解别人所说的话。
- 对于适合自己年龄段的故事在理解、推断、预测结果和得出结论上存在困难。
- 在词语和名字的发音上经常犯错误。
- 在表达发音较难的日常词汇时存在困难（如英文中的 spaghetti、cinnamon）。
- 混淆发音相似的词语。
- 言语中频繁出现不必要的词汇（如"然后""因为"等连词），或者没有特定意义的词（如：那个、一个、人们、东西）。
- 语言表达上有障碍，如多使用短句子或表达上有语法错误。
- 词汇的使用上缺乏变化，或过多的重复使用单一词语。
- 在给出说明或解释上存在困难。
- 在讲述故事或事件时缺乏逻辑性，或表达不完整。
- 在讲述某件事时很少给出具体、详细的信息。
- 不能掌握交谈规则，如轮流对话、以话题为中心、要求对方做出解释等。
- 缺乏对押韵的理解和审美。
- 对于前半部分发音相同的词区分有困难。

- 识别音节有困难。
- 学习读音与字母配对有困难。
- 不能轻松地进行假装游戏。
- 曾出现语言理解问题或语言产生问题。
- 有语言障碍家族史。
- 在家庭教育中缺乏读写的经验。
- 对读书和分享阅读经验缺乏兴趣。

(二)阅读障碍的评估

阅读障碍一般从语音意识、字词辨认、语义理解和执行功能四个方面进行评估。

1. 语音意识评估 语言意识的评估是多层面的,包含阅读、拼写、语音意识、语言工作记忆、快速自动化命名、快速图片/物体命名等多方面能力的评估。除了书面测试之外,言语语言康复师还可以通过形式灵活的材料对儿童的语音意识进行测验,如押韵、音节划分、字形拆分、音素拆分、缺失部分填充、替换、音节组合等。对于学龄期儿童来说,对音节拆分和组合的测验尤为重要。

2. 字词辨认评估 字词的解码能力,尤其是读音与字词的配对是字词识别的基础。字词辨别的评估应遵循如下规则:

(1) 评估材料适合儿童的年龄与发展水平。
(2) 应采用多种类型的任务对不同加工水平进行评估。
(3) 多次进行测量。
(4) 充分考虑儿童的文化和语言背景。
(5) 对于儿童不熟悉的测验任务,在测验前要进行的说明和练习。
(6) 突发读写障碍的儿童通常不只存在阅读方面的缺陷。
(7) 对儿童在测验过程中的行为要注意观察并给出解释。

虽然传统的评估强调标准化测验,但其他的测验形式诸如基于课程学习情况的评估和动态评估可能更适用于来自多元文化和不同语言背景的儿童,尤其适用于那些同时伴有语言障碍的儿童。

3. 语段理解评估 语段理解能力涉及多种认知加工过程和语言处理过程的参与,因此评估时较为复杂。评估时,可以采用看图讲故事或根据图片提出关于故事组织结构问题的方式引导儿童进行描述。至少要对如下几个方面进行评估:

(1) 口头语言评估,尤其注意儿童能否用更加详细方式进行表达。
(2) 语段中描述性语言和语法理解正确性评估。
(3) 元认知能力评估。

4. 执行功能评估 执行功能反映了个体对自身认知过程调节和控制的能力,包括选择性注意、抑制控制、计划、问题解决、工作记忆、创造性和抽象性思维、内省等心理过程。在阅读活动中,优秀的阅读者能够从阅读材料中获得信息并预测下文,而阅读障碍者即使能够迅速、流利地将词语用语音表达出来,但远不能达到优秀阅读者对阅读材料的领悟程度,甚至读完之后仍然不清楚所读内容的含义。优秀的阅读者能主动地、带着目的进行阅读,并且边读边在脑中构建知识框架。这个过程就需要执行功能的参与。

对阅读者执行功能的评估主要是对阅读过程中自我调节、监控活动的评估，可以从如下几个方面进行：

（1）对不同阅读任务中使用的策略进行提问。

（2）要求阅读的同时将所思考的内容出声表达出来。

（3）要求在阅读的同时找出阅读材料中错误的表述和不一致的信息（可以特地在阅读材料中加入错误的表述或不一致的信息）。

二、阅读障碍的治疗

理想化的阅读障碍干预应由一个团队完成，干预团队至少包括一名言语语言康复师、一名教师、一名阅读方面的专家、儿童家长等。干预分为两个部分，一部分为专门的阅读训练，另一部分则将干预融入读写活动较为丰富的日常教学中。为儿童设置丰富的读写活动环境，这对阅读障碍干预而言十分重要。如为儿童准备一个小黑板，上面写着老师每天留下的重要信息（如家庭作业）；在儿童的零食上写上名称、主要配方；播放有歌词的儿童歌曲；张贴印有词汇的图片；进行图书分享活动等。研究显示，每周进行两次 15min 的图书分享活动，在活动中家长根据图书内容对儿童进行提问，8 周后儿童的理解能力就有显著提高。

阅读障碍的干预目标为语言学技能和元语言学的技能的掌握，包括关键词识别，一般学习策略（如图示法）的运用等。

下文中将从语音意识、字词辨认、语段理解和执行功能四个方面来阐述如何对阅读障碍儿童进行干预。

1. 语音意识干预 语音意识干预可以从音节、拼音或言语声的识别和辨认开始，既可以是接受性的，也可以是表达性的。音节的拆分与组合训练在拼音文字语音意识训练中较为常见。在汉语中，可以使用词或词组进行训练，如"xuexi→xue-xi→xuexi（学习）"，"zuoyouxi→zuo-you-xi→zuoyouxi（做游戏）"。对于多数儿童来说，拆分比组合要容易一些。当儿童能够识别单独的音节或拼音后，就可以把音节放在词语中让儿童识别。最好一次呈现两个含有相同音节的词语，这样便于儿童识记。

2. 字词辨认干预 字词辨认干预有循序渐进的三个阶段目标：一是让儿童掌握字词解码技能；二是帮助儿童在头脑中建立起单词表，以备阅读时搜索和查询；三是提高阅读理解的能力。这一过程与正常人学习第二语言时背单词的过程相似。对字词辨认的干预有助于提高阅读的准确性、流畅性和理解水平。

在干预时应以鼓励和正强化为主。当儿童遇到困难时，可以将任务拆分成若干个步骤，或者给予儿童足够多的提示，直到他完成任务。还可以提供上下文线索帮助儿童对将要出现的词语进行预测。

3. 语段理解干预 语段的理解依赖于多种加工过程。如上文提到的，阅读是已有知识、经验与文章中的信息融合，并在头脑中形成表征的过程。优秀的阅读者会主动检索已有知识并寻求文章中的信息，在已有知识和文中信息之间架起桥梁。

在对阅读障碍儿童进行语段理解干预时，应从读叙述性、故事性较强的语段入手。干预目标为训练儿童在阅读的同时将故事结构内化为自己的知识，而不是单纯地阅读独立的字和词。语段阅读的训练可以拆分为阅读前、阅读中、阅读后三个部分。

阅读前,需要对故事内容做一个"启动",言语语言康复师或者教师可以先与儿童进行一些有关故事主题的交谈,适当地布置教室,事先帮助儿童建立故事中人物的关系,与儿童探讨他们不熟悉的词汇和概念等。无论是正常儿童还是阅读障碍儿童,激活其所储存的与故事相关的信息会促进其阅读理解,这在阅读障碍儿童中更为明显。

阅读中,言语语言康复师或教师可以用指导性语言、提出小问题、呈现视觉线索、解释和评论的方式帮助儿童进行阅读训练。训练者可以和儿童"结对阅读",即两人一起读故事。在这个过程中,训练者用对话的形式为儿童提供线索和反馈,并提出一些促进其理解的问题。提问时需要注意,问题要针对儿童当前理解上的问题,并兼顾他的理解水平,而不是对每个儿童都提出同样的问题。

阅读后的训练包括让儿童自己构建故事的组织框架,重复故事大意,用几种不同的表达方式重新讲述故事内容。当儿童在复述上有困难时,可以将故事拆分成几部分,让儿童分段复述。

4. 执行功能干预 在语段理解的训练中,儿童对于言语语言康复师或教师的依赖程度较高。因此,语段理解的训练并不是阅读能力训练的最后一步。儿童最终需要摆脱对教师的依赖,在阅读中对文章内容独立地思考,解决阅读中的问题,并对自己的阅读过程进行监控,养成及时反思是否理解了文章内容的习惯,如果没有理解,要自主重新阅读。阅读障碍儿童执行功能的干预主要针对工作记忆、自我指导性言语(如"我该如何知道这个词的意思?")和问题解决。言语语言康复师和教师需要帮助儿童能够独立地、恰当地运用这些策略。

(张畅芯)

第二节 书写障碍的评估与治疗

书写障碍(dysgraphia)指个体无法正常地完成书写,通常表现为频繁的拼写错误、潦草且难以识别的字体以及无法用书面语言进行叙事和表达自己的观点。与阅读障碍相似,书写障碍也分为获得性书写障碍和发展性书写障碍类型。获得性书写障碍(acquired dysgraphia)指由于先天或后天的脑损伤以及相应躯体障碍造成的书写困难。发展性书写障碍又称为书面表达障碍,是指智力正常的儿童,在发展过程中没有明显的神经或器质性损伤,但是写作水平却显著落后于相应智力水平或生理年龄儿童的平均水平。本节所讲的书写障碍指发展性书写障碍。

语言障碍儿童通常有书写障碍表现。不幸的是,书写障碍往往会伴随儿童的一生,随着年龄的增长,他们与正常儿童在书写上的差距会越来越大。通常来说,语言障碍儿童会表现出较弱的书写能力,能够写出的词语数量较少,掌握的表达方式较少,缺乏表达思路和想法。这些儿童的写作内容往往较为单一,多用重复的词语、句式、观点。他们的用词准确度低,在写作过程中常常出现错误。书写障碍的儿童无法对所写内容做出计划,也不能对写出的内容进行实质性的检查。由于完成写作对他们来说是困难的,因而他们在写作上容易沮丧,不愿意投入更多的时间和精力。

一、书写障碍的评估

1. 单字书写的评估　单字书写或拼写(由字母构成的字词)问题的评估需要以大量的儿童书写材料为基础,如收集儿童所有的作业本、日记本等书写作品。这是因为单个字词的书写测验并不能够代表儿童在真实写作环境中的书写水平。只有在儿童连续性、社交性书写作品中对单字书写进行分析,才能更准确地评估他们的单字书写水平。

对收集到的大量书写素材进行分析,需要评估者对儿童容易犯错的类型进行归纳、总结。如在汉字书写中把"提手旁"中的"竖钩"朝向右边;再如"我""弋""代"等相似汉字都不加右上角的"点"等。

2. 语段写作的评估　语段写作的评估也需要基于儿童日常完成的作业、作品来进行。评估指标有以下四点:

(1)词汇量和词汇使用的灵活性。教师需要对儿童每篇作品中总词数和相异词的个数进行分析。相异词的数量越多,说明儿童的词汇量越大。相异词占总词数的比例越高,说明儿童使用词汇的灵活性越高。

(2)用词正确率。这一指标一般采用每篇作品中使用正确的词数与总词数的比值来计算。

(3)句子长度和从句的使用情况。句子的长度一般用总字数来表示,这个指标可以反映儿童句式理解与组织能力。

(4)前后内容的一致性。分析儿童作品信息的一致性。如人称代词和人物性别是否一致、数量词和所指物体是否一致等。

此外,对于记叙文、说明文等文体而言要分析文章中是否包含了该文体所必要的元素。如在记叙文中是否写出了时间、地点、人物、起因、事件、结果等。

二、书写障碍的干预

书写障碍的干预与阅读训练是分不开的。要让儿童提高写作能力,不仅要针对写作进行训练,而且要同时注重阅读能力的培养。阅读障碍的干预在本章前半部分已有叙述,这里将着重阐述针对单纯书写障碍的干预。

书写障碍的干预主要从单字书写/拼写、执行功能、记叙文段落写作四个部分进行介绍。

1. 单字书写/拼写干预　单字书写/拼写的干预应以评估结果为基础进行。对儿童单字书写/拼写易犯错误类型的进行归纳、总结,针对每一类错误进行集中纠错和正确书写练习。而对于儿童未出现过的书写错误类型则可以少干预。在练习过程中,可以让儿童一边写一边出声说出笔画和笔顺。通过视、听通道相结合的刺激方式帮助儿童进行识记。

经过一个阶段的书写/拼写练习,可以让儿童对以前的作业进行独立纠错训练,即找出自己犯过的错误,并进行改正。或者让儿童与同学交换作业,互相纠错。

对于相近的、容易混淆的字要进行成对训练。如"我""或""伐""成"和"代""式""武"都包含"斜钩"这一笔划，但前者在斜钩上有一撇，但后者在斜钩上没有一撇。若评估时发现某个儿童在是否加撇上存在书写困难，训练时就要针对这种错误类型进行成对训练。

有研究者提出，对单字书写/拼写的干预需要遵循以下原则：

（1）从儿童"能写但易出错或混淆"的字词入手，而不是从儿童完全不会写的字词入手。

（2）每当做完一个内容的干预，务必回顾总结并巩固，方能进入下一个内容。

（3）阅读和写作能力会互相影响，因此在写作干预的同时不能忽略对阅读能力的干预。

（4）在比较中帮助儿童辨别。

（5）每个字词可以从多种角度讲解。

（6）从特征对比明显的字词入手进行干预。

（7）不要刻意隐瞒特例，特例的使用可以帮助儿童更好地理解一般性规律。

（8）在讲解规则前应给儿童呈现足够的例子，直到儿童可以自己发现其中的规则。

（9）不要忽略写作速度和流畅性的训练。

（10）干预要在对儿童作业分析的基础上进行。

2. 执行功能干预 写作障碍儿童执行功能干预的主要目标是帮助他们建立"目标-计划-行动-检查"的写作行为模式。这一干预内容要在写作练习的实践中进行。在干预时，可以让儿童选择他们自己感兴趣的主题，以激发他们的写作兴趣。

在"计划"阶段，言语语言康复师或教师可以帮助儿童进行头脑风暴来选定主题，并画出文章框架图。也可以让儿童把自己想象成一个"读者"，思考这个假想的"读者"可能会问哪些问题。教师可以提出一些问题来引导儿童：

"你为什么要写这个故事？"

"谁会去读这个故事？"

"他（指读者）现在已经知道了哪些？"

"他（指读者）还需要知道哪些？"

在"检查"阶段，教师应明确告诉儿童进行哪些检查。如检查的顺序为拼写、标点符号、语法、信息一致性等。

在执行功能的干预过程中，教师应给予儿童足够多的外部支持，让儿童获得不同层次的成功体验。对于能力较差的儿童而言，可以将目标分割成几个小任务，先帮助儿童获得小的成功，以便帮助儿童树立信心。

3. 记叙文的写作干预 对于一些儿童来说，记叙文写作的训练需要从口头叙述阶段开始。这一阶段的目标是教会他们一般叙事的必要的元素和叙述顺序，即训练儿童口头"讲故事"的能力。可以使用图片、故事框架图等进行必要的辅助。这个过程是写作训练的准备阶段，并非所有儿童都要经历这个阶段。

正式的写作训练阶段包括确定主题、列出框架、逐段构想写作内容。教师可以采用引导式提问的方法对儿童进行辅助。此外，在训练时使用一些鼓励性语言，如"再多告诉老师一些""还有吗""然后呢"等。

在读写障碍的干预中，教师或言语语言康复师除了要掌握专业性技巧外，还应注重帮助孩子树立信心，多给予正强化。由于读写活动与学业成绩有密切的关系，所以在学校生活中，读写障碍会严重影响孩子的学业成绩，进而使孩子的自信心受到打击。但是正如本章开头所提到的，当儿童成年、走出校门后，读写障碍对他们生活的影响会逐渐变得不明显。事实上，许多成功的历史人物乃至伟大的领袖都患有不同程度的读写障碍，如丘吉尔、爱因斯坦、爱迪生、乔治•巴顿将军、诺贝尔奖获得者卡罗尔•格雷德等。如果在校读书时老师和家长因其成绩落后而一味指责、否定他们，他们可能不会成为伟大的人物。因此，在对读写障碍儿童进行教育、治疗时，要有足够的耐心，注重培养他们积极心理品质，帮助他们树立对生活的信心，将读写障碍对生活质量的影响降到最低。

（张畅芯）

学习小结

发展性阅读障碍指智力正常的儿童在先天和后天没有明显的神经或器质性损伤，而阅读水平却显著落后于其相应智力水平或生理年龄的现象。阅读障碍在复杂程度和严重程度往往存在差异，因此其筛查和评估十分必要。筛查工具主要为筛查量表，如Catts（1997）编制的3～7岁儿童阅读障碍风险监测量表。评估主要从语音意识、字词辨认、语义理解和执行功能四个方面进行。有了筛查和评估的结果，就可以用合适的方法对阅读障碍进行干预。理想化的阅读障碍干预应分为两个部分：一是专门的阅读训练，二是融入了读写活动的日常教育。阅读障碍干预一般也从语音意识、字词辨认、语义理解和执行功能四个方面进行。

发展性书写障碍指智力正常的儿童，在发展过程中没有明显的神经或器质性损伤，但是写作水平却显著落后于相应智力水平或生理年龄儿童的平均水平。书写障碍的评估主要包括单字书写的评估和语段写作的评估。书写障碍的干预包括单字书写/拼写的干预、执行功能的干预和记叙文的写作干预等。

扫一扫，测一测

第十二章 各类相关语言障碍儿童的语言康复

学习目标

- 了解各类相关语言障碍儿童的病因和发病机制。
- 熟悉各类相关语言障碍儿童的临床表现。
- 掌握各类相关语言障碍儿童的定义及其常见语言康复模式与方法。

"与 X 相关的语言障碍"是需语言康复儿童中相当大的一个群体，X 是指第 5 章中提到的生物医学病因，临床上常见的有脑瘫、孤独症、听力障碍、智力障碍等。本章对这类障碍儿童以及特定型语言障碍儿童的语言康复进行了介绍，并分别用案例加以说明。各节中案例的康复过程均遵循第五章发展性语言障碍的评估流程及治疗模式，本章第一节对此进行了展现，而由于篇幅所限，其他节则侧重介绍各自的康复重点。

第一节　脑瘫儿童的语言康复

脑性瘫痪（cerebral palsy，CP）简称脑瘫，由发育不成熟的大脑（产前、产时或产后）先天性发育异常（畸形、宫内感染）或获得性（早产、低出生体重、窒息、缺氧缺血性脑病、胆红素脑病、外伤、感染）等非进行性脑损伤所致。主要表现为运动障碍，伴或不伴有感知觉和智力障碍。

依据 2006 年国际上对脑瘫的定义，2014 年我国对脑瘫定义为：脑性瘫痪是一组由于发育中胎儿或婴幼儿脑部非进行性损伤，引起的运动和姿势发育障碍持续性障碍综合征，它导致活动受限。脑性瘫痪的运动障碍常伴有感觉、知觉、认知、交流及行为障碍，伴有癫痫及继发性肌肉骨骼问题。

此新的定义更加遵循 ICF 核心要素，即涵盖了脑瘫儿童的躯体功能和结构、活动及参与、环境因素三大方面，从身体水平、个体水平和社会水平对脑瘫儿童的功能进行评价。

2013 年对 12 省市 32 万余名 1～6 岁儿童的脑瘫流行病学调查结果显示，目前我国脑瘫的发病率为 2.48‰，患病率为 2.45‰。据此估算，我国 <14 岁儿童中，脑瘫儿童约有 500 万，按每年 1 600 万新生儿估算，每年新发生脑瘫约 4 万。

【发病机制】

大约 40% 脑瘫的病因不明，而少数具有家族史，说明遗传的可能性，但脑瘫最主要的病因仍是脑部的损伤。

造成儿童脑瘫的病因与其母亲产前、产时与产后等三个环节的高危因素有关。另外，在脑瘫的各种成因中，缺氧和胆红素脑病是其中两种最主要的成因，下面将重点介绍。

1. 产前因素 产前的致病原因包括：妊娠初期的伤害，如辐射暴露、子宫内感染、摄入致畸药物、染色体异常等；母亲妊娠时患风疹、腮腺炎、梅毒等疾病，胎儿的中枢神经系统有可能受到伤害；母亲如有贫血等并发症，也会造成胎儿宫内缺氧。妊娠晚期的原因包括胎盘早剥所造成的缺陷视成因及受孕时间而定。

2. 产时因素 生产过程的困难也可能造成脑瘫，如早产、过期产、通过人工助孕技术分娩等。早产时产道太窄使得分娩条件不佳，而胎儿颅骨尚未发育完成而脆弱易伤，早产儿血管脆弱而致使脑部易出血，这些都使儿童有罹患脑瘫的风险。在早产儿脑损伤中，脑室周围-脑室内出血尤其是Ⅲ、Ⅳ度的严重出血，特别是出血继发的脑室增宽、脑积水、出血性脑梗死，与脑瘫密切相关。过期产时由于胎儿头部过大，致使胎儿娩出时容易受伤，也会增加儿童患脑瘫风险。

3. 产后因素 与脑瘫相关的足月儿脑损伤主要包括缺氧缺血性脑病，还包括脑实质出血、脑梗死、炎症性脑损伤、低血糖脑损伤、胆红素脑病、代谢性脑病等。另外，癫痫和脑膜炎等也会让儿童未发育成熟的大脑造成永久的损害，是脑瘫的重要致病原因。

4. 缺氧 缺氧是造成胚胎/胎儿/婴儿在产前、产时、产后中枢神经受损的主要原因，发育中的胚胎或胎儿身体各部位均可能受到缺氧的伤害，特别是其中的中枢神经系统。缺氧造成的脑损伤严重程度视缺氧的程度和中枢神经的发育情况而定。缺氧最常在产前发生。

缺氧的原因很多，包括：①胎盘早剥；②麻醉药过多或使用不当；③脐带打结或绕颈；④臀位分娩，可能减少供血量；⑤双胎，容易出现循环问题，特别在生产时后出生者；⑥新生儿窒息，即新生儿出生后无法自主呼吸或呼吸抑制。

5. 胆红素脑病 胆红素脑病是一种严重的神经症状，和血中过高的胆红素有关，特征是基底核、苍白球、壳核、尾核及小脑都被染成了深黄色，伴有广泛的破坏性改变。由于胆红素脑病会破坏基底核，其多造成手足徐动型脑瘫，且常伴有双侧神经性听力损失。胆红素脑病可以解释3%～7%的脑瘫病例。

【临床表现】

（一）脑瘫的临床分型与分级

参考2006版国际脑瘫定义、分型和分级标准，ICD-10和近几年的国外文献，我国于2014年4月制订了新的脑瘫临床分型、分级标准。

1. 临床分型

（1）痉挛型四肢瘫：以锥体系受损为主，包括皮质运动区损伤。

（2）痉挛型双瘫：症状同痉挛性四肢瘫，主要表现为双下肢痉挛及功能障碍重于双上肢。

（3）痉挛型偏瘫：症状同痉挛型四肢瘫，表现在一侧肢体。痉挛型脑瘫儿童通常有1/4以上合并有智力障碍。

(4) 不随意运动型脑瘫：以锥体外系受损为主，主要包括手足徐动和肌张力障碍型脑瘫。这类儿童大多智力正常，但口语表达和沟通能力往往会出现障碍。

(5) 共济失调型脑瘫：以小脑受损为主，以及锥体系、锥体外系损伤。这类儿童智力及语言能力通常不受影响，大多只影响到言语能力。

(6) 混合型脑瘫：具有两型以上的特点。

2. 临床分级 目前多采用粗大运动功能分级系统（gross motor function classification system，GMFCS）。GMFCS 是根据脑瘫儿童运动功能受限随年龄变化的规律所设计的一套分级系统，完整的 GMFCS 分级系统将脑瘫患儿分为 5 个年龄组（0~2 岁、2~4 岁、4~6 岁、6~12 岁、12~18 岁），每个年龄组根据患儿运动功能从高至低分为 5 个级别（Ⅰ级、Ⅱ级、Ⅲ级、Ⅳ级、Ⅴ级）。此外，欧洲脑瘫儿童监测组织（surveillance of cerebral palsy in Europe，SCPE）树状分型法（决策树）现在也被广泛采用。

（二）脑瘫儿童的临床表现

脑瘫儿童在多个发展领域都有问题，最显著的是动作和感知觉、行为发展问题，而感知觉和行为问题可能导致认知困难，因此 60% 的脑瘫儿童都有不同程度的认知发育迟缓。这些问题也会导致其情绪和社会性发展上的困扰，并进一步引起严重的言语语言、沟通及教育问题。

1. 动作发展 脑瘫儿童最受影响的领域通常是动作发展，原因是脑部动作区域受到严重的损害。其受影响的有头部控制、坐、爬、站、走、手和上肢的控制，以及说话等。学龄前患儿在这些动作技能上的发展，平均落后 10~24 个月，其发展的水平与脑瘫的严重程度密切相关，许多重度患者可能从未或无法获得某些技能。

2. 感觉发展 许多脑瘫儿童的感觉发展也受到影响。调查显示，13.3% 的脑瘫儿童有（或疑似有）听力问题，27.6% 的有（或疑似有）视力问题，其他相当大比例则可能有触觉和运动觉障碍。

3. 知觉发展 脑瘫儿童的知觉问题主要为注意力问题，包括注意力不足或过度注意。注意力不足的儿童由于刺激无法诱发注意力的反应，而无法形成有意义的知觉；注意力过度反应的儿童则因为注意力锁定在某个刺激片段，也难以形成有意义的组织。注意力问题的表现有：易分心、无法抑制的动作、东张西望、固执反应等。另外，许多脑瘫儿童可能还存在听处理的问题。

4. 行为问题 脑瘫儿童常见的行为问题包括：异常的命题性、恐慌行为、固执、行为僵化、启动迟缓。而这些问题显然是由动作和感官困难造成的。

5. 言语语言问题 由于脑瘫主要是运动上的障碍，因此在语言的四要素语音、语法、语义、语用（各要素又包括理解和表达两个方面）中，受损最严重的应该是语音的表达。但如果是存在认知障碍的脑瘫儿童，其语法、语义等高层次的语言功能也会有较大的问题。而到了学龄阶段，其读写也会出现不同的问题。

(1) 语音问题：构音异常及言语清晰度差，语音偏误出现不送气化、去鼻音化等问题。

(2) 语法问题：语句很短，语法结构不完整，复杂句理解困难。

(3) 语义问题：词汇量不多，尤其形容词、副词、连接词等抽象词汇更加缺乏。

(4)语用问题：沟通情景判断能力差，无法应情景或谈话主题做适当的回应和表达。

除上述之外，脑瘫儿童还会表现出一些情绪和社会适应问题，可能是源自其自主神经系统的恐慌反应，如潮红、失笑、无聊、呕吐等，也可能是由于感觉自己在身体和社交上不如人而导致的情绪和心理焦虑。

【康复要点】

脑瘫儿童神经肌肉的控制不佳及不规则影响到口语的各个方面，如呼吸、构音、嗓音、韵律等，造成他们总体言语清晰度不高，大约38%的脑瘫儿童伴有构音障碍和言语清晰度问题。大约有1/3～2/3的脑瘫儿童也有某种程度的智力障碍。另外，脑瘫儿童常因听知觉问题或感音性听觉障碍造成听觉理解障碍，视觉问题也不少见，如斜视、视野狭小、视知觉问题和/或丧失视觉敏锐度等。上述这些认知、生理、社会因素的共同影响，会使得脑瘫儿童的语言发展受到影响，波及词汇、语法和读写等各个方面。下文将介绍脑瘫儿童语言康复的常用康复模式与方法，关于其言语康复，详见教材《言语康复学》。

(一)脑瘫儿童的语言康复评估

针对脑瘫儿童的语言康复评估，应遵循第五章里介绍的评估流程。首先要收集其全面的个案史，然后制定评估计划，采用合适的评估方式。由于脑瘫儿童可能存在的多种障碍，针对脑瘫儿童的评估，更应该是一个团队合作的过程。其评估内容包括整体的语言能力、言语功能、听力和听知觉、视知觉、运动功能、作业功能以及是否需要使用辅助沟通系统。特别要注意的是，由于脑瘫儿童的运动和知觉障碍，针对他们的评估方式要采用"适应性测验"的方式。

1. 适应性测验 许多脑瘫儿童可能无法用所谓"正常"的方式做反应，在标准化测验规定的刺激与反应方式下，他们通常没有好的表现。因此，要获得他们真实的水平，需要采用"适应性测验"的方式。即个别题项或整个测验的用意不变，但材料、反应方式或测验程序可以为了适应儿童的知觉或运动困难而做些调整。例如在理解指令的测验中，原先的"拍手"可改为"拍桌子"或"跺地板"，以适应儿童的手部运动障碍。再如在词汇理解测验中，常需要儿童指出听到的词汇对应的图片，但如果儿童不能用手指，变通的方式是把四张图片放在一张大卡纸的四个角落，让其用目光注视正确的图片。

在评估时如果用到了适应性测验的程序，测验报告上应该详细注明，以便他人做出准确判断。

2. 语言能力评估 针对脑瘫儿童语言能力评估的方式同样有非正式评估和正式评估两类。在非正式评估中，言语语言康复师可以设计一些家长访谈问卷来了解个案的语言发育情况，也可以通过行为观察的方式，观察个案的语言交流行为，如果个案有一定的口语表达能力，还可以通过语言样本分析的方式，来分析其语言可能存在的问题和具有的优势。这些方法的具体操作在前文均有介绍，在此不再赘述。

在正式评估中，目前大陆可以使用的量表在第五章中也有介绍，其中对第三者访谈的《早期语言发育进程量表》《汉语沟通发展量表》可能更适用于脑瘫儿童。

而如果采用需儿童直接反应的量表,则要根据个案的运动和知觉障碍特点,进行恰当的适应性测验。

3. 是否需要使用辅助沟通系统 许多脑瘫儿童不具备语言表达能力,部分脑瘫儿童虽然有语言表达能力,但其言语清晰度极差,不能作为交流的手段。因此需借助于非口语沟通的方式,如:图片、照片、字卡以及辅助沟通系统(AAC)等来协助脑瘫儿童进行沟通表达。在欧美等发达国家,脑瘫儿童使用AAC进行沟通交流非常普遍,这极大地减小了他们日常生活中的障碍,增加了他们的社会参与度。

在判断某个个案是否需要及怎样的AAC系统最适合他时,需要明确两个问题:个案的沟通需要什么?她/他在沟通上的长处和短处又是如何?最需要AAC的人就是那些少了这个系统就无法正常沟通,或是有了这种系统沟通技能就能加速发展的人。言语功能及言语清晰度严重受损或语言明显迟缓的人士,是AAC系统的主要使用者。

一旦判定某个脑瘫个案需要使用AAC,言语语言康复师需要进一步评估为其选择最合适的沟通系统。评估需要涵盖个案在各方面的优势和劣势,包括感觉、知觉、动作、认知、语言等方面的能力。言语语言康复师需要对各种AAC系统有较详细的了解,知道它们对个案各方面所需求的最低能力。

(1)摆位与坐姿的评估:许多脑瘫儿童存在严重的移动限制,他们大部分时间都是坐姿,因此他们需要安全又不影响使用AAC进行沟通的摆位及坐姿。这方面的评估必须请物理康复师和职业康复师参与,且其目的在于发现动作能力而不是动作问题。

(2)直接选择或扫描的动作能力评估:这部分评估是接下来其他方面评估的基础,因为要确保个案在评估中能有可靠和合理的方式来回答问题及提供其他信息。直接选择是指个体能利用其某部分身体器官(包括手、手臂、手肘、头、眼、脚、脚趾等)进行直接选择。扫描则是当个体不具备直接选择能力时,通过逐行逐个呈现的方式出现备选答案,当出现个体需要的答案时,他通过合适的扫描开关给予一定的反应,如用头撞一下头控扫描开关等。

在评估动作能力时,需要考虑动作的范围和精确度,以便为个案选择合适的AAC装置。

(3)感知觉评估:由于大部分AAC系统均运用某种符号来进行沟通,符号的类型、大小、位置、间距和颜色等都与AAC装置的配置密切相关,因此,个案的感知觉评估相当重要。这方面主要包括视觉评估及听力评估,其中视觉评估尤为重要,它又包括视觉敏锐度、视野、动眼神经功能(oculomotor functioning)、亮光与颜色的灵敏度、视觉稳定性、功能性的视觉能力等方面。这部分可与眼科医师合作完成,具体的方法可参阅相关的AAC书籍,在此不做详述。

如果个案有严重的视力障碍,则可能需要为他选择听觉扫描系统。这就要对他进行听力评估,以了解他是否具有使用这类系统的能力。听力评估主要评估个案是否能理解设备中的数字化合成语音,通常由听力师进行,相对较简单,即使没有AAC经验的听力师也可以完成。

(4)认知、语言能力和符号系统评估:在认知方面,要了解个案对指令的理解程度，指认物品的能力，分类能力等。在语言方面，需要了解其认识拼音符号和文字的能力，理解词汇、简单句、复杂句的能力。符号系统方面涉及个案是否能理解符号（例如手势语、照片、线条画、抽象的拼音符号、规则和文字）和其代表的物体之间的关系，个案能辨识哪些类型的符号，运用符号表示需求和回答问题的能力，以及其是否有能力将几个符号串联成一个较复杂的信息并表达出来的能力。这些都与后续为个案选择 AAC 装备及设计沟通版面有关。

除上述个案本身的能力评估外，康复师还需要考虑个案的经济支持、政策支持、家庭支持等方面。如需了解这些方面的情况，可参阅相关的 AAC 书籍。

（二）脑瘫儿童的语言康复训练

脑瘫儿童的个别化差异很大，因此，很难有人人适用的治疗技术。但言语语言康复师应该掌握一些常用的处置方法，并能将这些方法进行改良以应用于某一个特定的儿童。脑瘫儿童的康复训练也是一个团队合作的过程，需要物理康复师、职业康复师及其他相关人员的紧密合作。而在直接的语言康复训练之前，许多儿童还需要进行针对沟通的准备度训练。

1. 针对沟通的准备度训练

（1）改善动作的准备度：由于脑瘫儿童的运动与姿势障碍，针对沟通的准备度训练首先应改善其动作的准备度，包括①头、肩、躯干等部位的"稳定化"，这方面可以请物理康复师协作；②言语构音器官的"稳定化"，如使用下颌绑带来控制下颌外凸，在说话时握住儿童的手等。

（2）增强知觉与概念的准备度：许多脑瘫儿童的知觉障碍也相当严重，在准备度训练中，还应注意增强其知觉与概念的准备度。知觉受到许多环境因素的影响，因此，第一个途径就是改变环境。例如，注意力不足可改变刺激的特性和呈现方式，增加其吸引力；视觉强化方面采用大的图片；在听觉强化方面可以用耳机来放大声音和隔离噪声。另外，熟悉的事物比不熟悉的事物更能引发注意，具体的物品比图片更能引人注目。通过这些环境方面的调整，大部分儿童的注意力就会得到改善。第二个途径是增强内在的注意力。这里又包括增加其听知觉、视知觉的技巧，如学习词语辨识、学习区别音素、对事物进行分类与抽象化等。

（3）增强沟通动机：脑瘫儿童由于其障碍在沟通上可能不断受挫，这会严重影响其沟通动机，因此，还应进行沟通动机的准备度训练。这方面可采用家长指导的方式，通过调整家长的沟通行为来增强个案的沟通动机。许多重度脑瘫儿童的家长可能对儿童过于照顾而忽视儿童独立性的培养，这会让儿童丧失许多沟通的机会。言语语言康复师需要指导家长在日常生活中为儿童提供尽可能多的沟通机会，不论他们采用何种沟通方式。

2. 直接的语言康复训练　脑瘫儿童的直接语言康复训练，与本书前述的语音、语义、语法、语用相同，要注意的是在训练中需要关注其特征。如由于其严重的呼吸问题、构音器官的协调性问题，他们可能更偏好简短的句子，其平均句长始终有限。

3. AAC 的使用训练　对于那些适合使用 AAC 的脑瘫个案来说，在为其配置了合适的 AAC 系统后，并不意味着它就能发挥相应的作用，言语语言康复师还需要对个案及其沟通协助者（通常为家人、照顾者）进行 AAC 系统的使用训练，为其制订详细的干预计划，以训练其逐渐学会使用 AAC 系统进行沟通交流或提升其语言能力。

初期的 AAC 训练着重在引发沟通动机和促进互动行为的产生，一般都是选取个案感兴趣的事物作为强化物，在日常的例行活动中提供大量的沟通机会，来促发个案使用 AAC 进行沟通。要注意的是，AAC 的训练不仅仅针对个案本身，还要包括其沟通伙伴（主要为家长、教师、同伴等），要让他们也学会如何与使用 AAC 的个案进行沟通，只有这样，才能最大限度地提升个案的沟通能力，增加其社会活动度和参与度。

【案例分析】

（一）脑瘫儿童叙事干预案例分析

1. 个案基本情况 安安是一位 7 岁的痉挛型偏瘫女孩，其粗大运动分级为 I 级，可以独立缓慢行走。她的认知能力几乎没有受到损害，听力也正常，言语构音方面几乎没问题。她能简单叙述自己日常生活中发生的事情，但略微复杂的事情叙述较困难。安安的父母希望她的叙事能力能得到提高。

2. 针对个案的评估 根据安安的基本情况及其父母的期望，我们为她制订了评估计划。

姓名　<u>安安</u>　　性别　<u>女</u>　　出生日期×××××　年龄 7 岁
总体情况：
<u>痉挛性偏瘫，粗大运动分级为 I 级，可以独立缓慢行走。认知能力几乎没有受到损害，听力正常，言语构音几乎没问题。能简单叙述自己日常生活中发生的事情，但略微复杂的事情叙述较困难。</u>
主要问题：
<u>略微复杂的事情叙述较困难。父母希望她的叙事能力能得到提高。</u>
评估内容　　　　拟回答的问题　　　　评估方式/工具
叙事能力　　　　个案叙事的水平　　　叙事语言样本分析/看图说话
评定协作人员：无

根据评估计划，我们采用看图说话的形式（2 个 4 幅图小故事），对安安进行了叙事语言样本收集。进行语言样本分析和叙事的质的分析后，结果见下述评估报告表。

---

1. 基本信息：
　　姓名　<u>安安</u>　　性别　<u>女</u>　　出生日期×××××
　　地址：×××××　联系方式：×××××
　　评估日期：×××××　评估者：×××××
2. 现有问题：<u>叙述复杂的事情较困难</u>
3. 历史问题：<u>脑瘫，语言功能部分受损</u>
4. 检查结果：
　　量表评估结果：×××××

语言样本分析：总词汇数：103 个；相异词汇数：61 个；相异词占总词汇数比例：61/103＝59%；总句数：18 句；平均句长：5.72；简单句型数：15 个；连接词：4 个（就、再、之后、突然）；无词汇错用；语法错误 1 句；迷走语：2 句 /18 句＝1/9。叙事的质的分析：安安的词汇使用简单重复，词汇的丰富度尚需提高，语句简短，语句之间的连接词使用不适当且叙事中使用连接词过少；整体叙事清晰、流畅但过于简单。

　　行为观察：×××××
　　相关方面：×××××
5. 主观印象：说话词汇较简单，会话时话语较少
6. 结论：
　　检查结果：具备基本的叙事能力，但尚需提高
　　严重程度：轻度
　　预后：良好
7. 建议：
　　是否需要干预：是　　否
　　干预目标：（符合 SMART 原则）3 个月后，在无提示的情况下，能自主叙述 2 个 4 副图的小故事，其总句数达到 30 句以上，总词汇数达到 200 个以上，相异词占总词汇数比例达到 70%以上；平均句长达到 8 以上。
　　干预方法建议：采用双主体治疗模式
　　具体方法：看图说故事，叙述日常生活中发生的事情
　　适合的活动：看图说故事，复述故事等
　　强化物：自然强化物，赞扬、鼓励等

3. 制订和实施干预方案　　根据安安的评估结果，为她制订的治疗计划。

1. 基本信息
　　姓名　安安　　性别　女　　出生日期×××××
　　地址：×××××　联系方式：×××××
　　计划制订日期：×××××　计划制订者：×××××
2. 训练目标
　　长期目标：3 个月后，在无提示的情况下，能自主叙述 2 个 4 幅图的小故事，其总句数达到 30 句以上，总词汇数达到 200 个以上，相异词占总词汇数比例达到 70%以上；平均句长达到 8 以上。
　　短期目标：
　　（1）1 个月后，在无提示情况下，能使用各 30 个以上的形容词、副词造句，正确率达到 80%；
　　（2）1 个月后，在无提示情况下，能使用连词造句，正确率达到 80%；包括：如果、假如、尽管、总而言之、不论、不但……而且、宁可、因为……所以；
　　（3）2 个月后，在无提示的情况下完成叙事，其叙事包括完整的故事结构 7 要素，50% 的句子能用修饰语修饰中心语，复句占总句数的 50%。
3. 训练方法
　　训练模式：双主体模式
4. 训练强度：每周 2 次，每次 30 分钟，并嘱咐父母在日常生活中注意其叙事的锻炼。

　　经过 3 个月的训练，安安的形容词、副词、连词的掌握和使用得到了很大的进步，句子的复杂性增加，叙事时基本能做到重点突出，细节分明，达到了训练目标。

4. 干预经验总结　通过干预,安安的叙事能力得到了提高,总结其经验如下:

(1) 通过评估发现其词汇使用简单重复,因此在最初的叙事练习中特别注重其扩大词汇量,特别是不同的形容词、副词,让她学会用这些词汇对句子进行修饰,这很快增加了其叙事的丰富程度。

(2) 由于其对连接词的使用较少,训练其增加使用连接词后,其叙事的逻辑性和复杂性都得到了增强。

(3) 与家长配合,在日常生活中充分练习,提高其叙事的实用性与功能性。

(二) 脑瘫儿童 AAC 应用的案例分析

1. 个案基本情况　兵兵是一位 8 岁的痉挛型四肢瘫男孩,其粗大运动分级为 V 级,无法在没有辅助的情况下独坐,头颈向右歪斜,但尚能转动。由于他几乎没有什么合适的表达方式,因此父母对他的认知能力的认识不清楚,但他们认为他大概能看懂一些喜剧节目。他的听力经过检查是正常的,视力检查也是正常的。兵兵的父母希望她能学会某种形式的沟通方法,可以和家人沟通。

2. 针对个案的评估　根据兵兵的基本情况及其父母的期望,康复师认为兵兵可以作为一个 AAC 的候选人,因此为他制订了相应的评估计划。

姓名　兵兵　　性别　男　　出生日期×××××　年龄 8 岁
总体情况:
痉挛性四肢瘫,其粗大运动分级为 V 级,无法在没有辅助的情况下独坐,头颈向右歪斜,但尚能转动。几乎没有什么合适的表达方式,认知能力不详,听力正常,视力正常。兵兵的父母希望她能学会某种形式的沟通方法,可以和家人沟通。
主要问题:
几乎没有什么合适的表达方式,认知能力不详。

评估内容	拟回答的问题	评估方式/工具
摆位与坐姿	配置合适的轮椅	物理康复师和作业康复师协助评估
动作能力	采用直接选择还是扫描	物理康复师和作业康复师协助评估
认知能力	个案的认知水平	非正式评估/回答是或否的问题
符号	喜好何种符号	几种符号系统

评定协作人员:物理康复师、作业康复师

根据评估计划,我们对兵兵进行了评估,结果如下。

---

1. 基本信息:
   姓名　兵兵　　性别　男　　出生日期×××××
   地址:×××××　联系方式:×××××
   评估日期:×××××　评估者:×××××
2. 现有问题:几乎没有合适的表达方式,认知能力不详
3. 历史问题:脑瘫,运动功能受损严重
4. 检查结果:
   量表评估结果:×××××
   语言样本分析:×××××

行为观察：×××××

相关方面：AAC 的评估：①摆位与坐姿：兵兵需要特别设计的轮椅，以帮助他较舒适地坐着；②动作能力：兵兵的视力正常，头部能上下左右转动，如果采用眼控设备或在头上佩戴红外发射装置，他可以直接选择；③认知：能正确回答康复师准备的大部分是或否问题，认知能力尚可；④符号：喜欢和能够理解 85% 的照片和线条画。

5. 主观印象：很难与人沟通交流

6. 结论：

　　检查结果：能使用合适的 AAC 设备与人沟通

　　严重程度：×××××

　　预后：良好

7. 建议：

　　是否需要干预：是　　否

　　干预目标：3 个月后，在日常生活情景中，兵兵会自发地使用他的 AAC 设备与人沟通，正确率达到 80%。

　　干预方法建议：采用以儿童为中心的治疗模式

　　具体方法：与日常生活结合，练习使用 AAC 设备与人沟通。

　　适合的活动：日常生活情景沟通等

　　强化物：自然强化物

3. 制订和实施干预方案　　根据兵兵的评估结果，考虑其家庭的经济情况，最合适的 AAC 设备为具备红外发射与接收装置的高科技 AAC 设备，用支架固定在轮椅上合适的位置。其版面采用的符号系统为线条画和照片，当然，兵兵的父母也可以自己制作一些照片导入进去。

对兵兵的治疗计划如下。

1. 基本信息

　　姓名　兵兵　　性别　男　　出生日期×××××

　　地址：×××××　联系方式：×××××

　　计划制订日期：×××××　计划制订者：×××××

2. 训练目标

　　长期目标：3 个月后，在日常生活情景中，兵兵会自发地使用他的 AAC 设备与人沟通，正确率达到 80%。

　　短期目标：

　　（1）1 周内，兵兵会使用红外发射装置去控制他的 AAC 设备，准确率达到 90%。

　　（2）1 个月内，在日常沟通情景中，有提示情况下，兵兵会使用他的 AAC 表达自己的需求、意愿等，正确率达到 80%。

　　（3）1 个月后，在日常沟通情景中，兵兵的家人能使用 AAC 的兵兵进行沟通交流，能恰当应用示范、提示、耐心等待的沟通技巧，正确率达到 80%。

3. 训练方法

　　训练模式：以儿童为中心的治疗模式

4. 训练强度：每周 5 次，每次 60 分钟，并嘱咐家人经常与兵兵使用 AAC 进行沟通。

3个月后,兵兵已经可以熟练地用他的AAC与人沟通了。他开始使用AAC学习提高他的语言能力和掌握其他知识。

4. 干预经验总结 通过AAC的配置与干预,兵兵具备了沟通能力,总结其经验如下:

(1)通过评估发现兵兵适合使用AAC,并为其配置了合适的AAC设备。

(2)在配置了AAC后,对兵兵及其家人进行了AAC使用的强化训练,让他们迅速掌握了使用AAC进行沟通的方法。

(3)家长密切配合,将AAC作为日常生活中沟通不可缺少的一部分,提升了兵兵的日常活动能力,降低了他的活动受限程度。

(金 星)

第二节 特定型语言障碍的语言康复

特定型语言障碍(specific language impairment,SLI)是在没有听力损失、神经性损伤或非语言智力低下的情况下语言障碍显著。SLI是最常见的儿童发育障碍之一,在美国幼儿园和学龄儿童中发病率大约是7.4%,国内对SLI发病率的调查不多,2013年对南京普通幼儿园3~6岁儿童抽样调查发现,其SLI的平均发生率为2.1%。

【发病机制】

以下证据表明遗传因素在SLI的发生中起重要作用:

(1)男孩患SLI的数量是女孩的1.3~5.9倍。

(2)通过问卷调查和直接语言评估来测试当前语言能力两种方法,大量科研发现语言问题通常在患有SLI儿童的家庭成员中会频繁出现。

(3)与双卵双胞胎(分享50%遗传信息)相比,单卵双胞胎(遗传相同)的一致性(同时都有SLI)比率高得多。

研究结果表明SLI的病因是多因素的,不仅包括遗传,还有社会和环境的因素。

大量的神经生物学研究对SLI的发病机制进行了多方面地讨论。研究发现,患有SLI的儿童的左右大脑半球不对称性和正常儿童的左右大脑半球不对称性相反。但是同时研究也发现SLI儿童家族中没有患SLI的其他成员,虽然其左右大脑半球不对称性也和正常儿童的相反,但是这一神经解剖学的差异并没有导致这些家庭成员的语言发展异常。而且大量的功能性磁共振成像(fMRI)和事件相关电位(ERP)的研究也显示,两个处在小年龄段的SLI儿童即使有相似的神经生理学或神经解剖学的结果,数年后他们的神经生物学和语言障碍的具体症状都非常不一样。这些研究说明社会和语言环境等外界因素影响SLI的发病机制。

【临床表现】

诊断SLI的过程中需要①具有诊断准确的标准化评估的标准分;②根据非正式评估以及病史进行的临床思维和判断。

普遍接受的SLI诊断标准包括三个组成部分:

(1)语言障碍应基于参照常模的标准化语言评估中标准分数低于正常范围(至

少比平均值低 1 个标准偏差)。

(2) 通过有诊断性功能的非语言智商测试来评估,除去测量的标准误差后,非语言智商的标准分数是:① 85 或 85 以上或② 70 和 70 以上。

(3) SLI 个体还应该通过常规听力筛查,无近期反复发作的分泌性中耳炎,没有口腔结构异常,也没有社会交往能力的障碍和非常局限和刻板的行为。

SLI 患者的语言症状各不相同,但是研究已经发现了一些共同的特征。这些共性大概涉及两方面:①语言理解和表达能力都较差;②与语言理解能力相比,在表达方面儿童的音系和语法能力可能尤其低下。由此可见,在临床上一位儿童就诊原因可能是语音障碍(speech sound disorder),经过对该儿童的综合评估,包括详细的语言评估很可能发现该儿童不仅有语音障碍,而且有常见的共病症——语言障碍(language impairment,LI)。

从家长主诉中可以总结出 SLI 的一些常见症状。它包括但不限于较迟出现的第一个词,有限的词汇理解和使用,口头短时记忆不良,对较复杂语言结构理解困难(特别是语速快的时候),只会使用简化的语法结构,以及存在语音问题。值得提醒的是 SLI 是一个异质组(heterogeneous group),个体差异性非常大,某个常见症状可能在这个 SLI 儿童身上出现,但是在另一个 SLI 儿童身上又没有出现。所以,临床上正式诊断 LI 或 SLI 应基于 DSM-Ⅴ标准或研究文献中普遍接受的诊断标准,而不是仅依据几个常见症状来判断。

在更深入的专业语言评估中,SLI 的症状的总结如下:

(1) 在英语中,语言理解能力障碍包括黏着语素(bound morpheme)(比如,过去时黏着语素"-ed",复数的黏着语素"-s")、回指(anaphora)(如,理解"He hit himself."和"He hit him."两个句子中的"himself"是指的是"He"自己,而"him"是指的是"He"之外的其他人),和复杂的句法的理解困难;语言表达能力障碍包括运用词态能力的低下,其中最明显的障碍是无法正确使用时态和表一致性的语素(agreement morpheme)(如,和第三人称单数一致的语素"-s")和复杂句法。

(2) 在汉语中,没有严格意义的形态(词态)变化,比如,动词不分人称,也没有时态。而大量的科研显示,英文中 SLI 最明显的障碍之一是词态能力低下。对汉语中语言障碍的研究发现,SLI 儿童和语言正常发育的儿童相比,否定句很少使用"把"字句。研究发现。通过使用 DREAM-C,成对的疑问句(如,看着玩车的弟弟和玩洋娃娃的妹妹,妈妈问小明:"谁在玩什么?")的完整回答("弟弟在玩车,妹妹在玩洋娃娃"),SLI 儿童比同年龄的语言发育正常的儿童的能力明显差。还有一些研究发现,和英语中 SLI 相似,汉语中 SLI 也表现出对复杂句法掌握的困难。

此外,研究表明,SLI 儿童有早期的词汇障碍,而且一些 SLI 儿童还具有找词困难的症状;一些患有 SLI 的儿童语言处理效率较低。还有研究报告了一些 SLI 儿童在语用方面的问题比其在语言形式和内容方面的问题更显著。

【病程】

1. 语言出现延迟(late language emergence)与 SLI 为讨论 SLI 的病程,我们需首先介绍"语言出现延迟"。

"语言出现延迟"是指 2~4 岁儿童，在没有其他残疾或在其他认知或运动障碍的情况下发生的语言发育迟缓。"语言出现延迟"儿童也被简称为"语迟儿童"（late talker）。一个"语迟儿童"可能同时有语言理解和语言表达的延迟，也可能只有语言表达的延迟。临床科研发现，有语言理解延迟问题的"语迟儿童"，在学龄和更大的年龄会具有更高的风险继续被诊断有语言障碍。所以，在临床上对"语迟儿童"需要有一个全面的语言评估，既要了解其语言理解能力，也要评估其语言表达能力。

"语迟儿童"可能具有但不限于以下症状：使用较少的辅音和元音；辅音使用不准确；使用较短和较简单的话语；在对话中的语言理解和使用词汇和象征性手势的能力发育落后。

18~23 月龄的"语迟儿童"约占同龄人的 13.5%。这个比例在 30~36 月龄的儿童中增加到 16%~17.5%。临床研究通过参照常模的标准化语言评估跟踪"语迟儿童"发现，在 4~5 岁或学龄期大约 50%~70% 的"语迟儿童"的语言发育进入正常值区间。一些研究者将这部分语言发育进入正常值的"语迟儿童"称为"语言晚熟儿童"（late bloomer）。同时研究表明，这些"语言晚熟儿童"往往只有表达性语言延迟。如果"语迟儿童"在 4~5 岁或学龄期仍然有语言障碍但没有其他障碍（如神经发育障碍、听力损失等），就会被诊断为 SLI。因此，通常在临床上保守的操作方法是在 4 岁以后才对 SLI 或语言障碍确诊。

同时大量研究支持对于有语言发育迟缓的儿童，语言早干预比晚干预有效得多。所以不论儿童被诊断为"语言出现延迟"还是 SLI，早发现和早干预都是非常重要的。

2. SLI 儿童的语言发展模式　　临床研究者还提出了一个问题：即使有早发现和早干预，SLI 儿童最终可以习得语言吗？

大量的语言习得研究将 SLI 儿童和正常语言发育的儿童进行比较，并提供了讲英文的 SLI 儿童语言的发育模式。

（1）患有 SLI 的儿童在 4~5 岁时也能够掌握一些基本的词语和语法知识。但是与正常语言发育的儿童相比，小龄 SLI 儿童（如 4 岁儿童）在词汇习得、话语长度和词态（语法）技能方面至少有 2 年的延迟，其中词态（语法）技能最为薄弱。

（2）接下来的几年里，小龄的 SLI 儿童在上述三个语言领域的发展迅速，与正常儿童的发育轨迹相似。

（3）但是在各个年龄段大部分 SLI 儿童的语言能力都比正常语言发育儿童落后，而且即使到了青少年早期很多 SLI 青少年的语言水平还是落后于同龄人。

所以，SLI 儿童可以习得各个年龄段应该掌握的词汇、话语长度、语法等领域的语言技能。但是，对于大多数 SLI 儿童来说，即使接受了语言治疗，其 4 岁时和正常语言发育儿童之间的语言能力的差距可能到了青少年时期也没法完全赶上。

3. SLI 对一些儿童来讲是终生障碍　　SLI 儿童的一些语言弱点甚至持续到他们的成年期，例如较少使用复杂的语法结构。强有力的证据表明，许多在幼年被诊断患有 SLI 的人将在成年后仍会遇到与语言相关的困难，如维持一段对话，叙事技巧，理解和使用复杂的语法，读写技能（阅读、阅读理解和写作技能）。在一些关于幼年被诊断为语言障碍的成人的前瞻性研究发现,大多数能够独立生活,结婚,并生育子女。

【康复要点】

SLI 的个体差异性非常大。全面的综合评估,包括一个详细的语言评估(既有参照常模的标准化评估,也有动态方法的评估,或叙事的评估等)不仅对 SLI 的诊断至关重要,而且对 SLI 个体性的康复计划的制订也是必不可少的。

SLI 的康复治疗根据评估的结果可能覆盖语言的四个领域:语义、句法、音系和语用。不同年龄段 SLI 儿童的康复治疗的侧重点也不尽相同。临床上建议把 SLI 儿童以及语迟儿童的康复治疗分为三个不同年龄阶段来讨论:早期幼儿(3 岁以前),学龄前儿童(3～6 岁),和小 / 中学生(6 岁以上)。具体的康复治疗方法详见第九章。

【案例分析】

以下的案例提供了一个讲汉语的儿童的 SLI 临床诊断和制订康复计划的具体实例。

1. 个案基本情况　小明是一名 5 岁 3 个月大的男孩。母亲无吸烟、酗酒或吸毒史。妊娠期 41 周,正常分娩。出生时儿童为 3 100g,无出生并发症。除了大约 4 岁 5 个月时行扁桃体切除术和腺样体切除术以外,小明没有住过院。儿童患有鼻窦炎,没有过敏史。

母亲的报告显示,小明的早期运动发育轻微推迟,8～9 个月从俯卧位翻身到仰卧位,9～10 个月坐立,10～12 个月爬行,13～16 个月开始走路。3 岁半时在儿童医院的发育筛查报告显示粗大和精细运动都在正常发育范围内。

小明早期言语和语言发展也稍稍推迟。10～12 个月时开始用辅音和元音发咿咿呀呀发声。18 个月开始说第一个单词。30 个月时开始能够组合两个单词。

其他相关信息:视力与听力正常(1 年以内的接受的筛查结果正常),无语言障碍家族史,母亲的最高学历为 2 年制大学专科。母亲一直是孩子的主要看护人,全职在家照护孩子,在家中使用普通话与孩子交流。

2. 针对个案的评估和诊断

(1) 正式语言评估:采用 DREAM-C 主要测试了小明的语义和句法理解能力和表达能力,提供 5 个语言的标准(标准分在 80 分以下为低于正常值):语言理解,语言表达,语义,句法,总体语言(表 12-2-1、图 12-2-1)。

表 12-2-1　DREAM-C 语言评分标准

项目	整体语言	听理解	语言表达	语义	句法
标准化分数	75	77	67	86	64
95% 置信区间	70～83	71～86	61～78	78～97	58～78
百分位数	4.80	6.30	1.40	17.50	0.80

注:翻印经培声听力语言中心的许可

除了语言领域的标准分,DREAM-C 的"语言概括"报告列出了:

1) 小明严重滞后于同龄人的具体语言技能包括:"理解不同疑问词在句子中

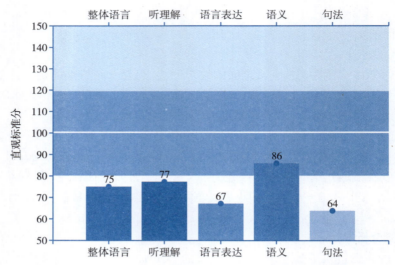

图 12-2-1　DREAM-C 语言评估报告中直观标准分的图表
（翻印经培声听力语言中心的许可）

的意义""说出一些有不同语法标记的句子""说出带有'的'字的符合语法的简单从句"和"模仿含有固定句型（比如，'动词＋不＋补语'等）的句子来描述新的类似的事件"。

2）小明相对滞后于同龄人的具体语言技能包括："从自己视觉角度理解不同方位词""给几个简单常用的词语给出定义"和"理解和数量相关的简单词语或种类有关的量词"。

（2）非正式语言评估：言语语言康复师发现儿童有良好沟通欲望和基本的社交沟通技能。同时，言语语言康复师在非正式语言评估中也发现小明可以正确地给 5 种颜色命名（红、蓝、黄、绿、橙色），也可以正确地数出 10 个物件并且正确报数。但是，儿童经常不能清楚地表达自己的想法，仿佛想说的词句就在嘴边，但是又说不出来。儿童说话的时候也常常会用模糊的代词，比如"这个""那个""东西"来代替暂时想不出来的词。

非语言智力测试（the preverbal test of nonverbal intelligence，PTONI）是一种基于美国文化和种族多样化样本的非语言智力评估，常模里也包括汉语人群。它适用于 3～10 岁之间的儿童。因为该测试在中国没有建立常模，所以应谨慎解释标准分数。同时，因为 PTONI 是一个非语言测试，语言对测试的影响相对少，当测试研发团队在美国建立常模时，他们尽力去涵盖一个文化多样和种族多样化的测试样本。所以，研发团队建议 PTONI 可用于非英语母语儿童。

小明的 PTONI 测试标准分为 108 分（标准分在 90～110 之间）。

言语评估部分包括语音评估和口部机制评估。儿童在整个评估中的言语可懂度接近 100%。语音评估和口部机制评估的结果也都在正常范围以内。

首先，运用"综合性语言评估临床思路"来总结儿童的病史，相关信息，标准化语言评估和非正式的语言评估，非语言智商测试和言语评估的结果（图 12-2-2）。全面地了解了评估结果之后，根据语言障碍的诊断标准，小明被诊断为表达 - 理解混合性语言障碍。图 12-2-2 也直观地呈现出该儿童和语言发育相关的各个方面是儿童的强项还是弱项。就言语语言康复师在综合评估中应该评估的三个领域：沟通、语言和言语，小明的主要问题在语言方面；需要在评估中考虑到的四个领域——认知、环境、感知和运动，小明没有特别要关注的方面。

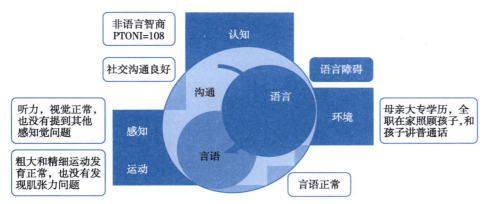

图 12-2-2　综合性语言评估临床思路应用

（Copyright ©2016 Lucy Xueman Liu ALL RIGHTS RESERVED）

3. 针对个案制订康复计划　根据标准化语言测试的"语言概括"，同时运用"测试 - 治疗 - 重测"的动态评估来找出儿童语言技能的最近发展区。然后以 SMART（specific，measurable，attainable，relevant，and time-bound）目标制定原则，即具体明确，可测量，可达到和儿童生活相关，有时间限制的原则来制定长期和短期目标。

比如，在 DREAM-C 的"语言概括"里，小明比较滞后于同龄人的那些语言技能往往是在小明语言能力的最近发展区。如"从自己视觉角度理解不同方位词"等。

所以，它们是语言治疗中首选的治疗目标。在小明严重滞后于同龄人的技能中，运用"测试 - 治疗 - 重测"动态评估也可以找到小明这些语言技能的最近发展区。

如，针对"理解不同疑问词在句子中的意义"言语语言康复师运用"测试 - 治疗 - 重测"的动态评估发现：在儿童作答之前，言语语言康复师先解释"为什么"和"怎么"的不同点来给予提示，在这样的情况下，50% 的时候儿童可以正确理解"为什么"和"怎么"在句子中的意思。

非正式的语言评估部分可以看到儿童有找词困难的症状。在动态评估中发现联想提示对儿童在找词困难时很有帮助，有一半的时间儿童都可以在有提示的情况下想出词语。和 DREAM-C 的"语言概括"里小明比较滞后于同龄人的语言技能中列出的"给几个简单常用的词语给出定义"结合起来看：讨论日常生活中物品的属性、功用、目的、外观等可以帮助该儿童找词困难，同时也会提高儿童给常用词语下定义的能力。

根据 SMART 目标制定原则，来设计长期（6 个月以内完成）和短期（3 个月以内完成）目标：

(1) 语言治疗的长期目标（6 个月以内完成）

1）在儿童作答之前，先对"为什么"和"怎么"的不同点给予解释提示的情况下，儿童可以在听完一个大概三句话的简单故事后可以口头回答"为什么"和"怎么"的问题，正确率达到 75%。

2）在有口头解释提示或演示提示的情况下，儿童可以在日常生活中描绘熟悉的物品（比如，日常服装、学校和家庭日用相关的物件）的功用、目的和外观；以及熟悉的人物（比如老师、阿姨、司机，等等）的工作的内容，正确率达到 75%。

3）在有声音突出（acoustic prominence）提示到减少提示到没有提示的情况下，儿童可以在听完一个三句话的简单故事时，针对里面含有"让/给/被"字的简单句子回答问题，正确率达到 90%。

4）在有重建提示、而且逐渐减少提示到没有提示的情况下，儿童可以在日常生活中使用"杯""瓶""碗""盘"等容器类的量词，以及他生活中常见动物或玩具或食物有关的 3 个量词（比如，只、块、片），正确率达到 75%。

5）在有图片提示的情况下，儿童可以运用含有正确的语法标记（包括"在""要""过""了"等时态标记和"给"表示被动式的标记）的 5 个字以上的句子来复数康复师讲述的 3 步过程的简单事件，正确率达 75%。

(2) 语言治疗的短期目标（3 个月以内完成）

1）在手势提示不断减少到没有提示的情况下，儿童可以在游戏和日常活动中从自己视觉角度理解 4 个不同方位词（包括"前面""后面""远处""近处"），正确率达到 80%。

2）在儿童作答之前，先有对"为什么"和"怎么"的不同点的解释提示的情况下，儿童可以在听完一个大概三句话的简单和儿童生活有关的故事后，用指图或选图的方法回答"为什么"和"怎么"的问题，言语康复师再就图给予对应的口头回答的示范，正确率达到 90%。

3）在有联想提示（描绘生活中熟悉物品的功用、目的、和外观等）的情况下，儿童可以在连续 3 次的康复治疗中说出熟悉物品的名称，正确率达到 80%。

4）在有平行谈话和扩展提示的情况下，在日常生活中儿童可以使用"杯""瓶""碗""盘"等容器类的量词，正确率达到 90%。

5）在有图片提示的情况下，儿童可以运用含有正确的语法标记（包括"在""要""过""了"等时态标记）的 5 个字以上的句子来复数康复师讲述的 2 步过程的简单事件，正确率达 70%。

（刘雪曼）

第三节 孤独症儿童的语言康复

孤独症（autism）又称自闭症。在 1943 年美国精神病学家凯纳（Leo Kanner）发表的《情感交流的自闭障碍》论文中"autism"首次被定义为"幼儿自闭症"。2013 年美国精神医学学会发表的《精神障碍诊断与统计手册》第 5 版（DSM-V）将孤独症（autism）定义为发病于儿童早期的以社会沟通障碍和局限兴趣及刻板行为为两大核心症状的精神发育障碍。2020年,美国疾控中心发布了两年一次的全美儿童孤独症患病率报告,报告表明孤独症儿童占全美儿童的1/54。孤独症儿童越来越多地出现在家庭和学校中。

【发病机制】

目前孤独症的病因尚未明确,众多研究表明孤独症是由多种生物学因素所致的一种脑部功能受损性疾病。近年来关于机制的研究集中在遗传学、神经影像学、神经心理学以及早期发育中的危险因素等方面。

1. 遗传因素 家族研究显示孤独症的发病存在家庭聚集的现象。对孤独症患者的双生子研究表明,同卵双生子之一患有孤独症,另一个的患病概率可达60%~90%。这提示孤独症与遗传因素相关,但具体遗传方式尚不明确。

2. 母妊娠期因素 在分析孤独症患儿的母亲妊娠期和新生儿期的健康状况时发现,约25%孤独症儿童的母亲在妊娠期出现先兆流产、感染、早产等现象。在婴幼儿期,如儿童患脑炎、脑膜炎等疾病造成脑部伤害,也可能增加孤独症的发生率。

3. 脑结构及功能异常 在孤独症儿童中,脑电图异常、神经系统软体征及癫痫发作者较为多见。MRI检查可见部分孤独症儿童小脑蚓部发育不全等,孤独症的患病可能与中枢神经系统异常所致的功能障碍有关。

4. 社会认知障碍 社会认知是指个体在社会环境中认识他人的内心世界、人际关系、社会群体、社会规定,进而做出判断和推测,以调整自身适应性行为的能力。由于孤独症儿童社会认知的障碍导致社会交往能力的缺乏,难以理解他人心理状态并无法判断和预测他人行为,常错误的理解别人有意识的行为。

除此以外,免疫系统缺陷、理化因子刺激、病毒感染等因素均为可能造成孤独症的原因。许多研究表明,孤独症常与某些疾病同时存在,如脆性X综合征、结节性硬化、肌营养不良、先天性风疹、苯丙酮尿症以及嘌呤代谢障碍等,故认为孤独症是一个多种病因的一种神经精神发育异常相关的综合征。关于孤独症的发病机制,许多学者从不同的角度去探讨,但目前都尚不明确,有待研究进一步阐明。

【临床表现】

孤独症起病于婴幼儿时期,通常在出生后第1年表现出来,不会晚于3岁发病,也有出生即起病者,主要的临床表现分为孤独症核心症状和相关症状,具体如下:

1. 孤独症核心症状表现

(1)社会沟通障碍:社会沟通障碍主要体现在社交互动障碍、沟通交流障碍及发展、维持和理解人际关系的障碍等方面。患儿不能与他人建立正常的人际关系,主要表现在孤独症患儿很少与他人有目光交流,且面部表情不丰富,不太期待与父母的拥抱,不能与父母建立正常的依恋关系,拒绝他人的爱抚,也难与同龄儿童建立正常的伙伴关系,喜欢独处。

(2)局限兴趣及刻板行为:孤独症儿童在兴趣方面表现为兴趣狭窄,关注高度受限。对于正常儿童喜欢的活动、游戏、玩具等都不感兴趣,迷恋非玩具性的物品。孤独症儿童感觉通道的具有特异性,因此孤独症儿童往往会通过某些刻板行为来调整感官的刺激。所谓刻板行为是指坚持常规或仪式化的语言或行为模式。在日常生活中,孤独症儿童会坚持某些行事的方式和程序,拒绝改变习惯和常规。

多数孤独症患儿还会表现出刻板或者重复躯体的运动。若这些结构化仪式被制止或行为模式被改变，患者会表现出不愉快和焦虑的情绪，甚至会出现自残或伤人的反抗行为。

2. 孤独症相关症状表现　孤独症相关症状表现为认知障碍、运动障碍及情绪行为障碍等。孤独症儿童的智力水平表现很不一致，少数儿童在正常范围之内，多数患者表现为不同程度的智力障碍。智力正常的孤独症被称为高功能孤独症，这些儿童中有的会有"天才"的能力，比如数学、音乐、绘画、语言或者某一个方面有很强的能力，但其他方面依然伴有孤独症典型症状；孤独症儿童在信息整合、抽象推理、认知灵活性等方面能力欠缺，对事物的认知往往关注细节而不是整体，对事物的认知也缺乏联系；许多孤独症儿童有运动多方面的障碍，缺乏动作的协调性与灵活性。有些患儿受粗大动作技能的影响，平衡存在问题。更多孤独症儿童精细动作技能较弱。此外，部分孤独症儿童会不同程度地出现强迫行为、睡眠障碍、自伤行为、攻击行为等。

3. 孤独症儿童的语言障碍　语言障碍是造成社会沟通障碍的最主要的原因之一，现有研究结果表明，绝大多数孤独症儿童在功能性语言方面存在问题。

（1）语音方面：虽然多数孤独症儿童的语音较为清晰，语音错误与正常儿童和弱智儿童没有显著性差异，错误走向类似，但其语音发展较正常儿童迟缓。有些孤独症儿童的语言虽然发音清晰，但他们往往不能根据环境调整自己的响度，经常将重音放在不该着重的词语之上，而且音调单一，无抑扬顿挫之感。此外，也有部分孤独症儿童发音不清晰，甚至有少部分孤独症儿童无法产生语音。

（2）语义方面：有些孤独症儿童看似学会了一些词汇，但在不同情境中无法进行迁移或泛化。例如，他们学会了命名花瓶里的玫瑰花，但却无法命名花园里看到的玫瑰花；他们能学会理解词语的表层意义，但无法理解类比、比喻或幽默的含义；例如很多孤独症儿童无法理解"七上八下"的含义。

（3）语法方面：孤独症儿童经常使用不完整句进行表达。例如，用"我、杯子、破了"来表达"我把杯子打破了"，这表明孤独症儿童的句子尚未发展完整。另外，孤独症儿童还存在句长较短，句子类型单一等问题。

（4）语用方面：有一些孤独症儿童似乎有丰富的语言，但真正使用的时候，他们却又会出现代词的错误运用、鹦鹉学舌、重复语言或随机语言等现象。在代词的运用方面，孤独症儿童经常会出现代词我、你、他的错误。例如，孤独症儿童想要吃海苔时可能会说："你要吃海苔吗？"出现这种现象的原因可能是别人在给他吃东西的时候，经常问他："你要吃海苔吗？"孤独症儿童将该情景与问话对应起来，而没有将情景与回答"我要吃海苔"对应。另外，还会在焦虑等状态下出现重复语言或随机语言。例如，儿童自言自语"我要去外婆家吗？不要去。我要去外婆家吗？不要去。"或者是"老师上课、老师下课、上课、你好！"等等。

【康复要点】

（一）孤独症儿童语言康复的常用干预模式

应用行为分析（applied behavior analysis，ABA）是被"循证实践"所证明有效的孤独症儿童教育干预模式，被广泛运用于孤独症儿童语言、认知等领域的训练过程中。

ABA 通过高度结构化的环境和训练设计,通过一套分解流程教授儿童学习词语和语言。回合式训练法(discrete trial training,DTT)是应用行为分析的具体操作形式。主要包括:指令、反应、辅助、结果、停顿这五大环节。

(1)指令:一般情况下指令是由老师或家长发出的口头指令,也可能是视觉方面的刺激(比如出示一个物品)。发指令要求注意简单和清晰。

(2)反应:是指由儿童做出的回答或其他反应。康复师一定要清楚自己的要求与标准,并与儿童的反应做出匹配。

(3)辅助:又称"提示",是在儿童不能完成正确反应时给予的帮助,以完成目标行为。

(4)结果:是指基于儿童做出对错反应的相应反馈。如果反应正确,结果就给予强化,如果没反应就不给予强化。

(5)停顿:每两个回合之间要稍微休息几秒。目的在于分割回合,并为下一回合做准备。

DTT 是教导孤独症儿童语言学习中最常用的训练形式,基本操作流程如图 12-3-1 所示。

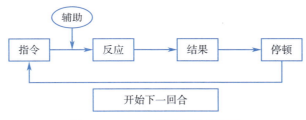

图 12-3-1　DTT 基本操作流程图

(二)孤独症儿童语言康复的常用方法

语言障碍是孤独症儿童的核心障碍之一,关于孤独症儿童的语言康复历来为家长和教育者所关注与重视。关于孤独症儿童语言干预的方法包括图片交换沟通系统、语言行为方法、自然语言教学、鹰支架式语言教学、基础语言教学、仿真化语言训练、语言理解、语言表达能力的训练等内容。

孤独症儿童语言障碍的情况存在极大的个体差异,可以根据口语发展情况分为:无口语表达能力的语言障碍、具有部分口语表达能力的语言障碍和具有完全口语表达能力的语言障碍三种类型。少数部分孤独症儿童无口语是由其存在的构音障碍所导致,需要针对性的口部运动治疗以帮助口语发展,但大多数孤独症儿童的语言障碍是由于语言发育滞后所导致。基于此,主要介绍图片交换沟通系统、语言行为方法、关键反应训练这三种常用的语言干预方法。

1. 图片交换沟通系统　图片交换沟通训练系统(picture exchange communication system,PECS)是针对无法使用口语进行沟通的孤独症儿童开发的一套辅助沟通的系统,它的核心是让孤独症儿童使用图像来辅助沟通,从学前阶段到成人都适用。

PECS 强调孤独症儿童与人沟通的自发性,它以结构化的环境、程序和教材协助孤独症儿童学习主动与人沟通;借着增强物,循序渐进的阶段、图像和句子尺,让孤独症儿童建立实用的沟通技巧。

PECS 的训练分为"以物换物""增加自发性""辨认图卡""句式结构",回答"你想要什么?"和"提升"这六个训练阶段构成,每个阶段都有自己清晰的目标和要求。

(1)第一阶段——以物换物:此阶段的目标是希望儿童建立出一个沟通的基本模式。当儿童看到一件很喜欢的物件时,在康复师的帮助之下学会要主动拿取该对象的图卡交到另一位康复师手中,以换取喜欢的物件。此阶段和下一阶段需要两位康复师,康复师在训练时候应避免口头提示。儿童无法完成情况下,需要辅助的参与。根据辅助的程度可以分为完全辅助、部分辅助和无辅助三种形式。

(2)第二阶段——增加自发性:此阶段的目标为增加儿童沟通的自发性。通过增加康复师与儿童的距离,要求儿童自行走向沟通板并拿起图卡,然后将图卡放在康复师手中。此时,背后康复师的角色逐渐淡出。

(3)第三阶段——辨认图卡:当儿童建立了沟通模式及提高了沟通的自发性后,可以学习辨认图卡。儿童想得到某一对象时,他要走向沟通板,在众多图卡中取出正确的图卡,把图卡交到康复师手中。康复师会逐渐增加图卡的数量,让儿童辨认。

(4)第四阶段——句式结构:当儿童学习了一定数量的图卡后,可以开始学习组织句子。当儿童想要得到某件对象时,要走到沟通板处,拿起"我要"图卡,贴在句子尺上,再拿起物件图卡,贴在"我要"图卡之后,将贴好的句子尺交到康复师手中。当儿童熟习技巧后,可让儿童自行组织整句句子。

(5)第五阶段——回应"你要什么?":当儿童对使用图卡表达运用自如以后,可以学习响应"你要什么?"的提问了。康复师可以运用延迟提示策略来训练儿童,到最后当儿童可以自行响应问题,康复师便不用提示了。

(6)第六阶段——能回答评论性问题及表达意念:当儿童掌握了上述阶段的目标后,可以学习回答评论性和描述性的问题,例如"你要什么?""你看到什么?"和"你听到什么?"等。在这阶段,儿童已经不只会表达个人需要,更会学习对事情和环境做出描述和评论。

2. 语言行为法 语言行为法(verbal behavior,VB)是建立在斯金纳的学习和行为理论基础之上的语言康复方法,它从语言的功能属性来定义语言,将语言视为一种可以被塑造和强化的行为。认为语言受诸如动机、强化、前提刺激等环境变量所控制,通过利用各种强化物激励儿童,教给孤独症及发育障碍儿童各种语言技能。

语言行为法将语言细分为更小的单位,包括要求、命名、仿说、互动式语言及自发性语言进行训练,它能够极大地提高孩子的沟通自主性。若给孤独症患儿早期进行足够强度的语言功能干预,大约 75%~95% 的孤独症儿童会发展出功能性语言,VB 被认为是对不具交谈能力的孤独症儿童和其他障碍孩子最有效的办法。

3. 关键反应训练 关键反应训练(pivotal response training,PRT)是自然教学法的一种,由凯格尔等人提出。它强调关键技能的学习对儿童的发展具有重要意义,包括学习的动机、共同注意、主动性社会交往、自我管理、社会智力等关键技能。

PRT 的前身是自然语言范式(natural language paradigm,NLP),最早被运用于

语言教学的训练,强调以儿童的兴趣为中心,尊重儿童学习的原发性动机,强调在自然生态化的环境中开展教学,通过自然的强化来提高儿童语言学习的效率。超过 20 年的研究支持了其有效性。PRT 的核心技巧运用于孤独症儿童语言干预上,有如下策略可供参考:①唤起注意:做任何事之前必须确定已经引起儿童的注意后再予以提示;②给予选择:让儿童自主选择感兴趣的事物或活动;③变换喜爱的强化物;④提供切实的社会行为示范:如果儿童的回答或表现错误,应直接示范正确的应答方式让其模仿;⑤正面的鼓励支持:在训练中随时给予儿童正面的鼓励支持,并尊重他的意愿,以确保儿童活跃的动机;⑥鼓励对话:尽可能尝试扩充儿童对话的内容、长度与次数,增加互动的时间和机会;⑦扩充对话:当儿童有反应时,训练者可以顺着他的语意扩充对话;⑧学习等待轮流:在活动中想办法制造出轮流玩的机会,训练者示范动作,说出等待的话语;⑨描述游戏过程:训练者对游戏的方法、过程做出描述,运用口头和肢体动作进行演示;⑩对多重线索做反应:提供两种以上的选择让儿童做出反应,让儿童对同样物品间不同的特色尽可能进行描述。

传统的 DTT 和 ABA 模式会设计一套分解流程教授孤独症儿童词语,但因为高度结构化的环境和教学设计,孤独症儿童的词汇使用比较局限,语用受到限制,泛化可能会成为问题。PRT 则擅长于发展交流技能、语言技能、游戏及社会技能,能够让孤独症儿童习得的技能有效地泛化到日常生活之中。

【案例分析】
(一)基于 PECS 的无口语孤独症儿童语言干预的案例分析

1. 个案基本情况 铭铭是一位 7 岁的孤独症男孩,CARS 评分为 52 分,属于重度的孤独症。他有一定的语言理解能力,除哭喊外不能发出有意义的言语声,经常以发脾气的方式来表达要求,家长将铭铭送到康复机构进行发音训练,单韵母"a、o、e"的发音训练对铭铭来讲非常困难,多次重复的训练和挫折让铭铭产生了严重的厌学情绪,常常莫名地哭泣,这样的结果让铭铭的父母非常焦急。

2. 制订和实施干预方案 通过对铭铭家长的访谈调查,发现铭铭有一定的观察力,喜欢图画,手指能够灵活抓取图片,喜欢吃海苔、薯片和山楂片等零食。根据铭铭的基本情况和兴趣特长,从沟通的功能性着手,采用图片交换沟通系统开展日常生活交流沟通训练,并且选用他最喜欢吃的海苔、薯片和山楂片作为强化物。按照图片交换沟通系统发展的六个阶段分层次逐级进行。下面以第一阶段的情况举例。

第一阶段为"以物换物"。根据铭铭的能力设定了三个逐级提升的目标。目标一:完全协助下以物换物。训练过程中,康复师助手伸手协助铭铭拿取海苔的图卡,递给康复师,康复师取得图卡后,立即给予他要求的海苔。目标二:逐渐减少协助下以物换物。训练过程中,当铭铭开始掌握目标行为(拿图卡,送图卡到康复师手上,放下图卡)以后,康复师助手逐渐减少给予儿童的动作协助,例如仅用张开手的动作来做提示。目标三:无任何协助下自主完成以物换物。训练中,康复师不给任何提示,要求铭铭独立完成以物换物来开展沟通。

铭铭每天在机构中接受 1 小时的 PECS 训练,康复师将训练的相关方法和要求教给家长,要求回家后,在日常生活中巩固练习,每天不少于 2 小时。

经过 2 个月时间的训练,铭铭已经能够独立使用图片跟家长进行以物换物的沟通,用发脾气来表达要求的行为明显减少了,家长与铭铭的沟通也变得更加顺畅了。

3. 干预经验总结 通过干预,铭铭改变了以哭喊向父母表达要求的沟通方式,以恰当的方式让沟通变得更加顺畅,有如下的经验:

(1)铭铭存在发音的困难,充分利用其视觉优势,采用图片交换沟通系统的方式有效地实现了表达要求的功能性沟通。

(2)根据铭铭的特长及兴趣爱好,选择了恰当的强化物,提升了沟通的动机。

(3)严格遵循图片沟通系统的训练阶段步骤,操作方法到位,循序渐进。

(4)在家庭生活中充分使用图片沟通系统,增加了练习机会,也提高了沟通的实用性。

(二)基于 VB 的低沟通能力孤独症儿童语言干预的案例分析

1. 个案基本情况 康康是一位 4 岁的孤独症男孩,CARS 评分为 45 分,属于重度的孤独症。会发 1~2 个字长的无意义短音,不能够命名和仿说简单的词语,能使用简单的肢体动作来表达要求和拒绝,常常以发脾气的方式来表达要求,弄得妈妈经常身心疲惫,不知所措,家长非常期望能够增强康康的沟通能力。

2. 制订和实施干预方案 采用 VB-MAPP 进行了评估,结果发现康康不能自发性地表达自己的要求,更不能用口语进行要求的表达,处于语言行为里程碑评估的第一阶段(0~18 个月)的水平。通过家长访谈发现,康康尤其喜欢吃"好多鱼"和"锅巴"对这两样零食,其动机最强。基于康康能发出较短的声音,能够使用抢的方式来得到零食,决定采用语言行为干预法对其提要求的能力进行训练,选用"好多鱼"和"锅巴"对这两样零食作为其强化物。

根据康康的现实情况,按照"提要求"能力的层次不同,设定了几个训练目标。

目标一:使用"伸手"的肢体动作来提要求。训练中,康复师在康康面前呈现其喜欢吃的"好多鱼",诱发康康的沟通动机。当康康伸手来抢时,康复师推开他的手,由康复师助手做出伸手的动作进行示范,康复师将"好多鱼"奖励给康复师助手,以期帮助康康建立起用"伸手"来表达要求的沟通形式。根据康康能力层次的不同,提供不同程度的辅助,直到其能独立完成。

目标二:使用已有的发声能力来提要求。当康康已经习得伸手来提要求后,康复师不立即奖励给他,而是拿起"好多鱼"在个案面前对他说"好多鱼"这个词,并要求个案进行复述。刚开始时,个案并不能理解康复师的意思,不会跟着康复师发音。训练策略是康复师助手发出"好多鱼"这个词的声音,康复师将"好多鱼"奖励给康复师助手,目的在于让个案明白要进行发声复述。多次重复后,康复师再次拿起"好多鱼"在个案面前对他说"好多鱼"这个词,并要求个案进行复述时,个案随即以仅会发的 da、ma 等音进行复述。

目标三:使用准确的发音来提要求。当康康已经习得了要使用发音来提要求的方式自后,对其发的音进行区别性强化,发出相似的音就能得到强化,指导训练出康康发准确的音。

目标四：正确自发地使用语音来提要求。康康需要不加提示的情况下，自发地发出"好多鱼"这个词的正确发音，康复师才给予强化。

经过8个多月的训练，个案已经能够用口语"好多鱼""锅巴"等词的正确发音来要求个案长期喜欢吃的东西。家长反应个案的自主发音增多，时常说出"妈妈""抱抱"等词语，对日常物品的听着反应和命名能力也得到了增强。

3. 干预经验总结

（1）选择了恰当的强化物，提升了沟通的动机。

（2）在使用口语进行提要求之前，使用了功能性的语言行为，降低了沟通的难度。

（3）使用区别强化的策略，循序渐进地提高了表达要求的能力。

（三）基于PRT的高功能孤独症儿童语言干预的案例分析

1. 个案基本情况 多多是一位9岁的高功能孤独症男孩，CARS评分为34分，属于轻度的孤独症。多多口语发音清晰，能一定程度上参与他人发起的谈话，但往往答非所问，提供一些与主题无关的回应，如重复表述或背诵"广告语"等。经常让交谈无法继续开展，多多渐渐被同学疏远，家长为此非常着急，对多多语言能力的提升有较高的期望。

2. 制订和实施干预方案 经过调查发现，多多平日里对动物和交通工具方面的内容比较感兴趣，喜欢认字，喜欢听故事，尤其喜欢吃彩虹糖和奥利奥饼干。根据多多的现实情况，决定以讲故事的形式开展相应的主题对话训练，先围绕动物和交通工具为话题展开，之后再逐步向其他主题延伸。并决定使用彩虹糖和奥利奥饼干作为强化物。每天接受1个小时的主题对话训练，要求家长回到家中根据日常生活内容进行练习，保障每天2小时。主题对话的训练流程如图12-3-2所示：

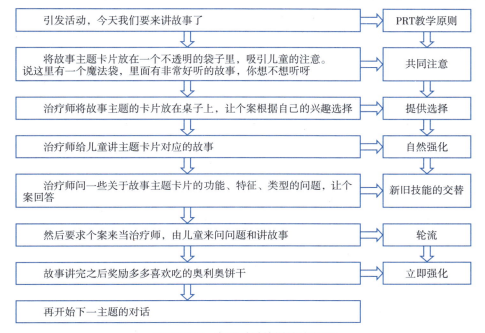

图12-3-2 主题对话的训练流程图

经过1年时间的训练，多多自言自语、重复表述和"广告语"的使用现象明显减少，可以用已掌握的语言与别人围绕一定的主题相关进行交谈，虽比较程式化，但能符合一定的情境，多多的家长对此非常满意。

3. 干预经验总结

（1）充分利用儿童的兴趣爱好设计了交流沟通的主题，提升了儿童主题对话的兴趣。

（2）PRT关键反应训练核心技术的正确运用。包括共同注意力、提供选择、轮流与示范、穿插新旧技能、自然强化、立即强化等技术。

（3）语言交流的内容和方法在日常生活中得到充分的运用和泛化。

（刘巧云）

第四节　听力障碍儿童的语言康复

听力障碍（hearing impairment），又叫听力损失（hearing loss），是指各种原因导致人的听觉困难，听不到或听不清环境声及言语声。声音从外耳传至大脑形成听觉需要经过一系列传递和加工过程，与此过程相关的任何组织、器官的病变、功能异常都可能引起听力障碍。根据造成听力损失病变部位的不同，可将听力损失分为传导性听力损失、感音神经性听力损失和混合性听力损失；根据听力损失发生时间的不同，可将听力损失分为先天性听力损失和后天性听力损失。

听力损失有不同的程度，程度越重，对个体的影响越大。目前，临床上常采用世界卫生组织1997年发布的听力损失分级标准（WHO-1997）对听力损失进行分级，具体如表12-4-1。

表12-4-1　世界卫生组织1997年公布的听力损失程度分级标准

听力损失程度	听阈均值/dB HL	听言语声能力
正常	≤25	不会察觉有任何听觉困难
轻度	26~40	听悄悄话存在困难
中度	41~60	在噪声环境下听说话存在困难
重度	61~80	大声说话才能听到
极重度	80以上	听大声说话存在困难

注：听力损失程度以较好耳的平均气导听阈计算，平均气导听阈指500、1 000、2 000、4 000Hz这4个频率气导听阈的平均值

【发病机制】

（一）儿童听力障碍常见病因

根据2006年第二次全国残疾人抽样调查数据，我国儿童听力障碍常见病因包括遗传、母妊娠期感染、新生儿窒息、药物中毒、中耳炎等。

1. 遗传性听力损失　遗传性听力损失指的是由于基因或染色体异常所导致的听力损失。遗传性听力损失分为综合征型遗传性听力损失及非综合征型遗传性听力损失两大类。前者指除了听力损失以外，同时存在眼、骨、肾、皮肤等部位的病变，这

类听力损失占遗传性听力损失的30%；后者只出现听力下降症状，在遗传性听力损失中占70%。目前，在非综合征型听力损失的病例中，已发现 *GJB2*、*SLC26A4*、线粒体 *12SrRNA* 和 *GJB3* 是常见的致聋基因。中国人口中 *GJB2*、*SLC26A4* 和线粒体 *12SrRNA* 基因突变导致的听力损失比例非常高。遗传性听力损失并不一定都表现为先天性听力损失，有一部分遗传性听力损失患者出生后听力是正常的，只有到了一定的年龄才表现出听力损失的特征。先天性遗传性感音神经性听力损失多为语前聋，常呈重度听力损害，多为双侧非进行性，患者常有听力损失家族史。迟发性的多为语后聋，听力损失的过程是渐进的，程度可为轻至重度，可累及低、中、高或全频。

2. 母亲妊娠期感染导致听力损失 母亲在妊娠期受到弓形体、风疹、巨细胞病毒、疱疹、梅毒螺旋体等感染均可导致胎儿听力障碍。这些感染一旦发生无特效治疗，且除导致胎儿听力损失外，往往合并中枢神经系统受损导致儿童智力低下、早产、死胎等。

3. 新生儿窒息 新生儿窒息分产时窒息和产后窒息两种，前者是胎儿窒息的延续，出生后无呼吸；后者指新生儿建立正常呼吸后再发生呼吸暂停。无论哪种窒息，其本质都是发生了缺氧。由于人体内耳毛细胞对缺氧很敏感，因此出现供氧不足时，新生儿的听觉器官极易受到影响而导致听力损伤。新生儿窒息导致的听力损失通常为双侧感音神经性听力损失。

4. 中毒性听力损失 中毒性听力损失是指使用某些药物治疗疾病或人体接触某些化学制剂所引起的听觉系统的中毒性损害。现在临床上仍在使用的耳毒性药物有氨基糖苷类抗生素、非氨基糖苷类抗生素、水杨酸盐、利尿药、抗肿瘤药等几大类。药物对内耳的损害机制尚未完全查明，听力损失与用药时间的长短及药物剂量有关，另外与个体敏感性关系很大，后者有家族遗传性。中毒性听力损失多为双侧对称性感音神经性听力损失，由高频向中低频发展；症状可在用药中或停药后出现。

5. 中耳炎 中耳炎是儿童常见耳科疾病，也是导致听力障碍的常见病因。因幼儿咽鼓管较成人短、平、宽，咽口位置低，鼻咽分泌物及细菌易侵入中耳而导致罹患急性分泌性中耳炎；另外，儿童抵抗力较差、中耳局部免疫功能发育不全、咽部淋巴组织丰富以及给幼儿哺乳时因位置不当等原因，均可能导致儿童患中耳炎。中耳炎分很多种，大部分中耳炎经过及时、正确的治疗，不会造成听力障碍；但如果不引起重视，延误了就诊时机，则可能导致永久性听力障碍。中耳炎导致的听力损失一般为传导性听力损失。

（二）听力障碍儿童发生语言障碍的机制

听是说的基础，任何一个沟通交流都是由"听"开始的，当言语声音信号以声波的形式传到听者耳朵时，听者内耳基底膜的螺旋器对言语声音信号进行声学处理，并进行初步的声谱分析。听神经通过特征提取的方式将基底膜输出的声音信号转变为电信号，并进一步向上传递神经冲动。听神经冲动传递到高级听觉中枢时，将被转换成一种语言代码（编码），语言中枢通过解码的过程，进一步理解语言，从而理解说者的意思。当说者想表达某一信息时，首先由大脑对该信息进行加工处理，加工处理的结果是将该信息转变成特定的语言代码，确定语言代码后，由中枢发出一系列神经肌肉的运动指令，控制发声系统和构音系统中各器官发生运动，使声带振动、声道的动态形状和大小发生变化，继而产生了一系列有序的言语声音。这一过程可以用图 12-4-1 的言语听觉链来表示。

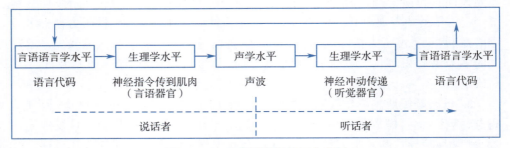

图 12-4-1　言语听觉链的三个水平

由图 12-4-1 可以看出，听力损失必然会使听觉反馈发生异常，言语的产生必然受到一定程度的影响，若单是听觉反馈被阻断，言语产生过程依靠深部感觉的反馈尚可进行；若是听觉信息被混乱成为错误的反馈，则中枢将不能准确控制言语产生过程的一系列运动，流畅的说话便难以进行。

如前所述，听力损失根据其发病时间可粗略分为语前聋和语后聋两种，根据损失程度可分为轻度、中度、重度、极重度 4 个级别。程度较重的听力障碍儿童需要借助助听器给予听力补偿，或者植入人工耳蜗进行听力重建。重度以上听力损失患儿若在出生时就已经发病，则该患儿的语音、语法和语义的发展都会出现问题，永久性听力损失患者的言语听觉链中断，如果不借助配戴助听器或植入人工耳蜗进行听力补偿或听力重建，患者将只能借助视觉、触觉、肌肉感知觉及残留听力来发展言语，这将是十分困难的。语言习得以后才发生听力损失的患者，也会造成构音语音能力异常，但这经过一段时间后可以部分恢复，但恢复后的水平将很难达到听力损失发生之前的水平。

国外有些学者认为，如果儿童在学习前 50 个词时，已经具有较为完善的言语感知能力，那么今后其发生构音语音异常时，错误的模式多与肌肉的运动和语音组织能力相关；如果儿童的言语感知水平落后一直持续到学前甚至学龄前期，那么日后其构音语音异常模式就与其言语感知能力具有高度的相关性。

听力障碍除了对儿童的语言发展有直接影响外，还可能对儿童的认知、个性、社会性发展等也有影响。比如，有研究表明，听力障碍儿童视觉观察能力较强，抽象思维发展水平落后于同龄听力正常儿童；听力障碍儿童具有易怒、好冲动、脾气倔强、自卑、焦虑、孤独等个性特点。而作为一个整体，个体的认知、个性、社会性等和语言是紧密相关的，认知、个性和社会性发展水平及特点都会影响个体的语言发展。

【临床表现】

由于听力对于儿童的听觉语言发展具有至关重要的影响，因此，有国外学者建议，儿童如果听力损失高于 15dB HL 或单耳存在听力损失就应给予关注与干预。根据听力障碍发生在儿童语言习得形成前或后,可将听力障碍儿童分为语前聋和语后聋两大类。无论对于语前聋还是语后聋儿童,听力都是影响其语言发展的重要因素。语前聋儿童因为听觉信息输入通道受损,无法建立顺畅的听觉-语言连接,以致无法获得语言;语后聋儿童虽然是在获得语言后才发生听力障碍,但因为语言交流过程中缺乏听觉反馈,也会导致出现不同程度的语言障碍。根据相关研究,听力障碍儿童的语言障碍表现在语音、词汇、语法、语用多个方面,以下将一一进行阐述。

1. 语音方面 听力障碍儿童最为外显的语言障碍特征表现在语音方面,语音方面的表现又可归纳为以下几点。

(1) 构音异常:具体可表现为音的省略、缺失、替换、歪曲、添加等现象。听力障碍儿童由于听力的损失,不能清晰全面地捕捉语音信息——即使配戴了助听器或植入了人工耳蜗的听力障碍儿童也存在这方面的问题,同时由于听反馈不能正常地发挥作用,导致听力障碍儿童对语音的敏感性较低,加上构音器官长期闲置,造成了听力障碍儿童构音不清的问题。普通话的语音主要包括韵母和声母两部分,而声母因为其时长短、能量小、还要在不同部位形成不同方式的阻塞,所以听力障碍儿童构音不清的问题都集中体现在辅音(声母)上。

(2) 声音异常:具体表现为鼻化音、嘶哑音、尖叫音、音量不当、音调失控等现象。

(3) 节律异常:表现为在言语过程中难以控制音长、停顿异常等现象。除了上述表现外,听力障碍儿童还经常表现出说话时语流不畅、语调单调、常有即时性或延迟性鹦鹉学舌式反问现象等。

2. 词汇方面 由于语言输入量不够,听力障碍儿童的词汇量较小且进步缓慢,而且习得的多是具体、容易理解的名词、动词、形容词等;对于抽象、不易理解的词语较难掌握。

3. 语法方面 语法包含词的构词、构形的规则和组词成句的规则,语法能力主要表现在词语的搭配是否合理、句子是否通顺等方面。对于听力障碍儿童来说,其出现语法错误的概率较高,掌握语法需要更长的时间。听力障碍儿童的平均句长(MLU)比同龄听力正常儿童要短,交流中常使用简单句,并经常发生语法错误;较少使用副词、连词等具有语法功能的词汇。

4. 语用方面 听力损失使得听力障碍儿童无法获取清晰、完整的言语信息,严重影响儿童的语言发展,从而导致听力障碍儿童语用交流行为发展的滞后。无论是从语用交流类型的数量上还是具体内容上,听力障碍儿童的语用交流行为都滞后于正常儿童。在沟通意图、言语行为、言语变通三个层面,听力障碍儿童使用的类型数量都显著低于同龄听力正常儿童。有研究显示,一般情况下,听力正常儿童在3岁以前就能够掌握大部分的语用交流行为类型,但是4~6岁听力障碍儿童在言语倾向上无法讨论过去、将来和想象的事情,也无法表达自己的想法和情绪,甚至在引起听者注意上也没有熟练掌握;而在言语行为上,听力障碍儿童与同龄听力正常儿童相比,不能够使用"承诺和回答""评估""澄清"三大类言语行为,在情感表达、活动协商、问题讨论上存在障碍;言语变通是个体运用不同的言语形式来表达自己沟通意图的指标,体现了语言运用的灵活性与丰富性,听力障碍儿童在互动过程中更多是应答,而非主动积极地表达自己的交流意图,也无法主导交流互动的方向。

【康复要点】

(一)听力障碍儿童语言康复中常用的干预模式

对于听力障碍儿童来说,进行语言康复首先要解决听的问题,即先根据听力障碍的性质、程度、儿童的年龄等对其进行合适的听力干预,如通过配戴助听器获得听力补偿,或者植入人工耳蜗进行听力重建;听力干预后对听力障碍儿童进行听觉训练、言语训练和语言训练,必要时进行言语矫治。因此,听力障碍儿童语言康复模式可用图 12-4-2 表示。

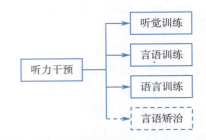

图 12-4-2　听力障碍儿童语言康复模式图

1. 听力干预　听力干预是实施听力障碍儿童康复的基础和首要环节。听力干预主要由听力师承担,内容包括利用主客观方法进行听力诊断;制订听力解决方案,选择助听设备(助听器、人工耳蜗、FM 调频系统、其他助听设备等);调试助听设备,确保听力障碍儿童助听效果达到优化;开展培训,指导听力障碍儿童家长或康复教师正确使用和维护助听设备、营造适合聆听的声学环境等。听力干预最主要的目的是让听力障碍儿童借助助听设备,能够清晰、完整地听到言语和其他声音信号。

2. 听觉训练　听力干预只是帮助听力障碍儿童听到、听清声音,但听到、听清声音不代表能听懂声音,听觉训练就是要使听力障碍儿童能听懂声音。根据听觉发展的规律,听觉训练包括训练听力障碍儿童听觉察觉、听觉分辨、听觉识别和听觉理解的能力。此外,还包括培养听力障碍儿童的聆听习惯、聆听技巧等。

3. 言语训练　听力干预、听觉训练的最终目的是帮助听力障碍儿童利用听觉学习有声语言,建立言语交流能力,因此,在对听力障碍儿童进行听觉训练的同时,应进行言语训练,帮助听力障碍儿童尽快发展言语能力。言语训练的主要目的是帮助听力障碍儿童掌握正确的发音,克服构音、声音、节律等语音异常,从而能自如、准确地表达词汇和语句。

4. 语言训练　语言训练是在听觉理解的基础上,通过有意义的互动交流,培养听力障碍儿童自主进行语言交流的习惯和能力。语言训练的主要目的是帮助听力障碍儿童掌握丰富的词汇和句式,理解并正确表达语言,同时掌握恰当的沟通交流技巧。语言训练主要涉及词汇、语法和语用学习等内容。

言语训练和语言训练二者密不可分,经常结合进行。它们是听力障碍儿童语言康复最核心的内容,也是本书将重点介绍的内容。

5. 言语矫治　并非所有听力障碍儿童都需要进行言语矫治。言语矫治是针对存在言语障碍的听力障碍儿童,实施的言语功能评估、言语障碍诊断、治疗以及功能训练活动。其目的是解决听力障碍儿童在呼吸、发声、共鸣、构音等方面存在的问题，使其言语清晰、准确、流畅。言语矫治和言语训练有密切联系，但两者有本质区别。言语训练是建立在支持听力障碍儿童言语能力正常发展基础上的教育活动，主要通过有计划地口语交流引导，促进听力障碍儿童养成言语交流习惯，发展语言能力；言语矫治是针对听力障碍儿童言语发展中的异常进行的治疗活动。听力障碍儿童大多不存在器质性言语障碍，其言语障碍主要是由于听力干预效果不理想，缺乏足够的听觉反馈对言语动作进行精确控制，或是由于干预时间晚，言语器官功能未充分发育，动作不灵活、不协调造成的。随着听力干预技术不断进步以及干预时间不断提前，更多的听力障碍儿童可以运用听觉顺利学习言语和语言，无需言语矫治。但是，对于听力干预效果不理想、干预时间过晚或伴有器质性言语障碍的听力障碍儿童，仍然有必要对其进行言语矫治。康复师也可以把部分言语矫治技巧运用于言语训练中。

（二）听力障碍儿童语言康复中常用的方法

由于言语训练和语言训练是听力障碍儿童语言康复最核心的内容，因此本书主要介绍这两个环节中常用的方法。

1. 语音训练方法　听力障碍儿童的语音训练可以分为初级、中级、高级几个阶段。在初级阶段，要鼓励听力障碍儿童发声，当儿童发声时积极予以反馈，强化其用发声进行交流的愿望，同时引导听力障碍儿童模仿发音，学习发一些简单的语音；在中级阶段，可以让儿童进行言语节奏模仿练习、声气结合练习、单音节声调练习；高级阶段，让听力障碍儿童学说悄悄话，从而学习控制声带，进行语气表达练习、学习绕口令、学唱旋律简单的歌曲、语流中的声调练习等。

2. 词汇学习方法　听力障碍儿童学习词汇的规律和听力正常儿童相同，他们先掌握有具体意义的名词、动词、形容词，再掌握副词、连词、介词等语法功能词汇。因此在初期，应主要让听力障碍儿童学习意义明确、使用率高的名词、动词、形容词，教学时多使用直观形象的图片、实物等，让儿童运用视觉、听觉、触觉、味觉、嗅觉等多种感官认识物品、建立概念；同时要创造机会让儿童在生活中反复应用所学词汇。对于副词、连词、介词等抽象性词汇，最好的学习方式是在日常生活中多加强化，让听力障碍儿童反复感受、体会，逐渐掌握正确的使用规则。当儿童掌握一定的词汇后，就可以扩展到词组的学习。

3. 语法学习方法　儿童对语法的学习、理解、表达同样遵循由具体到抽象、由简单到复杂的规律。在语法学习过程中，要遵循儿童语法掌握的一般规律，从听力障碍儿童言语语言训练的实用性出发，尽量在实际生活应用中学习语法，同时利用讲故事、看图说话等游戏活动进行强化练习。

4. 语用学习方法　首先，为听力障碍儿童提供丰富的言语沟通环境，激发、维持其语言交流的欲望和兴趣，比如康复师及家长要主动、大量和听力障碍儿童交流，利用有趣的物品、活动等引导儿童交流；其次，为听力障碍儿童提供示范，帮助其习得语言运用的规则和技巧，比如通过角色表演等游戏活动，让儿童学习轮换表达、用语言表达请求/命令/禁止等、重复或补充信息以便对方听懂自己的语言等；另外，及时对听力障碍儿童的进步给予肯定，强化其运用语言的积极性，不断巩固习得的语言技能。

【案例分析】

1. 个案基本情况　乐乐，女，5岁3个月。2岁时确诊为极重度听力障碍，行为测听结果显示其左耳听阈为95dB HL，右耳听阈为110dB HL。随后双耳配戴了助听器，补偿后听力为左耳45dB HL，右耳55dB HL。3岁时进入康复机构接受听觉语言康复。乐乐掌握了大量生活词汇，并能够和老师、同伴进行简单的交流，但是有些词汇、句子发音仍不清晰。乐乐的父母都是听力正常人，日常与乐乐用口语交流。

2. 针对个案的评估

（1）语音清晰度：应用孙喜斌等开发的"听障儿童语言能力评估"中的语音清晰度测试，对个案进行考查。结果显示，个案语音清晰度得分为61%，相当于3岁听力正常儿童的水平。由此可见，个案的语音清晰度存在较大缺陷。细致分析个案错误情况，可发现声母f、l、j、q、z、zh、sh、c、s、r、ch是错误集中出现的内容。

（2）词汇和语法：应用"听障儿童语言能力评估"中的《等级词汇量表》，由个案的家长将个案掌握的词汇从词表中划出，并补充其已掌握但词表中未出现的词汇，一并进行统计，最后计算出个案的词汇量为1 210个，根据词汇量等级标准，个案相当于3~4岁正常儿童的词汇量。

个案的语法能力没有采用标准化评估工具进行测试，根据其康复教师的反馈，个案的语言在单词句水平，复合句很少；陈述句、疑问句、祈使句、感叹句几种句式个案都出现过，但经常会出现不通顺、名词当动词用、否定句/反问句不熟练等情况。

（3）语用能力

1）语言功能评估：应用吕明臣等开发的"儿童语言功能评估"对个案进行考查，结果显示，其表述功能得分为7.5分，工具功能得分8.5分，协调功能得分7.0分，表现功能8.0分，娱乐功能8.0分，经过加权计算后其综合得分为7.25分。对照同龄听力正常儿童的语言功能得分，可以发现，该个案整体的语言功能低于5岁正常儿童的水平（8.2分），其中表述功能、协调功能差距最为明显，其次为工具功能和表现功能。

2）语用交流行为视频分析：在游戏情境下，对个案和一位老师的互动过程进行录像以获取语料样本。将录像中个案与老师互动的语言和体态语言转录，并对每个句子以词素为单位进行标记。之后采用简版言语互动交流行为编码系统（INCA-A）对个案的语用交流行为进行编码。采用国际儿童语言分析软件对个案的语用交流行为进行分析。结果发现，个案的语用交流行为系统发展较听力正常儿童滞后。其中情绪系统相当于2岁听力正常儿童的水平，讨论协商系统和澄清系统相当于3~4岁听力正常儿童的水平。

3. 制订和实施干预方案

（1）康复目标：在优化助听设备的前提下，改善个案的语音清晰度，扩大词汇量，增强语法练习，提高其语言应用能力。

（2）康复方法

1）听力干预与听觉康复：由于个案双耳听力障碍程度均达到极重度，助听器对其听力补偿效果有限，这是导致其听觉语言发展受阻的重要原因之一。在对个案进行听觉、言语、语言、认知及医学影像学等综合检查后,提出对其听力损失更重的右耳植入人工耳蜗的建议。个案家长经考虑同意植入人工耳蜗。个案于 5 岁 5 个月右耳植入澳大利亚 Cochlear Nucleus CI422 人工耳蜗。5 岁 6 个月开机,进行人工耳蜗开机初期的听觉适应训练。由于个案之前有较长的助听器配戴经验,听觉能力有一定基础,因此,听觉适应训练 1 个月左右即顺利完成,个案很快对人工耳蜗传导的信号表示习惯和接受。个案左耳一直配戴助听器,并定期调机。

2）改善语音清晰度：根据已有研究,个案对 21 个声母的习得难度大致分成四个难度等级：第一难度等级：b、d、m、p、h；第二难度等级：t、n、k、x、g；第三难度等级：f、l、j、q；第四难度等级：z、zh、sh、c、s、r、ch、j。据此,对个案采取循序渐进的训练。在训练过程中,包括听觉辨识训练和构音语音训练两部分,其中构音语音训练包括音位诱导训练、音位习得训练、音位对比训练和音位强化训练。

3）词汇和语法练习通过制订并实施阅读计划,提高个案的词汇输入量,增强语法应用能力,同时创设各种机会,让其在游戏活动或生活实际中运用和巩固所学词汇、提高语法能力。

4）语言运用练习创设各种活动情境,激发个案语言交流意愿,引导其在生活中进行语言运用,不断提高其表述能力、协调功能、工具功能、表现功能和娱乐功能。比如,每天早上入园时让个案讲一讲昨天去了什么地方、来的路上看见了什么,或者讲一个小故事等；利用游戏活动时间引导个案和同伴合作、互动,用语言表达自己的需求；用语言表述自己的情绪状态,如"你得了小贴画,是不是很开心啊""** 拿了你的积木,你是不是有些生气"等。

需要指出的是,上述几个方面的训练并非按照顺序依次进行,而是交叉进行、互相融合的。比如,语音清晰度练习经常是在语言应用中进行的；进行语用训练时,也会促进个案理解他人语言的能力,同时促进其词汇和语法能力的提高。

4. 干预经验总结 经过 1 年的康复,个案（6 岁 5 个月）的语言能力有明显进步,具体表现如下。

（1）语音清晰度有显著提高：再次进行语音清晰度测试,个案得分提高为 83%,相当于 5 岁左右听力正常儿童的水平。仔细分析个案发音情况,可发现其声母 f、l、j、c、s、r 基本能发准确,q、z、zh、sh、ch 还不是太稳定,发音清晰度仍有待提高。

（2）词汇和语法能力均有提高：再次进行词汇量测试,个案掌握的词汇量达到 1 750 个,突破了测试中的最高等级（1 600 个）,表明个案词汇量已超过 4 岁听力正常儿童的水平。个案语言的流畅程度、通顺性大大提高,出现复合句,句式应用更多样。

（3）语言运用能力明显改善：首先,个案主动交流的频率提高,交流时自信心也较之前有改善；其次,再次进行语言功能评估,其表述功能得分为 8.1 分,工具功能 8.5 分,协调功能 7.0 分,表现功能 8.5 分,娱乐功能 8.5 分,经过加权计算后其综合得分为 8.25 分。由此可以看出,个案的表述能力有较大进步,表现能力和娱乐能力也有进步,但工具功能和协调功能进步不明显。另外,个案和 6 岁听力正常儿童的平均水平（8.7 分）还存在差距,需要继续进一步加强。

上述个案的康复经验进一步证明，对于因听力障碍导致的语言发展障碍，首先需要解决听的问题，尽可能优化助听设备，使其具备听清楚这一前提条件；其次，需要对个案的语言发展进行全面评估，明确其语言障碍表现在哪些方面，从而制订针对性治疗措施；治疗时要牢记语言是一个整体，各个方面的训练要有机结合。

（王丽燕）

第五节　智力障碍儿童的语言康复

智力障碍/脑发育迟缓（mental retardation/developmental delay，MR/DD）是儿童常见的致残性疾病之一，是指由于各种原因导致患儿在发育过程中（18岁以前）出现认知和社会适应能力明显障碍，其韦氏智力量表评分常常低于或等于70。当MR发生在5岁以下婴幼儿及学龄前儿童时则称为脑发育迟缓，其主要表现为智力功能（IQ）、适应性行为和相关系统的损害。美国智力与发育障碍协会（American Association on Intellectual and Developmental Disability，AAIDD）建议从智力、适应性行为和给予个体的支持系统（systems of supports afforded the individual）等3个方面来定义智力障碍。因此，不能单纯依赖 IQ 评分诊断 ID。

MR 在全世界范围内的发病率约为 2%～3%，由于其高发病率、病因复杂、危害性大，已经是全世界关注的一个社会问题。据统计，我国 0～14 岁儿童少年智力低下的患病率为 1.07‰，共有智力残疾儿童约 513.6 万，其中城市儿童的发病率约为 0.75‰，而农村的发病率较城市高，约为 1.46‰。

【发病机制】

智力障碍病因非常复杂，致病因素既有生物遗传因素也有非遗传的环境因素。这些因素包括心理因素、家庭和社会环境因素、生物易感性（如基因状态）。

1. 环境因素　外在环境因素包括母亲妊娠期营养不良、外源性感染、中毒、外伤、缺氧、药物性损伤、营养不良以及各种原因造成的文化教育缺乏等。有关智力障碍儿童家庭的研究发现，虽然在智力障碍儿童的家庭环境中家庭压力经常很大，但研究结果是相互矛盾的，更多的研究强调家庭支持因素。另外，各种原因造成的文化教育缺乏和长期的社会隔离也可能造成智力障碍。

2. 心理因素　与智力障碍有关的心理因素包括自我概念和人格。相比于正常同龄儿童，智力障碍儿童表现较多的整体化、较少差异化的自我概念，同时缺少理想化的自我。这会引起更多消极自我和不真实的自我评估。考虑智力障碍儿童的认知和适应能下降，许多理论家强调失败经历主导智力障碍儿童的学习经历。失败的经历导致不确定感和习得性无助。与智力障碍有关的人格特征包括异常的社交方式——如对他人太谨慎或太抑制，低自尊——表现为不信任自我、低落、抑郁、依赖、无助和冲动等。

3. 生物因素　遗传因素在病因构成中日显突出，包括各类染色体异常、单基因突变或多基因异常、先天性代谢紊乱疾病等。造成智力障碍的染色体异常包括染色体数目及染色体结构异常两大类。染色体畸变常造成功能基因大片段异常，因此患者临床常表现为智力障碍及先天畸形。近些年的研究发现，亚端粒（subtelomere）

为紧靠染色体端粒的区域，由很多基因及其 DNA 重复序列组成，减数分裂期，非同源染色体亚端粒区交叉重组造成亚端粒重排，结果增加了其基因组的不稳定性，由于染色体亚端粒区域有许多功能基因，这些功能基因与脑神经发育有一定的相关性，进而导致了严重的表型异常。染色体亚端粒异常是引起智力障碍的重要原因之一。据统计，由于技术水平的限制，至今为止仍有近 50% 智力障碍原因不明确。

4. 脑结构及功能异常 精神发育迟滞与大脑的异常有关，特别是稀疏的胼胝体和脑室异常。神经影像学的评估发现脑和颅后窝异常具有高发病率。细微的大脑异常和未预料到的小脑皮质发育不良的细小形态具有高发病率。即使这些异常中的大多数是脑发育不全的标志，它们在精神发育迟滞的发病机制的角色需要进一步调查。

【临床表现】

（一）临床表现

智力障碍儿童的特点是智力明显低于一般人，且具有社会适应障碍。这类儿童的认知与解决问题的能力低下，具体表现为注意力不集中、认识事物的速度慢、情绪化、思维能力较差等，难以应对日常生活。反过来，这会引起痛苦、焦虑以及异常行为。智力障碍儿童的语言相关问题主要有构音障碍、语流不畅、嗓音障碍和语言发育迟缓几种。

1. 语音发展特征 智力障碍儿童语音发展的过程比较缓慢，但发展的顺序与正常儿童基本一致。智力越落后，构音异常就越明显，更严重者因肌肉控制困难，则完全没有语音出现，而只能以非口语的方式沟通。智力障碍儿童的构音障碍大致可分为三种：数个特定语音之异常；整体性构音异常，语音之清晰度降低；完全无语音能力。据研究，智力障碍儿童的韵母错误主要集中在：丢失鼻韵母的韵尾；前鼻韵母与后鼻韵母之间的混淆；以 i、u、ü 为韵头的韵母常出现韵头的丢失等。但汉语具有多方言的特点，因而在智力障碍儿童语音障碍检测中，应充分考虑方音因素。如果是因方音问题导致的共同语发音不准，可考虑是否为方音强干扰所致。

2. 词汇特征 研究发现，中重度弱智儿童的词汇总量平均为 700 个，不及正常 3 岁儿童的水平。智力障碍儿童所表达的词汇数，与正常儿童相比，不论是整体比较还是同年龄层比较，均比普通儿童为少。但以发展的进程而言，智力障碍儿童的词汇量与普通儿童一样会随年龄的增长而渐增。

国内外研究证明，智力障碍儿童和正常儿童有着相似的词汇获得模式：即名词—动词/形容词—其他各类词。在词义学习的策略上，智力障碍儿童与正常儿童一样，都倾向于将分散的词合并为有意义的单位，并利用已有的语言知识和生活背景知识理解其意义。智力障碍儿童与正常儿童在处理语义上的差别不在于词汇本身的语义结构，而在于他们如何从字库中提取词汇的策略。

3. 语法特征 在语法发展上，智力障碍儿童的发展顺序及过程与正常儿童相似，即陈述句→疑问句→被动句→否定句→被动疑问句，但发展速度缓慢。正常儿童随年龄进步，智力障碍儿童则随智龄进步。国外研究表明，智力障碍儿童的句长随年龄的增加而渐长。年龄较小的智力障碍儿童说话时，常常有"电报句"的特征,主要因为他们在句中很少使用冠词、连词、介词、代词、情态词、助动词等。随智力年龄(mental age,MA)增长,智力障碍儿童言语中不完整句越来越少,其语句趋于完整。同时,完整句中修饰成分逐渐复杂,复杂谓语句比例逐年增大,单句减少,复句增多,这种变化趋势与正常儿童语句结构发展趋势一致。对智力障碍儿童句型运用的研究看,平均年龄为10岁1个月大的智力障碍儿童已基本掌握汉语常用句型,汉语单句中的8种基本句型结构和7种复合结构在中度智力障碍儿童的日常交际中均已出现。弱智儿童在交际中复句的数量和种类皆少于普通儿童。

4. 语用特征   研究表明,智力障碍儿童在言语交际中,停顿多,理解他人话语速度和表达速度均缓慢,经常重复短语、词或句子;不善于运用连词;语句零碎而混乱,语言缺乏组织,影响了人际沟通。具体说,他们在使用句子上通常存在着三种明显的障碍:①句子本身不错,但是运用不当,或不符合要求;②句子本身错误;③完全表达不出。在交际中,言语监控对理解和沟通有着非常重要的作用。智力障碍儿童在交际中另一个突出的问题是理解模糊,表达不清。

（二）预后

智力障碍儿童的预后因病情程度、治疗和康复方法、神经成熟程度、是否伴有其他残疾而不同,轻型智力低下儿童,通过教育和训练可达到四至六年级的阅读水平,到成年后可独立生活。中度智力低下儿童通过教育和训练可学会基本的生活能力,但仍需要指导和照顾,重度智力低下儿童,经过合理康复也有进步,但生活需要照料,需长期指导和帮助,极重度患儿常常夭折,幸存者生活完全靠人照料。

【康复要点】

（一）智力障碍儿童康复训练

1. 在对患儿进行康复之前,必须进行发育评价、神经学及行为学评价。Piaget认为,如果剥夺了对脑瘫、智力障碍儿童感觉刺激,会带来明显的二次发育障碍。Brazelton新生儿行为评分指出,每个新生儿都有自己的个性,会有各种不同的反应。应最大限度诱发其动作,观察他们最好的反应。依据神经可塑性理论,为了促进脑和精神的健康发育,应对儿童进行全面培养,从而促进中枢神经系统和情感等方面的全面发展,患儿对环境的自发探索,能够对精神、运动发育起推动、强化作用。

智力障碍儿童多伴有各种各样的身体障碍,故在康复开始前,宜进行评价,熟悉患儿的身体障碍。

2. 依据评价结果制订康复目标,包括短期目标及长期目标。训练的最佳目标是希望患儿语言发育达到正常水平,但通常因为儿童的情况不同而目标有别。一般认为可有三种目标:

（1）改变或消除儿童的基本缺陷,使之达到正常水平。

（2）改善儿童异常情况,根据其语言上的基本缺陷,教会其特别的语言行为,使其尽量正常化。

（3）根据儿童能力,提供补偿性的策略来学习语言及沟通技能。

3. 训练方法

（1）早期介入:对极低体重儿,可适当应用保育器,要与母亲一起做发育评价,帮助其提高适应行为能力，尽早从保育器（箱）及抚育管理中脱离，应尽可能争取母子同室，力争使其享受到充分的母爱。

（2）建立规律的生活起居模式：为提高小儿意识水平，培养自发性，首先建立生活节律来进行生活指导。建立日间生活程序。人体存在生物节律，故建立日间生活程序很有必要。智力障碍儿童易受周围环境的影响，故可用蒙遮的方法来确立"睡眠-觉醒"生活节律，尤其对光线和声音的屏蔽；养成早起、早睡、按时作息的生活规律；给予合理饮食、养成规律的排泄习惯，使之愉快地参加游戏、运动等活动，以促进认知、行为、情感、体格、言语语言的全面发育。促进智力障碍儿童尽早实现独立完成日常生活活动能力项目。按照发育规律培养生活能力摄食动作在7~9个月，鼓励其用手抓，并能促进自主性、集中性、灵巧性的发育。

18个月开始训练排泄行动，但重要的不是强迫，而在于培养其兴趣和协调性动作。Brazelton建议用以下手法将便盆放在儿童专用椅子让穿着衣服的婴儿坐下，1周以后，除去尿布，让婴儿坐便盆，慢慢适应，不但给儿童新奇感而且消除对失去自己身体一部分（排泄物）后的恐怖感觉。此阶段如果顺利，则进入第一阶段，教其对污染尿布的取换，脏尿布落入便盆和取出的活动方式，通过学习掌握排泄方式。此后一日几次，则可按照自己的意志在便盆中排泄。这种训练必须要以婴幼儿自身意愿来做。

（3）物理疗法（略）

（4）作业疗法：中枢神经系统的功能成熟与感觉刺激（浅感觉、深感觉、前庭觉、视觉、听觉等）密切相关，适当考虑导入伴有感觉运动统合训练功能的作业疗法是必要的。通过日常生活动作如会话、进食、更衣、排泄、书写、帮助、游戏等提高适应能力。譬如，对正常儿童来说是普通的刺激，而对智力障碍儿童或其他障碍儿童可能会成为不愉快的刺激或者是难以忍受的过激刺激，故作为防御反应而多表现为哭泣、拒绝反应及多动等表现。所以，特殊儿童对于作业疗法是一种考验，需要非常熟悉儿童发育特点的作业康复师才能完成。感觉统合疗法是对智力障碍儿童比较有效的治疗方法。它是作业疗法的一部分（为确保安全必须由训练有素的专业人员在感觉统合掌进行训练）。其使用顺序为：①控制意识水平；②感觉器官水平的评价；③提供适应的感觉刺激；④改善感觉统合能力；⑤促进适应行为。

（5）言语疗法：轻、中度的智力障碍儿童有以发音迟滞为初诊症状前来就诊的病例，多表现为与发育水平一致的言语发育延迟。治疗原则是根据所评定的发育年龄进行训练，促进认知的发育及社交能力的发展。目前国内大多用S-S法（sign-signification relations）评价。

在早期发声治疗中，加强日常生活中的口腔锻炼。如强化摄食功能、呼吸的协调性、发声的锻炼等。所有活动应该在游戏中进行。对伴有摄食困难的症状的患儿要指导进食，严重者则需要进行摄食-吞咽障碍的治疗。对于伴有行为障碍的儿童，首先进行行为矫治。倡导以家庭为中心的康复模式，首先，对患儿双亲进行现代康复观念和康复方法培训，使其接受并积极参与到康复治疗行动中来。全家成员在对待患儿态度上必须一致，切不可有人姑息迁就。如果不一致就会前功尽弃，很多行为问题无法得到纠正。故对家庭成员的现代康复观念教育应占第一重要位置。其次,是康复方法的学习。学习是一个漫长的过程,它贯穿于整个患儿的成长过程。绝不会一蹴而就,需要参与者长期坚持不懈地努力,才会取得成绩。

(二)智力障碍儿童的教育

随着临床医学的发展,严重智力迟缓的若干病因已能预防和治疗。但仍有相当一部分智力迟缓儿童在发生。智力迟缓往往伴随语言发育的迟缓。新近的研究业已证明,早期教育能有准备地防止社会文化性智力迟缓儿童向不理想的认知能力发展。中断在不理想的认知水平和不利条件下生活的双亲生育出似乎不理想情况下生活的儿童这样一种恶性循环,能有效地减少或减轻智力迟缓的发生。Zaleski等的语言治疗与早期教育结果也提示:发育迟缓的幼儿在语言发育及智力水平方面均可获得进步,且年龄愈小语言发育的进步愈快,除非IQ/DQ发育商数(development quotient)水平低于20(正常为81~100,平均为90)。

教育是智力低下患儿的主要治疗方法之一,应强调早期进行,因为儿童在5岁前,尤其2岁以前,是大脑发育的关键时期,有较大的可塑性。若在这一时期积极治疗,可能会取得较理想的康复治疗效果。教育应由学校教师、家长、心理康复师、物理疗师、作业康复师、言语康复师相互配合进行。根据患儿的病情轻重不同,按照小儿正常的发育进程进行有目的、有计划、有步骤的教育。使患儿能够掌握与其智力水平相当的文化知识、日常生活和社会适应技能。

1. 轻度智力低下的患儿可到特殊学校接受教育,也可在普通学校学习,教师和家长在教有过程中要用形象、直观、反复强化的方法,循序渐进地训练日常生活技能、基本劳动技能、回避危险和处理紧急事件的能力,可望通过教育和训练达到自食其力、成年后可以过正常人的生活。

2. 中度智力低下患儿应着重训练生活自理能力和社会适应能力,如洗漱、换衣、与人交往的正常行为、举止和礼貌,如何表达自己的要求和愿望等,同时给予一定的语言训练。可望通过长期训练,掌握简单的卫生习惯和基本生活能力。

3. 重度智力低下儿童主要是训练其基本生活能力。如正确用餐、定点如厕,用简单的语言表达饥饱冷暖。可以在康复机构里接受集体训练。

4. 极重度患儿几乎无法训练。

【案例分析】

以下是通过一个在普通学校随班就读的轻度智力障碍儿童,对其进行言语训练的个案研究。

(一)个案基本情况

竣竣(化名)是某普通小学二年一班的9岁男孩,经当地市儿童医院检测为轻度智力障碍,通过前期语言能力评估和课堂观察,发现该生主要存在以下言语问题:

1. 吐字不够清晰,说话总是含糊不清,有音素替代、歪曲、添加多余音的异常现象。对于d和t、l和n的相关发音总是混淆,例如:"肚子"说成"兔子"、"玲玲"说成"宁宁"等。

2. 在与人交流时语言表述不清楚,出现语句倒装和"跑题"的现象。被询问相关就读学校或家庭信息时,他总是答非所问,颠三倒四,话题发生偏离。

3. 说话随意性很强,想到什么就说什么,很难按照一定的顺序进行描述,缺乏逻辑性。在介绍自己班级时，一会儿讲同学，一会儿说卫生间，一会又讲上课，丝毫没有先后顺序。

4．词汇量少，语句贫乏，只能单一运用一些最基本的词语。在描述班主任老师时，他只能说出老师长的漂亮，哪里漂亮形容不出来；老师好，好在什么地方说不清楚。

（二）个案研究

1．研究问题 针对该生的上述言语问题，对其"发音不准""表述不清""缺乏条理"和"语句贫乏"这些言语症状进行研究。

2．问题分析

（1）该生由于受智力因素的影响，认知水平有限。导致在语言理解和运用能力上较弱，表达时词语不够丰富、语句简短、单一，语法错误较多。与人交流时的主题相关性差，不能很好地理解别人的意思，导致表达时语序混乱，条理不清。

（2）竣竣在班级中的各项表现都处于一个弱势状态，老师与同学对他的重视程度不够，使得他的自卑心理较强，怕别人耻笑，而不愿意与人交流。

（3）该生的生活比较单调，缺乏生活经验、交流经验，身边没有充足的素材和内容，又没有好的榜样可以模仿和交流。

（三）言语训练

基于该生在言语表达上的不足，对其进行有计划、有目的地言语训练。

竣竣言语个别训练计划如表12-5-1：

表12-5-1　竣竣言语个别训练计划

训练阶段（时间）	训练重点	形式	内容
第一阶段（第一个月）	发音练习	游戏教学	抽奖、照镜子、小动物
第二阶段（第二个月）	词汇练习	故事教学	三毛的故事、格林童话故事、西游记
第三阶段（第三个月）	句子练习	情境教学	自我介绍、我的家庭、我的学校
第四阶段（第四个月）	句段练习	实践活动	超市购物、市场还价

1．语音训练 轻度智障儿童在语音的清晰度、音量的适中、语调的丰富性方面都稍有欠缺，存在口齿不清、说话时音量小、语调单一的现象。

（1）口腔控制训练：变更舌头位置，利用不同的声母、韵母或者两者的不同组合来调整舌头的位置，从而锻炼舌头的灵活性。运用咀嚼法，发给该生一些耐嚼食品让其咀嚼，从而促进声带大小调节及如何自如闭合。

（2）发音训练：根据发音时舌的位置不同，选择一首涉及舌尖音、舌面音、舌根音及卷舌音的儿歌，并配上动作，边说儿歌边做动作辅助发音。利用学动物叫的游戏，练习：小猫叫——喵喵喵，小狗叫——汪汪汪，小鸡叫——叽叽叽等，练习不同发音。

2．语词训练 轻度智力障碍儿童基本能说出称谓、食物、生活用品等名词及相应的动词，但对于形容词、表示情绪或情感的部分词汇掌握稍差。在与人沟通交流中表现为词汇贫乏、用词不当、无法正确理解词义。

（1）积累词语：教师通过和该生讲故事、读报纸、看图书等，让儿童在故事中、报纸上、图书中识记积累好词。带领该生到生活中,利用街道上的广告、牌匾等认识更多的词汇。

(2) 扩充词语:教师给儿童一个词语,让儿童变成短语,如"( )的衣服",这样的训练可以帮助儿童逐步积累词语,扩充儿童交流表达时所需要的材料。

(3) 词语搭配:这一部分可以将"动词—名词"、"形容词—名词"等各类词性间进行搭配练习,帮助儿童灵活使用各类词语。例如:让该生到老师的盒子里抽卡片,然后告诉教师卡片上写的是什么。让儿童说出可与之搭配使用的量词、名词、形容词等,如"拍"—"拍皮球""拍得多""拍几下"。

3. 语法训练　轻度智力障碍儿童基本会用"把""被"字表达,在句型使用上,大多数使用简单句表达,较少使用复杂句。另外,表达时仍然存在语序混乱,缺乏逻辑,句子成分缺失等现象。

(1) 补充句子:教师可以根据需要将所要表达的变成文本,并抽离出部分需要儿童完成的内容变成填空形式。例如:教师创设要和别的学校的同学搞一次联谊活动的情境,需要同学们之间互相认识介绍自己。让该生把句子补充完整"我是( ),今年( )岁,就读于( ),我的爱好是( )"。

(2) 扩句练习:教师给予儿童一些词语或简单的句子,让儿童把句子进一步完善成复杂具体的句子。教师在训练中要提供丰富的语训材料,以弥补其生活经历不足的缺点,帮助儿童语言表达更清楚、更丰富。如:教师说"老师帮我辅导功课",让儿童完善语句,在什么时间、地点、怎样辅导的,逐步加进句子里。

(3) 句式转换:这一训练主要让儿童了解到一个意思可以运用不同的句式表达,并通过句式转换帮助儿童灵活掌握各类句式。

4. 语用训练　语用能力分为言语沟通技巧与语言的理解、表达两个层面。

(1) 连句成段:这类训练通过连词成句、连句成段,帮助儿童理清句与句之间的逻辑,从而增强交流表达时的逻辑思维,提高表达条理性。

(2) 复述句段:通过抓住关键的词语和短语来复述句子,找出段落中最主要的句子复述大意。

(杨海芳)

学习小结

本章对常见的各类语言障碍儿童的基本知识进行了介绍,并就不同类型儿童语言康复的常用模式与方法进行了梳理,并对各类相关语言障碍儿童的典型案例进行了分析。

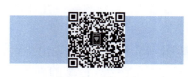

扫一扫,测一测

第四篇

获得性语言障碍的康复

第十三章 获得性语言障碍概论

学习目标

- 了解失语症的评估流程，国内外常用的失语症标准化评定量表，终生发展与康复的概念。
- 熟悉失语症的表现、严重程度分级、非标准化评估。
- 掌握失语症的定义、评估方法、评定内容、类型诊断，ICF 框架、循证实践的原则，基于障碍的治疗模式和基于社会参与的治疗模式的异同，治疗目标的设定方法和设定治疗流程的原则。

第一节 获得性语言障碍概念与分类

获得性语言障碍（acquired language disorder），是指后天学到的语言能力，因大脑局灶病变导致语言能力受损或丧失，常见的有失语症、右脑损伤所致的语言障碍和脑外伤后语言障碍，其中以失语症最多见，包括成人失语症和儿童失语症。本章将以失语症为例，详细介绍其定义、表现、分类、评估和治疗。

失语症（aphasia）是指因脑部器质性损伤而使原已习得的语言功能丧失或受损的一种语言障碍综合征，表现为听、说、读、写等某一方面或几个方面的功能障碍。如果因先天或幼年疾病使语言未能获得建立，就亦无所谓丧失，他们的语言功能虽有障碍，但不能称谓失语症。由意识障碍如昏迷、谵妄、嗜睡等状态，以及精神症状如缄默、违拗等，和智力减退所导致的语言障碍也不属于失语症。周围感觉器官和运动器官的障碍如视听觉严重障碍、肢体运动障碍、构音器官麻痹所导致的听语及阅读困难、书写困难以及语音问题均不属于失语症范畴。此外失语症也不包括知觉、学习和记忆障碍，除非特别侵犯了语言符号。脑血管病是其最常见原因，约 1/3 的脑血管病患者伴有失语症，其次为颅脑外伤，也可由脑肿瘤、脑炎等引起。

一、成人失语症概述

（一）临床表现

成人失语症患者在听、说、读、写各方面都会表现出困难，轻重程度不同。失语症的主要表现概述如下：

1. 听理解障碍 听理解障碍包括语音辨识障碍，即患者听力正常，但无法对语音进行编码或识别（由于单纯的语音辨识障碍导致的听理解障碍则为纯词聋）；语义理解障碍，即患者能辨识语音但不理解其义。

2. 口语表达障碍

（1）发音困难：不是指发音器官或控制其运动的神经肌肉问题（该问题为构音障碍），而是脑损害后言语输出或言语动作执行时出现困难（如单纯该原因导致口语表达障碍则为言语失用）。

（2）说话费力、言语不流畅，有时面部和身体姿势也有费力表现。

（3）错语：患者把词说错，包括语音错语，即错误在语音上，如"茶杯"说成"出杯"；语义错语，即出现语义相关词的替代，如把"椅子"说成"桌子"；新语，即自己新造的词，如把"电视"说成"图奇"等。

（4）杂乱语：患者表达中充满错语或虚词（如"这个""但是"），以及新语较多，缺少实质词（名词、动词、形容词等），很难让人理解，也被称为"词汇色拉"。

（5）找词与命名困难：表现轻者又被称为"舌尖现象"。患者想说出恰当词时有困难，多见于名词、动词和形容词。在谈话中因找词困难常出现停顿和不流畅。当患者找不到恰当的词来表明意思时，会以描述、说明等方式进行表达，这被称为迂回现象。例如无法命名"杯子"时，以"就是…那个…喝的"来表示。

（6）刻板言语：失语较重时，患者的言语交流仅限于刻板的、缺少变化的单音或单词，完全无法沟通。如仅能说"嗒""妈妈"等。

（7）言语持续现象：交流内容已经变化，但患者仍持续前面讲过的话而没有相应变化，例如，言语语言康复师问患者："你的名字是？"患者回答："张某某"康复师再问"你多大年龄了？"患者仍说："张某某"。

（8）模仿言语：也称为"回声现象"，患者不自主、强制地复述别人刚说的话。如被问及"你多大岁数了？"，患者不自主重复"你多大岁数了？"。对方说"我在问你呢"，患者也会说"我在问你呢"。该类患者有时会伴有语言的补完现象，例如：听到别人说"1、2、3"，患者会不自主地说"4、5、6……"，听到别人说："白日依山尽"，患者不自主地说："黄河入海流"。

（9）强迫言语：多见于流利性失语症患者，说话滔滔不绝，说话内容远多于需要交流的。

（10）语法障碍：包括失语法：语言交流中缺少句法词或功能词，仅保留名词、动词等实质词。例如想表达"让我们约好今天晚上在电影院见吧"，会说成"晚上……电影院……见"，类似电报文体，称电报式言语，多见于非流利性失语症患者。语法错乱：指句子中实质词、功能词存在，但句子结构及关系紊乱，例如把"感谢你帮我倒水"，说成"你……谢谢……倒水……帮我"。

（11）复述障碍：重复别人的话（包括词汇或句子）有困难。

3. 阅读障碍

（1）形 - 音 - 义阅读障碍：患者既不能正确朗读文字，也不理解文字的意义。

（2）形 - 音阅读障碍：患者不能正确朗读文字，但却理解其意义。

（3）形 - 义阅读障碍：患者能正确朗读文字，却不理解文字的意义。

4. 书写障碍

（1）书写不能：仅能划一两笔画，构不成字形。

（2）构字障碍：可写出字形，但有笔画增添或减少，或者写出字的笔画全错。

（3）镜像书写：见于右侧偏瘫用左手写字的患者，即笔画正确，但方向相反，写出的字像镜子反射出来的。

（4）书写过多：类似口语表达中的强迫言语，书写中混杂一些无关词句，写的比要求的内容多。

（5）惰性书写：也称为书写的"持续现象"，要求书写的内容变了，但患者仍写前面写过的词句。

（6）象形书写：患者写不出字的时候用画图来表示。

（7）语法障碍：书写句子时出现类似口语表达时的语法障碍。

（二）失语症分类

失语症至今尚无被一致接受的分类方法，国内外学者根据各自对失语症的认识和研究目的，已提出几十种分类方法。其中有些重叠，有些则有矛盾，甚至在分类的名称上也存在许多紊乱。我国学者以 Benson 失语症分类为基础，根据失语症临床特点以及病灶部位，结合我国具体情况，制订了汉语的失语症分类方法。

1. 外侧裂周失语 外侧裂周围的皮质或通路损害所致，都有复述困难。

（1）Broca 失语症（Broca's aphasia，BA），也被称为运动性失语症、表达性失语症。

（2）Wernicke 失语症（Wernicke's aphasia，WA），也被称为感觉性失语症、接受性失语症。

（3）传导性失语症（conduction aphasia，CA）

2. 分水岭区失语综合征 大脑分水岭区（大脑中动脉 - 大脑前动脉，大脑中动脉 - 大脑后动脉供血交界区）皮质或通路损害所致，其共同特点是复述功能相对较好。分水岭区失语综合征可分为：

（1）经皮质运动性失语症（transcortical motor aphasia，TCMA）

（2）经皮质感觉性失语症（transcortical sensory aphasia，TCSA）

（3）经皮质混合性失语症（mixed transcortical aphasia，MTCA）

3. 完全性失语症（global aphasia，GA）

4. 命名性失语症（anomia aphasia，AA）

5. 皮质下失语症（subcortical aphasia，AA） 由于皮质下核团及周围白质束损害导致可以表现出上述 8 种类型失语症特征，也可以出现特异性的两种失语症：

（1）丘脑性失语症（thalamic aphasia，TA）

（2）基底节失语症（basal Ganglion aphasia，BaA/BGA）

6. 纯词聋（pure word deafness）

7. 纯词哑（pure word dumbness）

8. 失读症（alexia）

9. 失写症（sgraphia）

失语症类型、表现和损伤部位

失语症类型	病灶部位		临床特征
布罗卡失语	左额下回后部	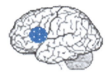	口语表达障碍最为突出。自发语言呈非流畅性、语量少、找词困难、说话费力、电报式言语，严重时呈无言状态；口语理解相对较好，可理解简单词语，但长句及口头指令理解困难；语言复述困难，特别是较长的句子；命名困难，但可接受词头音提示；阅读及书写均不同程度受损。常合并口颜面失用
韦尼克失语	左颞上回后部	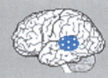	口语的理解障碍尤其突出。言语流畅、大量错语、新造词、杂乱语、语言空洞；复述、命名、阅读、书写都存在障碍，多因听理解障碍所致
传导性失语	左弓状束及缘上回	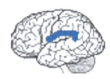	以复述障碍明显为典型特征。自发言语流畅，在自发言语、命名、复述、阅读均表现为音位性错语；文字和语言理解均较好；多伴有书写障碍
完全性失语	左额顶颞叶大片病灶	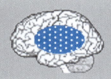	听、说、读、写所有语言模式均受到严重损害。自发语言极少，刻板语言、理解、命名、复述、阅读、书写均不能。部分患者能说出部分系列语
经皮质运动性失语	左 Broca 区上部	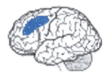	口语呈非流畅、自发语言少，对刺激可做出简单反应；复述保留，存在学语现象，可复述较长的句子，这是与 Broca 失语症的最大区别；口语和文字理解较好；命名、阅读、书写均有障碍
经皮质感觉性失语	左颞顶分水岭区	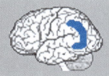	自发言语流畅、错语较多，命名严重障碍，复述保留，存在学语现象；口语和文字理解障碍，可朗读但不理解其意义；听写障碍，与 Wernicke 失语症最大的区别在于复述保留
经皮质混合性失语	左分水岭区大片病灶	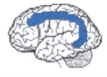	自发语言严重障碍，口语和文字理解障碍，命名、阅读、书写均有障碍。但复述保留，存在学语现象
命名性失语	左颞顶枕结合区/左颞中回后部	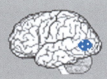	以命名障碍为主的流畅性失语症。口语表达中存在找词困难、缺乏实质词、迂回语，对物品名称、人名等存在严重命名困难，除命名外其他语言功能大部分保留

失语症类型	病灶部位	临床特征
皮质下失语	丘脑或基底节、内囊 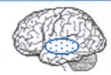	丘脑性失语表现为音量小、语调低,可有语义错语、找词困难;复述正常或轻度障碍;命名障碍明显,但对颜色命名较好,名词、动词、短句的理解较好,但执行口头指令较差;出声读较好,但阅读理解较差;多数有构字障碍和语法结构障碍 基底节性失语其说话能力介于流畅性和非流畅性之间,被称为中间型。口语理解尚可,对长句有困难;;复述总体较好,损伤面积大,可能较差,但恢复较快;名词和颜色命名较好,列名明显障碍,动作描述好,情景描述困难;出声读理解好,但阅读理解差;动作描写障碍突出

二、儿童失语症概述

儿童失语症(children aphasia)是指在部分获得或者已经获得口语能力以后,由于各种原因引起的脑损伤所导致的儿童语言功能障碍。如听理解障碍但言语流利的,称为感觉性失语症;对目标物不能命名的称为命名性失语症;言语不流利且费力的称为运动性失语症。在儿童失语的发病初期,多数处于缄默状态,言语活动明显减少,表达迟缓,词汇量少,声音偏低,有一些错语,但极少有杂乱语。同时手势语、姿态等非语言交流内容也明显减少。发病年龄在3岁以后,但也有人认为在1.5岁以后。脑外伤是其主要原因,也可由脑炎、肿瘤和癫痫引起。

伴发癫痫获得性失语又被称为 Landau-Kleffner 综合征(Landau-Kleffner syndrome,LKS),是儿童失语症的特殊类型。其主要特点为获得性失语、癫痫发作及脑电图异常,大约70%的患儿有癫痫发作,部分病例有明显的心理、行为障碍,但30%的患儿无癫痫发作,而以失语、听觉失认为首发症状,易被误诊。LKS的诊断标准为:①病前语言功能发育正常在一开始出现言语丧失的前后2年中,出现累及一侧或双侧颞叶的阵发性脑电图异常或癫痫发作;②非语言智力和听力正常;③表达或感受言语能力严重缺损的总病程一般不超过6个月;④不是由于其他神经系统疾病、广泛性发育障碍所致。

因为语言的优势半球是随着年龄的增加而逐渐发展定位的,如果后天性失语的发病时期早,由于语言的一侧半球优势还未确立,另一侧半球就能继续发展它的语言能力,所以其语言症状及预后受发病年龄影响显示出较大的差异。关于儿童失语症的评估,应考虑评估语言的量和复杂性要与儿童语言发育的阶段相符合。除了考虑年龄因素外,还应了解其智力、家庭及朋友所用语言、教育史等各方面因素对儿童语言能力的影响。年龄小的儿童很少有适合于成人失语症典型分类的相同病例,而年龄较大的儿童有可能有与成人相似的症状表现而适应于分类。

儿童失语症的另一特点是恢复的速度及预后明显比成人失语症好,随着年龄的增加语言功能恢复所需要的时间相应延长,当然其恢复的速度及程度亦与损伤的严重程度及有无两侧损伤相关。如有持续的语言障碍，还会引起诸多的学习障碍及心理问题。儿童失语症在获得性语言障碍中所占比例很小，其评估和治疗方法根据其发病年龄不同，可参照发展性语言障碍和成人失语症的评估和治疗方法，在此不做重点阐述。

第二节　获得性语言障碍的评估流程与方法

一、失语症的评估流程

对一名存在语言障碍的患者，不要急于给他们进行各种治疗，首先应对其进行一个综合的评估，以找出其存在的问题，以及这些问题对他的日常生活的影响，然后才能对其制订合适的治疗计划。失语症的评估流程图如下（图13-2-1）：

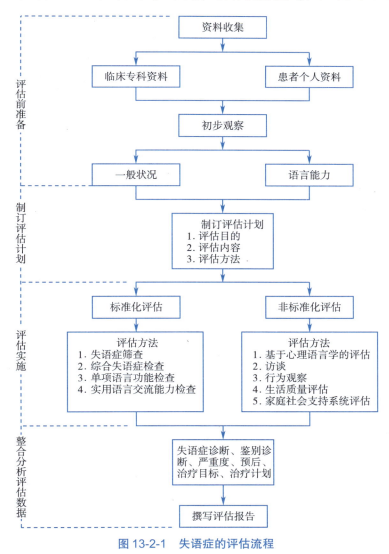

图 13-2-1　失语症的评估流程

(一)评估前准备

在正式进行评估前,先要进行充分的评估前准备,主要包括以下两方面。

1. 资料收集 主要收集患者的个人资料和临床专科资料。

患者的个人资料:包括姓名、年龄、性别、籍贯、住址、电话、教育背景、职业、兴趣、生病前个性及家庭结构等,可以从病历或家属处获得,也可以与患者进行非正式的语言评估时获得。

临床专科资料:需要了解患者的疾病史,如脑卒中、脑外伤、脑肿瘤、脑炎、癫痫、痴呆或精神病等,脑部影像学检查,如 CT、MRI、脑血管造影和 PET 等,以及脑部手术报告,明确病灶部位、大小和类型。同时需要了解医师的处方及药物与其他治疗,了解药物可能会造成的反应,如昏睡或反应不佳。此外可以查看护理记录,如在医院内的生活情况、恢复情况,以及患者在日常生活的沟通情况等。

2. 初步观察 主要观察患者的一般情况和语言能力。观察可为康复师提供关于患者语言障碍的特点和严重程度的初步认识,为后续的标准化评估做准备。实施时可以在自然环境中对其行为进行观察,也可以观察者成为个体自然环境的一部分,以观察被评估者的行为。包括观察患者的精神状态、参与评估的愿望程度、注意程度、说话中的停顿,以及其他不寻常的反应;同时注意观察患者完成任务过程中的表现,以及患者完成任务时家属提供了何种程度的帮助。

(二)制订评估计划

完成资料收集和初步观察后,需为患者制订评估计划。评估计划包括评估目的、评估内容和评估方法。

1. 评估目的 在制订评估计划时,首先应明确评估目的,是为了筛查,还是建立个案的基准水平,或者是确定治疗目标,监控治疗过程。不同的评估目的将影响评估计划的制订。

2. 评估内容 制订评估计划时,需使用前面收集到的资料来明确评估内容。如:是要评估患者全面的语言功能、实用交流能力、认知功能?还是其生活质量或家庭社会支持系统等?

3. 评估方法 在失语症的评估中,常用的评估方法有标准化评估和非标准化评估。此部分内容在后面会进行重点讲述。

(三)评估实施

在评估实施阶段,主要是采用合适的评估方法对患者进行语言功能评估,下面分别介绍几种常用的方法。

1. 失语症的标准化评估方法

(1) 筛查或粗查:检查的项目和题目数量少,可以在 5~10 分钟完成。通过患者对一步到三步指令的执行情况了解听理解能力;通过对物体的命名和短句复述了解口语表达;朗读词汇并解释含义,按照字面要求做动作,以了解阅读能力;写出物体的名称和用途,以了解书写能力等。

(2) 综合评估:借助综合性套表进行细致的(项目和题目较多)涉及听、说、读、写全面语言能力并包括计算、运用等能力的评估。1973 年 Goodglass 和 Kaplan 建立波士顿诊断性失语症检查(Boston diagnostic aphasia examination,BDAE),1980 年

Andrew Kertesz 推出西方失语症成套测验（Western aphasia battery，WAB）。中国专家把 WAB 翻译成中文版，并汉化为汉语失语成套测验（aphasia battery of Chinese，ABC）。也有专家把 BDAE 修订为中国版 BDAE，即改良波士顿诊断性失语症测验。中国康复研究中心借鉴日本标准失语症检查（standard language test of aphasia，SLTA）推出汉语标准失语症检查（China rehabilitation research center aphasia examination，CRRCAE），俗称"中康法"。目前 WAB、ABC、"中康法"、改良 BDAE 法在国内广泛使用。

（3）单项语言能力测试：有检查听理解能力的 Token 测验（也称为代币测验）、检查命名功能的 Boston 命名测试（Boston naming test，BNT），还有检查复述、语音辨别和句法加工等单项评估。

（4）实用性语言交流能力检查：如日常生活交流能力检查（communicative abilities in daily living，CADL），Porch 交流能力指数（Porch index of communicative ability，PICA）等。

此外还有针对少数民族语言和双语失语症患者（例如维吾尔语失语症检查法、汉-英、汉-日、汉-维、普通话-粤语等）的单语和双语失语症检查法。

2. 失语症的非标准化评估方法 主要包括基于心理语言学的评估、访谈、行为观察、生活质量评估和家庭社会支持系统评估。具体见后面的内容。

（四）整合分析评估数据

1. 评估结果分析 评估结果分析是评估的一个重要阶段，在此阶段能够确定患者各项语言能力的情况，包括口语表达、听理解、阅读和书写能力等，甚至还包括手势等表达方式，这个阶段使得患者潜在的问题更加明确。分析时语言活动表现的技巧、模式、环境、活动要求、患者因素等都需要考虑。一旦确定患者的问题和患者对语言活动表现、日常生活活动及工作/学习中所存在的沟通问题，就需要决定患者优先考虑的事情是什么，从而为患者设定合理的目标。同时根据患者的综合评估结果、循证证据和 ICF 理念来制订治疗方案和确定治疗顺序，并撰写评估报告。

2. 撰写评估报告 我国目前单独执业的言语语言康复师非常少见，因此，患有语言障碍的患者诊治过程中，首先求助的是临床医师，这时需要临床医师对患者有初步的评估与诊断，再转介给专业的言语语言康复师进行详细的评估与诊断，制订治疗计划并做规范的记录。

失语症的评估报告一般包括：①基本信息；②患者病史、背景；③行为观察；④测验项目；⑤测验结果；⑥诊断；⑦诊疗意见；⑧治疗方案。

评估报告表（提纲）

1. 基本信息：
   姓名： 评估日期：
   年龄： 评估康复师：
   职业： 评估原因：失语症
   文化程度： 推介来源：××医师/家人/本人
   地址： 联系电话：

续表

> 2. 患者病史、背景　总结患者的个人背景和治疗历程，包括病因、脑损伤部位、发病年龄、病程、职业、教育水平、兴趣爱好、健康状况、是否已经接受过诊断和治疗等
> 3. 行为观察　主要是总结康复师观察到的患者行为，是否配合、注意力程度、对康复师的指令是否理解并执行，以及评估环境如何、评估过程中有何异常行为或反应等。可以参考非标准化评估的结果
> 4. 测验项目　列出所有的评估测验名称
> 5. 测验结果　这部分逐项列出各个分测验的得分，可以文字陈述，也可以列表呈现得分。列表比较清楚，尤其项目较多的情况下，可以根据具体测验项目增删。如有认知或其他测验可以在此添加
> 6. 诊断　失语症类型和失语严重程度评定
> 根据各项分测验诊断结果，描述每项能力水平，指明此项能力损伤程度或者是否为患者的优势技能
> 7. 诊疗意见　总结陈述康复师对患者各个分项能力的直观描述，并给出治疗建议
> 8. 治疗方案　列出治疗的时间频率，长期和短期目标，根据需要列出多个长期目标和短期目标，目标要和评估结果一致
>
> 康复师签名　　　　　　　　　　　　　　日期

二、失语症的标准化评估

（一）相关概念

1. 标准化测验　标准化测验（standardization test）是指测验的编制、施测、评分以及解释测验分数的程序的一致性。对所有受测者施测相同或等值的题目；在相同的条件下施测（情境、指导语等都一样）；评分必须客观（2个或2个以上的评分者对同一份测验试卷的评定是一致的）；测验分数的解释要建立常模或标准参照。

2. 常模参照测验　常模参照测验（norm-referenced test）是指以群体测验的平均成绩作为参照标准，说明某一人在群体中的相对位置。常模参照测试以鉴别个体差异为指导思想，目的是为了测得个体在所处群体中的相对水平。常模实际上即是该群体在测验中的平均成绩，个体成绩便是以常模为参照标准来确定的，这一测试衡量的是个体的相对水平，因此其评分属相对评价范畴。其优点是比较公平，但个人的表现往往不能直接说明其实际表现，而且常模的效度往往受到受试人群的影响。

3. 标准参照测验　标准参照测验（standard reference test）又称目标参照测验，是用来衡量个体是否达到预期目标的测验。测验将个人分数与特定的标准相比较，评价个体是否合格，而不考虑个体在群体中的相对位置，因此常用绝对评分方式记分。其优点是直接反映成绩，而且测试与目标紧密相连，能够激励个体实现标准。但不能够通过与他人比较自己在测试人群中所处的地位，而且标准的设定难免有随意性之嫌。

失语症的标准化评估因其测量内容较广泛，语言能力评估更加完善，确保信度和效度，具有更高的客观性；能够确定障碍是否存在及特定障碍的范围；可以提供百分等级、标准分、T分数等量化指标，可与正常人和患者进行对照等优势，因

此常被语言语言康复师优先使用。但评估所需时间较多；虽然能够明确诊断和障碍程度，但在评定患者语言功能问题和设定康复目标时不够具体，对实施何种语言康复治疗措施的指导性不强；另外，在西方国家根据语言障碍诊断和康复医务人员的职业规定，对使用测试的人员有着严格的限定条件，只有高学历的通过认证的语言病理医师才能操作测试和解释测试结果，而中国大陆非常缺乏这方面的专业人才。

（二）国内外常用的失语症标准化评估量表

1. 国际常用的失语症评估量表

（1）波士顿诊断性失语症检查（Boston diagnostic aphasia examination，BDAE）：此检查是目前英语为母语的国家普遍应用的标准失语症检查，由 27 个分测验组成，分为 5 个大项目：①会话和自发性言语；②听理解；③口语表达；④书面语言理解；⑤书写。此检查能详细、全面测出语言各种模式的能力，但检查需要的时间较长。我国学者将此方法翻译成中文，使其在我国应用并通过常模测定。

（2）日本标准失语症检查（standard language test of aphasia，SLTA）：此检查是日本失语症研究会设计，检查包括听、说、读、写、计算 5 大项目，共包括 26 个分测验，按 6 阶段评分，在图册检查设计上以多图选一的形式，避免了患者对检查内容的熟悉，使检查更加客观。此方法易于操作，而且对训练有明显指导作用。

（3）西方失语症成套测验（western aphasia battery，WAB）：西方失语成套测验是较短的波士顿失语症检查版本，检查时间大约 1 小时，该测验提供一个总分称失语商（aphasia quotient，AQ），可以分辨出是否为正常语言。WAB 还可以测出操作商（performance quotient，PQ）和皮质商（cortex quotient，CQ）。通过 PQ 可了解大脑的阅读、书写、运用、结构、计算、推理等功能，通过 CQ 可了解大脑认知功能。该测验还对完全性失语、感觉性失语、经皮质运动性失语、传导性失语等提供解释标准误差和图形描记。

（4）Token 测验：Token 测验是 De Renzi 和 Vignolo 于 1962 年编制，此测验有 61 个项目组成，包括两词句 10 项，三词句 10 项，四词句 10 项，六词句 10 项以及 21 项复杂指令。目前用得较多的是简式 Token 测验，优点是不但可以用于重度失语症患者，还可用于检测轻度或潜在的失语症患者的听理解障碍，而且该测验还有量化指标，可测出听理解障碍的程度。

2. 国内常用的失语症评估量表 语言作为人的一种交流工具，具有很大的社会性，因而受文化、生活习惯、语言习惯等因素的影响和制约，因此国内常用的失语症评估量表与国外有许多差异。而且我国民族语言和地方语言种类繁多，生活内容差异较大。因此，对测验内容的编排必须充分考虑这些因素，否则将影响评测结果的真实性。目前国内尚无统一的语言功能评测法。较常用的是汉语标准失语症检查、汉语失语成套测验和改良波士顿诊断性失语症检查（汉语版）。

（1）汉语标准失语症检查（China rehabilitation research center aphasia examination，CRRCAE）：此检查是中国康复研究中心听力语言科以 SLTA 为基础，同时借鉴国外失语症评定量表的优点，按照汉语的语言特点和中国人的文化习惯所编制，亦称中国康复研究中心失语症检查法。此检查包括两部分内容，第一部分是通过患者回答 12 个问题了解其言语的一般情况，第二部分由 30 个分测验组成，分为 9 个大项目，包括听理解、复述、说、出声读、阅读理解、抄写、描写、听写和计算。为不使检查时间太长，身体部位辨别、空间结构等高级皮层功能检查没有包括在内，必要时另外进行。此检查只适合成人失语症患者。在大多数项目中采用了 6 等级评分标准，在患者的反应时间和提示方法都有比较严格的要求，除此之外，还设定了中止标准。

（2）汉语失语成套测验（aphasia battery of Chinese，ABC）：此检查法是由原北京医科大学神经心理研究室参考西方失语成套测验结合国情编制。ABC 由会话、理解、复述、命名、阅读、书写、结构与视空间、运用和计算、失语症总结十大项目组成，于 1988 年开始用于临床。此检查法按规范化要求制定统一指导语、统一评分标准、统一图片及文字卡片及统一失语症分类标准。其内容以国内常见词、句为主，适量选择使用频率较少的词、句，无罕见词和疑难句。为减少文化水平的差异，ABC 大多测试语句比较简单；阅读及书写检查较类似检查法少。

（3）改良波士顿诊断性失语症检查（汉语版）（Boston diagnostic aphasia examination-Chinese Version）：此法设计的条目框架是以国外通用的波士顿失语症诊断评测法（BDAE）为依据，而测验中选用的具体内容则充分考虑到汉语语言的特点、基本能客观、标准地反映出患者语言的功能状态。这项评测法对失语症的语言功能和非语言功能分别进行计分测量。另外还设立了失语症严重程度分级标准和言语特征分级。

三、失语症的非标准化评估

非标准化评估的编制和使用不遵循严格的标准化程序，评估资料和评估方法都未做严格要求，如康复师自编的语言评定测验等都属于非标准化测验。非标准评估虽然结论不一定非常可靠、完整，但其形式灵活、简单易行，有广泛的适用性。标准化评估和非标准化评估可以有机结合起来运用，以标准评估为主，将非标准评估作为标准评估的事先准备和必要的补充。同时也与国际通用的 ICF 相对应。

美国言语语言听力协会将 ICF 定为最佳实践的指导原则。标准化的失语症评估仅涉及身体结构和功能评估，但活动和参与水平的评估往往需要通过观察个体在实际生活中的情况或与失语症患者（或其他人）的访谈来完成。目前美国言语语言听力协会开发的沟通技能的功能性评估量表，用以评估患者完成这些活动的能力，包括日常生活活动的四个方面：社会交往（如打电话交流信息）、基本需求的交流（如紧急事件的反应）、读写和数字概念（如理解简单的标志）以及日常生活计划（如旅游）。但参与的评估需要了解一个人生活习惯的一贯性或相关的生活角色，目前还没有为失语症的参与评估而设计的评定量表。行为观察和访谈法已被用来获得患者生活参与方面的信息（包括与谁交往，做了什么，去了哪里），这些信息有助于确定参与的程度、因失语而带来的参与上的变化，以及制订注重参与的干预目标。

（一）基于心理语言学的评估

随着语言认知理论的不断发展与完善、认知神经心理学（cognitive neuropsychology，CNP)个案研究技术和功能影像技术、神经电生理技术的发展，国际上对失语症的认识已经远远超出了经典的分类，对语言功能的诊断已经不是模糊分类（如感觉性失语、运动性失语等），而是功能模块化。通过使用 CNP 方法发展起来的语言加工模型，认为人的语言以模块化处理的方式组织，而且语言加工模型是由多个模块组成，每个模块有各自的功能，它不仅存储信息而且不同的语言信息通过不同的通路进行加工，脑损伤可以选择性地破坏一些模块，而其他模块不受影响。这种方法解释了失语症临床症状产生的原因，以确定失语症患者的正常模块和功能受损模块，康复师对受损模块进行处理，包括恰当的再存储或补偿，从而改善失语症患者的言语功能，有助于制定更具有针对性的语言治疗计划。目前国内应用最多的基于心理语言学的失语症评估方法是汉语失语症心理语评价（psycholinguistic assessment in Chinese aphasia，PACA）。

(二) 访谈

访谈是发生在个体间的言语交流形式。根据访谈的目的和作用可分为收集资料式访谈、诊断式访谈和治疗式访谈；根据访谈的方式又可分为结构式访谈和非结构式访谈。结构式访谈是事先准备好访谈框架，如访谈程序、内容，用于快速了解被评估者的一种访谈形式。非结构式访谈是事先未设定访谈结构，而是在访谈中根据谈话要求灵活地交谈的访谈形式。通过对患者及其家属进行访谈，了解关于患者的个人历史、文化知识和信仰，深入了解关于患者言语语言障碍的信息。康复师可以从让患者描述日常行为入手，尽量采用无结构访谈、半结构化访谈以及诱发式开放问题，让访谈更像是一场"朋友间的对话"，顺着患者的思路，并引导患者主动的表达个人的意愿。

(三) 行为观察

观察被评估者的行为表现，特别是与语言问题相关的行为表现，包括患者的精神状态、参与评估的愿望程度、注意程度、测验中的停顿、其他不寻常的反应；注意记录患者完成任务的表现，以及患者完成任务时家属提供了何种程度的帮助，需详细系统记录并佐例证。可以在自然环境中对其行为进行观察，也可以观察者成为个体自然环境的一部分，以观察被评估者的行为。

(四) 生活质量评估

生活质量的评定方法主要有访谈法、观察法、量表法、症状定式检查法、主观报告法 5 种，尤其以使用具有良好信度、效度和反应度的正式标准化评定量表最为常见。近年国外学者研制了失语症专用生活质量量表，包括脑卒中失语症生活质量量表（stroke and aphasia quality of life scale，SAQOL-39）和疾病影响程度量表——失语症试用版（aphasic-adapted version of the sickness impact profile，SIP-65）。但该量表为国外量表，是否适合用于我国脑卒中失语症患者还需再进行量表的文化调试，并进行量表可行性、信度、效度的研究后才可推广应用。有学者明确把生活质量作为失语症干预的一个重要的效果指标。Aura 等把 ICF 改编成了一种强调失语症患者的关键功能——生活质量的模型（图 13-2-2）。这个被称为失语症结果评估框架模型（living with aphasia，framework for outcome measurement，A-FROM）的原理说明了 ICF 领域动态交互、重叠以提升生活质量的方式。

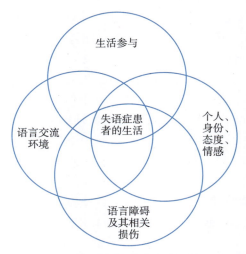

图 13-2-2　失语症预后评估框架模型（A-FROM）
（资料来源：Kagan，Simmons-Mackie，Rowland，et al，2007）

（五）家庭社会支持系统评估

针对家庭社会支持系统评估的量表有每日交往需求评估量表，该量表包括对话和一个问卷，对话评价个人的交往需要，问卷评估社会支持和观察。它是在个体的自然环境中评分，这种评价反映了失语症患者和非失语症患者之间真正发生了什么，失语症患者和他的交流伙伴真正需要的是什么，康复可以做些什么。

（席艳玲）

第三节　获得性语言障碍的治疗原则和目标

一、获得性语言障碍的治疗原则

（一）以循证实践为基础

循证实践是指康复医师和言语语言康复师在临床实践中将研究证据、临床专业知识以及患者自身的价值理念完美整合起来，服务患者。康复师对患者进行评估和治疗时应遵循循证实践原则，从临床专业知识或专家意见出发，使用的治疗方法应具备研究证据的支持，康复师应充分了解患者、患者家属和照护者的要求，确保所服务个体的利益、价值观、需求、医疗决策得到充分体现。这是保障康复治疗服务优质、有效的重要途径。

执行循证实践的步骤如下：

1. 构建临床问题　将证据应用到临床实践的第一步是构建临床问题，确定使用何种证据。构建临床问题常用对象-干预-比较-结果法（population，intervention，comparison，outcome，PICO）。应用这种方法构建临床问题时，要考虑①谁是治疗的对象群体？②采用何种干预手段或治疗方法？③有无其他方法可以对比？④预期临床结果如何？以卒中患者的失语症康复治疗为例：①治疗对象为卒中患者；

②考虑在早期阶段开始失语症治疗；③与自发康复阶段后开始治疗相比；④预期康复目标为促进患者交流沟通功能的康复。那么康复师构建的临床问题可以表述为，在卒中后早期接受失语症治疗的患者是否比经过自发康复之后再开始失语症治疗的患者更容易或更难达到交流沟通功能的康复？由此可见，通过 PICO 构建的临床问题囊括了康复师进行临床决策时的四要素，康复师根据问题，搜索相应的科学证据所得到的答案在临床上将会是切实可行的。康复师在应用通过 PICO 构建问题时可以自己掌握问题的具体程度，在上文的例子中，失语症治疗方法仍然是相当概括的，不够具体，康复师可以根据患者的具体情况思考不同的内容要素，也可以不断实践，通过试误（trial and error）来不断修正问题。

2. 查找证据 有了清晰而具体的临床问题后，可以着手查找相应的临床研究证据，有两类证据能够帮助康复师决定采用何种治疗手段。一类是系统性的综述，这类综述奠定了循证实践的指导方针，因为综述是对整个临床问题相关科学证据的评估，指明了各种治疗手段在何种程度上具备证据支持，但是这类综述很少对具体的临床实践给予建议，采用系统性综述类证据可以帮助康复师建立对现存临床证据的宏观把握。第二类证据则为发表于专业期刊上的具体的独立研究。值得注意的是，即使是同行评定的研究，也并不能完全保证该研究的科学性和全面性，以发表为导向的偏向性使得人们能读到的证据多来自正向结果的研究，因此在查找这类研究时不妨兼顾多个国家或地区的文献并涉猎非期刊类的发表物，如会议报告、技术报告等等。

3. 评估证据 收集到能够回答临床问题的证据后，对证据应予以评估过滤。对于系统性综述，要考虑两个重要因素，一是相关性，二是可靠性。例如，如果康复师的问题是关于儿童脑损伤患者的认知康复，那么一篇没有包括儿童样本的研究综述对临床问题的回答恐怕针对性不够。再比如，如果综述文章的发表者为某生产认知训练产品的企业或机构，那就需要考虑综述所提供的证据是否客观无偏向性。对于单个具体研究，则需要考虑临床研究的水平和质量。就研究设计水平而言，来自临床随机对照组试验的证据是比较可靠的。研究的质量则由研究的实施过程决定，样本量是否足够，实验过程中是否对无关变量做了较好的控制，实验组和对照组是否匹配等等，这些问题都是在考察评估证据时要注意的。对临床证据的评估要求康复师具有良好的科学素养和辩证思维能力。

4. 做出临床决策 此时康复师心中已对患者的基本状态有所判断，根据临床经验和专业知识提出了和患者息息相关的临床问题，并查阅了相关科学证据，接下来就要从患者的角度出发，将所有的信息予以整合，做出特定于患者的具体决策。在言语语言治疗发展较为成熟的一些英语国家，专业学会和机构会不定时发布循证实践指南，为临床各种言语语言交流障碍的治疗提供参考证据。尽管目前中国此类资源相对较少，临床医师和康复师也可以借鉴这类指南，应用到对本土患者的评估和治疗中。康复师在做决策时特别要考量患者的个体特点和需求，而不是僵化的执行实践指南。例如，临床科学证据和专业实践指南表明，对于卒中后的言语失用障碍患者，手势表达训练是有证据支持的，然而言语失用患者并不愿意采用手势表达，因为这会让他在公共场合或者亲人面前觉得难堪，此时言语语言康复师必须考虑到患者的需求，决定是否要在治疗方案中采用手势表达训练，如果采用，将如何调整，如果不采用，将选用什么其他方法代替。

循证实践是现代康复治疗实践的指导原则。康复医师、言语语言康复师即使在实际工作中无法完整的执行上述步骤，也应不断的应用循证实践原则检验自己的工作，特别是接触到新的治疗手段时，或者患者、患者家属提出未经验证的治疗尝试时，康复医师、言语语言康复师应依据循证实践原则予以鉴别，合理提出自己的临床意见。

（二）应用国际功能、残疾和健康分类理念

关于 ICF 理念的详细介绍详见第二篇第五章第二节。ICF 模型（见图 5-2-1）为获得性语言障碍患者的康复治疗提供了理论依据。对患者进行干预时应整合个体因素和社会环境因素，促进患者言语语言功能康复的同时，以最大限度提高患者多层面的功能为目标，提高患者的活动性，丰富患者参与家庭生活和社区活动的机会，从而充分提高患者的生活质量。言语语言康复师为患者制订治疗方案时应根据 ICF 模型对功能和障碍的界定，既考虑个体层面的因素也考虑个体所处的社会环境因素，尽可能促进二者的互动，为患者实现多层面、系统性的康复。例如，治疗一名 Broca 失语症患者时，针对患者言语语言表达障碍进行治疗的同时，可以从治疗的内容着手，帮助患者表达他的实际需求，重点训练如何用言语语言同亲人进行交流，同时与患者家属进行沟通，为家属提供策略，帮助家属在家庭环境中为患者的表达、沟通、交流提供支持，为患者提供更多参与社会活动的机会。

（三）终生发展与康复

言语语言康复师为患者提供治疗时，训练的是行为，改变的是大脑，康复的是功能。除了从微观层面上掌握具体的康复治疗技术和理念，从宏观的时间维度上应将康复视作长期的、发展的、波动的循序渐进过程，这是因为言语语言功能是大脑的核心功能之一，言语语言康复依赖的神经基础是大脑的神经可塑性。神经可塑性是指大脑受到环境、个体经验、长期或短期行为训练的影响而产生不同层面上的改变。脑的可塑性改变可以是神经突触水平上神经元与神经元的新连接，可以是皮层功能的再组织，也可以是受损脑组织形成的新功能，这种改变贯穿个体的一生。相当一部分获得性语言障碍患者都是因脑损伤、卒中或者其他神经系统疾病引起的。例如，脑损伤发生后，一般有 3～6 个月的自然康复期，随着急性期脑损伤患者血肿的清除，水肿逐渐吸收，颅内压减低，神经组织发生了一系列分子水平、细胞水平和网络水平上的改变，这些神经生物化学反应和血氧代谢水平上的变化直接作用于神经可塑性，影响到自然康复期神经组织的功能康复；相应的，患者的外部行为也会发生改变，体征稳定，症状减轻，认知功能逐渐恢复。注意，不同严重程度的脑损伤的康复机制可能不尽相同。在康复医师、言语语言康复师为患者提供了急性期、亚急性期的康复治疗后，患者的康复过程并不会就此止步，而是伴随其一生持续发展。近年来研究者通过神经影像技术，结合神经心理学测量手段和病理语言学评估结果，揭示了言语语言训练对卒中后失语症患者语言功能康复的积极作用，言语语言功能的康复不仅出现在急性期和亚急性期，在较长的慢性康复期也会发生，训练强度增加也是促进神经可塑性发展的重要因素。总

而言之，康复医师、康复师应秉持终生发展的康复观，通过有针对性的言语语言治疗和认知训练，以神经可塑性为基点，帮助言语语言障碍患者实现从神经层面到行为层面的毕生功能性康复。

二、获得性语言障碍的治疗目标

治疗目标以促进患者功能康复、促进患者生活参与度为本，因此为患者制订治疗目标时应体现出功能康复的目标，这需要康复师积极同患者及患者家属/照护者交流，了解他们的需求，共同制订出具有实际意义的、可操作的功能性目标。为患者制订的目标可分为长期目标和短期目标，表述目标所用的语言要具体化、可操作化、可测量化。治疗目标制订过程中以及制订完成后可以用对象-行为-条件-标准（audience, behavior, condition, degree, ABCD）原则进行检验，即所制订的目标是否包括治疗对象（audience）、治疗过程中可观测的行为（behavior）、治疗任务所用的刺激条件（condition）、要求治疗对象所达到的标准（degree）。一套被广泛应用的制定目标的原则是SMART（specific, measurable, action-oriented, realistic, time-bound, SMART）目标制订法（图13-3-1），即检验所制订的目标对于患者而言是否具体明确，患者的进度是否可衡量，目标任务是否可付诸行动，目标是否切实可行，目标是否有明确的时间期限，这一目标制定方法与ABCD原则也是一致的。

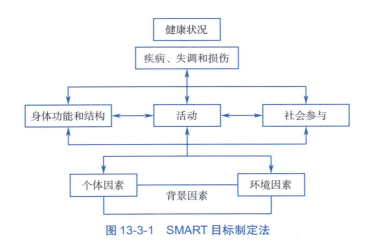

图13-3-1 SMART目标制定法

案例13-1 张女士，因脑损伤导致听语言理解困难。康复师访谈张女士及其家属后了解到，她平时喜欢阅读，喜欢看电影，开车时听广播，同时还需要辅导上小学五年级的女儿的课外阅读功课。经过标准化和非标准化语言评估的结果，康复师应用SMART原则为张女士制定了一项长期目标："经过14周的治疗，90%以上的时间里张女士能够理解听觉呈现的信息，以便顺畅的参与她爱好的视听活动"。具体的短期目标则表述为"在50min的语言治疗程序中，张女士能完整复述由康复师朗读的短篇故事并回答理解性问题，达到80%以上的正确率，康复师可以提供中等程度的提示"。这里请读者复习ABCD原则和SMART目标原则，思考上述目标是否具备两套原则所要求的元素？各个元素分别是什么？是否可以进一步改进？如何为张女士的不同需求制定另一项功能康复目标？

第四节 获得性语言障碍的治疗模式和流程

一、获得性语言障碍的治疗模式

在获得性语言障碍的治疗模式中，主要有两种基本治疗模式：基于障碍的治疗模式（impairment based）和基于社会参与的治疗模式（life-participation based）。前者是一种传统的、基于心理语言学的直接治疗模式，是指言语语言康复师针对言语语言障碍症状提供一对一的治疗，治疗是为了促进特定功能的恢复或者功能代偿，或者二者兼而有之。随着ICF模型在康复领域的广泛应用，治疗的核心目标逐渐转为促进患者交流沟通功能的康复。基于障碍的直接治疗模式也逐渐转向与基于社会生活参与的间接治疗模式相结合。

（一）直接治疗模式

言语语言产生过程中词汇加工的经典模型（图13-3-2）描述了正常个体言语语言产出的各个环节和语言加工模块，以及各个环节和模块之间的关系，囊括了言语产生、概念加工、阅读和书写的全过程。这一模型对直接治疗获得性语言障碍极具指导意义。例如，对于各类卒中后失语症患者，命名提取障碍是比较常见的症状之一，一位视觉皮层受损的患者可能累及语言信息视觉表征的加工，若患者大脑角回（位于颞叶上缘后方与顶叶交界处）受损，则可能出现形音转换不能，二

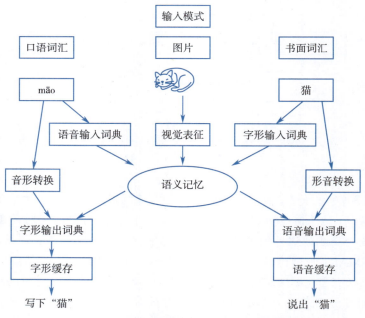

图13-3-2 言语语言表达中的词汇加工模型
（翻译并修订自Beeson，Hillis，2001）

者都会表现为无法提取词汇。虽然康复师在实施治疗的过程中并不一定需要按照模型来治疗每一位患者,但是康复师对患者进行全面评估后,可以仔细考察评估结果,根据一般词汇加工模型分析词汇提取困难产生的深层机制,找到特定障碍环节,有针对性的制订治疗方案。换句话说,如果康复师对正常的言语语言加工过程有比较深入的了解,那么面对患者的障碍症状就可以按图索骥,迅速锁定治疗目标。

如果说词汇加工模型描述的是言语语言产生的过程,认知与学习的信息加工模型则描述了个体进行信息加工时各个认知模块成分的作用。美国心理学家罗伯特·M·加涅(Robert M. Gagne)(1965)提出了经典的认知与学习的信息加工模型(图13-3-3),这一模型包括来自环境刺激的感知觉信息输入(感觉登录模块)、短时记忆信息加工与提取(工作记忆模块)以及长时记忆信息存储与提取(长时记忆模块),认知加工过程还受到注意、执行功能的调节。事实上,对每个个体而言,其认知加工过程时刻受到各种主观和客观因素的影响;对于患者而言,其认知与学习的加工过程更大程度上受到社会心理因素和疾病状态的影响。有学者在传统的认知加工模型中纳入了基于个体和环境的影响因素(图13-3-4)。这一模型同样适用

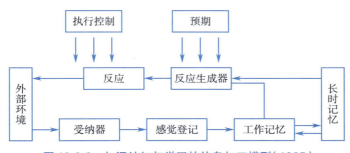

图13-3-3 加涅认知与学习的信息加工模型(1965)

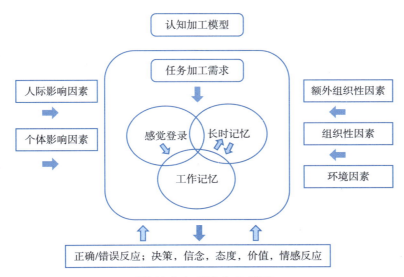

图13-3-4 认知加工模型

(翻译并修订自Grasha等人,1996,2000)

于处于障碍状态下亟待康复治疗的患者个体,其认知与学习能力的康复与重建受到个体内部和外部环境因素的交互影响。本章着重论述语言障碍的康复与治疗,因此对认知障碍的康复与治疗不做赘述,但是康复医师和言语语言康复师应全面理解语言功能和认知功能的关系,我们既可以把语言功能看作一项独特的认知功能,又可以看成是认知功能不可或缺的信息组成要素。请读者思考,如果语言障碍患者同时表现出认知障碍,康复师基于认知加工模型将如何进行直接治疗呢?

随着行业的发展,康复医师、言语语言康复师、研究者们发展出了多种针对听、说、读、写、和认知加工障碍的直接治疗方法。例如自发言语主动控制疗法(voluntary control of involuntary utterances,VCIU)可以促进患者的语义加工,提高词汇命名和言语产出量。针对流畅性失语患者,Wernicke失语症治疗方案(treatment of Wernicke's aphasia)通过语音和视觉信息整合输入,激发患者产生出原已保存的语义。针对非流畅性失语患者,旋律语调疗法(melodic intonation therapy,MIT)可以促进患者言语流畅度和产出量。针对句法困难的患者,动词网络强化疗法(verb network strength therapy)可以帮助患者练习动词宾语关系搭配以及主语+谓语动词+宾语的句式结构。

尽管直接治疗方法各式各样,种类繁多,但是基本的治疗原则是通用的。采用直接治疗时,康复师可以帮助患者使用全通道沟通策略。全通道策略是指当患者言语表达有困难时,鼓励患者通过多种非言语途径进行表达,例如书写、画画、表情、手势、身体语言等等。康复师在治疗过程中应注意这些基本原则:①根据患者的基线水平提供提示,给患者足够多的时间反应;②提问时每次只问一个问题;③为患者提供提示时尽量采用语义线索提示(你喝水时用什么?),避免使用语音线索提示(这个词的声母是b)。制订治疗方案时要对治疗的难度和强度予以界定,并监控患者健康状态的变化。临床上症状完全相同的患者,其致病因素可能完全不同。例如,一例卒中患者与一例脑损伤患者均患有失语症,但是二者受伤前的文化水平、教育背景完全不同,这时康复师不能拘泥于某一种特定治疗方法简单执行治疗步骤,对所有患者进行一刀切式的治疗,而应考虑患者的基线水平,在治疗过程中采用不同难度的材料和不同程度的提示。

(二) 间接治疗模式

言语语言康复师以患者及其家属为中心,以促进患者功能康复与重返社区生活为目标,必须考虑影响治疗过程的社会心理文化因素。这里介绍两个基于社会因素的失语症干预模型。这两个模型都纳入了间接治疗模式和基于生活参与度的治疗模式,重视患者所处社会环境因素对其康复后效的影响,以及个体和环境因素之间的互动。

1. 治疗的社会因素　失语症社会参与度模型(life participation approach to aphasia,LPAA)界定了康复师为失语症患者提供治疗时的五条核心价值观:首先,明确以提高生活参与度为目标。第二,所有受到失语症影响的个体都应接受治疗服务。第三,评估个体的进步应包括生活功能的提高。第四,既考虑治疗对象的个体因素,也考虑个体所处的环境因素。最后,强调在失语症发生的各个阶段都要提供治疗服务。

类似的模型还有失语症预后评估框架模型（living with aphasia, framework for outcome measurement, A-FROM）（图13-3-5）。该模型框架界定了影响失语症患者生活的四个领域：①个体相关变量（身份、态度、情感）；②语言相关损伤变量；③语言交流环境因素；④生活参与度。

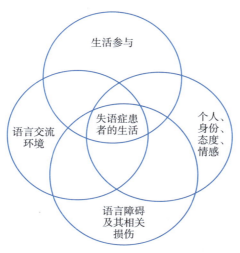

图 13-3-5　失语症预后评估框架模型

（资料来源：Kagan, Simmons-Mackie, Rowland, et al. 2007）

这一模型提供了以社会参与功能为核心的治疗模式，从治疗目标到治疗效果的评估都以促进患者社会参与度为指导，患者在言语语言相关变量上成绩的提高应反映其社会参与功能的进步。

案例 13-2　张先生，28岁，是一名有命名困难的失语症患者。张先生是一名商店营业员，负责酒类商品区的销售，平时热爱生活，喜欢体育节目，有稳定关系的女朋友，闲时会和朋友们打篮球，参加聚会。张先生的语言功能受损主要表现为命名障碍，伴随工作记忆障碍，严重影响了他在工作中同顾客的交流，也影响到他和亲人朋友之间的交流。张先生逐渐减少了同朋友们的来往，参加聚会也不似以前活跃。

当康复师面对这样一个案例，在制订治疗目标时可以根据失语症预后评估框架模型 A-FROM 模型，逐一思考哪些因素影响了张先生的社会功能康复。除了针对受损的命名功能和工作记忆障碍，要特别考虑如何帮助张先生恢复他的社会参与功能，如何有效的执行工作任务。因此，针对张先生这一个案的治疗策略可以是：①通过联想法帮助张先生练习提取商品名称，以同顾客顺畅的交流；②使用记忆策略帮助张先生在社交场合保持谈话的焦点，记住不熟识的人的名字，从而重建张先生参与社交活动时的自信，恢复社会生活参与度。相比直接治疗，应用上述治疗策略能够更好地促进张先生的功能康复，因为对于张先生来说，工作能力和社交参与能力决定了他的社会功能和生活质量。

2. 治疗的心理因素　言语语言障碍患者面对交流沟通困难会产生诸多负面情绪反应。个体的情绪状态是治疗过程中不可忽视的重要个体因素。作为康复师，对患者情绪反应的把握和处理直接关系到治疗过程的成功与否，也关系到康复师能否和患者建立信任关系。现代认知神经科学关于情绪的研究表明，情绪（尤其是负性情绪）的识别、产生和控制过程主要依赖于两个神经网络系统的功能整合：①腹侧系统（ventral system），包含了杏仁核、脑岛、腹侧纹状体和前额叶腹侧区，主要负责情绪的识别和产生，以及情绪的自动调节；②背侧系统（dorsal system），包含海马、前扣带回和前额叶背侧区，主要负责情绪状态的调控。精神科医师 E. Kübler-Ros 在她 1969 年出版的《论死亡与临终》一书中描述了绝症患者面临重大疾病或灾难时表现出五类阶段性的哀伤情绪体验：否认、愤怒、自我妥协、抑郁、接受。这一模型中的阶段性体验也被称作"哀伤的五个阶段"（five stages of grief），亦被称为库伯勒-罗丝模型（Kübler-Ross model）。"哀伤的五个阶段"理论对康复师如何应对患者的负性情绪反应仍然具有重大指导意义。以因车祸导致前额叶脑损伤的患者为例，患者除了表现出言语语言表达缺乏组织性和控制性，也会因为情绪加工脑区的损伤表现出情绪调节困难。从精神心理层面看，患者会经历消极的哀伤体验。当康复师让患者完成言语语言或认知加工任务时，如果患者尚处于愤怒阶段，他可能会时常自责，为自己在完成任务的过程中表现不佳而产生挫败感。康复师在充分了解患者脑损伤机制和个体所处的心理阶段后，应坚持治疗原则，完成治疗目标的同时，引导个体的积极情绪反应，降低消极情绪对治疗过程的影响。

3. 治疗的文化因素 患者不仅仅是社会人，也是处于特定文化群体的人。我国地域广阔，拥有 56 个民族，是一个多民族、多宗教信仰、多文化群体融合的国家。在全球化的背景下，我国处于同世界各国经济实体相连、多种经济形式多种文化群体并存的格局。个体的文化因素是个人价值观因素的重要组成部分，康复师会接触到具有不同地区差异、城乡差异、民族差异、语言文化差异、宗教差异、性取向和性别文化差异等多层面文化差异的患者。康复师在进行评估和制订治疗方案时应保持文化差异敏感性，在治疗过程中合理照顾患者的特定文化需求。

案例 13-3　王女士今年 36 岁，原籍广东潮汕一带，后来因工作关系定居天津，并一直从事金融系统工作。张女士两年前因脑动脉静脉畸形致脑血管破裂出血，导致失语并伴随认知损伤。张女士办理了病退手续，并选择回到家乡和家族的亲人一起生活。关于家庭背景，张女士处于离异状态，有一个 9 岁的儿子由前夫抚养。张女士能讲普通话、广东话、潮汕话。张女士的前夫是广东人，两人平时用广东话交流。张女士工作中使用普通话，和儿子也一直保持联系，用普通话交流。张女士回到老家后则主要用潮汕话同家人交流。面对这样一例病例，如果你是一名仅仅会说普通话的言语语言康复师，或者你仅能够讲普通话和广东话，不懂潮汕话，你当如何为张女士提供言语语言治疗服务呢？这里请读者暂时不考虑采用何种具体的治疗方法，先思考如何充分考虑张女士的语言交流的需求，从而使康复师的治疗能够最大程度地造福患者。如果康复师遇到一名在中国生活的外籍人士，又当如何把握治疗这样的患者呢？

除了处于不同语言文化的个体，言语语言康复师还可能面对同性性取向或者性别改变后的语言障碍患者。这些患者身处亚文化群体，使用语言进行交流时在语音、语义、语法的使用上和单一性取向的个体并无绝对差异，但是在语用方面也许会有相对来说比较特异性的约定。例如，改变性别的语言障碍患者会希望将词汇选择、语言关系的指代以及嗓音同他当前的性别保持一致。男性同性恋的语言障碍患者可能并不希望被看成有女性气质的个体，而是希望使用语言与人进行交流时与他人并无二致。同时，由于社会、地区的接纳程度不同，他们甚至会选择不公开自己的取向，同时承载着常人不可知的心理压力。亚文化群体当然不止于此，如果一名异性恋的康复师在治疗过程中应当如何尊重并考量各种亚文化个体的特定需求呢？康复师的心中至少应把握这样几条原则，第一，我是否包容、平等对待、理解亚文化语言障碍患者？这是和患者建立互信关系的基础。第二，是否了解亚文化群体的言语语言交流特征和需求？这是保障患者不受冒犯的基础。第三，在实施治疗时是否使用了符合亚文化群体期望的语用交流原则？这是保障治疗有效的基础。第四，治疗过程中，是否时刻关注到亚文化群体患者的心理需求并做出了合适的反应？这是保障以患者为中心的治疗原则的基础。

4. 现代技术对治疗方法的影响　　随着现代生物医学、生物工程、计算机科学、互联网技术的发展，越来越多的新技术被应用到语言障碍的康复治疗中。近10年来，除了高、中、低水平辅助沟通系统（augmentative and alternative communication，AAC）技术的蓬勃发展和广泛应用，康复治疗还涌现了大量新技术。例如：①监控言语产生、嗓音参数的生物反馈技术；②利用互联网和远程图像传输的远程治疗实践；③基于计算机的语言训练方案；④经颅磁刺激（transcranial magnetic stimulation，TMS）及经颅直流电刺激（transcranial direct current stimulation，tDCS）在语言康复、认知康复中的应用；⑤机器人模拟交流；⑥虚拟现实/增强现实（virtual reality/augmented reality）在言语语言障碍患者的功能康复上极具应用前景。尽管这些技术尚未全面得到大样本随机对照组临床实验证据的支持，但是已有越来越多的个案研究或小样本研究报道了这些技术在不同言语语言障碍群体中的应用和积极结果。康复师同样可以依据循证实践的原则，在治疗过程中审慎选择使用新技术、新治疗方法，合理阐释应用新技术的治疗结果，这样同时也能为新技术应用提供临床证据。

二、获得性语言障碍的治疗流程

获得性语言障碍的治疗流程可大致分为三个阶段：①治疗初期的准备阶段；②实施治疗前的评估规划阶段，包括标准化评估、非标准化评估、制定功能化的治疗目标；③第三个阶段即执行具体的治疗方案，在提供治疗服务的过程中实时监控患者的表现，予以记录，定期跟踪进度，并随时和患者以及家属交流他们的表现和进度，根据进度报告对治疗目标进行调整（图13-3-6）。

治疗的流程虽然是结构化的，但执行时是灵活的。在大致依据图示顺序的前提下，个别步骤不一定按次序进行，尤其需要根据不同的医疗环境调整（重症监护室患者、重症康复部住院患者或来访患者）。例如，当康复师接到的患者来自其他医疗机构，他可能已经具备诊断评估报告并设定了治疗目标，康复师在重新审查评估结果和目标后，应积极同患者之前的康复师取得联系，了解患者的基线水

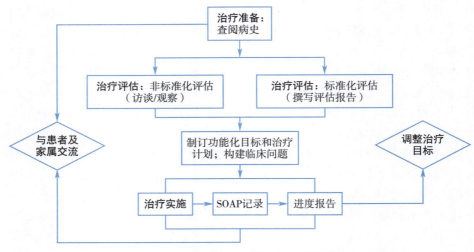

图 13-3-6　获得性语言障碍治疗流程图

平和最近以来的进度表现。康复师全面重新评估患者后，可以综合自己的专业判断、之前评估结果、现有评估数据结果以及访谈结果（包括家属访谈结果）对患者的治疗目标进行适当调整。下面对治疗流程中的几个步骤要点予以说明。

1. 查阅病史　康复师在见到患者前可查阅患者病例资料，了解患者的基本疾病诊断和既往病史，查阅患者非标准化评估的结果，查阅已有言语语言障碍评估结果和已制订的治疗目标，查阅患者已接受过的治疗方法和策略。

2. 非标准化评估　依据民族志访谈法（ethnographic interview）的原则对患者及其家属进行访谈。了解关于患者的教育背景、工作背景、个人历史、文化知识和信仰，深入了解关于患者言语语言障碍的信息。康复师可以从让患者描述日常行为入手，尽量采用无结构访谈、半结构化访谈以及诱发式开放问题，让访谈更像是一场"朋友间的对话"，顺着患者的思路，并引导患者主动表达个人的意愿。

3. 标准化评估　选择并采用标准化评估工具，根据评估结果制订功能性目标，拟定治疗方案。治疗方法的选择应符合前文所讲的循证实践原则。

4. 记录　治疗过程中采用 SOAP 四要素法（SOAP: subjective, objective, assessment, plan）记录患者的表现，包括主观观察（subjective）、客观表现（objective）、实时评估（assessment）、预期规划（plan）。具体来说，①记录观察治疗过程中患者的行为表现或精神状态，有无特殊事件；②记录患者完成治疗任务的表现；③评估患者的成绩，注意记录患者完成任务时康复师提供了何种程度的帮助；④根据患者的表现和成绩，提出下一节治疗的规划或调整当前规划。

5. 调整治疗目标　一般而言，如果患者成绩达到治疗目标限定的标准，可以考虑在下一节治疗中调整目标；对未达标的目标则应继续训练，并调整提示患者的方式和水平。值得一提的是，对治疗目标的调整不能仅仅依据 SOAP 记录的正确率，还要考虑治疗方案的系统性。患者每次接收治疗训练的状态不同，SOAP 记录未达标不能简单认为患者没有进步，SOAP 记录即时达标也可能仍然需要延续治疗，巩固训练成果。这些临床决策需要依赖康复师的经验和临床判断。

6. 与患者及家属交流 从开始为患者提供治疗服务的第一天起,康复师就应积极同患者以及患者家属或照护者保持良好的沟通交流,并贯穿整个治疗过程始终。

7. 跨专业合作 无论何种医疗环境,康复师都需要和不同医疗专业人士(例如物理治疗师、作业治疗师、护士、营养师、康复科医师、心理科医师、神经内科医师、影像科医师、呼吸科医师、消化科医师等等)进行多专业合作、交流,为患者提供全方位的治疗服务。

[杨 洁(Kingsley Jie Yang)]

学习小结

本章对获得性语言障碍的康复进行了概述。包括失语症的表现、分类、评估流程、常用评定量表、标准化评估和非标准化评估方法。本章还介绍了康复师应遵循的治疗原则、模式、和方法。康复师应以ICF模型为指导,秉持终生发展的康复理念,坚持循证实践。康复师可以采取直接治疗模式,并兼顾以功能为导向的间接治疗模式,二者并重,尤其要以提高患者生活功能和社会参与度为核心,把握治疗流程,灵活设定治疗目标。

扫一扫,测一测

第十四章 失语症的评估和治疗技术

学习目标

- 了解非侵入性脑刺激技术在失语症康复中的应用。
- 熟悉失语症的标准化评估内容和类型诊断以及基于心理语言学的治疗方法。
- 掌握失语症的评估原则和注意事项、失语症严重程度评估、传统治疗技术。

长期以来,失语症评估主要采用分项量表或测验形式的神经心理学检查方法,近年来随着对失语症研究与认识的深入,脑功能影像学技术、神经电生理方法逐渐用于失语症患者语言能力评估及机制研究。此外,随着 ICF 理念被广泛接受和认同,语言障碍评估的目的也从诊断、发现障碍,制订治疗方案过渡为更加全面的考虑,如语言障碍对其生活质量的影响。

失语症主要有两种基本的治疗模式:基于障碍的治疗模式和基于社会参与的治疗模式。基于障碍的治疗模式是一种直接干预模式,如 Schuell 刺激法、阻断去除法(debloking)、限制诱导的失语症治疗、旋律语调疗法等。而且近年来基于障碍的康复方法也越来越借助语言加工经典模型来制定。基于社会生活参与的治疗模式是一种间接的治疗模式。语言治疗师以患者及其家属为中心,以促进患者功能康复与重返社区生活为目标,重视患者所处社会环境因素对其康复结果的影响,以及个体因素和环境因素之间的互动,全面考虑影响治疗过程的社会心理文化因素。随着 ICF 模型在康复领域的广泛应用,基于障碍的直接治疗模式也逐渐转向同基于社会生活参与的间接治疗模式相结合。

目前国内主要采用标准化评估量表和基于障碍的治疗方法对失语症进行评估和治疗,因此这也是本章介绍的重点。

第一节 失语症的评估技术

一、失语症评估的原则和注意事项

该原则和注意事项是失语症评估的大原则,同样适用于失语症各亚项的评估。

1. 在正式评估前向患者详细讲解评定目的和要求,取得理解和配合,并使患者放松,提高患者参与兴趣。
2. 每一亚项的指导语都应明确,若患者无法理解,检查者需运用书写、肢体语言等方法帮助其理解评估要求，评估者也可以做示范。

3．为防止患者出现紧张和焦虑情绪，评估者最好在患者回答或反应结束后再记录相应结果，而非一边听一边记录。

4．评估过程中，检查者应以观察和记录为主，不要试图干涉或纠正患者错误的回答或反应。

5．记录反应，可借助录音和复读设备。

6．评估过程中，除目标刺激外，不应出现其他刺激形式。

7．若患者连续无法完成若干道较简单的测试题，则该部分测试停止（每个量表不同）。

8．疲劳或极端不配合，可以分成几次完成。

二、失语症标准化评估的内容和类型诊断

失语症的标准化评估主要针对各种语言功能（听、说、读、写）进行检查，有时也会检查相关脑功能，如计算、运用功能等。

（一）以北京医科大学第一医院简短语言检查表为例介绍筛查量表的主要内容

该量表主要从交谈、复述、理解、命名、阅读理解、书写六大方面针对失语症患者语言功能进行评定，操作较为方便，比较适合康复医师筛选失语症患者时使用。

（1）交谈：评价交谈为以下程度——哑、刻板、重复、非流利型、流利型、中间型、正常。

1）提问：①你叫什么名字？②你多大岁数？③你住哪儿？④你（退休前）做什么工作？⑤请简单说说您怎么不好？

2）系列语言：从1数到21。

（2）复述：①门；②95；③4个47；④88%⑤手和窗户；⑥狗和机器；⑦乌鲁木齐和呼和浩特；⑧一个大花碗扣一个大花活蛤蟆；⑨他刚一进门就又下雨又打雷；⑩所机全微他合。

（3）理解

1）执行命令：①指窗户；②指灯；③指鼻子；④指肩膀；⑤指进这个房间的地方；⑥指能躺下睡觉的地方；⑦指鼻子、肩膀和下巴；⑧用右手摸左耳（如右侧瘫痪改左手）；⑨拿起钢笔碰一下铅笔；⑩把纸翻过来，把笔放在下边，把钥匙放在上边。

2）是否题：①你的名字是……（说患者名字）吗？②这是钢笔吗？③你吃过早饭（午饭）吗？④这儿是旅馆吗？⑤七月份下雪吗？

（4）命名

1）物体命名：①钢笔；②耳朵；③眉毛；④表带；⑤胳膊肘；⑥眼镜腿；⑦袖子；⑧领子；⑨拇指；⑩中指。

2）列名：列举蔬菜名称（1分钟）。

3）颜色命名

①辨别：红、蓝、绿、黑、白、黄。

②反应命名：A. 天空是……颜色？B. 草是……颜色？C. 煤是……颜色？D. 少

先队员的领巾是……颜色？E.冬天下的雪是……颜色？F.麦子熟了是……颜色？

（5）阅读理解（朗读后指物或做动作或选择）：①耳朵；②铅笔；③房顶；④头发；⑤窗户；⑥闭上眼睛；⑦指一下灯；⑧把钢笔放在铅笔上边；⑨苹果是（方的、圆的、白的）；⑩解放军带（枪、抢、墙、呛）。

（6）书写：①写患者名字；②手；③钢笔；④眼睛；⑤打气筒；⑥写一句话（②~⑥先听写，后抄写）。

经过评定获得患者听、说、读、写各项语言能力信息后，可大致推断失语症类型。若精确判断则采用成套量表评定。

（二）以西方失语症成套测验为例介绍综合性量表的主要内容

西方失语症成套测验包括：口语交流，阅读理解，书写，运用，结构能力、视空间能力和计算能力5项。

1. 口语交流

（1）自发言语：包含表达的信息量和流畅度、语法能力、错语检查2个亚项。

1）信息量（10分）：通过患者对诸如姓名、地址等6个提问的回答和对1个情景图（图14-1-1）的描述情况，判断其表达的信息量多少。

2）流畅度、语法能力、错语（10分）：简称"流畅度"。根据对上述6个提问的回答和对情景图的描述情况，来判断言语表达的流畅度。

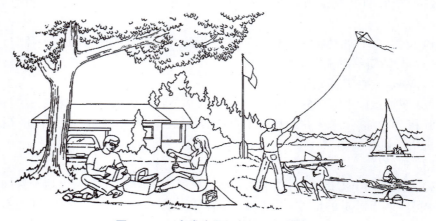

图14-1-1 自发言语评估所用的情景图

（2）听理解：粗分200分，除以20得标准分10分。其包含是非题、听词辨认和相继指令3个亚项。

1）是非题：包括姓名、性别、住址、判断等简单问答题20题，让患者用"是"或"否"判断，如每题3分，共60分。

2）听词辨认：也即"听词指物"任务，包含指实物、绘制的物体、形状、拼音字母、数字、颜色、身体部位、手指、身体左右部等10项内容（每项6个），最高60分。

3）相继指令：在患者前方桌上按一定顺序摆放几种物品（如笔、梳子和书），并借助环境中的物体（如门、窗），然后要求患者完成依次发出的一步到四步的指令（如"用笔指梳子"），共80分。

(3) 复述：粗分100分，除以10得标准分10分。该检查是让患者复述字、词或句子15项，每项可重复一次。

(4) 命名：粗分100分，除以10得标准分10分。其包括物体命名、自发命名、完成句子和反应命名4个亚项。

1) 物体命名：也称为呼名，向患者出示球、茶杯、别针等20件物体让其命名，最高60分。

2) 自发命名：让患者在1分钟内尽可能多地说出动物名称，每说一个1分，最高为20分。

3) 完成句子：让患者完成检查者说出的不完整的句子，如"草是……的"（答案：绿色的），满分为10分。

4) 反应性命名：要求患者用物品的名称回答5个问题（如"你用什么写字？"），满分为10分。

将自发言语的信息量，流畅度、语法能力、错语，听理解，复述，命名这5项（各10分，满分50分）实际得分乘以2得出失语商（aphasia quotient，AQ），AQ小于93.8可以诊断为失语症。失语商越低表示失语症越严重。

根据WAB流畅度、听理解、复述这3项的实际得分（见下图括号内数字），通过"三步走"，就可以明确患者是8种类型失语症中的哪一种。步骤如图14-1-2。

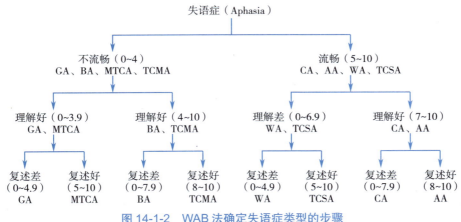

图14-1-2 WAB法确定失语症类型的步骤

2. 阅读理解 粗分200分，除以10得标准分20分。其包括句子理解、阅读指令、书面单词与物品搭配、书面单词与画搭配、画与书面单词搭配、口语单词与书面单词搭配、字母辨别、识别口头拼写的单词等。

(1) 句子理解：让患者从4个答案中选择，如"老王修理汽车和卡车，他是一个_____（裁缝、机器、机械师、公共汽车）"，最高40分。

(2) 阅读指令：让患者朗读后执行字面指令，如"拿起铅笔，点3下，然后放回原处"，最高20分。

(3) 书面单词与物品搭配：让患者将看到的词语与实物进行匹配，如"茶杯、梳子"，最高40分。

(4) 书面单词与画搭配：让患者将看到的词语与图片进行匹配，最高 40 分。

(5) 图画与书面单词搭配：让患者将看到的图片与词语进行匹配，最高 40 分。

(6) 口语单词与书面单词搭配：让患者在给出的词语中找出所听到的词语，如："塔、花、树、力量、花园"，最高 4 分。G. 字母辨别：内容为 J、F、B、K、M、D，最高 6 分。

(7) 口头拼写和识别单词：内容为没有、鼻子、锤子、狗、棕色、电话，最高 6 分。

(8) 听写：内容为上面、猫、池、房子、铅笔、政府，最高 6 分。

3. 书写 粗分 100 分，除以 10 得标准分 10 分。其包括按要求书写、用文字描述情景画、听写、听或看实物后写出、写字母表和系列数字、听写字母和数字、抄写句子等 7 个项目。

(1) 要求书写：要求写出姓名和地址等，最高 6 分。

(2) 书写表达，摆出郊游画，指导患者"就画中进行的事写一个故事"，允许 3 分钟，鼓励写句子，完整描述最高给 34 分。

(3) 听写：听写的内容为"把 5 打饮料罐装好放进我的盒子"，最高 10 分。

(4) 听写或看实物后写出：实物包括枪、鼻子、电话等，最高 10 分。

(5) 写字母表和数字 0~20，最高 10 分。

(6) 听写字母和数字，包括 D、M、J、700、1867 等，最高 10 分。

(7) 抄写一个句子的单词：句子内容与听写的内容相同，均为"把 5 打饮料罐装好进我的盒子"，最高 10 分。

4. 运用 粗分 60 分，除以 6 得标准分 10 分。检查时，让患者做哑剧性的无道具的动作，如手部（如：敬礼）和面部动作（如：闻花），做假装使用道具的动作（如：用锤子钉钉子），以及做复杂的动作（如：点香烟）。如果患者在没有实际道具的情况下能完成哑剧式动作即得满分，如果仅模仿正确或有道具情况下才能完成则部分得分。

5. 结构能力、视空间能力和计算能力 简称"结构"。粗分 100 分，除以 10 得标准分 10 分。其包括让患者画画（形状、钟等）、积木设计（按图示摆积木）、计算（选择加减乘除算式的正确答案）、瑞文彩色测验（根据逻辑推理选择缺省的图案）。

阅读理解、书写、运用、结构等 4 项实际标准分的得分相加（满分 50 分）即为操作商（performance quotient, PQ），反映了非口语的语言、认知能力。

将自发言语的信息量（10 分）、流畅度（10 分）、听理解（粗分 200 分除以 10 为 20 分）、复述（10 分）、命名（10 分）、阅读（20 分）、书写（10 分）、运用（10 分）、结构（10 分）9 项相加即为皮质商（cortical quotient, CQ），即 CQ＝AQ/2＋听理解粗分 /20＋PQ，满分 100 分。CQ 反映了大脑综合的认知、语言能力。

（三）以 Token 测验（代币测验）为例介绍听理解单项能力评估的内容

要求患者根据不同难度或步骤的指令去完成对于 2 种形状（圆形和方形）、2 种尺寸（大和小）、5 种颜色（红、绿、黄、白、黑）共 20 个硬质薄片（类似代币）的操作。20 个薄片被水平排列成 4 排，顺序为大圆形、大方形、小圆形、小方形，颜色随意或按固定顺序排列。测验从最简单的指令开始（"指一下红的"），然后进入到包含有 2 个和 3 个属性的指令（"指一下小的黄色的圆形"），最后是更复杂的包含了不同的动词、介词或副词的复合句指令（"把红色圆形放在黄色方形和绿色方形之间"）。简式（36项）Token测验每项1分，共36分。听理解障碍严重程度分级：29~36：正常；25~28：轻度；17~24：中度；9~16：重度；8分以下：极重度。

三、失语症的非标准化评估

失语症的非标准化评估方法有基于心理语言学的评估、访谈、行为观察、生活质量评估和家庭社会支持系统评估等方法，本节将重点对基于心理语言学的评估方法进行介绍。

目前对失语症特征的分析已经从语言任务的描述转换到对语言认知加工损害的确定。通过对语言认知理论的不断发展与完善、认知神经心理学（cognitive neuropsychology，CNP）个案研究技术和功能影像技术、神经电生理技术的发展，国际上对失语症的认识已经远远超出了经典的分类，对语言功能的诊断已经不是模糊分类（如感觉性失语、运动性失语等），而是功能模块化。通过使用CNP方法发展起来的语言加工模型，为我们提供了检查语言加工过程中哪个或哪些模块受损的逻辑思维方法，即假设检验法。该方法认为人的语言以模块化处理的方式组织，而且语言加工模型是由多个模块组成，每个模块有各自的功能，它不仅存储信息而且不同的语言信息通过不同的通路进行加工，脑损伤可以选择性地破坏一些模块，而其他模块不受影响。通过检查可以确定失语症患者的正常模块和功能受损模块，治疗师对受损模块进行处理，包括恰当的再存储或补偿，从而改善失语症患者的言语功能。这种方法解释了失语症临床症状产生的原因，有助于制定更具有针对性的语言治疗计划。因此，假设检验法是学者们认为在测量语言损伤方面是最有效、最有临床价值的方法。

国内学者根据CNP的理论和假说建立了汉语失语症心理语言评价（psycholinguistic assessment in Chinese aphasia，PACA）。在进行PACA检查时主要从三个输入路径和两个输出路径来评测语言加工模型的损伤情况，输入路径分别是"听""看"和"读"，输出路径分别为"口语表达"和"书写"。在"听"—"言语"这个路径主要包括听觉分析、语音输入缓冲、语音输入词典、语音输出缓冲、言语运动计划以及言语输出；在"看"入路主要包括视觉辨别系统、概念语义、词汇语义；在"读"—"文字"这个路径主要包括字形视觉识别、字形输入词典、字形输出词典、字形输出缓冲和文字输出；除此之外，路径间还有语音—字形转化模块。这里需要提及的是所有的路径并不完全是单向的，有些模块间的关系是单向的，而有些模块间是双向传输。具体评估方法详见第十五章～第二十一章。

四、失语症的严重程度评估

除了根据WAB的AQ得分高低来判断失语症严重程度外，也可以用BDAE失语症严重程度评估法进行判断。其分级标准如下：

0级：缺乏有意义的言语表达或听觉理解能力。

1级：言语交流中有不连续的言语表达，但大部分需要听者去推测、询问和猜测。可交流的信息范围有限、听者在言语交流中感到困难。

2级：在听者的帮助下，可能进行熟悉话题的交谈。但对陌生话题常常不能表达出自己的思想，使患者与检查者都感到进行言语交流有困难。

3级：在仅需要少量帮助或无帮助下，患者可以讨论几乎所有的日常问题。但由于言语和/或理解能力的减弱，使某些谈话出现困难或不大可能。

4级：言语流利，但可观察到有理解障碍，但思想和言语表达尚无明显限制。

5级：有极少的可分辨得出的言语障碍，患者主观上感到有点儿困难，但听者不一定能明显觉察到。

（席艳玲）

第二节　失语症的治疗技术

一、传统治疗技术

传统方法治疗技术，是针对患者听、说、读、写等某一言语技能或行为，利用组织好的作业进行训练的方法。主要包括以下几种：

1. 刺激促进法（stimulation-facilitation）　由 Schuell、Wepman 等言语治疗先驱提出的，是自 20 世纪多年来应用最广泛的方法之一，是多种失语症治疗方法的基础。由于 Schuell 在建立和完善此方法做出了巨大贡献，因此，被称之为 Schuell 刺激疗法。是对损害的语言符号系统应用强的、控制下的听觉刺激为基础，最大限度地促进失语症患者的语言功能的恢复。

（1）原则：Schuell 刺激疗法的原则，可以归纳为以下 6 条（表 14-2-1）。

表 14-2-1　Schuell 刺激疗法的原则

刺激原则	说明
利用强的听觉刺激	是刺激疗法的基础，因为听觉模式在语言过程中居于首位，而且听觉模式的障碍在失语症中也很突出
适当的语言刺激	采用的刺激必须能输入大脑，因此，要根据失语症的类型和程度，选用适当的控制下的刺激，难度上要使患者感到有一定难度但尚能完成为宜
多途径的语言刺激	多途径输入，如给予听刺激的同时给予视、触、嗅等刺激（如实物），可以相互促进效果
反复利用感觉刺激	一次刺激得不到正确反应时，反复刺激可能可以提高其反应
刺激应引出反应	此项刺激应引出一个反应，这是评估刺激是否恰当的唯一方法，它能提供重要的反馈而使治疗师能调整下一步的刺激
强化正确反应及修正刺激	当患者对刺激反应正确时，要鼓励和肯定（正强化）。得不到正确反应的原因多是刺激方式不当或不充分，要修正刺激

（2）治疗形式：由治疗者根据患者的失语类型、严重程度、主要缺陷等情况，以治疗前选择好的刺激（靶刺激）10～30 个组成一个作业，治疗过程由治疗者的刺激（stimulus，S）、患者的反应（response，R）和治疗者对患者反应的反馈（feedback，FB）构成 S-R-FB 链，具体的进程见表 14-2-2。

表 14-2-2　刺激促进法的进程

患者对治疗刺激的反应	治疗者的反应	治疗的发展
达到目的	鼓励或奖励	进入下一步
达不到目的	1. 再刺激 2. 给提示 3. 对正确和错误部分给予反馈 4. 再刺激	成功则进入下一步；不成功则放弃这种刺激，更换新的刺激再进行

（3）促进实施：又称易化，是在一个处于阈下兴奋水平的兴奋灶周围加入另一个阈下刺激，使兴奋达到阈值而出现反应或反而转入抑制的现象。在此具体指提示和抑制不适当的言语行为。

提示的目的以命名物体为例，从认知方面是改善从心理词汇库中的词检索；从行为方面是要增加命名的准确性。

提示的性质最好是一种暗示或是一种不含有靶词整个音素的信息。分为语义提示（semantic cues）和音素提示（phonemic cues）。目前，普遍认为提示对刺激促进法的效果达到最大，运用提示的效果比不用时好。对命名来说，音素提示比语义提示好，如命名困难的严重程度较轻，音素提示的效果更显著，但对动作命名的效果，语义提示比音素提示大 1 倍。

（4）反馈（feedback，FB）：是在一个控制系统中，从其输出中取出一部分信号，反送给控制系统，以进行控制的方式。具体到言语治疗中，是将患者的反应（输出）的信息告知患者（控制系统），以改善其控制的方法。反馈分两种，一为鼓励性反馈（incentive feedback），是对出现反应的回报，如答对时我们说"好"，答错时我们说"不，这是错的"；第二种是通知性反馈（information feedback），是告知患者反应接近标准的程度，如"你回答得不完全，在×××前（或后）应还有"××""等。反馈将有助于患者克服错误。

但应用 FB 需要有一些条件，如患者反应要积极；了解靶反应是什么；知道如何能逐步接近靶目标。只要具备这些条件，就可应用 FB。

（5）训练内容：可根据言语障碍表现的不同，采用下述的训练内容。

听理解：听词指物、指图、指词；听功能描述后指物、指图、指说明；执行口授命令；按口授指示辨认身体部分；反应性命名（如写字要用什么？应回答笔）；复述检查者的话；回答是／否题；听长句或段落回答提问等。

口语表达：物体命名、图命名、复述、口语描述情景画、口头描述当前或过去发生的事。

阅读理解：将词和图配对，词和物配对，听词找出相应的字，阅读句子、段落或短文后回答问题等。

书写：抄写、用文字描述情景画、用文字描述物品功能、写姓名地址、写个人简况等。

（6）靶刺激的选择：宜遵守下述的原则：针对存在的缺陷；为患者所熟悉、喜爱、惯用；有兴趣，有现实意义；与患者个人日常生活、兴趣爱好和职业有密切关系；

在难度上患者反应错误不超过 20%。

（7）刺激的方法：包括集中刺激一种言语形式的方法、有围绕一个词进行多种言语形式的训练法、使反应易于引出的刺激的成对输入和单个撤出法和去阻滞法。如两种刺激同时输入，合并以残存功能较佳部分的刺激效果更好，可增加刺激量使反应易于发生，取得成功后，才撤下这部分的刺激。

（8）作业的选择：要从易到难，否则超过患者的能力作业难以实施。另外，制订新作业时每次只改变一个因素。训练计划和具体训练内容的示例见表 14-2-3。

表 14-2-3　训练计划和具体训练内容的制订

言语形式	失语症严重程度		
	轻度	中度	重度
听理解	1. 执行较长的口头命令 2. 听广播、电视、录音等较快或较长内容后回答问题	1. 执行口头命令 2. 听短文或短故事后回答问题	1. 听词指图、指物、指词 2. 按命令将文图配对 3. 听到功能描述后指物、指图 4. 按命令分辨身体部分 5. 回答是/否题
口语表达	1. 复述文章内的短段落 2. 用较慢速度读长文	1. 命名并简单描述命名物体 2. 复述长句 3. 口头描述情景画 4. 读段落 5. 利用提供的词构成短文并读出	1. 命名图片或物品 2. 复述词、短语 3. 根据情景画上的动作念出含动词的短语或句
阅读理解	1. 执行较长的书写命令 2. 阅读一段文章后回答问题	1. 执行书写命令 2. 阅读短文或短故事后回答问题	1. 阅读文字指示后将图和文字配对 2. 执行最简单的书写命令 3. 阅读名词卡、动词卡、短句卡后回答问题
书写	写信、日记或长文	抄写、听写短文、写简短说明	1. 抄写单词、姓名 2. 听写单词、短语 3. 随意自发书写
计算	加减乘除联合运算	一位数以上的加减乘除	一位数的加减运算

2. 阻滞去除法（deblocking） 该方法是 Weigl 和 Bierwisch 于 1970 年提出的，类似于引爆（priming），是在刺激受损的功能之前，先刺激受损相对较轻的功能，这种促进性引爆（facilitative priming）可在长期记忆区激起兴奋的自动扩散，使受损较重的部分易于发生反应。去阻滞法很少作为一种完全独立的方法使用，多配合 Schuell 刺激疗法作为易于引出反应的一种方法。治疗方法示例见表 14-2-4。

3. 程序操作法（programmed-operant approach） 此法是 LaPointe 于 1978 年提出的，刺激的选择、促进的应用，采纳了刺激促进法的原则和优点；为达到目标而逐步地修正言语行为，则采用了操作条件反射的方法。治疗从患者有反应能力的水平开始，从起初反应向终点反应进行，这种进程称为程序。

表 14-2-4　阻滞去除法治疗方法举例

患者的残存功能状况	治疗者的预刺激	治疗者的靶刺激	患者应有的反应
听理解优于阅读理解	说苹果、钥匙、刀（听）	出示有钥匙的画（阅读）	指向钥匙
阅读理解优于听理解	出示有苹果、钥匙和刀的画（阅读）	出示有钥匙的画，问这是什么（听）	说钥匙
听理解优于阅读理解	说"这是苹果"（听）	出示有苹果的画（阅读），问这是什么	说苹果

（1）治疗的进程：治疗进程见图 14-2-1。

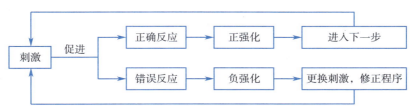

图 14-2-1　程序操作法的进程

（2）治疗方法：患者的康复由几个程序构成，程序可针对不同言语形式设计，如一个供听理解训练，一个供表达训练等；程序也可重叠，如一个供听理解而另一个供阅读理解训练等。起初可能只用单个词，终末刺激可以是每日生活中复杂的句子；对于文法缺失，起初可能是几个词或短语，最后是足够复杂的完整句子等。

4. 代偿法　代偿法是利用其他相对完好的功能或一些仪器设备，以弥补或取代受损的言语功能的方法。主要应用于重度失语或经其他言语治疗后效果不显著的患者。常用的方法有：视动作疗法、随意控制不随意的言语疗法、Rosenbek 八步疗法、旋律语调疗法（melodic intonation therapy，MIT），以及手势语、交流辅助器等替换交流系统（alternative communicative system，ACS）等非语言交流技能的训练等，此处仅介绍部分常用方法。

（1）视动作疗法（visual action therapy，VAT）：此法是 Heim-Estabrooks，Fitzpatrick 和 Barresi 于 1982 年提出的。治疗对象起初是完全性失语等重症患者，其理论依据是完全性失语治疗后的改善很少，但对这类患者可教会他们在接收和表达上利用视觉符号的非正字法系统（nonorthographic system），使行为和言语概念通过刺激与反应得到再整合。

1）VAT 的适应对象：是表达困难而听理解相对受累较轻、想用快速复杂的手势表达，但肢体又欠灵活的患者。

2）VAT 的用品：有供肢体 VAT 用的 8 种完全可用手势表示的物品，如锤子、锯、螺丝刀、油漆刷子、电话及拨号盘、洒盐瓶、打蛋器、安在木板上的门把。供面部 VAT 用的有 8 种可配合面部表情表示的物品，如杯子、哨子、吸管、花、刮脸刀、望远镜、棒棒糖、筷子。此外，还有绘有上述物品的图卡，还有一套供上下文提示的工具，它是两块木板架在一起，上有未完全钉进的钉子，提示锤子。

3）具体治疗方法：在 VAT 中，所有指示、强化和治疗步骤都是不发音的。治疗逐步地由易到难，第一步要达到 100% 正确才能进入下一步。在每个要评分的步骤内,当患者对每个物体的操作正确时评为1分;需自我修正时评为0.5分,其他均评为0分。在有"训练"字样的步骤不用评分。每次治疗大约需0.5h。

第一级水平训练:使用物品进行训练。让患者把物品与图配对,目的是要患者理解物体的线条图可以代表物体。

第二级水平的训练:用动作图代替物品进行训练。

第三级水平的训练:用小的物品图卡代替物品进行训练。

(2) Rosenbek八步疗法:是Rosenbek等于1973年提出的,主要用于治疗言语失用,适用于因言语失用导致表达能力较差,而听理解相对好的患者。此方法,是仔细选择能泛化的句子,按8个步骤进行训练,达到目的后再加入新句(具体步骤详见本书第二十二章第十节言语失用症的康复)。

(3) 随意控制不随意的言语(voluntary control involuntary utterance,VCIU)疗法:是Helm和Barresi于1980年提出的,是为一些只能说出几个词,或随机地说出一些刻板言语的患者设计的。将患者说出的话写下,让他读或复述,如能成功,表示能较随意地控制,逐步过渡到对出示的图命名,最后在会话中应用掌握的词。

(4) 旋律吟诵疗法(MIT):由Spark、Helm-Estabrooks和Albert于1974年提出。

1) 理论基础:基于一些严重失语者虽然不能说话,但能唱出熟悉的歌,表明非优势半球的音乐韵律功能仍然完好,可以以此为基础,利用非优势半球的这种功能来代偿。

2) 适用范围:主用于优势侧半球损伤后表达困难,而理解相对好的患者。具体是:①口语表达严重受限,仅能以刻板式的杂乱语(jargon)说话;②口头模仿能力差;③相对保留言语理解能力;④有合适的记忆广度和情绪稳定的患者。

3) 基本原理和方法:选择合适的言语资料,将言语"谱"成可以吟诵的句子,教患者以唱一句单调歌的形式吟诵。一般的方法是:治疗师用手在桌上拍出"歌"的节律,并按此节律吟诵句子,患者逐渐加入,当患者与治疗师一起吟诵成功后,治疗师逐步撤出。以后将吟诵形式改变为说歌(spoken song)的形式,节律和重音不变,但用变化的音调代替比较恒定的音调,起初也是治疗师和患者一同"说",待患者能独立后,治疗师逐步撤出。然后用连续接近法,将反应向正常韵律成型,最后让患者以回答问题的方式产生靶句,学会一些句子后再换新句子。

(5) 非语言交流方式的代偿:对于重度失语症患者的口语及书面语障碍,严重影响了语言交流活动,使得他们不得不将非语言交流方式作为最主要的代偿手段。因此,非语言交流技能的训练就显得更为迫切,以达到促进实用交流能力的目的。但应注意,较多失语患者的非语言功能,也同样受到不同程度的损害,代偿手段的获得并非易事。

1) 手势语的训练:手势语不单指手的动作,还应包括有头及四肢的动作。对于经过训练已经无望恢复实用性口语能力的失语症,可考虑进行手势语的训练。训练可以从常用手势(点头、摇头表示是或不是;指物表示等)入手,强化手势的应用;然后治疗师示范手势语。令患者模仿,再进行图与物的对应练习,进而让患者用手势语对提问进行应答,以求手势语的确立。

2) 替换交流系统(alternative communicative system,ACS)的使用:又称增强

交流系统（augmentative communication system，ACS）。是专为不能说话或说出的话不为一般人所了解，而认知功能尚好的患者设计的设备。包括下列几种手段：

画图训练：此方法对重度语言障碍而保留一定的绘画能力的患者可能有效。训练前，可以先进行画人体的器官、主要部位、漫画理解等检查。训练中，应鼓励并用其他的传递手段，如图画加手势、加单字词的口语、加文字等。

交流板/交流册的训练：适用于用口语及书面表达进行实用交流很困难的患者，但应有文字及图画的认识能力。内容包括日常生活用品与动作的图画，也可以由一些照片或从刊物上剪裁的照片组成。应根据患者的需要与不同的交流环境设计交流板。对有阅读能力的患者，可以在交流板上补充一些文字。

电脑及仪器辅助训练：应用高科技辅助交流代偿仪器，如触按说话器、环境控制系统等。

5. 实用法（pragmatic approaches） 实用法是失语者为了现实生活的需要，应用通过训练学到的任何言语的和非言语的交流方式，以改善交流能力的方法。

（1）训练目的：使语言障碍的患者最大限度地利用其残存的能力（语言的或非语言的），以确定最有效的交流方法，使其能有效地与周围人发生有意义的联系，尤其是促进日常生活中所必备的交流能力。

（2）训练原则

1）重视常用的原则：采用日常交流活动的内容作为训练课题，根据患者不同的交流水平，采取适当的方式，调动患者的兴趣及训练动机，并同时在日常生活中复习和体会训练的成绩，使其逐渐参与到日常交流活动中来。

2）重视传递性的原则：不仅仅用口语，还应会利用书面语、手势语、图片等代偿手段传递信息，以达到综合交流能力的提高。

3）调整交流策略的原则：治疗计划中应包括促进运用交流策略的训练，使患者学会选择适合不同场合及自身水平的交流方法。

4）重视交流的原则：设定更接近于实际生活的语境变化，引出患者的自发交流反应，并在交流过程中得到自然的反馈。

（3）内容：实用法的代表是交流效果促进法（promoting aphasia communication effectiveness，PACE），这是促进实用交流能力的训练的主要方法，是由 Davis 和 Wilcox 创立的，是目前国际上得到公认的促进实用交流的常用训练方法之一。

1）理论依据：在传统的言语治疗中，一般都要求患者对训练教材（刺激物）做出一定的反应，当有正确的言语表达时，进行反馈或强化。从日常生活中的交流情况来看，显然是不符合自然的。而 PACE 则是在训练中，利用接近实用交流的对话结构，信息在语言治疗师和患者之间交互传递，使患者尽量调动自己的残存的言语能力，以获得较为实用的交流技能。

2）适应证：适合于各种类型和程度的言语障碍者。

3）治疗原则：包括以下四个方面：①交换新的未知信息，表达者将对方不知的信息传递给对方；②自由选择交往手段，治疗时可以利用患者口头表达的残存能力，也可以运用书面语、手势、图画、指点等代偿手段来进行交往；③平等交换会话，责任表达者与接收者在交流时处于同等地位，角色交替转换；④根据信息传递的成功度进行反馈,根据患者的表现给予适当的反馈,以促进其表达方法的修正和发展。

4)训练方法:将一叠图片正面向下扣置于桌上,治疗师与患者交替摸取不让对方看见自己手中图片的内容。然后运用各种表达方式(如呼名、描述语、手势语、指物、绘画等信息)传递给对方。接收者通过重复确认、猜测、反复质问等方式进行适当反馈,治疗师可根据患者的能力提供适当的示范。

5)效果评分、注意事项、停止训练的标准:效果评分可采用交流效果促进法评分,见表14-2-5。

表14-2-5　交流效果促进法评分

内容	评分
首次尝试将信息传递成功	5
首次尝试信息未能令接受者理解,再次传递即获成功	4
通过语言治疗师的多次询问,或借助手势、书写等代偿手段将信息传递成功	3
通过语言治疗师的多次询问等方法,可将不完整的信息传递出来	2
虽经多次努力,但信息传递仍完全错误	1
不能传递信息	0
评估不能	U

6. 其他治疗方法　进入21世纪以来,有学者把以往用于肢体功能训练的一些理论和方法运用于失语症的治疗,如限制诱导失语症治疗(constraint - induced aphasia therapy,CIAT),研究显示,较以往的治疗方法有一定的突破,为失语症的康复开辟了新了路径。具体介绍如下。

(1)定义:CIAT是2001年Pulvermüller等遵循强制性使用运动疗法的原则,将此治疗方法引入慢性失语症治疗之中,近几年,已逐渐被完善和拓展至恢复期脑卒中失语症的康复治疗。CIAT使用大量、频繁的语言训练,促进了脑卒中患者在交际环境中的语言应用,也鼓励患者开发自身保留的语言和交际能力,从而帮助脑卒中失语患者重新获得语言功能。

(2)理论基础:限制诱导失语治疗与其在运动功能障碍患者中应用的"习得性失用"的形成及其矫正理论基础相一致(图14-2-2)。

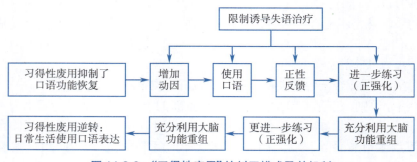

图14-2-2　"习得性废用"的纠正模式及其机制

(3) 具体方法：CIAT 是一种在小组形式下开展的强化形式失语症言语行为治疗，小组包括了 2~3 例患者和一名语言治疗师。按照参与者的失语症特征的相似性，以及严重程度进行分组；在 2 周内接受 30 小时（每天 3 小时）的治疗。在游戏形式的治疗环境中，参加者必须通过使用口语对某种物品的描述，来请求另一参加者给予图卡片，并理解其他患者或治疗师提出的要求。根据各个患者的交流能力，来选择与患者水平相适应的图卡。要求每个患者尽可能多地从其他患者手中获取与自己一致的图卡。治疗师定期向患者提供成功交流的反馈，以及引导、帮助和强化。

（丘卫红）

二、基于心理语言学的治疗方法

对于失语症康复来说，做出失语症分类诊断是远远不够的，更重要的是做出心理语言学评价，以了解语言加工过程中，哪个或哪些加工水平受损。随着认知心理学的迅速发展，认知心理学的理论被应用到失语症研究领域。21 世纪初，认知心理学的方法被推荐为临床实践标准。近几年来，在国内认知心理学的理论也被应用到失语症的检查与治疗中。一些语言病理学家根据语言加工模型试图解释正常和异常语言现象。语言障碍的各种表现被解释为语言加工系统的缺陷。因此，在失语症康复治疗前，通过临床检查提出语言受损的假设，再进行心理语言学检查，找出语言损害的内在机制，才能使语言治疗真正做到有的放矢。

例如认知心理学的图画命名主要涉及了 4 个水平，即语义系统、语音输出词典、语音输出缓冲和言语运动计划。失语症患者可以在其中一个或几个水平出现损害。

（一）语义系统

语义系统分为概念语义和词汇语义。概念语义是指每个事物存在着的语义表征，它是由一套相关信息组成。如"狗"的相关信息包括有"四条腿"，身上有"皮毛"，是"小宠物"，会"叫""吃肉"等。词汇语义是指概念已经被词汇化，如"狗"。在词-图匹配或命名测验时，如果只有一部分信息可利用，如没有"叫""吃肉"的信息，或概念语义与词汇语义的连接不强，则"兔子"或"猫"可能被激活。通过一些测验可以用来评价词汇语义。一种方法是给患者呈现一张图画，要求他判断一个语义相关词是否可以作为这张图的正确名称。听觉词-图匹配和视觉词-图匹配测验应用了这个原则，测验中含有语义干扰项，词汇语义缺陷会在测验中表现出来。由于涉及图画，因此词-图匹配测验必须使用高表象词。另一种方法可以通过使用表象性控制的词要求患者判断两个词的意义是否相同来确定。同义词中具体词和抽象词判断涉及了高表象词和低表象词，可以更好地检验是否存在语义缺陷。

（二）语音输出词典

语音输出词典存储着个体获得的有关词汇的读音，在图画命名时提取相应的词形语音表征。语音输出词典受损时，目标词的语音表征不存在，表现为"舌尖现象"，话到嘴边就是说不出来。词频对语音输出词典受损的鉴别有一定帮助。当语音输出词典受损时，图画命名测验的词频效应显著，即词的使用频率越高，命名的成功率越高。还可以采用同音字判断，要求患者判断几个字是否发音相同，该任务可以不经过语义，既经朗读的非语义通路，因此可以用于检验语音输出词典是否受损。

（三）语音输出缓冲器

语音输出缓冲器是语音的暂时存储器，并进行语音编码。其容量有限，受词长的影响。语音编码时需要生成韵律框架、构建槽、选择音段进行填充。在韵律框架生成中提取音节数量；槽的构建确定了词的音位数量和序列，并利用该信息进行音段选择与填充。这样词的单个音位以及它们的顺序依次被提取。该模块受损时，出现音位或音节替代、遗漏、置换，即音位性错语。语音输出缓冲器受损不会受到词频影响，但受到词长影响。该水平受损的患者将产生音位性错语，只要涉及词产生操作包括复述，都是如此。

（四）言语运动计划

言语运动计划即指定发音器官的运动目标（如圆唇、舌尖提高）。运动计划的基本单位是音位，每个音位系列有"恒定"的空间和时间赋值（在言语产生时提取感觉-运动记忆）。它具有发音特性，而不是运动特性。当言语运动计划受到破坏，言语速度减慢、语音歪曲含糊不清。

通过心理语言检查后，确定了语言加工受损的水平，即可制定语言治疗方案。语言产生过程中每一个阶段的损伤都能通过不同的治疗方案得到矫治。如果词汇语义受到损伤，便可以采用语义任务进行语义方面的康复训练；如果对语音形式的提取存在障碍，那就集中进行语音通达方面的康复训练；如果是语音编码阶段的损伤，就加强音位训练；如果伴有言语运动计划障碍，则同时进行口面肌运动和发音训练。总之，通过心理语言评价，可以帮助我们进一步分析和确定造成命名困难的语言加工受损的水平，可以充分显示命名困难产生的根源从而为命名困难受损的认知加工过程进行针对性治疗。

（席艳玲）

三、非侵入性脑刺激技术在失语症康复中的应用

（一）非侵入性脑刺激技术概述

各种脑损害如脑卒中、脑外伤以及神经退行性变导致的语言障碍，其障碍机制在于语言中枢或环路的受损或者退变，无法承担原有的语言和交流能力。除从行为学角度、针对语言障碍进行语言功能的训练-再训练，从而"自下而上"促进语言中枢或环路的重塑以及提高语言功能外，还可以通过应用直接调控语言中枢及神经环路的"自上而下"的技术来改善语言功能，例如非侵入性脑刺激技术（non-invasive brain stimulation，NIBS）。

非侵入性脑刺激技术常用的有重复性经颅磁刺激和经颅直流电刺激（transcranial direct current stimulation，tDCS）。此外，还包括经颅脉冲电刺激（transcranial pulsed current stimulation，tPCS）、经颅交流电刺激（transcranial alternative current stimulation，tACS）、经颅随机噪声刺激（transcranial random noise stimulation，tRNS）、经颅超声刺激（transcranial ultrasound，TUS）等。非侵入性脑刺激技术无创、无明显副作用、操作相对方便，随着近20余年脑科学尤其是脑成像技术的发展，对于脑功能障碍

的机制越来越了解，针对脑功能障碍神经机制的非侵入性脑刺激技术也得到越来越广泛的应用。

1. 非侵入性脑刺激技术　非侵入性脑刺激技术常用的有重复性经颅磁刺激（repetitive transcranial magnetic stimulation，rTMS）是在英国Shifield大学Anthony Barker教授1985年发明的经颅磁刺激（transcranial magnetic stimulation，TMS）基础上发展的。主要是通过线圈内的强电流产生的时变磁场，透过颅骨作用于下面的大脑皮质，产生感应电流，从而引起一系列生理生化和脑代谢改变，包括动作电位的产生，长时程增强（long-term potentiation，LTP）、长时程抑制（long-term depression，LTD）等变化。低频（≤1Hz）的rTMS可以降低神经细胞兴奋性，抑制皮质活动；高频（常>3Hz）rTMS则使神经细胞去极化，提高神经细胞兴奋性，增强皮质活动。因此，rTMS可以通过低频或高频双向调控脑皮质的兴奋性，促使受损后脑网络的重塑和功能重组，从而促进功能提高。

除高频、低频刺激模式外，rTMS还有一种特殊的刺激模式，即Theta（θ）节律刺激（theta burst stimulation，TBS），由50Hz的脉冲3个一组组成串，以每秒5个串（即5Hz）进行刺激。连续性的TBS（continuous TBS，cTBS）有抑制皮质兴奋性的作用，而间断性的TBS（intermittent TBS，iTBS）可兴奋皮质。TBS模式比一般的rTMS耗时短，强度更大。

rTMS的线圈多为圆形或8字形，圆形线圈刺激的范围大，整个线圈下面的皮质会产生与线圈内电流方向相反的感应电流，而8字形线圈相对聚焦，刺激的最强区位于线圈两个圆环交界点下面对应的脑皮质。用于失语症临床研究的rTMS多是8字形线圈。

rTMS的刺激强度多用运动阈值（motor threshold，MT）来表示。MT指能在目标肌肉诱发出运动诱发电位（motor evoked potential，MEP）或引起肌肉收缩所需的TMS最小刺激强度。根据MT测定时肌肉处于静息或主动收缩状态，MT分为静息MT（resting MT，rMT）和活动MT（active MT，aMT）。rMT指目标肌肉在完全放松情况下，连续10次TMS刺激中有5次或以上能产生50mV MEP的最小刺激强度，以机器最大刺激强度的百分比（%）来表示MT。

2. 经颅直流电刺激　经颅直流电刺激（transcranial direct current stimulation，tDCS）是利用放置在头皮上的正极（阳极）和负极（阴极）两个电极片产生的直流电透过颅骨影响脑皮质活动。尽管微弱电流不能直接引起大脑皮质神经元产生动作电位，但可以调整神经元静息膜电位的变化。tDCS正极提高其下部脑皮质的静息膜电位，产生去极化，可增加皮质兴奋性；负极降低对应的脑皮质的静息膜电位，产生超极化，抑制皮质兴奋性。从而tDCS可以通过选择正极或负极刺激靶区以达到促进或抑制皮质兴奋性的双向作用。因为tDCS不引起脑皮质直接"放电"（产生动作电位），相对于rTMS来说更加安全、副作用少。因接受tDCS治疗不像rTMS容易被患者感受到（头皮有感觉），故更适合做假刺激（放置电极，但若干秒后电流强度降为0而患者不知晓），方便设置对照组研究的实现。

rTMS和tDCS不仅可以引起即刻的脑皮质兴奋性变化，还可以通过多次干预使脑皮质兴奋性变化维持一段时间，例如20分钟的tDCS可产生90分钟的皮质兴奋性变化，从而较长时间改善功能。这与其产生类似 LTP 和 LTD 效应有关，这两者均与兴奋性氨基酸即 N- 甲基 -D- 天冬氨酸（N-methyl-D-aspartate，NMDA）变化有关。

非侵入性脑刺激技术除促进去极化产生动作电位或调控神经元静息膜电位以及产生 LTP、LTD 变化外，还可以通过改善血流、促进突触形成、加快脑源性神经营养因子（brain-derived neurotrophic factor，BDNF）等生成，从而进一步促进脑功能改善。

rTMS 和 tDCS 两种技术可以单独使用，也可以与其他康复治疗技术或药物相结合。尤其是 tDCS，可以和其他治疗同步进行。tDCS 电极固定在头皮后，允许患者做一定的运动、讲话和吞咽等活动，而且其操作时无噪声，可以同时做"在线"的康复训练。从而通过 Hebbian 理论（"一起放电，一起连接"）或类似 LTP 机制更好地促进脑功能重塑。而 rTMS 要求线圈与患者头皮保持不动，这种与其他康复干预同步"在线"的结合不如 tDCS 方便。

rTMS 和 tDCS 都是无创、无痛的，尽管可能较少会被刺激者感到轻度头皮痒、头痛、头晕、耳鸣、恶心等。rTMS 会有较大的噪声，少量患者不适应。但这些不适往往在刺激结束后较快消失。在高频条件下 rTMS 刺激患侧脑皮质有较低比例导致癫痫的可能。但按照规范进行操作也是安全的，尤其是低频 rTMS 和 tDCS。禁忌证：出血倾向患者、严重心脏病、严重高血压及严重的肝、肺、肾衰竭的患者；使用植入式电子装置的患者；有颅内感染或颅内肿瘤患者；有颅内血管金属支架植入者；严重的精神病患者、癫痫患者；孕妇等。

尽管 rTMS 和 tDCS 越来越广泛地应用于脑功能障碍的临床研究，但仍有很多问题尚未解决，例如干预的时间窗、最佳的刺激部位、强度、时间，以及与其他训练或药物的配合等，都需要进一步的大样本、随机双盲对照的研究来提供证据。

（二）非侵入性脑刺激技术改善失语的机制和策略

导致失语症的最常见原因是脑卒中。脑卒中导致局部语言神经环路受损，从而表现为听、说、读、写各方面的障碍。

非侵入性脑刺激技术促进失语症改善的效果好坏，有赖于我们对受损后承载着语言恢复的神经机制的了解，以及如何促进这些有利的神经机制，如促进有利的语言网络的重塑和功能重组。

局部脑受损后，对于脑功能重塑和功能变化的认识有三种观点，针对这三种观点来选择非侵入性脑刺激技术的干预策略。

第一种观点认为，局部语言中枢受损后，尽管坏死神经元目前认为不能再生，但病灶周围残留的语言环路以及周边原本不承担语言功能的环路将会发生重塑，即脱离了本来病灶环路对它的抑制，从而活跃起来并部分承担了受损脑区丧失的功能。

第二种观点认为，左半球语言中枢受损后，与之相对应的右半球同名区（例如右半球额下回的三角区）因为失去左半球语言区对其的跨胼胝体的抑制（即脱抑制，disinhibited）而过度兴奋，从而抑制了左半球病灶周围神经环路在语言功能恢复中的募集或承担作用，因此右半球语言中枢同名区的过度兴奋是起到妨碍语言恢复的作用。

这两种模型同"半球间竞争抑制模型"一致。

第三种观点认为,当左半球语言区受损时,左半球语言区周围环路以及对应的右半球同名区均是语言恢复的重要路径。右半球同名区的兴奋是对于左半球语言区功能丧失的代偿,是有利的。这种观点与"半球间代偿模型"一致。

目前非侵入性脑刺激应用于失语症主要是基于前两种观点,即基于"半球间竞争抑制模型"。因此,往往采用高频的rTMS(例如>3Hz)或正极tDCS刺激病灶周围,兴奋并促进病灶周围网络的重塑和功能重组从而承载着语言恢复。或者是采用低频的rTMS(例如≤1Hz)或负极的tDCS刺激右半球语言中枢对应的同名区,以抑制过度的兴奋,减少对病灶和周围神经环路重塑的抑制。目前也有报道把两种策略相结合,即左半球兴奋与右半球抑制相结合。尤其是tDCS有正极和负极两个电极,可以同时兴奋受损环路和抑制未受累半球对应的环路,有报道疗效优于单侧半球刺激。

基于第三种观点即"半球间代偿模型"的应用较少,即高频rTMS或正极tDCS刺激右半球语言中枢对应区,加强右半球对于丧失语言功能的代偿。

"半球间竞争抑制模型"与"半球间代偿模型"对于未受累半球如右半球的策略方向上是相反的(前者主张抑制,后者主张兴奋),两种观点长期存在着争议。目前比较合理的观点是,右半球语言中枢的同名区尽管能在左半球语言中枢受损后起到一定代偿作用,但因为其结构上的特点(例如右半球弓状束不如左半球的发展好),代偿的语言水平或效率不高。在左半球语言中枢受损不严重、病灶较小,即与语言相关的脑区或通路"结构保留度较高"情况下,受损脑区残留的语言神经环路及周围的代偿将会促进较高水平的语言恢复,因此主张应用"半球间竞争抑制模型"策略,即支持第一和第二种观点,"兴奋患侧、抑制健侧"。但如果左半球的语言中枢受损严重,"结构保留度"较低或几乎完全受累,代偿语言的能力则很低,这时右半球同名区的代偿就显得尤为重要,这时可以加强右半球的代偿,即应用第三种观点"代偿模型"的策略。因此,选择正确合适的刺激半球和靶点以及采用兴奋或抑制性干预,是非侵入性脑刺激技术成功调控大脑皮质兴奋性并改善语言功能的关键。

然而必须认识到,语言的加工是复杂的、双侧半球共同参与、动态变化的过程,患者的情况各不相同,如年龄、利手、病灶位置、大小,病程(例如卒中早期,尤其是损伤较重者,语言加工分布到右半球,但随着恢复,又重新回到左半球病灶周围。尤其是左半球损伤相对小的患者)、发病时语言障碍严重程度、失语症类型、对于失语症训练的疗效、双侧半球优势程度等各异,可能都会影响到非侵入性脑刺激的干预策略和效果。甚至是刺激的位置偏移少许作用都可能相反,例如有报道用低频rTMS抑制右半球的额下回三角区(BA45)可以改善失语症的命名正确率和速度,但略微向后刺激到额下回的岛盖区(BA44)并没有起到改善命名能力的作用,反倒使反应速度减慢。这可能与右半球的这两个脑区与左半球语言区或病灶周围神经环路的不同连接有关。可见语言受损和恢复的机制是非常复杂的,需要不断探索。

退行性神经病变导致的语言障碍如原发性进行性失语症(primary progressive

aphasia，PPA）的受损和重塑机制与脑卒中不同，它是脑神经网络的整体退变和全面功能减退，故不存在竞争抑制模型或代偿模型，因此策略上是以兴奋的干预为主，例如高频 rTMS 或正极 tDCS 刺激语言区。由于后者刺激的范围大，可能更适合这些患者。

随着脑成像技术，如血氧水平依赖的功能性磁共振成像（blood oxygen level-dependent functional magnetic resonance imaging，BOLD-fMRI）、弥散张量成像和纤维束示踪（diffusion tension imaging-tractography，DTI-DTT）、脑电图 - 事件相关电位（electroencephalography event-related potential，EEG-ERP）、以及神经网络及功能连接建模技术的发展，人们对于脑损伤后语言障碍及其重塑、功能重组的机制（包括刺激区的局部和相连的远隔区机制）越来越清晰，这样更有利于选择更加合适的刺激脑区、靶点和参数，包括多脑区的联合刺激，以及与针对性的其他康复训练相结合，从而使非侵入性脑刺激技术在语言障碍康复中变得更加准确和有效。

（三）经颅磁刺激在失语症康复中的应用

迄今为止，大多数 rTMS 治疗失语症的研究对象是脑卒中患者。常使用低频（1～3Hz）的抑制性刺激，作用于右半球与左半球受损语言中枢对应的同名区。每次刺激持续 10～30 分钟，治疗 10～20 天。刺激强度多是 80%～90% MT。语言改善的效果可以在刺激终止后维持数月。例如，低频 rTMS 刺激慢性非流畅性失语患者的右半球额下回后部（Broca 区同名区）10 天，可以改善患者物体的命名能力和自发言语，并维持 10 个月。

有 Meta 分析研究显示对右半球语言中枢同名区的低频性抑制，对于命名能力的改善优于复述和理解能力的改善。也有 Meta 研究表明低频刺激右半球额下回后部可以促进语言的恢复，表现在失语症严重程度、言语表达和理解几方面都改善。

这种对于右半球语言中枢同名区的抑制是遵循上述"机制和策略"部分的第二种观点，即右半球语言同名区的过度兴奋抑制了左半球受损语言环路的恢复，对于这种过度的右半球兴奋的抑制可以给左半球受损语言区带来恢复并重获语言能力的可能性。当然，失语患者右半球的脑区激活不一定都是有害的，上面提到对于右半球额下回三角区（BA45）的抑制是有利的，但对于额盖区（BA44）的抑制则有害，说明了后者在失语后起到有利的代偿作用，不应抑制。因此，在选择 rTMS 抑制刺激的靶点上要有所考虑，需仔细观察初期效果及时调整方案。

当然，也有研究是针对第一种观点，即直接用高频 rTMS 促进受损语言中枢周围神经环路的重塑或修复。例如有研究用 10Hz 的 rTMS 刺激慢性失语患者的左额下回后部，可以促进复述和命名能力。这种改善在刺激干预后持续 4 个月。

除高频 rTMS 外，也有应用兴奋性的 iTBS 模式刺激左 Broca 区，结合语义训练从而改善语义流利性，并伴有 fMRI 的左半球额顶颞语言区的激活增加。另有研究表明 iTBS 刺激左半球导致语言功能改善的同时被刺激的脑区周围的白质束整合度有所提升，可见这种兴奋性的 iTBS 刺激模式促进了纤维束的恢复。也有研究结合了两种 TBS 模式，在右半球语言中枢的同名区施加 cTBS 后，即刻在左半球语言中枢施加 iTBS，治疗 15 天，发现对于慢性卒中后失语患者的听理解、复述、自发言语、言语流畅度以及命名能力均有改善作用，疗效维持 2 个月。这种

TBS干预模式缩短了每次治疗的时间。

也有研究基于上述"机制和策略"部分的第一和第二种观点的整合,即应用20Hz的高频rTMS刺激左半球Broca区,用1Hz低频rTMS刺激右半球Broca区同名区,可以促进语言功能改善并持续2个月。

尽管rTMS改善失语症大都以抑制未受累非优势半球的过度兴奋、促进受累语言神经环路的修复或两者结合的方式。但也有极少报道在左额下回进行抑制或在右额下回进行兴奋的报告。

目前基于第三种观点的高频rTMS兴奋右半球语言中枢同名区以改善语言功能的报道较少。例如在右半球Broca区的同名区进行10Hz的rTMS治疗,发现较相同部位进行1Hz刺激及无刺激对照组的语言功能恢复更好,可能与患者Broca区损伤较重无法代偿,而求助有右半球同名区的功能重组有关。也有应用iTBS刺激右半球来改善失语症语言功能的报道。

rTMS改善失语症的报道大都是亚急性期和慢性期患者,尽管有报道亚急性期介入比慢性期介入效果更好,还需要进一步研究。对于rTMS治疗失语症患者的效果还需进一步研究。

(四)经颅直流电刺激在失语症康复中的应用

tDCS改善失语所依据的策略和机制与rTMS是类似的,主要也是基于上述"策略和机制"部分的第一和第二种观点,即遵循"半球间竞争抑制模型",抑制右半球过度兴奋和促进左半球受损恢复。

tDCS治疗失语症,基本上是把刺激电极放置于左半球语言区或右半球语言中枢的同名区,而另一参考电极放置在对侧眶上部或对侧肩部。

tDCS的强度大都是1～2mA,每次治疗10～20分钟,连续5～20天。研究基本上都设有伪刺激组,即开机后几十秒将机器的电流强度逐步调至0,但患者感知不到。

有证据表明把tDCS的正极放在左半球语言中枢进行兴奋或负极放在右半球语言区同名区进行抑制可以改善慢性非流利性失语患者的言语表达能力。

有研究用正极刺激左额叶皮质5天接着5天伪刺激,刺激同时做计算机设置的命名训练。发现与伪刺激相比,tDCS正极刺激左额叶显著改善了命名的准确性。也有报道tDCS正极刺激慢性和亚急性期失语症患者左半球,较伪刺激相比,可显著改善图片命名和听理解能力。tDCS正极刺激患者的左半球外侧裂后部(posterior peri-sylvian region,PPR)改善命名能力,正极刺激左顶叶改善书写功能,正极刺激左Broca区改善言语失用患者的复述、朗读能力。

也有通过tDCS的负极抑制右半球Broca区同名区的兴奋性,与伪刺激相比,发现可以显著改善图片命名能力。也有报道负极tDCS刺激右PPR改善听理解能力。这种策略的疗效与两种因素有关,一种是左右半球间的平衡性,一种是左半球弓状束的完整性。当左右半球间失衡但左弓状束结构相对完整时,tDCS抑制右半球改善语言功能效果最好。因为左右半球失衡幅度大,这种向新的平衡的调控才更有意义,也说明了右半球对于语言恢复的阻碍作用起作用。而弓状束的完整性是与复述、命名以及整体的言语表达能力有关的。如果右半球语言同名区的兴奋性本来不高,则抑制它产生的语言改善可能不大,因此这种策略存在不同患者间的不一致性。可以通过 tDCS 抑制右额叶同时"在线"进行语言功能的评估,判断该刺激是否对语言功能有即刻的改善作用。

类似 rTMS 的第一和第二种观点整合的策略,有研究发现正极兴奋左半球 Broca 区,同时负极抑制右半球 Broca 同名区可以显著改善语言表现。

应用第三种观点即"代偿模型"的研究较少,但个别研究发现对于右额下回的正极兴奋性 tDCS 可以改善言语的流利性,包括 tDCS 刺激右额下回与旋律语调治疗(melodic intonation therapy,MIT)相结合优于单纯 MIT 疗法,以及正极刺激右颞顶交界区结合命名训练由于单纯命名训练。这种情况适合左半球语言区严重损害,需要寻求右半球代偿通路的患者。tDCS 可以促进右半球语言环路的活性和突触可塑性,结合行为训练,更有利于语言训练效果的形成和巩固。

对于 tDCS 应该在行为学训练前、中还是后,存在争议。有观点认为在训练前和中进行 tDCS 可以提升训练的表现,而在中、后刺激,可以巩固行为学训练的效果。目前倾向于在行为学训练中即同时进行 tDCS,既有利于训练时的表现也有利于训练效果巩固,这样也节省治疗总时间。

有研究显示,正极兴奋右半球 PPR 导致听理解能力(听觉词-图匹配任务)下降,而命名能力无变化,认为听理解更多依赖于左半球腹侧流环路,当左半球语言区加工时,非语言区处于抑制状态,才能保证语言加工的准确和有效。tDCS 刺激右 PPR 时,兴奋了右半球,造成右半球的"过度激活",从而干扰了左半球的加工,造成语言任务错误增多,效率降低。但右侧 PPR 区兴奋性刺激并未降低图命名成绩,其原因可能与图命名涉及了左侧额、颞、顶多个语言区的加工有关。因此,兴奋性刺激右 PPR 区干扰了左侧颞顶区的加工,对图命名的整个语言加工网络的干扰还不够强,对图命名的成绩影响不如对听理解的影响显著。

有个别报道左额下回或左额颞区负极抑制来改善语言功能如命名能力的。认为 tDCS 电极片较大,可能负极抑制了对病灶周围语言网络起到抑制作用的皮质内中间神经元,从而使病灶周围语言网络兴奋性增加。即抑制了左半球的不利因素。

对于不同的病灶位置、大小,以及不同恢复期的患者,tDCS 正极和负极所放置的位置不同,效果持续的时间也各不相同。tDCS 对于脑卒中研究的患者大都是慢性期或者部分是亚急性的。有研究提示 tDCS 对于慢性期的失语症患者的语言促进优于亚急性期,但需要进一步的研究去证实。

为了确定最佳的 tDCS 刺激的脑区靶点和模式,除了借助 fMRI 提供语言加工任务时最强的激活区信息外,目前也有研究借助 TMS 诱发的脑电电位变化即 TMS-EEG 或 TEP(TMS evoked potentials)来反映所采取的 tDCS 是否合理有效,如果 tDCS 干预后反映语言功能的 TEP 增强,则继续应用此方案,否则需更换其他刺激方式已达到期待的 TEP 出现。

(五)非侵入性脑刺激技术在神经退变导致的失语症中的作用

对于神经退变性疾病导致的失语症如 PPA 的干预,脑重塑机制和采用的策略是与上述针对脑卒中导致的失语症是不同的。PPA 是包括语言区在内的两半球广泛性的脑区退行性改变。当然,有些患者语言区可能退变的更严重一些。例如健康人在语言加工时可以激活左额叶的腹侧（语法加工区）和背侧（工作记忆区），但非流畅性失语法型PPT（non-fluent agrammatic variant of primary progressive aphasia，naPPA）仅激活左额叶背侧部分。这一方面表明naPPA患者的脑激活异常和非流畅性失语法的临床表现一致，另一方面说明naPPA患者应用残留的左半球（背侧部分）进行语言产生，而不是右半球。因此，同脑卒中失语症患者可能把语言功能转移到其他网络不同，PPA依然使用原本具有语言功能但逐步在退变、减弱的脑区。这就说明治疗策略是促进和兴奋这些病理性退变的脑区比较有利。这种促进语言功能的神经调控与渐进性的神经退变是一种竞赛，有效性在于促进了广泛的代偿性的脑重塑增加，使已经存在彼此连接但开始出现退变的语言网络能够变得相对强一些。因为tDCS的空间分辨率低，影响的脑皮质范围大，故似乎更适合这种广泛性激活的需要。

因此，不像脑卒中失语症患者常借助低频抑制性rTMS作用于右半球语言中枢同名区，PPA常使用高频rTMS（>5Hz）作用于左半球退变的语言区。例如高频rTMS刺激左前额叶皮质可以获得持续性的动词产生的改善，说明促进了退变的语言区网络的加工过程。高频刺激Broca区以及左背外侧前额叶，PPA患者句子产生能力增强。也有报道高频rTMS刺激左半球和右半球背外侧前额叶改善非流利性PPA动作命名能力。目前rTMS治疗PPA的报道较少。

tDCS治疗PPA的报道也不多，主要是用正极兴奋左半球，以提高退变的、但仍存在的左外侧裂周的语言区活动。有报道上午采用tDCS正极刺激左外侧裂后部区，下午正极刺激Broca区，引起非流利性PPA患者的听觉词汇理解、图片命名和词汇朗读和复述均有所改善。也有研究表明，对于PPA患者的拼写功能，tDCS正极刺激左额下回结合拼写训练的效果优于单独拼写训练。目前尚未见用兴奋性tDCS刺激非优势半球（右半球）来改善PPA患者语言功能的。

除了rTMS和tDCS外，经颅交流电刺激（tACS）和经颅随机噪声刺激（tRNS）都对网络重塑有一定作用，其在PPA患者的应用也值得深入研究。

（单春雷）

学习小结

本章介绍了失语症的评估和治疗技术。失语症评估主要介绍了标准化和非标准化的评估方法，以及失语症的严重程度评估。失语症治疗主要介绍了传统治疗技术（如Schuell刺激法、阻断去除法、限制诱导的失语症治疗、旋律语调疗法等），基于心理语言学的治疗方法，另外还对非侵入性脑刺激技术在失语症康复中的应用做了介绍。

扫一扫，测一测

第十五章 自发言语障碍的评估和治疗

学习目标

- 了解自发言语障碍产生的机制。
- 熟悉自发言障碍的定义。
- 掌握自发言语障碍的临床表现；自发言语障碍的评估方法；常用的自发言障碍治疗方法。

语言是人们进行信息传递、思想沟通的主要方式，而自发言语则是语言沟通的核心，是人们综合运用语言能力的体现。在语言康复治疗中，掌握自发言语障碍的临床表现、产生机制、评估和治疗方法，对提高患者的综合运用语言能力，有效、恰当地传递信息十分关键。

第一节 自发言语障碍概述

一、自发言语的概念

自发言语（spontaneous speech）在广义上指口语，其产生是将说话者头脑中要传达的意义转变为声音，能让听话者听到，这些声音由具有句法结构的语音序列构成。

自发言语的产生包括两套主要信息编码和转换活动。其一是从思想代码到语言代码的转换，说话者应用语言知识将他所表达的意义进行编码，使其转化为具有句法和语音结构的语言信息。其二是从语言到生理的、运动代码的转换。为了发出语句的声音，说话者必须把语言转换成一套运动指令。首先，进行语音编码：音韵编码模型由三个模块构成：即韵律框架生成、槽的构建和音段选择与填充。在韵律框架生成中提取音节的数量和词汇重读（汉语可能是声调）信息；槽的构建确定了词的音位数量和音位序列，并把信息传递给音段选择与填充。这样词的单个音位及它们的顺序依次被提取。韵律信息包括音节数和重读信息与音段信息即详细的音位选择和音位序列联合加工，形成词的音节。产生的音系音节（phonological syllables）被用来激活心理音节库（mental syllabary）中的语音音节（phonetic syllables），这些指定的语音音节用以控制发音所必需的发音运动。由于韵律框架生成决定了音节数和重读形式，当该模块出现障碍，就会产生音节赘加、遗漏或重读错误；槽的构建决定了音位数，其功能受损表现为音位的赘加或遗漏；音段选择和填充负责音位的提取和音位的排序，其功能受损表现为音位替代、后滞、逆同化和位置置换。其次，制订言语运动计划，即指定发音器官的运动目标（如圆唇、舌尖抬高）。运动计划的基本单位是音位，每个音位系列有它的空间和时间赋值，在言语产生时提取感觉-运动记忆，它们使本体感觉、触觉、听觉印迹与学过的音位联系而形成。该运动计划是按音位系列顺序发生，它具有发音特性，而不是肌肉特性。言语运动编程时对实施运动计划的特定肌群发出命令，即将运动计划信息转换成一系列神经冲动，这些神经冲动使恰当的肌肉在恰当的时间收缩。言语运动编程涉及发音器官的运动系列的选择、排序和激活，它限定了肌肉收缩的程度、收缩的位置、收缩的时间和收缩的序列，从而决定了肌肉的张力、运动方向、力量、范围、速度、关节的灵活性和协调性。目前有心理语言学家认为言语运动计划受损是造成言语失用症的原因。执行提取的运动计划出现问题，产生的错误发音不流利，可以与言语失用症等同。

一般认为，自发言语的产生过程如下：

（1）构思阶段：说话者根据自己的目的在头脑中产生要表达的思想，确定说话的内容。

（2）转换阶段：说话者用语法规则将所要表达的思想转化成语言信息。说话者为了表达思想必须选择适当的语言形式，要对内部的抽象命题表征进行语言编码，使它转换成语言信息。对每一个成分选择适当的词汇项目，规定语法范畴，分配相对位置，引入词缀和功能词，给出语调形态。

（3）执行阶段：将头脑中的语言信息，变成口头语言的过程。言语生成系统输出的是一系列连续的声音，在言语生成的最后阶段，系统要通过各个发音器官的运动，产生句子的语音。几乎所有的失语症患者都在言语产生上发生障碍。不同阶段出现的障碍，具有不同的临床表现。当转化阶段受损时，可以表现为找词困难或语句构成困难；当发出动作指令有困难时，则不能对言语动作进行正确排序，表现为言语失用症。失语症患者的言语产生障碍即自发言语障碍。从临床上看，失语症患者的言语产生障碍的性质、类型及严重度有很大差异。这种差异反映了语言产生过程中，不同环节受损，以及有关感觉反馈系统的任一部位损伤或受到干扰，都会发生不同特点的言语障碍。

故上述任何环节出现问题都可能出现自发言语障碍（spontaneous speech disorder）。

二、不同类型失语症的自发言语障碍特点

（一）Broca 失语症

Broca 失语症患者听理解和阅读理解得到相对保持，因而语义系统本身相对完好。其最突出的障碍就是口语表达，自发言语不流利，呈现电报式语言；可伴有命名、朗读、复述和书写受损。

在内容方面，轻度患者口语略不正常，偶尔出现漏字、漏词现象，严重患者则可能完全说不出话。常见的情况是，Broca 失语症患者语量少、短语短，甚至一字一句，也就是常说的电报式语言。

Broca 失语症患者语音障碍和语法障碍明显，但也有不少病例出现语音或语法障碍，即语音和语法障碍在 Broca 失语症患者身上可以分离。语音障碍可伴有构音障碍。语法障碍主要表现为语法缺失，如表达时常漏掉功能词，保留实词。在其进行复述时，往往只复述句子核心意义相关的实词。

（二）Wernicke 失语症

Wernicke 失语症虽然说话流利，但往往是错语、空语。有时表现出强迫语言，需要制止才能停止说话。在内容方面，缺乏实质性词或有意义的词语。会表现出语义性错语或新语。部分患者在初起病时会有病感失认，可能跟言语监控异常有关。

（三）传导性失语症

传导性失语症患者虽然言语流利，但存在内容上的障碍，表现为音位性错误、找词困难，偶有语义性错语。传导性失语症患者找词困难，往往用虚词如"这个""那个"等代替实词。找词困难还会带来表达停顿。因为音位性错误明显，语音错误被检测后尝试纠正，也会带来停顿。

（四）经皮质失语症

1. 经皮质运动性失语症复述基本正常，但自发言语不流利，语量少，但可有完整句子，且句子意义可理解。患者常常启动言语困难，不能独立地进行陈述，接受语音提示后可以对一些经常背诵或非常熟悉的内容进行回忆。

2. 经皮质感觉性失语口语流利，但自发言语信息量低，找词困难，常有语义性错误、新语，强制性模仿，语法障碍（如言语杂乱）。

3. 经皮质混合性失语言语不流利，找词困难，自发谈话少，常需要语音性提示。

（五）完全性失语

完全性失语患者口语表达严重损伤。口语常限于单音节或单词，言语刻板，信息量低，语法障碍明显。

（六）命名性失语

命名性失语患者通常话语空洞，信息缺乏，实词常被不相关词代替，语义性错误明显。言语流利，但常有停顿。

（樊　红　朱祖德）

第二节　自发言语障碍的标准化评估

自发言语障碍的标准化评估中的重要组成部分是自发言语的评估。其包含两个亚项：①信息量（information content）和流畅度；②文法完整性和错语（fluency grammatical completeness and paraphasia）。另外，自发言语与患者的沟通技能息息相关，所以在评估中应该从关注到患者的沟通意愿、沟通态度、生存质量、与家庭成员及照顾者的关系、家庭成员的愿望、心理状况，心理状况及融入家庭和社会的情况等方面进行评估，从而获得自发言语障碍患者较全面的资料。了解到患者的心理状况，是否有沟通的动机和意愿；家庭成员的意愿、态度及心理状况，是否也存在焦虑或抑郁状态；照顾者的情况；家庭的经济状况；患者在家庭中及在社会中的地位；是否能够生活自理及自理程度等等。通过详细的评估才可以获得准确的信息，为进行治疗打下基础。

下面就以 WAB 量表中第一大项自发言语的评估为例详细介绍自发言语的评估（在第十四章失语症评估和治疗技术章节曾经大致介绍过）（见图 14-1-1，表 15-2-1，表 15-2-2）。

表 15-2-1　自发言语中的信息量检查

项目	内容
问题	问题 7 个，图画 1 幅（见图 14-1-1）；录音机 1 个；记录纸、笔 （1）你今天好吗？ （2）你以前来过这里吗？ （3）你叫什么名字？ （4）你住在哪里 （5）你做什么工作？ （6）你为什么到这里来？ （7）请你告诉我，你在这画中看到了什么？
评分标准	0 分：完全无内容 1 分：仅有一点不全反应，如说出姓或名等 2 分：前 6 问中，对 1 问反应正确 3 分：前 6 问中，对 2 问反应正确 4 分：前 6 问中，对 3 问反应正确 5 分：前 6 问中，对 3 问反应正确，对图画也有些反应 6 分：前 6 问中，对 4 问反应正确，对图画也有些反应 7 分：前 6 问中，对 4 问反应正确，对图画至少有 6 项说明 8 分：前 6 问中，对 5 问反应正确，对图画有不够完整的描述 9 分：前 6 问都反应正确，对图画几乎能完全地描述，即至少能命名出人、物或动作共 10 项，可能有些迂回表现 10 分：对前 6 问及图画反应正确。有正常长度和复杂性的描述图画的句子，对图画有合情合理的完整描述

表 15-2-2　自发言语中流畅度、文法能力和错语的检查

项目	内容
问题	问题 7 个，图画 1 幅（见图 14-1-1）；录音机 1 个；记录纸、笔 （1）你今天好吗？ （2）你以前来过这里吗？ （3）你叫什么名字？ （4）你住在哪里 （5）你做什么工作？ （6）)你为什么到这里来？ （7）请你告诉我，你在这画中看到了什么？

续表

项目	内容
评分标准	0分：完全无词或短而无意义的言语
	1分：以不同的音调反复说刻板的言语
	2分：说出一些单个的词，常有错语，费力和迟疑
	3分：流畅反复的话或咕哝，有极少量杂乱性失语（jargon）
	4分：踌躇，电报式言语，大多数为一些单个的词；常有错语，但偶有动词和介词短语，仅有"哦，我不知道"等自发言语
	5分：电报式的有一些文法结构的较为流畅的言语，错语仍明显，有少数陈述性句子
	6分：有较完整的陈述句，可出现正常句型，错语仍有
	7分：流畅，可能滔滔不绝，在6分基础上可有句法和节律与汉语相似的音素杂乱性失语，伴有不同的音素错语和新词语
	8分：流畅，句子常完整，但可与主题无关，有明显的找词困难和迂回说法，有语义错语，可有语义杂乱性失语
	9分：大多数是完整的与主题有关的句子，偶有踌躇或和错语，找词有些困难，可有一些发音错误
	10分：句子有正常的长度和复杂性，无确定的缓慢、踌躇或发音困难，无错语

自发言语评估需遵循第十四章康复评估和治疗技术中的评估原则和注意事项。

在自发言语评估过程中还需要言语语言康复师充分注意问诊技巧，关注患者的文化背景，选择患者能够接受的语言表达方式，使谈话能够顺利地进行下去，而不因为言语语言康复师的无意"冒犯"使话题中断，或僵持、甚至冲突。如询问患者姓名。很多同学实习，初到临床，常常会带一些口头语如"你知道"等。"你知道你叫什么名字吗？""你知道……"这样的问话往往使谈话很不愉快。或者运用学术语言，使患者不理解。如"听我指令……""跟我复述……"这样的指导语使患者很茫然，更不能最大限度地了解到患者的真实语言水平。

（樊　红）

第三节　自发言语障碍的治疗

自发言语是个体在经过一系列复杂的组织过程而产生的，也是日常生活交际语言能力的综合反映。自发言语不仅涉及内容、形式，而且还与言语使用密切相关。因此，自发言语治疗要关注其所产生的语义信息、语音内容、语法使用情况，以及语用是否契合语言使用的社会规则。自发言语大致上需要经过言语组织、词汇选择、语音编码、语音执行和监控等过程。而言语组织、词汇选择与语言内容、语法使用、语用特征使用与自发言语关系最为密切。只有在语义系统相对完好的情况下，才能够进行构建合适的言语组织。但前者仅仅为必要条件，也就说即便语义系统完好，也可能出现言语组织混乱、错语等现象。语音编码与言语执行、监控障碍往往与语音错误相关。有部分患者会否认自己语音错误，这与言语监控障碍相关。

自发言语是最能够体现语言综合能力的部分,它是语言交流的核心。其治疗既要关注语言的解剖、生理学基础,更要了解语言交流的心理学基础。语言交流的心理过程是从最初的表述动机,经过表述的语义初迹,内部语言,扩展到外部语言。理解话语的心理过程是从感知对方扩展的外部语言即从词、句到话,分出话语的主要思想,然后理解话语的整个意思。语言交流中各个环节都有复杂的心理变化,会影响现实的交流情况。影响语言交流的心理因素包括交流角色关系、交流循环关系、交流欲望、交流者的地位、交流环境等。其中任何环节出现障碍都会引起自发言语的异常表现。故在自发言语治疗过程中随时贯穿这一整体的观的理念(图15-3-1)。

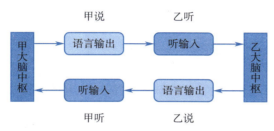

图 15-3-1　甲乙交流的角色变换示意图

自发言语障碍的治疗过程,是一个语言能力综合训练的过程,在此过程中融入 ICF 的理念,把提升个体的沟通能力与社会参与度作为宗旨,所有的治疗设计都要围绕这一宗旨进行。在治疗设计和实施过程中既要重视失语症的治疗方法的运用,也要时刻关注对言语表达具有重要影响的心理因素。治疗设计还应根据不同的个案,设计若干情景,融入所学的各种适当的不同的治疗策略和方法。

一、自发言语障碍的治疗方法

自发性言语的治疗可以根据患者的严重程度进行分类治疗。重度患者治疗参照完全性失语的治疗。中度患者:以听理解障碍严重的参照 Wernicke 失语症的治疗;以表达为主要障碍的参照 Broca 失语症的治疗。轻度患者可以选用以下治疗方法。

(一)限制诱导失语症/语言治疗

限制诱导失语症/语言治疗(constraint-induced aphasia /language therapy,CIAT 或 CILT)该疗法的效果,对于慢性期失语症患者,在语言功能的改善和个人的日常交流能力方面可能与语言传统治疗方法有同样的效果。CIAT 治疗与 PACE 治疗相比,既能够提高失语症患者的对抗性词汇恢复,也可以提高卒中引起的其他语言障碍问题。

在卒中患者治疗过程中,强迫使用患侧肢体已经成为一种范式,尤其是对于上肢远端肢体而言。而这一范式也已经被引进并发展为语言功能治疗的一种范式。对于慢性失语症患者,由于绘画和手势的运用是他们的沟通渠道,且这也是最容易使他们通过最少的努力就可以达到的水平或者是运用他们所知道的那些最容易产生的口语进行沟通。

CIAT 治疗需要遵守以下三个原则：①使用短时间间隔高强度的训练；②运用约束，迫使患者去执行那些他们通常回避的行动；③治疗着重于日常生活相关的活动（行为相关性）。

（二）计算机辅助治疗

计算机辅助治疗（computer-based aphasia therapy，CBAT）是指通过设定的计算机程序用以提高患者的语言能力和沟通技巧。计算机辅助治疗可以在短时间内提高词的提取能力，但是与标准化语言治疗相比并不能长期提高语言功能和词汇的检索能力。在此治疗过程中，有一些失语症患者还需要训练有素的志愿者帮忙，才能完成计算机训练项目。在提高社交能力和语言功能方面，与标准化语言治疗相比，其作用是有限的。随着技术发展，新一代的计算机辅助治疗方案的升级换代也许能够更好地解决上述不足。

（三）教育研讨会

教育研讨会（educational seminars，ES），是给失语症患者及其家庭成员和照顾者开展有关失语症相关知识的教育研讨会。这不但有助于提高患者家庭成员关于失语症方面的知识水平，而且也有利于调整家庭关系和促进患者参与社会。

（四）基于社区的治疗和失语症同伴的训练

基于社区的治疗和失语症同伴的训练（community-based therapy，partner training and group therapy）二者皆被认为是慢性期失语症患者进行长期治疗的有效方法。对患者及其家人的教育，在提高失语症患者在家庭的交流能力和社会的参与能力过程中都扮演者重要角色。

（五）基于社区的治疗

基于社区的治疗（community-based language therapy，CBLT），在此要充分考虑到是为提高患者的语言功能水平创造的一个被约束的"真实世界"，借此使患者向真实社区过渡。从而提高患者的社会参与度。但这种方法的作用也是有限的。

（六）小组治疗

小组治疗时，志愿者参与在小组治疗中。在此过程中，患者在沟通与语言方面的都会得到提高，同时还会会收获到 SLP 治疗外的额外效果，因为志愿者更接近社会的真实社交人群。

（七）韵律音调疗法

韵律音调疗法（melodic intonation therapy，MIT）对治疗失语症是有益的，但其疗效没有比标准化语言治疗（standard language therapy）更好。

音乐与言语的产生被认为存在共享的神经通路。歌唱可以减少词汇表达清晰度对左半球的依赖程度；音节的延长使拖长的尾音增加了流畅性，而且也增强了患者区别音位的能力。基于音乐治疗的有节奏的节拍，可能与右半球的感觉运动网络相关。它能够提供一个口语产生推动力，而且还有助于听觉-运动的连接。

基于音乐对语言障碍的治疗有许多的治疗方法，其中最突出的是韵律音调疗法。这种基于音乐的治疗方法包含两个主要组成部分：旋律音调（歌唱）和言语表达有节奏的节拍。还有其他音乐组成部分，如韵律、节奏、强弱法、速度等。此外，还应注意歌唱歌曲的熟悉度和音乐相关的言语表达。变化的歌唱的提示线索作用,讲演的韵律线索作用和口腔的运动技巧训练都非常重要。

(八)传统的经典的失语的治疗方法

传统的经典的失语的治疗方法如:Schüell 刺激疗法、交流效果促进法等治疗方法皆适用于自发言语障碍的治疗。

(九)功能性交际治疗方法

功能性交际治疗方法(functional communication therapy,FCT),该方法侧重于日常的交往活动和信息交流,目的是将患者由封闭式治疗室逐渐转移到室外,或社会环境中去,充分利用各种沟通形式和任何未受损的能力来加强沟通效果。

二、在功能性交际治疗活动中应注意的问题

减少医务人员在功能性交际治疗活动中控制作用的6个原则。

1. 应让患者彼此相互作用,强化每个患者的独立交流。医务人员不作为主要参与者。医务人员的作用在于:在有必要时帮助患者并记录相关资料。

2. 活动的设计一定要使交流是必需的,而不是让患者做些什么或谈论这些活动。

3. 活动环节的安排要使患者能够彼此传达新的信息。

4. 要避免由某一患者完全支配一个的话题局面。最好的设计应是多个患者轮流传递信息,以便听说机会均等。

5. 好的活动要设计应该是用多种不同的交流形式都能够进行信息的传递。

6. 活动内容应该是患者认为简单而且熟悉的。这样可以尽可能避免在治疗活动中因需给予补充指示或由作业性质造成的障碍使活动过多地中断而导致时间的延迟。

(樊　红　朱祖德)

学习小结

本章主要阐述了关于自发言语障碍的概念、产生机制,详细讲述了自发言语障碍的临床症状、自发言语评估方法和几种常用的治疗方法。同时强调在功能性交际治疗活动时应该注意的问题。

扫一扫,测一测

第十六章 听理解障碍的评估与治疗

学习目标

- 了解听理解的解剖路径。
- 熟悉影响听觉语言刺激的因素。
- 掌握听理解障碍与听力损失的区别、不同失语类型患者的听理解障碍特点以及听理解障碍的评估和治疗方法。

听觉传导通路为声波通过人耳传入大脑后,特定功能区对其加以整理、分析和译码,从而理解其语义的过程。即声波通过人的耳郭进入外耳道,通过鼓膜与听小骨经过前庭窗进入内、外淋巴液,经螺旋器(Corti 器)感音后上传至耳蜗核、上橄榄核,再通过下丘传至内侧膝状体,经听神经传导到颞叶皮质——颞横回及其他大脑皮质区的过程。该过程是听理解(auditory comprehension)的基础和前提。语言的听理解是一个复杂的解码的过程。在听理解过程中,经过语音感知、词汇识别、语义分析、句法分析、语义图示和意图推导等主要环节。需要外周器官(如耳)及中枢神经系统(如大脑)的共同配合,若任何一环节出现问题,均会引起听理解障碍。

本章主要介绍不同失语类型患者的听理解障碍特点、听理解障碍的评估和治疗。

第一节 听理解障碍概述

听理解障碍(auditory comprehension disorder)是听觉传导通路的解剖路径中颞横回以后受损,不是由于听不到声音所产生,而是表现为语音辨识障碍和语义理解障碍,即虽然可以听到声音,但是却无法正确辨别音素、音调,或者不能理解听到的语音所表示的意思。例如,有人在说话,可以转向说话人,表示他听到了声音,但是却无法正确辨识 /b/ 与 /p/("大包"与"大炮")等,或者是不知道听到的"大炮"是什么意思。而"听力损失"则是解剖路径中颞横回以前受损,其特征是听不到任何声音或者听到的声音很小无法识别。听理解障碍是失语症患者的常见症状之一,大多数失语症患者都存在不同程度的听理解障碍。听觉作为语言的输入通道之一,听理解在失语症的康复训练中具有十分重要的地位。

一、运动性失语症患者的听理解障碍特点

听理解的受损程度与病程和失语症严重程度密切相关，Broca 失语的听理解障碍具有以下特点：

1. 在音调水平患者听理解基本正常，音素辨别较好。

2. 患者不能掌握连续、多个信息，可逐个指出检查者说的一个一个物品，但不能按顺序指出多个物品。另外，患者只能理解常见的、牢固掌握的意义，对抽象词的理解差，实质词理解比功能词好。

3. 可以理解结构简单、内容熟悉的句子，但对有语法结构词的句子理解困难，如"被""比""在上"等，因此对"马比狗大"可能判断为不对。研究发现此类失语患者有典型的"施事（agent first）"效应，患者只能按照词序理解句子，例如：他们可以理解"小孩追小鸟"，但不能理解"小鸟被小孩追"。

4. 对语篇的理解中，如果语篇组成句子是简单句，则理解较好，甚至比单句中有复杂结构的句子理解更好。同样，患者在理解隐喻、转义时也会遇到困难。

二、感觉性失语症患者的听理解障碍特点

（一）Wernicke 失语症

1. Wernicke 失语症患者在听理解方面存在两种情况：①音位理解障碍，但这不是 Wernicke 失语症患者特有的症状；②词义理解障碍，患者不能辨认词义，往往造成词义异化或词义含混，这是此类患者主要的症状。有研究发现该类失语症患者中听理解有特殊范畴语义障碍，尤其是听理解障碍严重的 Wernicke 失语症患者，对物品（实物和图）和动作的理解稍好，而对颜色和身体部位的听理解最困难。

2. 患者不能理解词汇的词义结构，却仍能把握话语的韵律特征及其意义，因此他们回避理解词义，却能把握话语的总体结构，进而猜测话语的总体意思。这种障碍也表现在对语法句和语篇的理解过程中。

3. Wernicke 失语症患者在某种程度上还保留理解动词句法搭配关系的能力。

（二）经皮质感觉性失语症

经皮质感觉性失语症患者口语理解严重障碍，对常用名词的理解可部分保留，对动作名词的理解也可保留，对语法词如介词、副词、连接词等则理解困难。认为是由概念中心到 Wernicke 区之间的通道破坏而引起，其特征为理解能力受损而复述能力保存较好。

三、传导性失语症患者的听理解障碍特点

1. 患者主要在理解需要维持词的顺序和有语法结构的句子上有困难，如患者可以执行简单指令而对执行复杂指令有困难。传导性失语患者的听理解障碍是因为不能把握结构中的大量成分，有时候还混淆近似音，另左侧大脑半球三级顶枕部的损伤会导致空间分析和综合能力的障碍，患者难以把顺序出现的言语转换成同时看见的图像，还会破坏语法关系的能力。

2. 传导性失语症患者的单词层级的理解（听配画），也并非完全正确，一般来说

其词汇理解正常,但是对不常用词(掌握不牢固)易与其他近似音混淆而发生错误。

四、纯词聋患者的听理解障碍特点

纯词聋(pure word deafness)是一种特殊的听理解障碍表现,这类患者不能感知和辨识语言声音,而非语言声音的感知和辨识不受影响。如可听出不同动物的鸣叫声、汽车喇叭声、电话铃声,还可听出是熟悉人的说话声,但不理解说话的含义,甚至在几种声音同时出现时亦可辨认。此类患者最显著的特点是听力正常,但唯独不能感知和辨识语言声音,而且患者掌握完整的书写语言。纯词聋是将听语言刺激传入皮质区以解释其意的能力有缺陷,目前认为,纯词聋产生的机制是Wernicke区与听觉输入纤维的离断或Wernicke区被孤立所致,而Wernicke区及听觉联合皮质不受累。

五、听觉失认患者的听理解障碍特点

听觉失认(auditory agnosia)是听力正常或仅表现高频听力丧失者发生了听觉信息认知损害,但高频听力丧失并不能解释听觉认知障碍。完全性听觉失认是语言声音和非语言声音均不能辨识,如不能辨识熟悉的听过的声音、音乐和旋律以及口语,甚至不能判断听到的声音是属于这三种的哪一种。在口语接受和理解测试上,听觉失认和纯词聋的结果是相同的,纯词聋可看作词语听觉失认,但与纯词聋不同的是听觉失认患者也不能认知熟悉的非词语声音。

(席艳玲)

第二节 听理解障碍的评估

听理解评估需遵循第十四章康复评估和治疗技术中的评估原则和注意事项,在此基础上进一步提高听理解评估的准确性和有效性。特别需要注意的是环境要求安静,语速不宜太快、声音清晰,不能有言语、眼神和身体语言等暗示。

一、标准化的听理解评估

标准化的听理解评估是听理解障碍评估的重要部分,以下几种评估方法均选自目前国内最常用的标准化失语症评估量表中的听理解评估部分,如WAB、ABC、CRRCAE、改良BDAE法和Token测验。

1. 听词辨认 首先在进行评估前应把所需物品全部准备好。听词辨认即检查者说一个词,请患者尽快指出所对应的实物、绘制的物体、形状、拼音字母、数字、颜色、身体部位等内容。有的标准化失语症评估量表中,对此结果判断有时间限制,如5s内正确辨认给1分,超过5s正确辨认则给0.5分。

2. 是否题 即让患者根据所听到的问题回答对或不对。首先根据患者的情况确定合适的回答方式,如言语回答是或不是、点头或摇头、伸拇指或小指、书写等,此外要注意回答的速度。如:"你的名字是×××吗?""马比狗大吗?""七月份下雪吗?"等。

3. 执行指令 首先在进行评估前应把所需物品准备好，然后让患者根据听到的指令做相应的动作。指令分为一步指令、两步指令和三步指令，先从一步指令开始，顺序进行两步指令、三部指令测试，需要特别注意的是要求患者听完指令后再做动作，绝不能将两步指令、三步指令拆分为一步指令进行。如"指窗户""指进这个房间的地方""拿起钢笔碰一下铅笔""把纸翻过来，把笔放在下边，把钥匙放在上边"等。

4. 单项语言能力测试（Token 测验） 此检查的指导语和要求都很简单，要求患者根据不同难度或步骤的指令去完成对于两种形状、两种尺寸、五种颜色共 20 个硬质薄片的操作。从简单的指令开始"指一下红的"，然后进入到包含有两个和三个属性的指令"指一下小的黄色的圆形"，最后是更复杂的包含了不同的动词、介词或副词的复合句指令"把红色圆形放在黄色方形和绿色方形之间"。虽然检查看似简单，但必须避免检查者为迎合患者的反应而不知不觉地放慢检查速度。每项条目首次指令后不应再重复，如果患者在第二次反应正确，记分则以第一次反应为准。还应注意详细记录患者在各项目的错误反应及反应形式，以便整理分析。

二、非标准化的听理解障碍评估

正如第十三章中所述，失语症的非标准化方法包括基于心理语言学的评估方法、访谈、行为学观察、生活质量评估以及家庭社会支持系统评估等方式。听理解障碍的非标准化评估同样可以运用以上方法进行，但因篇幅所限在此仅对基于心理语言学的评估方法进行描述。

目前国内应用最多的基于心理语言学的失语症评估方法是 PACA。在 PACA 中听理解障碍的语言加工受损水平涉及了若干加工阶段，如词汇听理解涉及听觉分析（对语音进行辨别）→语音输入缓冲器（对输入的语音的进行暂时的存储）→语音输入词典（将输入的音节/音段与记忆存储的音节相比较，确定两种音节/音段是否匹配）→语义通达（从语音输入词典到语义认知系统）→语义认知（存储着词汇意义方面的信息）等多个模块。

1. 听觉分析 语音分析是听理解加工的早期阶段。PACA 使用的语音分析测验包括：①声母（d-t）、韵母（a-o）、声调（ń-ǹ）听辨别，即根据听到的语音判断这两个语音是相同还是不同，如 p 与 b、t 与 d、s 与 z、ń 与 ǹ 等，属于评价音位和声调确认任务。②最小差异听字 - 指图，属于单音节任务，是要求患者根据听到的词指出相应的图，图中设置语音干扰图、声调干扰图、语义干扰图和无关干扰图，如听词是"炮"，语音干扰图是"帽"，声调干扰图是"袍"，语义干扰图是"枪"，无关干扰图是"椅子"等。③最小差异单字听判断，如十—师、栽—塞、很—肯等，以及最小差异单字听 - 视判断也都属于单音节任务。

2. 语音输入缓冲器 语音输入缓冲器是在语音到达时延迟加工，对语音进行暂时的存储，否则当下一个音节到达时，前面的语音就会消失，它给我们提供至少 2 秒钟时间加工。该缓冲器对存储字词的长度有一定限度，同时为了避免词汇语义对语音输入缓冲器的影响，选用了听觉数字广度匹配，如 58—48、3279—3279、4179386—4179386 等。

3. 语音输入词典 该模块将听到的音位信息和声调信息与过去储存在记忆中的音位性印迹的词汇表征相对照,然后确定两种音位或音节是否匹配,最后做出决定。该模块受损时,患者不能将真词与非词进行辨别,因此该模块的检查项目是真词、非词听判断,如箱钉、鞭炮和子梳等。

4. 语义认知系统 语义认知是指一定的音位组合和一定的概念意义间的相互联系。当字音不能到达语义认知系统,即从语音输入心理词典到达语义认知的联系中断,患者不能理解词义,出现听输入的词-图匹配困难,表现为患者不能理解他们能复述的字词,但却能在听写时书写字词,且能够理解书写的字词,即无理解的复述能力和有理解的阅读能力。该模块的检查项目包括听词-指图、同类词判断(米饭—沙堆、树—草)、同义词判断(刀子—匕首、梅花—葵花)、听词-图联系(大海—小船、汽车,信封—邮票、钱)和语义知识(青蛙、风筝)。

综上所述,通过 PACA 可以确定患者的听理解障碍是因语音分析缺陷造成,还是因为语音输入缓冲系统、语音输入词典或语义认知系统导致。当一个患者环境声音识别缺陷时,如果患者语义系统正常,可以确定该患者的环境声音识别缺陷是因声音识别造成的,而不是语义缺陷造成的。如果视觉词-图匹配结果正常,表明语义系统完好,而听觉词-图匹配成绩较差,表明在听觉通路语义系统加工前就已存在损害。患者在语音识别和最小差异听字-指图测验成绩较差,表明语音分析阶段严重损害,因此造成后续加工不能正常进行。

(席艳玲)

第三节 听理解障碍的治疗

听理解障碍的语言治疗应根据语言评估的结果,如语音知觉障碍、语义理解障碍、听觉记忆广度损害、句法理解障碍等,确定语言治疗的起始水平,并对影响听觉语言刺激的因素加以控制,使语言治疗个体化,从而改善患者的听理解障碍,促进交往能力,回归家庭和社会,提高生活质量。

一、听理解障碍的治疗策略

听理解障碍的语言治疗应采用听觉语言输入作为刺激。言语语言康复师的任务是根据患者听理解障碍程度,选择合适的治疗方法,同时控制听觉语言刺激的各种因素,使患者能够真正接收语音刺激,并对语音信息进行加工处理。影响听觉语言刺激的因素有很多,主要有信息长度、句法结构的复杂性、词汇的使用频度、语义相关性、言语速度等。

1. 信息长度 信息长度是影响听理解的重要因素。在语法结构、词汇使用频度控制的情况下,随着输入刺激的长度增加,信息量越多,患者的听理解操作越困难。记忆广度受损的患者常常要求说者重复,或自己重复说者的话,而且当言语语言康复师尚未完全呈现听语刺激时,他们就急于打断言语语言康复师,做出反应。在对听语保持广度有障碍的患者进行治疗时,应认真控制信息的长度,系统地由较短的信息过渡到较长的信息。当患者遇到听理解困难时,鼓励他们要求说者重复信息,或告诉说者他的话太长。

2. 词汇的使用频度　　词汇的使用频度是指在新闻媒体、书刊、杂志等,以及日常生活中词汇的应用次数的多少。"杯子、鞋"是高频词,"宝石、钻井"是低频词。高频词较低频词易理解,在听理解的训练初期,先选择较短的有意义的、与患者兴趣、生活有关的高频词,才能使听输入具有刺激性,易获得患者配合并产生治疗的动力。

3. 词的形象义　　由于表象义的心理活动,词能在人脑中生出所反映对象的形貌,这就是词的形象义。只有反映具体事物形貌状态的词才可能有形象义,如牛、马、花、树。抽象程度高的不能直接自然地引起形象感的词,无形象义。失语症患者对有形象义的词汇较抽象程度高的词汇理解好。在治疗中,应先从具体词开始,如"桌子、汽车",然后才能用抽象词汇作为刺激。

4. 语义相关性　　在听理解治疗时,每次呈现数个选择图片时,各图片间的语义相关性影响听理解。如供选择的图片有茶杯、手表、帽子,语言刺激是"茶杯",患者选择出正确的图片可能没有困难。当茶杯、茶壶、碗的图片一同呈现,要求患者选择出茶杯则增加了操作难度。治疗时先应用语义无关的词汇作为刺激,根据患者的反应逐步过渡到语义相关的词汇。

5. 句法结构　　失语症患者对不同的句法结构的语句理解,具有不同的难度。他们倾向于应用主语-谓语-宾语结构理解语句,理解可逆被动句较主动句有困难。如"男孩被女孩打了一拳",两个名词均可作施动者,在这种情况下理解句子的意义需要句法结构的线索,并需根据语法知识完成相应的思维转换,因此理解可逆被动句就更为困难。此外,失语症患者对比较句,含有方位词、时间词的语句的理解比一般简单句要困难。所以听理解治疗时,要充分考虑句法结构的复杂性。

6. 言语速度　　国外实验和临床资料证实,失语症患者对于稍慢的言语速度的反应较正常言语速度的反应要好,对语段听理解的研究也显示出类似的结果。根据患者的听理解障碍严重程度,说者可以适当减慢言语速度,但不要拉长字音,也不要用录音来减慢言语的速度,因为声音失真,对患者的听理解没有帮助。

7. 反应方式　　听理解治疗时,言语语言康复师往往要求患者在听语后做出反应。这些反应包括点头、摇头、指点、书写、口语回答等。当患者的口语表达和书写能力存在障碍时,采用这些方式作为反应方式是不恰当的。因为有可能是患者听懂了,而不能正确表达。因此,对不同文化程度和类型的失语症患者应选择合适的反应方式。

8. 前刺激　　在短文听理解刺激前,给予视觉前刺激,让患者先看与短文内容有关的图画,短文材料的主要事件、场所,或给予言语前刺激,告诉患者事件发生的时间、地点、原因等,对听理解有帮助。言语前刺激与图画前刺激结合使用比单独使用一种前刺激对听理解的训练效果更好。

9. 警觉性　　进行言语与作业示范,让听理解障碍患者对谈话感兴趣,同时提高患者对听他人话语的注意力。又由于存在听理解障碍,因此在治疗前必须向患者示范,如何进行反应,患者明白如何做后,在听刺激前,告诉患者"准备好""听好"这些警觉性言语,使患者有所准备,集中注意力。

二、听理解障碍的治疗方法

听理解是失语症治疗的关键一环。治疗时设计作业的难度应在患者稍欠缺的水平上,这需要了解患者的各种语言障碍的水平,充分掌握语言资料,才能知道要解决什么问题,从何处着手,给予什么样的刺激。

(一)重度听理解障碍的语言治疗

重度听理解障碍的语言治疗,从词水平开始。

1. 语音感知训练 当患者存在语音分析问题时,即要求患者根据听到的目标音在最小音位对中进行识别,找出对应的图片,包括声母(d-t)、韵母(a-o)、声调(nl-n2)听辨别;然后再进行最小差异单字听判断、最小差异单字听-视判断和最小差异听字-指图等任务。

2. 听语指图或指物作业 根据情况给患者出示2~4张图片,言语语言康复师说出名称(靶词),让患者指出相应的图片。开始时,除靶词外,3个供选择的图片与靶词无相似性,包括语音、语义、词形均与靶词无相似性,以后与靶词有相似性的图片,逐步增加1个、2个、3个。在不同的层次上,供选择的图片与靶词的相关性在性质上是不同的:①语音水平,供选择的图片与靶词在语音上相关,如靶词是"椅子",供选择的图片可以是"棋子、起子、鼻子";②语义水平,供选择的图片与靶词在语义上相关,如靶词是"钢笔",供选择的图片可以是"铅笔、毛笔、圆珠笔";③第三个层次作为补充,有语音相关、语音和语义相关的结合、或词形相似。

3. 对于重度听理解障碍患者还需注意 ①利用视觉信息:可口语和手势并用,并可加上面部表情、身体姿势等非言语提示,以帮助理解。②利用书写:利用患者有认出单个写出的大字的残留功能,可用书写,亦可将要讨论的内容的关键词写在卡片上,一边讨论一边翻出以助理解。③说话速度慢、重复说。④留意患者的习惯和偏好:通过家人了解患者习惯用的手势、面部表情、身体姿势、目光等非言语信息,以帮助对他的了解。留意其偏爱词,有时可从这些词引申出合适的回答。⑤利用文字、绘画、描述的方式:鼓励患者用写字、绘画等方法,帮助表达清楚,这种方法常比手势有效。

当重度听理解障碍患者经观察或治疗无明显改善者,可采用旁路刺激,即通过未受损或受损较轻的其他语言通路进行刺激,达到改善语言功能的目的。如对感觉性失语症伴有新词、杂乱语患者进行阅读理解词和语句的层级作业训练,不使用任何听说刺激呈现,通过阅读理解训练可以减少患者的新词、杂乱语,改善命名能力,从而达到改善患者的交往能力的目的。

(二)中度听理解障碍的治疗

听理解障碍患者多数经过治疗以及自发恢复,听理解能力有所改善,因此对治疗的内容和结构要进行调整。同时要考虑患者对听理解的反应是否采用口语回答的问题,如果患者能够复述,对暗示有反应,或产生短小的回答,可以在听理解作业中逐步引入言语反应。同时其训练内容,一般超出词或短语水平。

1. 扩大听语记忆、保持广度 这时要想进一步改善听理解能力,首先要扩大患者的听语保持广度。需要注意两点:①听语记忆训练语句中的各词汇应在患者的理解范围内,要求患者准确记忆全部信息成分,逐步增加信息量,扩大短时记忆能力。②听语刺激与复述之间可以停顿数秒钟,直到言语语言康复师给患者发出信号,患者才可复述。逐渐增加停顿时间,也就增加了患者必须保持信息的时间。

复述作业对训练患者的注意力,增加保持广度是有帮助的。复述作业可以包括短语复述,如"在屋子里""到商店去""鞋和袜子";系列词复述,如"书桌子""钥匙—小刀""小孩—玩具";功能性短语复述,如"上哪儿去?""几点了?""我想去厕所";语句复述,同时呈现相应的图片。另一种复述作业是复述首尾相接的句子,如"他喜欢旅游,旅游能使人增长知识"。

2. 语句完形 语句完形既可以用于言语表达训练,也可用于理解训练。由言语语言康复师说出句子的大部分,由患者说出句子最后的一个词,使语句完整,如:用梳子,患者完成该作业的首要条件是能够准确地接收语音信息,并需要恰当的词提取。语句完形作业有不同的难度,言语语言康复师在应用语句完形作业时,可利用言语速度、停顿、提示等帮助患者处理信息。

3. 是否问句与简单问句 是否问句由言语语言康复师提出,患者只需做出是或不是的回答,或点头、摇头的反应。是否问句可以涉及一般知识的问题,如"石头在水里可以沉下去吗?"需要语义辨别的问题,如"能用吸尘器擦地吗?"语言保持的问题,如"牛、马、狗、树都是动物吗?"根据患者的情况选择适当的问题。

对于口语表达能力相对较好的患者,可以选择一些要求患者回答什么地方、什么时间、干什么、谁等问题。可以利用生活环境的真实图片(商店、饭馆、娱乐场所、街头等),由言语语言康复师描述环境,询问或进行对话,患者做出短小的言语反应或指出图片作为回答。

4. 执行指令 训练患者对于词组及完整句的理解能力。患者需听完言语语言康复师给出的完整指令,做出相应的正确动作。言语语言康复师可根据患者的情况直接从2个动作开始。

(三)轻度听理解障碍的训练

轻度听理解障碍的患者能够表达自己的思想,能够听懂大部分言语,但与熟人一起交谈时,会出现理解困难。他们在社会环境中对不甚理解的信息,往往点点头,或对谈话、复杂的信息表示出兴趣,仿佛理解了这些信息,但当你详细询问,会发现他们存在着听理解缺陷。首先,言语语言康复师要通过详细的语言功能评价,明确患者的具体听理解缺陷,并将这种缺陷告诉患者,使他知道自己对理解某些语言信息或结构有困难,从而提高患者的自知力。

1. 修改错误信息 记忆是影响听理解的重要因素之一。当多个信息输入后,患者表现为部分信息丢失或不准确,训练的方法是言语语言康复师朗读一段短文后,呈现一些与短文内容相关的语句(文字),患者阅读后从中选出不正确的信息进行口头修改,或指出错误。这类作业应与日常生活有关,可根据工作生活环境,改变短文内容。

2. 介词的理解 轻度听理解障碍的患者对理解某些词类比理解实义词(名词、动词)困难,如介词。这可能是由于介词在语句中对实义词起到连接作用,其本身单独存在时无意义或不形象。介词的听理解训练可呈现实物,患者按照指令移动实物。方位词的训练包括上、下、里、外、左、右、前、后，如"把勺子放在茶杯里""把钢笔放在书的下面"等。也可让患者听语后绘画，如画"一个人坐在树下""一个女孩站在篱笆后面"。时间词的训练包括前、后。如，呈现一个日历，询问患者，"星期二的前一天是星期几？"患者指点日历，或口头回答。

3. 被动句的听理解 被动句的听理解训练可以采用词序策略的方法，先训练主动句，将第一个名词作为施事者，第二个名词作为受事者。当主动句听理解能力较好时再进行被动句训练。由于在汉语中谓语动词在词法上没有明显的标记，因此在早期的治疗程序，被动句应用的谓语动词和"被""叫""让"等要有明显的标记。可在这类词上贴上一个标志，可以促进患者对主动和被动句的辨认。可以采用听语句指图的训练或要求回答语句中的主语或宾语在句中的作用，谁是施事者，谁是受事者。

4. 促进交往能力 由于轻度听理解障碍的患者可以做出较为复杂的言语反应，在听理解训练中可与言语反应结合在一起训练。同时治疗活动应与患者的社会、职业活动有关，如果可能陪同患者到他的工作单位或社交场所，观察分析他的日常听语环境，可能对制订训练活动有帮助。具体的训练作业可以是前面讨论过的作业的扩展和补充，或让患者听一般故事或新闻，数秒钟后说出他听到的内容；也可以由言语语言康复师说出一系列与患者职业有关的指令，患者执行；以及进行接听电话、角色扮演等活动，如店员—顾客、老板—雇员，为患者恢复工作，回归社会做准备。

除此之外，失语症患者可以在语言训练时同步进行针灸，如果有条件再辅助进行非侵入性脑刺激治疗（如：经颅磁刺激或经颅直流电刺激），则疗效更好。同时要求患者完成布置的家庭作业，教会患者家属简单的语言训练方法，把其运用在日常生活中。

（席艳玲）

学习小结

本章对听理解障碍的评估和治疗中必须具备的一些知识进行了介绍。包括听理解障碍与听力损失的鉴别、不同失语类型患者的听理解障碍特点、听理解障碍的评估和治疗方法以及影响听觉语言刺激的因素等几方面的基本内容。

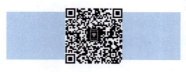

扫一扫，测一测

# 第十七章 复述障碍的评估和治疗

学习目标

- 了解复述障碍的加工机制。
- 熟悉复述障碍的评估。
- 掌握复述障碍的治疗策略与方法。

第一节 复述障碍概述

复述（repetition）是在正常人交谈中，确切地重复他人说的数、词、短语和句子的能力。在日常生活中正常人交谈时，必要的重复对方的短语或短句，几乎每日都有而习以为常，因而不觉得有显著的重要意义。但复述是一个重要的语言功能：婴儿牙牙学语、儿童学习说话、我们学习外语或某种方言，常从复述开始。复述看上去很简单，不过是语音模仿，但也需经过接受听信息、对听信息分析并进行短暂存储、语音编码、做出运动计划、进行运动编程、最后完成运动执行产生言语。这一过程的任何一个环节出现问题，均会导致复述障碍。

复述障碍（repetition disturbance）是失语症中的重要症状之一，也是失语症分类的重要依据之一。如外侧裂周围失语综合征患者有复述障碍；而分水岭失语综合征患者的复述则相对保留。同时复述也是语言康复训练中的一个重要手段；对有明显口语表达障碍的患者，言语语言康复师常以复述的方式帮助患者练习口语。

根据失语症患者复述功能受损还是相对保留，将失语症分为两大类，即复述功能相对保留的经皮质性失语症和复述功能明显受损的外侧裂周围失语综合征。

一、经皮质性失语症患者的复述障碍特点

经皮质性失语包括经皮质运动性失语、经皮质感觉性失语症和经皮质混合性失语症，三者共同特点为复述相对保留，病变则位于外侧裂周区以外的分水岭区。有学者认为这类失语症是由于感觉性语言中枢或运动性语言中枢或两者与概念中枢的分离。因此，在复述行为中言语感知及其产生可基本正常或相对正常，但与意义和意向分离。经皮质性失语患者的复述有"自动"和"随意"两种性质，即回声性复述（echolalia repetition）和缓和性模仿（mitigatory imitation），前者是一种不随意的听觉-运动反射，后者则对将要复述的材料做某些修饰。回声性复述可表现为强迫模仿，与之有关的还有一种完成现象（completion phenomenon）。检查者说

患者熟悉的成语、诗词、儿歌的第 1 个和前几个字，患者复述后继续完成，如对一例经皮质感觉性失语患者指着"眼睛"说"这是眼…"，患者却说"眼观六路"。这种完成现象与语境是无关的。

1. 经皮质混合性失语症　此型失语病灶部位主要位于语言优势侧分水岭区，常为大片病灶累及半球前及后部，而外侧裂周区（听语音转换）完好或基本完好。常表现为自发语言少甚至无自发语言，听理解也严重受损，复述相对保留，但并非完全正常。最严重的经皮质混合性失语患者，强迫复述是唯一保留的口语表达，其复述充分表现为回声性复述，且与语境、语义完全分离。如指着"牙刷"对患者说"这是铅笔"，患者也说"这是铅笔"。但有些病例可回答最熟悉的词、句，如患者在重复检查者问话"您叫什么名字"后，紧接着说出自己的名字；也有患者在复述完检查者问话"您好些了吗"后，说"我要回家"。同时，该类患者有明显的完成现象，如指着"啄木鸟"三字中"啄"字向患者说这是"啄……"患者却说"桌椅板凳"。

2. 经皮质感觉性失语症　此型失语常表现为音 - 义分离。病灶部位常位于分水岭区后部，主要是顶枕结合区，也可累及颞顶枕结合区。本型失语患者对复述材料比较敏感，对各类真词的复述好于无意义词的复述，有些患者可表现出突出的对词汇信息的依赖。

3. 经皮质运动性失语　在三类经皮质性失语中，经皮质运动性失语患者的复述保留最好。虽然患者自发言语明显减少，但可复述较长的复合句，有些患者几乎接近正常。而且在复述中，对语法明显异常的句子可自行纠正，如要求复述无意义词组时，患者可表示"听不懂"。

二、外侧裂周围失语综合征患者的复述障碍特点

左侧大脑半球外侧裂周区病变可产生三种有复述障碍的失语症。Broca 失语症的复述障碍主要与其口语表达障碍有关，Wernicke 失语症的复述障碍主要与其听理解障碍有关。而传导性失语的复述障碍则是由于连接 Broca 区和 Wernicke 区的弓状束受损导致，因为其独特的失语模式，所以是研究复述最多的一种失语类型，并常通过此型失语研究复述机制。

传导性失语患者的复述障碍点如下：①复述中有大量音素（位）错语，包括音素代替、简化、添加和同化，如"门"—"煤"、"表"—"饱"，大多数错语声调不变，如"一月三十号"说成"一院三十货"。此外，尚有词义错语和新语，有些以英语代替汉语，如一患者在复述"葡萄"时说成"苹、不对，苹、苹、不对"。②听懂的词和句无法复述，即复述与相对保留的听理解不成比例的差，这是传导性失语的基本特征。③随复述内容增长、语法词增多、复述障碍更重，以致复述长句为一串声音难以理解其意，对无意义词组的复述更困难。④有些传导性失语患者在复述时，只见口部动作但无声音，因为患者尚未发出声音时已从传入的运动觉察其口咽部准备的发音动作不对而不出声，有些患者自知发出声不对欲纠正而口吃。

此外，有文献报道非流利性失语和流利性失语患者的复述障碍有不同特点。非流利性失语患者的音位性错语与目标词之间常有一个特征被代替，如"炮"（pào）复述为（bào）、韵母代替如"天"（tiān）复述为贴（tiē）、声调代替如"鼓"（gǔ）复述为

"姑"(gū)。而流利性失语患者常为2个或2个以上的特征被代替,声母+韵母、声母+声调、韵母+声调代替,甚至声母+韵母+声调全被代替,如"梯"(tī)复述为"响"(xiǎng)。非流利性失语患者这种被代替的特征常为词的起始辅音,而流利性失语患者的这种被代替特征为词的辅音和元音。

（席艳玲）

第二节 复述障碍的评估

复述评估需遵循第十四章康复评估和治疗技术中的评估原则和注意事项,在此基础上进一步提高复述评估的准确性和有效性。特别需要注意的是环境要求安静,语速不宜太快、声音清晰,不能有言语、眼神和身体语言等暗示。

一、复述障碍的标准化评估

标准化的复述评估是复述障碍评估的重要部分,以下评估方法选自目前国内最常用的标准化失语症评估量表中的复述评估部分,如 WAB、ABC、CRRCAE 和改良 BDAE 法。

1. 词复述 让患者重复言语语言康复师的话,或对患者说:"请跟着我说"。复述的材料为词语,难度可以从单字词到多字词逐步增高。单字词如:门、床,双字词如:窗户、汽车,三字词如:天安门、四十七,依此类推,逐步增加长度,还可有更长的词如:六十二点五。词语可以根据词性进行区分,如名词"西瓜"、动词"坐"。词语可以是有意义的,如"香蕉",也可以是无意义的,如"思得坡"。记录患者实际说出的字和发音,如果有音素错误需要扣除相应的分数。

2. 句复述 让患者重复言语语言康复师的话,或对患者说:"请跟着我说"。复述的材料为句子。句子长度逐步增加,短句如:"别告诉他",长句如:"给我的箱子装6瓶涂料"。句子可以是合乎逻辑的,如"师傅很高兴",也可以是不合逻辑的,如"假如或但是"。在记录评估结果时,勾选复述正确的单词,划掉遗漏复述的内容,记录复述错误的发音在评估表格的空格中。

二、复述障碍的非标准化评估

正如第十三章获得性语言障碍概述中所述,失语症的非标准化方法包括基于心理语言学的评估方法、访谈、行为学观察、生活质量评估以及家庭社会支持系统评估等方式。复述障碍的非标准化评估同样可以运用以上方法进行,但因篇幅所限在此仅对基于心理语言学的评估方法进行描述。

目前国内应用最多的基于心理语言学的失语症评估方法是 PACA。在 PACA 中复述障碍的语言加工受损水平涉及了三种情况:第一种情况,患者能够复述词并能理解它,这是经由听觉分析→语音输入缓冲器→语音输入词典→语义认知系统→语音输出词典→语音输出缓冲器→言语复述等加工阶段,是一条词汇-语义通路;第二种情况,患者不但能复述词也能复述非词,还能复述无意义音及音系列或无意义词组。这可能是直接从听觉分析到言语输出缓冲(经声音-语音转换路径），绕开语义系统，是一条非词汇性或模仿性通路；第三种情况，患者能够复述词，但不能复述非词，这时所经通路是：听觉分析→语音输入词典→语音输出词典，是一条词汇通路。上述通路中所经由的各个加工阶段受损都有可能造成复述障碍。

1. 听觉分析 语音分析是听理解加工的早期阶段，也是复述所需的第一个加工阶段。PACA 使用的语音分析测验包括：①声母（d-t）、韵母（a-o）、声调（nl-n2）听辨别；②最小差异听字 - 指图，属于单音节任务；③最小差异单字听判断，如：十—师、栽—塞、很—肯等。

2. 语音输入缓冲器 语音输入缓冲器可以对语音进行暂时的存储，它提供了至少 2s 时间来完成加工过程。评估的时候可以选用听觉数字广度匹配，如 58—48、3279—3279、4179386—4179386 等。

3. 语音输入词典 该模块受损时，患者不能将真词与非词进行辨别，因此该模块的检查项目是真词、非词听判断，如箱钉、鞭炮和子梳等。

4. 语义认知系统 该模块受损时，患者不能理解他们所复述的字词，但却能在听写时书写字词，且能够理解书写的字词，即无理解的复述能力和有理解的阅读能力。该模块的检查项目包括听词 - 指图、同类词判断、同义词判断、听词 - 图联系和语义知识。

5. 语音输出缓冲器 语音输出缓冲器是语音的暂时存储器，它具有一定的容量，受到音节长度的影响。该水平的主要错误类型是语音相关反应，严重损害时造成无关非词（新词症）。在命名、复述、朗读全部言语产生作业（全部刺激类型，如词、非词、功能词）出现的错误类型相同。但是，根据任务以及刺激类型，反应准确性的程度有变化。

6. 语音编码 语音编码包括韵律框架生成、槽的构建和音段选择与填充等模块。在韵律框架生成中提取音节的数量和词汇重读（汉语可能是声调）信息；槽的构建确定了词的音位数量和音位序列，并把信息传递给音段选择与填充。这样词的单个音位及它们的顺序依次被提取。

由于韵律框架生成决定了音节数和重读形式，当该模块出现障碍，就会产生音节赘加、遗漏或重读错误；槽的构建决定了音位数，其功能受损表现为音位的赘加或遗漏；音段选择和填充负责音位的提取和音位的排序，其功能受损表现为音位替代、后滞、逆同化和位置置换。

7. 言语运动计划 言语运动计划即指定发音器官的运动目标（如圆唇、舌尖抬高）。运动计划的基本单位是音位，每个音位系列有它的空间和时间赋值，在言语产生时提取感觉—运动记忆，它们使本体感觉、触觉、听觉印迹与学过的音位联系形成的。该运动计划是按音位系列顺序发生，它具有发音特性，而不是肌肉特性。

言语运动编程时对实施运动计划的特定肌群发出命令，或是说将运动计划信息转换成一系列神经冲动，这些神经运动使恰当的肌肉在恰当的时间收缩。言语运动编程涉及发音器官的运动系列的选择、排序和激活，它限定了肌肉收缩的程度、收缩的位置、收缩的时间和收缩的序列，从而决定了肌肉的张力、运动方向、力量、范围、速度、关节的灵活性和协调性。

目前，一些心理语言学家认为语言运动计划的损害是造成言语失用症的原因。

执行提取的运动计划出现问题，产生的错误发音不流利，可以与言语失用症等同。言语失用症的患者在拼音复述时有困难，但主要是发音含糊不清，严重者不知如何发音。而传导性失语症主要在拼音成段复述时出现遗漏、位置置换或替代错误。

8. 声音-语音转换 声音-语音转换主要是用于检查非词复述通路是否受损的测验。高表象词复述可以通过词汇语义通路，也可以通过语音输入词典至语音输出词典的词汇通路完成；而非词复述只能通过声音-语音转换的非词汇通路完成。传导性失语症患者更多地依赖语义和词汇的支持完成复述，而非词复述出现更大困难。

总之，在分析复述困难时，既要看到言语产生时的言语运动计划（言语失用症）受损造成的复述困难，也要考虑语音输出缓冲是否受损，同时也不能忽略语音分析是否完好。通过汉语失语症心理语言评价，可以使我们进一步分析复述困难产生的原因，从而明确语言治疗的目标，并有针对性地设计合理的语言治疗方案。

（樊　红　胡瑞萍）

第三节　复述障碍的治疗

复述障碍的语言治疗应根据语言评估的结果，确定语言治疗的起始水平，并对影响复述的因素加以控制，使语言治疗个体化，从而改善患者的复述障碍，促进交流能力。

一、复述障碍的治疗策略

复述障碍的治疗，与听理解障碍和自发言语表达障碍等的不同之处在于，日常交流中，复述是较少用到的功能。只有在少量的情况下，如说问候语"你好！"及转述他人的话的时候，需要使用复述功能。大多数情况不会直接或单纯地复述。但复述往往是语言训练的第一步，是各类失语症患者语言训练中的重要环节。许多语言训练，如命名训练、口语表达训练等，要以复述为基础。因而，复述障碍的训练在失语症患者的治疗中十分重要。

如第四章第五节所述，从加工过程的角度，复述包括输入和输出两部分。从输入角度，主要包括听觉-语音分析、语音识别、语义识别，即为语言的理解过程，从输出角度，需要将音节和语音进行编码、装配语音并执行发音、完成外部和内部监控，即为言语的产生过程。复述因而与语言理解和言语产生两个过程，以及二者之间的连接过程都有密切关系。治疗时设计复述的任务可根据患者的失语症类型和相应的损伤水平来选择训练的方法和材料。

二、复述障碍的治疗方法

（一）外侧裂周性失语的复述训练

外侧裂周围失语包括Broca失语症、Wernicke失语症和传导性失语，这三种失语症的患者都存在较为明显的复述障碍，这会影响患者语言训练的效果，可根据患者损伤的不同水平，采取以下方法进行复述训练。

1. Wernicke 失语症的复述训练　Wernicke 失语症患者受损的水平在复述的输入部分,即语言理解过程。因而可以参照第十四章听理解的训练方法,从听觉 - 语音分析、语音识别、语义识别等环节入手,提高患者的听理解能力,从输入角度改善复述功能。对于 Wernicke 失语症患者,可以采用"伪装的复述任务"(a disguised repetition task)进行复述训练。这是一种将听指认与复述相结合的训练方法。在训练开始前,向患者出示 10 张图片,然后播放一个词语,告知患者找出与该词语相对应的图片。并且建议患者在听到词语后,先尝试着复述词语,再去找出图片。国外有学者报道,采用这种训练方法,患者在复述时发生的语音错误率远远低于直接的复述训练。

2. Broca 失语症的复述训练　Broca 失语症患者受损的水平在复述的输出部分,即言语产生过程。重度 Broca 失语症的复述训练多从构音器官运动、单音节的发音入手,轻中度 Broca 失语症的患者则多以复述作为口语表达训练过程中的一种手段。

3. 传导性失语症的复述训练　传导性失语患者受损的水平也主要在复述的输出部分,即言语产生过程。其受损的主要环节在于非词汇通路中声音 - 语音的转换环节。

为了促进声音 - 语音的转换,可以采取听觉 - 视觉 - 口语复述来促进听觉 - 口语复述能力。这一训练技术的实施步骤如下:①将词语以印刷体打印在一张大小为 7.62cm×12.7cm 大小的卡片上,要求患者大声朗读 3 遍。如果第 3 遍朗读仍然是不正确的,要给患者示范正确的读法并反复引导直至其读对。②然后要求患者将卡片翻转,并立即复述刚刚朗读过的词语,也就是说在没有视觉提示的情况下复述出卡片上的词语。③重复进行前两步的过程,每张卡片需要翻转后复述,连续 3 次。④当所有词语的复述正确率能够达到 90% 以上时,要求患者先朗读卡片上的词,然后翻转卡片,5s 延迟后再复述卡片上的词语。⑤当所有词语的复述正确率再次达到 90% 以上时,要求患者先朗读卡片上的词,然后翻转卡片,10s 延迟后再复述卡片上的词语。

此外,国内外学者也提出,短时记忆训练有助于改善传导性失语患者的复述障碍。可以采用的短时记忆训练方法有听觉词语排序(播放 3 个词语给患者听,然后要求患者按顺序指认相应的图片)、口语词语排序(朗读 2~3 个词语给患者听,然后要求患者按顺序说出相应的词语)等。

(二)分水岭区失语的复述训练

分水岭区失语包括经皮质运动性失语、经皮质感觉性失语和经皮质混合性失语,这三种失语症的患者的共同特点是:从语音层面来说,复述功能良好,但从语义层面来看,这类患者进行复述的时候,运用的是非词汇通路,其词汇 - 语义通路往往严重受损,因而表现为患者能够正确复述大部分词语或句子,不论是真词还是非词,但患者并不理解其所复述的词语或句子的意义。因而,对于经皮质性失语患者,常常需要减少其下意识的复述、鹦鹉学舌式的复述,而是先对患者进行语义训练,要求其理解所复述内容的语义。

(胡瑞萍)

学习小结

本章对复述障碍的评估和治疗中必须具备的知识进行了介绍。包括不同失语类型患者的复述障碍特点、复述障碍的标准化评估方法和非标准化评估方法、复述障碍的治疗方法等几方面的基本内容。

扫一扫,测一测

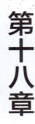 第十八章 命名障碍的评估与治疗

学习目标

- 掌握命名障碍的临床表现；命名障碍的标准评估方法，基于心理语言学的命名障碍评估方法。常用命名障碍治疗方法。
- 熟悉命名障碍的定义。
- 了解命名障碍的机制。

正确的命名是人们进行语言顺畅沟通的基础。在语言康复学上把命名不能称之为命名障碍。命名障碍对患者沟通影响巨大，且命名障碍产生的机制复杂、临床表现多样。了解和掌握命名障碍的临床表现、产生机制、评估和治疗是语言康复治疗的重要环节。

第一节 命名障碍的概述

命名是语句产生的基础，正确的命名需要多通道、多模块功能之间的协调配合。其中，任何一个环节的功能异常均可能产生命名的错误，在语言康复学上称之为命名障碍。命名障碍（anomia）又称找词困难，是指患者在谈话过程中，欲说恰当的词时有困难或不能，多见于名词、动词、形容词，常因找词困难而出现停顿，甚至沉默或表现出重复结尾词、介词、或其他功能词。如果患者在谈话时找不到恰当的词来表达自己的说要说的意思，而是通过描述、说明等方式进行表达时，称为迂回现象。

所有失语症患者都存在不同程度的找词困难，以找词困难为主要表现的流畅性失语，称为命名性失语症（anomic aphasia，AA）或遗忘性失语症。

一、命名障碍的临床表现

失语症患者的命名障碍常常表现为错语。包括音素性错语（phonemic paraphasia）、语义性错语（semantic paraphasia）、音调性错语（tonic paraphasia）和新语或语词新作（neologism）。患者在命名时罕见不说或不语。除常见错语外，也可见以虚词代替，如"那个""啊""它"；或用描述功能替代说不出的物品，如"手表"说成"看时间的"。此外，还有许多因素的影响，致使命名障碍的表现多种多样；如生命词、非生命词、词频、图示能力、可操作性、高表象词、低表象词等均可影响命名障碍的表现。

Benson（1979）将命名性失语归于无定位失语综合征，但从临床特点和病灶部

位,将命名障碍分为三个类型。国内学者研究报道,汉语失语症患者临床表现同样也具有这三种类型。但从严格意义上说可以分为五种类型。

(一)产词性命名障碍

产词性命名障碍(word production anomia)是指患者知道要说出的名称,但不能正确说出,因启动发音困难所致。启动发音困难有两种情况:原发性发音启动困难和继发性发音困难。

原发性启动困难是非流利性失语患者的口语表现特点。患者在命名时发不出音,或者虽经努力发出声音却含糊不清;有时发出与正确的名称音节数相同的音,但由于含糊不清,他人难以听清;患者接受语音提示后,容易发音或使发音改善。如果患者能接受语音提示,表明他们有词的听觉印象(acoustic image)。在语音提示后,患者发音改善,表明患者重建词的声音的能力相对完整,其病变部位大多位于Broca区或其周边区域。

继发性发音困难,患者表现为发音清晰,但错误发音;常表现为音素代替或为新语。患者因欲找出正确发音而显口吃,或只能做出发音的口部动作;患者知道发音错误而未发出声音。若给患者做语音或选词提示,患者仍不能正确的说出名称,如患者说不出"鲜花"(xianhua),向患者提示"鲜……"患者却说"牵夸"(qiankua)(音素性错语)。这不是真正的发音困难,而是不能选择正确的音位。有学者认为,这是与Wernicke区向Broca区的传入纤维受损有关。严格意义上来说不属于失语症范畴,而是言语失用症的临床表现。病变部位在优势半球外侧裂后端的缘上回和/或其皮质下区域,或岛叶皮质下弓状纤维。

(二)选词性命名障碍

选词性命名障碍(word selection anomia)是指患者知道正确名称,但声称"忘了"。常以描述替代说不出的名称。如说出该物品的功能,用"写的"代替说不出的"笔"。患者能从检查者所列名称中选出正确的,并能正确说出来。该类型认为是进入文字库困难,也称词典性命名障碍(word dictionary anomia)。此种命名障碍可能是单纯性的命名障碍,也可能是广义失语症的命名障碍的一个症状。前者病变部位局限于语言优势半球侧颞中回后部,或颞枕结合区。后者病变部位于语言优势半球侧颞中回后部,还可能累及周边部位,如顶叶。

(三)语义性命名障碍

语义性命名障碍(semantic anomia)是指患者在命名检查时说不出名称,也不接受语音提示和/或选词提示。对患者来说,词的符号意义已经丧失,名称不再代表某物。如检查者说出正确的名称时,患者也否认。如患者说不出"水杯",提示也不接受;告诉患者"这叫水杯",患者却说"你叫它水杯";问患者"该叫什么呢?",患者答"不知道。"此种命名障碍,病变部位于优势半球的角回区。词义命名不能,常见于后部失语症患者。后部失语症患者常有不同程度的听理解障碍。可能存在词的传入障碍或传出障碍,或二者兼有双向性命名障碍。

(四)特殊范畴命名障碍

特殊范畴命名障碍(category-specific anomia)是指患者对某一范畴名称,保留或受损,而对另外范畴的名称受损或保留。国内外学者报道:有些患者对颜色、数目、字母和动作容易命名，而对物品命名困难；有些患者对人造物品命名较好而对水果蔬菜命名困难；有些患者除对动物名称保留外，其他范畴均受损害；而也有的患者动作名称保留较好，而低频物品命名差。与动作命名一致的是，当患者对物品命名困难时，如做出该物用途的动作，患者较容易命名。如说不出"梳子"的名称，用梳子做梳头动作提示，患者立刻说出"梳子"。有命名障碍的患者对动作名称相对保留的机制，可能与动作记忆有关。

动作记忆是以自己做过的动作、运动及其系统为内容的记忆。它以形成运动性熟练技巧为基础。其生理基础是动作定型的建立和保持，容易恢复和保持是运动记忆的特点。另一方面，动作涉及运动和感觉系统，大脑中的广泛的神经网络，可能是其解剖基础。"身体部位"命名障碍的患者也很常见，这类患者大多与空间结构障碍有关，如合并有"躯体构图障碍"。

海马具有在长时记忆中对信息编码的重要功能。颞叶下部是视觉中"什么"信息或物体识别流的终点。大脑中关于生命物体和人造工具的概念表征分别依赖于参与知觉信息和功能信息加工的不同神经回路。

颜色命名障碍是学者们关注的另一个特殊范畴命名障碍。患者不是色盲，也不是颜色认知过程中的中枢性色盲——颜色失认症（color agnosia），而是语义范畴的颜色命名障碍。患者说不出向他出示的颜色名称，或不能在听到颜色名称后从面前摆放的各色颜色中指出正确的那一个，也可能两种情况并存。此类患者可以配色，因此，不是颜色的知觉障碍。患者还可以用颜色名称回答提问，他们虽然不能对黑颜色说出"黑色"，但可以正确回答煤是"黑色的"；因此，也不是口语表达障碍，或是对颜色的知识有障碍。也就是说，患者可以完成视觉-视觉，词语-词语作业，但是不能在两种模式间加工处理，而表现出颜色-词语间联系中断。颜色命名障碍患者常伴有纯失读。纯失读是左侧皮质视觉系统和胼胝体压部同时受损，致右侧视皮质接受的视觉信息，不能传至左半球角回——阅读中枢，是视觉-词语间联系中断所致。颜色命名障碍的视觉-词语间联系中断与之相似。但有颜色命名障碍的患者又不都伴有纯失读，且颜色命名障碍也见于其他类型失语症患者。

（五）特殊通道命名障碍

特殊通道命名障碍（modality specific anomia）是单一感觉传入路径受损引起的命名障碍。如视觉性失语及触觉性失语。

视觉性失语（visual aphasia），患者看见前面物体时出现命名困难，但通过触摸后可以正确命名。有学者研究发现，有的患者同时存在失认性失读和颜色失认症，右侧同位性偏盲。命名障碍仅发生在以视觉呈现刺激物时，而对听觉和触觉所呈现的刺激物均可正确命名。视觉命名中的错误主要是语义性错语，在听名-指图时也会有困难。视觉性失语患者通过口头定义命名物体的能力保留，且凭记忆能够正确描述出错误命名的物体；这表明视觉刺激可以加工，但刺激不再唤起特异的正确命名，而是呈现一种表明刺激物各种特点的较弥散的模式。

触觉性失语及听觉特异性命名障碍很少见报道。

Broca失语症、经皮质运动性失语症、言语失用症常表现为产词性命名不能；命名性失语常表现为选词性命名不能；Wernicke失语症、经皮质感觉性失语常表现为词义命名不能。特殊范畴命名障碍、特殊通道命名障碍与传统的失语症分类各类型的相关性尚未见到相关报道。

二、命名障碍的机制

（一）从神经解剖学角度的研究

命名过程是比较复杂的，患者的病变部位、性质、大小，有很大差异，临床上千变万化。尽管各研究结果有所差别，但命名障碍大都涉及左侧大脑半球颞、顶、枕叶。Geschwind 将命名的中心作用，归于左大脑半球的角回。解剖上此区为连接视觉、听觉、触觉的汇聚区。

命名的加工过程首先接受感觉信息传入，包括视觉、听觉、嗅觉、味觉、触觉，单独或不同联合的传入物体的信息及通过有关皮质分析综合传入的信息，从而得出物体的物性，包括性质、形状、大小、范畴等；再从已储存的词库中提取与传入信息相应的词，在提取过程中还要抑制同时浮现的同范畴或相关的或不相关词；提取出的词再激活语音系统，说出提取词的语音。在此过程中，从感觉传入至口语表达，涉及广泛的神经网络系统，其中任何一个环节受损都会产生命名障碍。

（二）从命名的心理学加工模式角度的研究

命名加工起于刺激物的认识，止于运动反应。首先认识所要命名的物品或图片及有关物品性质的信息，从而激活语义系统，而后再引起词汇的语音计划的产生，再至经相关言语肌群的机械运动，最后命名。从认识物品到正确命名，这种加工模式连续运作，次第传递，直至最后命名成功。

尽管有关此模式的中间过程（加工和传输）有多种理论，但都认为词语的产生是一个两阶段过程。第一阶段为语义激活和特定词的选择，即心理词典中的语义表征激活，并传播到中间层的特定词汇表征（lemma），第二个阶段语音形式（lexeme 或 phonological form）选择，即中间层的激活进一步传输到特定词汇的语音表征上，使得说话者能够提取词汇的语音。

大脑损伤会影响到命名加工的各个阶段。命名性失语的患者通常能够描述所给的图片，但不能命名该图片，而且很容易复述这个词。这些患者的问题出在词素水平。Wernicke 失语症患者会产生语义性错语，所产生的单词与靶词意义相关。该问题是不适当的提取概念或词元或词素现象。Wernicke 失语症患者也会出现语音性错语，这可能与不恰当激活概念语义，导致不恰当的概念语义再激活不恰当的语音有关；或即使激活了恰当的概念语义，但没有激活恰当的语音。

（樊　红）

第二节　命名障碍的评估

命名障碍的评估检查都是包含在成套的失语症评估中。这些成套的失语症评估对个体失语症进行严重度的测量，并与非失语症人群和失语症平均值进行对照，根据语言受损的临床表现做出失语症分类诊断。命名障碍的评估需遵循第十四章第一节中失语症评估的原则和注意事项。

一、命名障碍的标准化评估

命名障碍的标准化评估是命名障碍评估的重要部分,以下几种评估方法均选自目前国内最常用的标准化失语症评估量表中的命名障碍评估部分,如 WAB、ABC、CRRCAE、改良 BDAE 法。

命名包括指物(身体部分或画)命名(名称和动词)、列名、色命名和反应命名。每次呈现 5~6 个图卡或实物,图卡一般为黑白线条图,每次所呈现的图卡或实物都包含有 4~5 个干扰项。干扰项设计分近义词、同类词、远义词、近音词、无关词。检查者必须通过严格的培训,才可以进行检查。否则往往会获得不准确的结果,甚至得出伪结论。

指物命名时依托视觉的命名,如看物或图时的命名;列名为不依托视觉时,如在 1 分钟内能说出的蔬菜的名称数。色命名包括视色命名和以颜色命名回答问题;反应命名是物体名称回答问题。

1. 词命名 如名词命名(月亮、西瓜、碗、电灯),动词命名(坐、睡、飞、写)。

指导为:按次序出示实物,问"这是什么?"(或图片,"这个人在干什么?"),正确回答为"2 分";触摸后才正确回答为"1 分"。触摸后 5 秒内仍说不出正确答案时,向患者说出包括正确名称在内的 3 个词,让他选,选对为"0.5 分";如仍然说不出,提示第一个音后才正确回答为"0.5 分"。回答错则为"0 分"。身体和图片部分由检查者指,患者命名。如:"花、钥匙、火柴"。

2. 列名 指导和记录为:"您试着说蔬菜的名称,能说多少说多少,比如白菜,还有什么菜呢?"记前半分钟和后半分钟蔬菜数,重复举例的词不算。

3. 颜色命名 指导和内容为:如"请告诉我这是什么颜色?"红、黄、黑、蓝、白、绿。

①晴天的天空是…的。
②春天的草是…的。(略)
评分每种颜色 1 分,①~⑥各 1 分,最高 12 分。

4. 反应命名 指导和内容为:
提问:
①您切菜用什么?
②用什么点烟?(略)
评分:每题答对各 2 分,共 5 题,最高 10 分。

二、命名障碍的非标准化评估

正如第十三章"获得性语言障碍概述"中所述,失语症的非标准化方法包括基于心理语言学的评估方法、访谈、行为学观察、生活质量评估以及家庭社会支持系统评估等方式。命名障碍的非标准化评估同样可以运用以上方法进行,但因篇幅所限,在此仅对基于心理语言学的评估方法进行描述。

目前国内应用最多的基于心理语言学的失语症评估方法是 PACA。在 PACA 中命名障碍的语言加工受损水平涉及了若干加工阶段。

（一）视图命名检查

一些学者认为，词汇产生的过程可分为 5 个部分：

1. 概念准备的评估　概念准备是指大脑把想要表达的思想、观念等转化成词汇概念的过程，它是言语产生的最初环节。命名图画时大脑发生同样的加工模式。首先，必须激活图画的概念；它发生在概念语义水平，代表事物的意义，有时称作"语义记忆"。该水平的信息是非语言的、前语言的。在此水平，我们有事物的概念而没有它的名称。如婴儿在有了对事物的概念后，才有了对语言的理解（如"妈妈""食物"）。再如"狗"的概念，其语义表征由一组特征组成，有毛、会叫、有四条腿、是宠物。当呈现一张"狗"的图画时，这些特征被激活。这种激活方式与人们获得的概念知识一致，而且在这些特征中的某些特征也许是其他概念的部分表征，因此，只有一套表征作为整体才能识别这个概念而不是其他概念。故"有毛"的特征会激活许多不同（动物）的概念。

2. 词汇化和词条选择评估　词汇化和词条选择是在概念准备完成后发生。准备好的概念将会激活语义认知系统中对应的语义表征，词汇化则把激活的语义表征转换成词的音位表征。一般认为在词义与音位表征之间有一层抽象的表征，称为特定词汇表征（lemma，或称词条），这一表征涵盖了该词的语法特征。词汇化包含两个阶段，第一阶段为语义表征的激活传播到中间层的特定词汇表征上，即经网络扩散，每个结点向其临近结点传递它的激活，从而多个词条被概念输入激活。例如当概念特征"有毛""四条腿""会汪汪叫""小动物"被激活时，"狗"的词汇语义结点被激活；同时，其他具有某些类似特征的动物（如，猫、兔子、鱼的结点）的语义结点也变得活跃。但是，必须与要表达的概念一致的结点被最大激活，才能正确表征，因为它有最多的特征与概念一致。如，特征"小动物"将激活存储的"狗"的表征，但是也激活"猫""小兔子""鱼"的表征；而"狗"的结点得到最大的激活，因为它接受了最多的特征，而"猫""兔子"只有 3 个特征被激活，"鱼"只有 1 个特征被激活。最符合语义的词条被选择，词条的激活将词汇的语法特性提供给句子的语法编码，供其使用。

3. 语音形式通达评估　中间层的激活进一步传输到特定词汇的音位表征上（词汇语义结点在语音输出词典水平激活相应的语音表征）。如"狗"的词汇语义结点将激活它的语音表征结点［gǒu］。词汇语义结点也会激活存储在字形输出词典中的正字法形式（词形）。

4. 音位编码评估　受到激活或提取的音位表征进一步进行词法 - 音位编码。在这一阶段，单词的词汇结构、韵律特征和音段组成被展开，词素单位内的音位信息被组合成音节。

5. 发音准备评估　执行言语运动计划，产生具体发音。检查有无言语失用如：数数，从 1 数到 10，自己数和跟着数；元音、辅音及音节的正序和反序；口颜面肌群的运动协调性及动作的执行；唱音阶、歌唱和音高的检查。

（二）视觉辨别系统评估

观察者能够识别相似的图画或物体，然后能与语义系统产生联系，同时包含有物体的结构性细节；当所看到刺激的视觉特征与视觉识别系统的一个结构性描述细节匹配，则物体或图画的识别完成，它类似于字形输入词典。如给图片"水壶",要求患者从"茶壶""水桶""蒸锅""水壶"中找到它。

(三)概念语义系统评估

当不存在视知觉障碍时,命名作业需要被试对看到的事物形成该事物的概念。该水平的信息是非语言的、前语言的。在此水平,我们有事物的概念但没有它的名称。同类事物间都有着共同的特征,如小汽车、卡车、救护车,它们都是交通工具,都有车轮和方向盘,但它们又有着不同的区别特征。概念语义损害是在纯非语言任务(如,图画分类、图画联想作业)受到损害。任何通过词或事物意义的任务将受损,这包括书写和阅读理解(但不包括朗读)、言语听理解。该模块检查包括非词汇语义任务。如图片分类:第一类"白菜、芹菜、萝卜、茄子",第二类"稀饭、馒头、包子、油条"。

(四)词汇语义系统评估

当多个词条被概念激活时,激活最高的词条被选择。当目标词的激活程度不高时,则出现语义性错语。该水平的缺陷可以不存在非语义测验操作受损的表现(如图画分类),这些任务的操作只求助于非言语的概念性语义。手势和自发性绘画也可以不受损。但是,词汇语义水平的损害可以影响任何需要通达意义的语言任务的操作。因此,在命名、阅读理解、听理解都会存在语义错误。如单词"棉袄"配图片"棉袄"及声音"棉袄"。从听通路及视通路查词汇语义是否受损。

(五)语音输出词典评估

语言加工系统中包含着一套语音表征,用于输出。它是词汇语音存储库,称"语音输出词典"。语音输出心理词典储存着个体获得的有关词汇的读音,在此提取恰当的音位形式。语音输出词典存在问题时,不能搜索或选择到恰当的词汇语音表征或音位表征,目标词的语音表征不存在。有些患者在命名时表现为"舌尖现象",即话到嘴边就是说不出来;或者表现为迂回语,即围绕着语义进行描述;当给予词的起始音的提示,便会立即产生该词的语音形式,而毫无语音障碍。这类患者有激活词汇语音形式的困难。

语音输出词典受损的相应表现特点是:图画命名时,频率效应显著也就是说高频词命名容易,低频词命名困难。如:"白菜"和"冰壶","面包"和"蝈蝈",说"白菜""面包"更容易。词长效应不显著,即"苹果"和"大的青苹果"难度一样;真词反应为主,如真词"烧饼""桌子";非词如"子卓"并烧"。同音判断差,如:给一个图片"鹿"再给文字和声音和"鹿""路",挑选正确的词;非词复述不受影响等。如:"及来拖""车拖末"复述正常。如果是词典后加工阶段,其相应的表现是:词长效应显著;无频率效应;更多的语音高相似错误;同音判断正常;非词复述差等,与前者相反。

(樊 红)

第三节 命名障碍的治疗

命名障碍的语言治疗应根据语言评估的结果,确定语言治疗的起始水平,并对影响命名的因素加以控制,使语言治疗个体化,从而改善患者的命名能力,促进交流能力,回归家庭和社会,提高生活质量。

一、命名障碍的治疗策略

失语症的治疗方法比较多,目前尚无统一的分类标准。根据 20 世纪 90 年代初的见解分三大类:

1. 传统方法(traditional approaches) 其又称直接法(direct approaches),是针对患者的听、说、读、写等某一言语技能或行为,利用组织好的作业进行训练的方法。

2. 实用法(pragmatic approaches) 其又称间接法(indirect approaches),是指着重交流能力的改善,并不限定采取何种交流方式,也不针对患者的特定的言语技能或行为,目的在于恢复患者现实生活中的交流技能方法。

3. 代偿法(compensatory approaches) 主要用对侧大脑半球功能或体外仪器设备来补偿语言功能不足的方法。

后来的语言治疗发展的许多治疗方法基本涵盖于这三大部分之中。而且针对命名障碍的治疗方法一般也包含在失语症的治疗方法中,因为失语症患者是一个统一的整体,各个部分不可能截然分开。由于每一个个体都具有自己的特殊情况,故在进行命名障碍治疗时,既要关注命名障碍的本身特点,也要兼顾其他领域,如促进听理解的进步、认知的进步、沟通技巧的进步等,这些方面的功能相辅相成、相互促进。同时在治疗时,我们还应该注意到失语症患者的自我照顾能力、心理状况、与家庭成员及照顾者之间的关系、融入社会情况、生活质量等等。

在进行命名治疗时一般会选用一个或几个命名障碍的治疗方法进行。下面就简单介绍几种常用的治疗方法。

二、命名障碍的治疗方法

1. 韵律音调疗法 韵律音调疗法(melodic intonation therapy,MIT)对治疗失语症是有益的,但是,它的疗效没有比标准化语言治疗(standard language therapy)更好。

基于音乐对语言障碍的治疗已经一个多世纪。虽然,它还没有被进行广泛的随机对照研究,但是,已经显示出了作为语言治疗的一个潜在的有效的治疗方法。研究也表明,音乐与言语的产生也共享有一个神经通路。歌唱可以减少词汇的表达清晰度对左半球的依赖程度;音节的延长使拖长的尾音增加了流畅性,进而也增强了患者区别音位的能力。基于音乐治疗的节奏感的节拍,能够提供一个口语产生推动力,并且还有助于听觉运动的连接,这可能与右半球的感觉运动网络相关。基于音乐对语言障碍的治疗方法很多,其中,最突出的是韵律音调疗法(melodic intonation therapy,MIT)。这种基于音乐的治疗方法包含两个主要组成部分:旋律音调(歌唱)和言语表达的节拍节奏。其他方法:如韵律、节奏、强弱法、速度、仪器等;同时,还应注意歌唱熟悉的歌曲,音乐相关的言语表达,变化的歌唱的提示线索作用,讲演的韵律线索作用和口腔的运动技巧训练。

2. 强迫单侧鼻孔呼吸法 强迫单侧鼻孔呼吸法(unilateral forced-nostril breathing,UFNB),可以改善焦虑和语言能力。

UFNB 是一种瑜伽调节情绪的技术,可追溯到 5000 年前。把调息法转化成

"管理的呼吸"和具有几个组成部分的呼吸控制练习。这些练习可以对许多潜在的生理和心理健康产生有益的影响。如增加身体对氧的利用,改善焦虑、抑郁情绪等。有研究表明,UFNB可以改善自主神经和中枢神经系统,从而能够改善认知功能的执行力;还可以通过刺激改变未损伤半球脑电(EEG)的振幅。由此,可以推断,UFNB可以改善损害大脑半球的功能;也已证明能够提高失语症患者的口语能力。还有证据表明,用一个鼻孔吸气,另一个鼻孔呼气可以降低失语症患者的压力水平和提高他们的认知和语言成绩。最近的研究还发现,UFNB在功能性沟通能力得分和口部协调运动速率方面都产生了有显著临床意义的结果。该技术具备几个优势:安全、易于掌握、经济负担小,可以单独使用,也可以作为其他治疗方法的附属部分。

3. 特殊的词汇检索障碍治疗 特殊的词汇检索障碍治疗(specific treatment for word-retrieval deficits, STWRD),基于语义通达的语义学和音乐学治疗,已经被广泛地用于治疗失语症当中的找词困难。这些治疗经常用来联想学习,包括用语义或音韵线索来帮助词汇通达,从而提高词汇的检索能力。图片命名任务是使患者完成语义的连接,这样可以引出患者说这个词。通常在患者图片命名失败后,还会继续给予一系列的线索,直到他能够正确地说出这个词。线索可以是该词的语义、功能、用途、词头音等。运用语义和语音线索可以提高训练过的和没有训练过的图画命名,而且训练过的比没有训练过的命名回答正确率更高。

如命名图片"钢笔"。先让患者命名,如第一次没有命名成功,言语语言康复师可以说"写字用的,需要先吸入墨水""它有笔尖、笔身、笔套组成";如还不能命名成功,可以比划写字的动作;如还不能命名成功,就给予词头音提示如"钢 --",患者说:"钢笔"。

4. 基于心理语言学的治疗方法 心理语言加工模型是揭示和解释失语症的工具,它提示了对损害类型进行有条理的、逻辑的思维方式。根据CNP的原理产生的治疗方法主要有两类:一是刺激法(stimulation),对受损的模块进行刺激;二是旁路法(bypass)当某一模块受损而不能通过直接刺激得以恢复,则绕过该模块,经其他通路替代。国内以汉语失语症心理语言评价即PACA治疗方法为代表。

(1)前语义受损所致的命名障碍:如为视觉辨别障碍,那么进行视觉辨别训练,如,从"茶杯、蒸锅、水壶"三个图片中选出"水壶";如为概念语义受损,则进行图画分类训练,如:萝卜、白菜、茄子及上衣、裤子、T恤。也可以进行图 - 图联系训练,如:火堆 - 帐篷;湖 - 小舟。

(2)词汇语义受到损伤的命名障碍:如果词汇语义受到损伤,便可以采用语义任务进行语义方面的康复训练,给予视词 - 图匹配训练,如"毛衣"配"图片毛衣";图 - 图匹配训练,给患者一个"茶杯"的图片,让患者如从"茶杯""锅""篮球""面包"四张卡片中找出同样的图片;图画分类训练,给患者10张卡片,让患者按照一定的标准分类,食物类,衣服类等。相关联图画匹配,如"飞机"配"白云"及相关联词 - 图匹配等。

如果语义表征的激活不充分,如有概念特征"水里的""有多条腿""可以吃的""水生小动物"被激活时,"螃蟹"或"虾"的词汇语义节点都可能被激活。其他语义节点也会变得活跃。如果在加一条"有大夹子的",那么是"螃蟹",因为它有最多的特征与概念一致,与要表达的概念一致的节点被最大激活。

如果语义表征激活正常,那么将进一步激活特定词汇的音位表征。如"苹果"的词汇节点激活它的语音表征节点[píng guǒ]。

对语音形式的提取存在障碍,那就集中进行语音通达方面的康复训练;出示图片"羚羊",患者不能命名,可提示"这是羊的一种,野生的,善于奔跑,身在青藏高原,所以叫'藏……'"。

(3) 语音输出词典损伤的命名障碍:因为听理解、命名、阅读、书写均与语义任务有关。如果听通路词汇语义正常,而视觉通路语义得分很低,提示为词汇语义无损伤。向上查视觉辨别、概念语义,如果患者这两项都正常,那么向下查语音输出词典:图画起始音,如"图片闪电"选择项"sh 师""m 摸""b 波";文字起始音,如"闪电",选择项"sh 师""m 摸""b 波"如果存在文字起始音正常,而图片起始音困难,说明图画命名障碍的原因为图画起始音障碍,图画不能激活相应的语音表征;可以用文字提示音来启动,从而再重建修复语音输出词典。

(4) 语音编码阶段损伤的命名障碍:如果是语音编码阶段的损伤,就加强音位训练,如"橘子"júzi、"面包"miànbāo。如果没有任何声音,声带无振动,那么先让患者与言语语言康复师互相用手放在对方的后部,然后发"啊",让患者感受喉部的振动,慢慢发声、即使"哼哼"只要声带有振动就给鼓励。声音出现后,可以发元音如[a],这又分两步:第一步,口型;第二部声音发出。这实际上是一个双重任务,对患者进行语音编码来说比较困难,需要反复练习。当学会[a]后,再加[m-a]、之后可以加[a-ma]也可以"妈妈"。速度要慢,逐个音位找,然后固化起来,慢慢扩展。

如果伴有言语运动计划障碍,则同时进行口面运动和言语发音训练。一般命名障碍患者都会伴有不同程度的言语失用症和口颜面失用,治疗时注意先纠正口颜面失用,再纠正言语失用,最后再进行命名训练。

(5) 听理解障碍所致的命名障碍:如果由于听理解障碍所致的命名障碍,则首先进行听理解训练。如词-图匹配、听记忆广度、听辨析,听最小差异词辨别,如[p,b]、[pao,bao]、[lu,nu]、[pang,pan]、[cai,zai]。只有听辨析准确,对自己所说得以正确的反馈,才可能产生准确的命名。

(樊　红)

学习小结

本章主要阐述了关于命名障碍的定义、临床表现、发生机制,详细讲述了命名障碍的评估和治疗法。其中命名障碍的评估和治疗分两个层次,即命名障碍的标准化评估方法和心理语言学的评估方法及命名障碍治疗中常用的几种治疗方法。

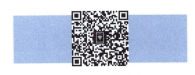

扫一扫,测一测

第十九章 阅读障碍的评估与治疗

学习目标

- 了解阅读障碍与解剖的关系。
- 熟悉阅读障碍的常用评估方法。
- 掌握阅读障碍的治疗方法。

获得性阅读障碍（acquired dyslexia）是指由于大脑损害导致对已获得的书面语言（文字）的理解能力丧失或受损，可伴或不伴朗读障碍，但不是一般的视力障碍所致，也不包括儿童习得阅读能力时出现的先天性阅读障碍。获得性阅读障碍包括语言性的阅读障碍和非语言性的阅读障碍。本章将重点介绍的失读症（alexia）属于语言性的阅读障碍，特指大脑解码文字过程出现的获得性阅读障碍；非语言性的阅读障碍则是指由阅读所依赖的注意、记忆、视空间等非语言性的高级神经功能损伤引起的获得性阅读障碍。

第一节 阅读障碍概述

阅读障碍的分类和名称目前尚未完全统一，较为常用的分类方法是，根据阅读加工过程的损伤阶段的不同，将阅读障碍分为周围性阅读障碍和中枢性阅读障碍两大类。

一、阅读障碍与失语的关系

一般来说，周围性阅读障碍患者不伴有失语，但二者也并非相互排斥的。以纯失读症为例，书写和拼写多是正常的，语言功能多为正常，偶尔会有命名困难。相反，中枢性阅读障碍患者多伴有失语，但失语症类型却差异较大，尚未有结论性的对应关系。目前的研究认为，表层失读症多伴有流利性失语，深层失读症多伴有非流利性失语（常常是 Broca 失语症），语音性失读症则伴轻度失语或不伴有失语。

二、阅读障碍与损伤部位的关系

阅读障碍的类型与损伤部位间的对应关系，目前尚无定论。从各种失读症的研究中我们可以了解到，左颞枕腹侧交界区即左梭状回中后部对词形加工非常关键，损伤可以导致纯失读症。而左颞顶区、左颞上回、左前颞、左额下回等可能承担词形信息向语音、语义表征的通达,从而实现正确的朗读和理解,其损害可以导致中央性失读症(表层失读症、语音失读症/深层失读症)。

三、阅读障碍与解剖部位的关系

对于阅读障碍患者,除了按照损伤的阅读认知过程进行分类,还可以按照损伤的解剖部位进行分类,前部失读症(又称额叶失读症),中部失读症(又称顶颞叶失读症、失读伴失写症、角回性失读症、失语性失读症等,在失读症中较多见),后部失读症(又称枕叶失读症、纯失读症、失读不伴失写症、纯词盲、拼读性失读症等)。

(胡瑞萍)

第二节 阅读障碍的评估

为了判断阅读障碍的类型、严重程度和潜在的心理语言学机制,言语语言康复师必须采用具有一定灵敏度和特异度的评估方式进行评价。一般可先采用成套测验中的阅读部分进行筛查,如果经过筛查发现存在阅读障碍,可以继续采用标准化阅读量表或非标准化的材料进行详细的评估。

一、阅读障碍的标准化评估

目前国内常用的评估失语症的成套量表中,如 WAB、ABC、CRRCAE、改良 BDAE 法等,均包含对阅读障碍进行评估的部分,可作为筛查测验来使用。

1. 视—读　给出一些书面文字,要求患者朗读,如给出"明、妹、肚、鸭、动、村、和、砂、睛、转"等,记录患者所读对的字。需要朗读的书面文字可以是单个字,也可以是名词词语,或是动词词语,还可以是句子。

2. 书面单词与物品搭配　出示一个书面词语,请患者尽快指出该词语所对应的实物。如向患者展示"茶杯、梳子、铅笔、花、火柴、螺丝刀"等实物,然后出示书面词语"茶杯",要求患者从上述实物中尽快指出与"茶杯"相匹配的物品。

3. 书面单词与画搭配　康复师出示一个书面词语,请患者尽快指出该词语所对应的图画。如向患者展示"茶杯、梳子、铅笔、花、火柴、螺丝刀"等图画,然后出示书面词语"茶杯",要求患者从上述图画中尽快指出与"茶杯"相匹配的图。书面词语可以是物体,也可以是动作词、形状或颜色等。

4. 画与书面词语搭配　与第3项相反,康复师出示一幅图画,请患者尽快指出该图画所对应的书面词语。如向患者展示"茶杯、梳子、铅笔、花、火柴、螺丝刀"等书面词语,然后出示图画"茶杯",要求患者从上述书面词语中尽快指出与该图匹配的词语。

5. 口语单词与书面单词搭配　康复师向患者出示多个书面词语作为备选词,然后康复师说出其中一个作为目标词,请患者尽快指出康复师所说的词语。目标词和备选词可以是读音相近的,如:目标词为唱歌的"唱",备选词为倡、昌、唱、畅、常;也可以是字形相近的,如目标词为水田的"田",备选词为由、甲、申、电、田;还可以是语义存在干扰的,如目标词为"花",备选词为塔、花、树、力量、花园。

进行评估时，首先向患者出示"塔、花、树、力量、花园"等书面词语，然后康复师说"花"，要求患者尽快指出康复师所说的词。

6. 阅读指令并执行　向患者出示书面文字，常常为短语或句子，要求患者先朗读，然后根据文字的意思执行相应的动作。朗读和执行动作是分别计分的。需要特别注意的是，书面文字指令一般分为一步指令、两步指令和三步指令，在进行两步指令和三步指令的测试时，要求患者将整句指令阅读完毕后再做动作，不能阅读一个分句便做一个动作，也就是说不能将两步指令或三步指令拆分为一步指令进行。可供使用的文字指令如"举起你的手""指椅子，然后指门""起铅笔，点三下，然后放回原处"等。

7. 句子的阅读理解　此即为读句选答案填空，给出一个句子，句子中的部分内容需要补齐，要求患者从题目提供的几个词语中选择一个词语填空。如给出"士兵拿着（枪、射击、玩笑、食品）"，要求患者从枪、射击、玩笑、食品等四个词语中选出一个最佳答案。用于测试的句子可以是单句，也可以是复句，如"可利用的能量是比较多的，由于石油缺乏，许多国家开始改变能源，如（开水、银行、太阳能、经济）。"

8. 阅读功能评估量表

（1）失语症阅读理解量表（reading comprehension battery for aphasia，RCBA）：提供了对成年人失语症的阅读损伤的性质和程度的系统评估，包含对朗读的评估。RCBA 评估时间需要 30min，包含 20 个分测验，包括了从单个词的理解（包括视觉干扰、听觉干扰、语义干扰）到功能性阅读、同义词、句子、短的段落、段落理解，以及需要词汇控制的时态句法阅读（morphosyntactic reading with lexical controls）等多方面的评价。

（2）格雷朗读量表 -4（Gray oral reading test-4）：测试对象是 6～18 岁人群，以 13 段包含有各种特征的单词和句子的材料，来评估其朗读速度、流畅度和理解力。

（3）盖 - 麦阅读测验（Gates-MacGinitie reading test，GMRT）：测试对象是 6～18 岁人群，是一项分组进行的限时的多选测验，可以从文学素养（literacy concepts）、朗读能力（oral language concepts）、字母及字母 - 声音联结等四个方面给出阅读成绩（reading achievement）。

（4）伍德科克 - 约翰逊诊断性阅读量表（Woodcock-Johnson Ⅲ diagnostic reading battery，WJ-Ⅲ DRB）：整合了包括单词识别、段落理解、非词汇性阅读、阅读流畅度和声音感知等在内的多个亚项目。这个测验具备了从 2～90 岁人群的常模。

（5）研究实验性评估（research experimental assessments）：包括成人阅读功能量表、马里兰阅读量表和约翰霍普金斯大学读写困难量表。

二、阅读障碍的非标准化评估

如第四章第七节所述，阅读包括两条通路，一条是从字形直接通达语音，称为非词汇通路，另一条通路是字形经由语义来通达语音，称为词汇 - 语义通路。两条通路可以同时受损，也可以仅有一条受损。因而在评估的时候要循通路所经由的环节分别进行评估与分析。

1. 非词汇通路的评估　非词汇通路又称语音通路或形 - 音通路，经由字形视觉识别→字形-声音转换→语音输出缓冲器等环节。它不使用字形输入词典，而是使用拼写-声音规则，只能对规则词进行加工，不能对不规则词进行加工。这条通路与朗读通路有很大的重合。这条通路可以用来解释读可发音的非词和不熟悉的规则真词的过程。

（1）字形视觉识别的评估：可以采用字匹配的方式进行。例如第一排给出一个"杯"字，第二排给出"树、村、杯、林"等四个字，请患者根据第一排的"杯"字，从第二排中选出同样的字。一般测评10~20个字，据此判断字形视觉识别模块是否衰退。为了排除视知觉或周围性机制的因素，还可以采用形状（要求失读症患者从一批无意义的图形中选出两个相同的形状）或字母匹配任务（从很多字母中选出同样字体或同样大小写的字母）、抽象的字母识别任务（以强制选择任务为例，患者需要从镜像翻转字母中区分出正确的字母）。

（2）字形-声音转换的评估：拼音文字中存在着字母-音位转换机制，它能读规则词、规则非词，不能读不规则词。在评估的时候，可以给予患者单个字，要求迅速读出，或给出一个生僻的甚至不存在的带声旁的字，看患者是否能够在不知字义的情况下读出字音。

（3）语音输出缓冲器的评估：该模块的功能可通过词长效应来反映，故而可通过单音节词、双音节词、三音节词的逐步增加词语长度的评估，来判断语音输出缓冲器是否受到影响。

（4）语音输出词典的评估：汉字形声字的读音是由两种因素共同决定的，一个是声旁的读音，它提供了字下水平的语音线索；另一个是邻近字的读音，它提供了字水平的读音线索。一个目标字的读音是这两种因素综合起作用的结果。把朗读和阅读理解比较，如果对理解的词不能朗读，问题可能出在语音输出词典。

2. 词汇-语义通路 词汇-语义通路又称形-义通路，经过字形视觉识别→字形输入词典→语义认知系统等环节完成。该通路不能读非词，但能读不规则词。在临床上，有些患者不能正确完成字-图匹配，但能够朗读字的读音，出现了知音不知义的现象，说明他们丧失了词汇-语义通路，保留了非词汇通路（语音通路）。

（1）字形视觉识别的评估：与非词汇通路中该环节的评估方法相同。

（2）字形输入词典的评估：字形输入心理词典储存着个体拥有的词汇的正字性特征的记忆。它能够确定一串字母或数个部件构成的字是不是一个真正的词或汉字。真字是具有形、声、义的统一体，假字失去了音和义，但符合正字法规则，保留着与真字相似的字形；非字则根本不符合正字法规则，失去了字形的完整性。将真字（如：朝）部件调换其位置，得到非字。左右结构字词调换左右部件位置，上下结构调换上下部件位置，半包围结构字的部件一半采用左右调换，一半采用上下调换。这样可以了解患者字形输入心理词典是否受损。如果错把非字当作真字，提示字形输入词典存在衰退。

（3）语义认知系统的评估：包括词-图匹配、词-物匹配、同类词判定、同义词判断、词汇分类、词图联系等。为了检测从语义到视觉正字法的通路，常常采用分类任务，向失读症患者出示写有属于不同种类的单词的卡片，比如工具、水果、蔬菜、运输工具等，要求其分类。还有语义相关匹配任务，可用于评估语义的激活情况,出示一张图片,患者要将这张图片正确地匹配到书面单词,书面单词有三个,并且是同一领域语义相关的。比如出示树的图片,书面语给出的是树枝、树叶、树。最后还需要检测正字法到语义网络的完整性,即完成书面单词与书面定义的匹配。

(胡瑞萍　樊　红)

第三节　阅读障碍的治疗

阅读障碍的治疗技术的选择是基于对患者进行了全面的评估,并进行了心理语言学的分析后,明确患者的阅读障碍的类型和受损环节后,根据相应受损环节的表现,选择相应的治疗手段。

一、词的辨认和理解训练

对于严重阅读理解障碍的患者,应从词辨认开始训练。词辨认要求患者从一系列词中选出与词卡上相同的词。患者操作这种作业并不需要理解词义,只需要辨认相似图案的能力。如果进行词-图匹配作业就需要阅读理解能力。

1. 匹配作业　辨认训练可从匹配开始。要求患者将手写体字与印刷体字匹配、文字与听词匹配、词与图画匹配。匹配作业中使用的词应尽可能与实际应用有关。经常用一些日常生活环境中的用语,如"出口""入口""洗手间""人行道""拉""推"等。在多项选择中,供选择的词数由2个开始,逐步增加到8个或10个。

2. 贴标签　可用于词汇训练。家庭成员在物品上和家具上贴上写有物品名称的标签,患者每天多次看到这些词汇,可增强词与物的联系。

3. 分类作业　阅读理解有赖于患者对名词语义的相似性进行辨别的能力,分类作业有助于训练患者这种辨别力。可要求患者对家具、饮料、食品的词汇表进行归纳分类,也可对抽象词汇,如表示情感、颜色、疾病的词汇进行分类。如找出水果的名称:苹果、洗衣机、橘子、西瓜、窗帘、草地、芸豆、葡萄、香蕉。

4. 语义联系　同义词、反义词以及语义相关词的联系也可用于阅读理解作业中。如找出以下词语中互为反义词的,前、上、深、坏和下、好、后、浅。将有语义联系的词语配对,如"鱼、轮船、扫帚、牙刷"和"鱼头、簸箕、牙膏、大海"。

二、词与语句的辨认和理解训练

1. 词-短语匹配　当患者能够理解常用词后,就可进行词-短语匹配。这类作业是由词到句的过渡阶段的训练。要求患者读完短语后,找出一个合适的词,使它符合短语的意义。如给出中国的首都、吃月饼的节日、鸟的家、用来开门的等短语,再给出中秋节、钥匙、鸟窝、北京等词语供选择。

2. 执行文字指令　从简单的作业开始,如躯体动作、操作桌上的实物。康复师应系统地应用词汇、长度、句法复杂性等影响因素,增加作业的难度水平。真正理解运动指令中的介词是完成指令的关键。如果患者错误理解了介词所表示的各种空间关系,执行指令作业将会使这些错误暴露出来。如给出文字指令:把门关上,把书放到书架上,把碗放到厨房里。

3. 找错 这项作业治疗是根据失语症患者阅读语义、句法错误的语句的研究得出的。在他们的研究中,要求患者找出语句中的语义和句法错误,结果发现失语症患者更易发现语义错误。这类作业是比较有价值的治疗作业,因为它可使患者在寻找错误时认真阅读和分析语句。如"我喜欢喝鸡翅""他到饭店洗澡"。

4. 问句的理解 对失语症患者来说问句的理解也是比较难的阅读作业。关于个人情况的是非问题比较容易理解,如"你结婚了吗?""你是住在中山路吗?"需要回答时间、地点、人物的问题比较难理解。如果患者不能回答或写出答案,可让他指出图画的相关部分,以便判断他是否理解了问句。

5. 双重否定句的理解 对双重否定句的理解要求比理解被动句更为复杂的转换。在语义上由肯定句到否定句是一次逆转,而从否定句到双重否定句是再次逆转的反演过程。对双重否定句的理解训练,可以使康复师首先确定一下患者是否存在双重否定句的理解困难。如果患者在下面的作业中做出错误选择,说明他不能辨别否定句和双重否定句,只能根据句子中个别词语做出反应,把双重否定句当作否定句处理。如果患者在肯定句和否定句之间摇摆不定,不知如何做出反应,表明他已模糊意识到双重否定句不同于否定句,此时可看作是从不理解到理解的过渡阶段。可以给出一个句子,下面跟着两个句子,患者根据上面的句子的意思,在下面的两个句子中做出选择。如上面的句子是"他不是不想来。",下面的两个句子分别是"他想来"和"他不想来",请患者选择。

6. 给语句加标点符号 促进患者阅读理解语句的一种方法是为患者提供一个句子,由患者阅读后加上标点符号。这类作业治疗有助于提高患者分析句子的能力。如"我家的果园里有山楂树、樱桃树还有橘子树"。

7. 语句构成 将一个完整的句子以词为单位分割开,顺序打乱,患者根据这些词,重新组成一个句子。这种训练对语法结构有困难的患者有帮助,可提高他们的语句构成和词序排列的能力,同时也改善阅读理解力。如将这些词语组成句子:小王、火车、上海、明天、乘、去。

三、语段的理解训练

当患者对一般的语句理解较为准确,不感到困难时,则可进行语段阅读训练。有些患者阅读语段较阅读语句更容易,因为语段中有更多的语境提示,有助于理解。

1. 语句的连接 理解语段的训练方法之一是要求患者将语句连接成一个语段或一个小故事。如果患者失败,可将语段拆开,对每个语句进行分析。在阅读语段或短文前,可先提出几个有关的问题,如人物、时间、地点、情节、结果等,患者会对语段中有关的信息加以注意,有助于理解和记忆。

2. 增加信息的复杂性 信息的复杂性包括两个方面,材料中细节的数量和材料的语文、句法水平。一般来讲,难理解的句子有被动句、复合句、事件顺序相反的句子(句子中词的顺序不同于事件发生的自然顺序)和语义结构复杂的句子(如双重否定句)。当需要增加信息的复杂性时,每次试用其中一个因素。如果一种因素好于另一种因素,在阅读材料中可增加该因素,这样也就增加了材料的复杂性。

如两种因素平行，康复师可试用较长的文字材料，既增加了细节的数量，又增加了语义、句法的复杂性。

四、篇章的理解训练

当患者对单一语段的理解达到 30% 的水平，就可将阅读材料增至两、三个语段，再逐步增至篇章的理解。训练方法是让患者逐段分析阅读材料。如果患者有口语表达或书写能力，在阅读每个语段后，可让他用自己的话总结语段，然后再阅读下一个语段。

有的患者从头到尾阅读长的材料较分段阅读容易。如果患者不能分析语段，可让他试读篇章。当患者能够阅读篇章，要求他用自己的话总结阅读材料。

五、轻度阅读障碍的训练

有些患者经过训练或自发恢复，阅读能力达到轻度障碍的水平。他们如果慢慢地阅读，可以接近患病前的水平，能理解较短的材料。这类患者常伴有短时记忆障碍和注意力不集中。

1. 归纳中心思想　训练时应教会患者归纳中心思想，开始时用某些方法使段落的中心思想突出，如在表示中心思想的句子下划线。患者应尽可能将自己阅读的文字变成自己的话口述出来。

2. 加快阅读速度　当患者已能找到中心思想，可将训练重点放在加快阅读速度上，使患者能快速阅读并确定结构或词，同时要训练患者集中注意力，忽略不重要的字词或细节。浏览式阅读也应训练，材料包括电话簿、目录、百科全书，目的是找到具体的姓名、题目和答案，能尽可能地快速翻阅。

加快阅读速度的另一种方法是让患者每天反复阅读较短的一份材料，1 周更换一次材料。当阅读速度加快后，逐步增加材料的长度、复杂性，并密切注意患者的理解能力。患者每天应保持 2~3 小时的阅读时间，材料应有趣。

3. 注意力训练　在患者阅读时在旁边放一台收音机，把音量放小。随着耐受性的增加，音量逐渐增大。也可采取同样的方式使用电视机来减少注意力的分散。患者也应训练在公共场所阅读，如候诊室或饭馆。在每次阅读后，患者应自我判断理解能力。

4. 阅读记忆训练　对有记忆障碍的患者，训练他们在阅读时记下每个段落的要点，并逐段压缩成一句话。训练着重于有效地、迅速地记下要点。如果要点记得恰当，患者可以迅速扫一下记录，使记忆恢复。

5. 故事阅读训练　有些患者喜欢阅读故事材料。故事有四大要素：人物、情节、主题和背景。在一定的背景（时间和空间）下，故事主角为达到某种目的而进行某种活动，遇到某些阻碍，然后克服了困难或产生了某种结果，这个过程就构成了情节。而主题则是隐含（有时也明确表示）在故事中的主旨。提高患者理解故事的方法是：①让患者找出时间的线索；②找到地点的线索；③找到主要人物；④鼓励或帮助患者找出主角的活动目的；⑤鼓励或帮助患者找出阻碍主角达到目标的障碍；⑥鼓励患者把故事中的事件按时间排序；⑦让患者回答有关故事的关键问题。

六、补偿方法

许多患者由于各种不同的原因,不能恢复到患病前的本平。有些人在生活中、工作中不需要阅读,阅读障碍对他们的日常生活影响不大,但对确实以阅读作为消遣的人,有些方法对他们有帮助。一种方法是听广播,另一种方法是请朋友、亲属给他们朗读报纸、小说,或他们阅读时有不理解的地方向身旁的人请教。

采用词汇、短语、语句、语段等文字材料给予视觉输入,提高失语症患者阅读理解能力的治疗方法。

七、纯失读症的治疗技术

1. 复合性口头再朗读法(multiple oral rereading,MOR) 其指的是通过反复大声朗读指定文字材料的方法,促进纯失读症患者"逐字阅读"方式的纠正,诱导将单词作为一个整体来阅读的方式。该治疗技术的实施方法如下。

(1)初始治疗:第1步,初步确定患者阅读文本材料的速度和准确性:①选一篇适当难度的文章,比如100个单词的段落,用作训练样本;②要求患者大声地逐字地读出;③计算每分钟的阅读速度以及分数(根据朗读错误的字数与总字数的比例计算,患者自行纠正的错误另行计算)。第2步,实施步骤:①要求患者再次读该材料,如果发现有错误可以给予提示。治疗过程中多次重复可以使患者有机会对文字材料越来越熟悉,从而能够提高朗读的准确。②布置家庭作业:提供一份文本材料的复印件作为家庭作业,就每日家庭作业的量与患者沟通达成一致,如每天1次或2次,每次30min,用于重复朗读该文字资料。③对每日作业的完成情况进行记录,患者可以自己计时,自己记录每日完成作业的时间,或者仅仅是在记录表上记录"完成"二字。

(2)进一步治疗:第1步,浏览患者的家庭作业记录表,确定其作业完成的依从性。第2步,确定患者阅读文本材料的速度和准确性:①要求患者大声朗读文字材料;②根据患者朗读的速度和准确率绘图。第3步,根据患者的情况制订其朗读已练习过的材料的目标,如每分钟朗读多少个字。当患者达到预定的速度时(且保持一定的准确率),给予新的文本材料作为家庭作业。第4步,确定患者阅读新的文本材料(以前没读过的)的速度和准确性:①提供一份新的文本材料,大约100字左右,看患者朗读新的材料的速度和准确率有没有提高;②计算和记录每个回合中,患者阅读材料的速度和准确率以明确MOR的效果。

2. 短暂正字法暴露(brief orthographic exposure) 其是将单个单词通过电脑屏幕短暂放映(比如500ms),然后让患者回答有关该单词的提问,如"它是动物吗?"即便患者说没看懂是什么单词,也要请他尽量做出猜测。有研究表明,患者回答的准确性高于随机猜测,因而认为这种训练方法能够提高阅读速度,但也有研究表明,无益于患者阅读速度的提高。这可能是由于该训练方法只适合于纯失读症的某个亚型。

3. 跨模式提示(cross-modality cueing) 有学者研究发现,一些患者在将字母或单词用手指描画后,利于其读出该字母或单词。因而认为,拼写的动作信息可能有助于通达正字法输入字典,这可以替代视觉输入来激活字形字典。由此产生了一种训练方法,即让患者先用手指描画字母或单词,而后读出字母或单词。随着患者阅读能力提高,可以只描画第一个或前两个字母即读出整个单词。

4. 特殊形式纯失读的阅读策略 其是国内学者基于汉字左半错读机制设计的新的治疗性阅读策略。即让左半错读患者注视每一个汉字的左边界,这样整个汉字便位于可见的右视野,可被投射到左枕及进一步的左中部梭状回"视觉词形区"加工,避免了左半错读,从而能够提高朗读成绩。

八、表层失读症的治疗技术

1. 词汇治疗 词汇治疗(lexical treatment)常用于容易发生错误的单词的训练,比如同音异义词、同形异义词。并且由于表层失读症常与浅表性失写症一起发生,所以阅读障碍的治疗可以与书写治疗一起进行。国外学者研究表明词汇治疗能够提高患者阅读过程中词汇-语义通路的运用,减少语音通路的运用。训练方法是将同音异形词对和同义异形词对作为目标单词,每个目标单词都以书面语形式出现,由康复师大声读出。然后要求患者用目标词写一个句子,并且给予其反馈,告知其是否理解正确。该训练方法能够提高患者对所训练单词的朗读、拼写和阅读理解能力,还能提高其对未训练的部分单词对的朗读能力。

2. 短暂书写语暴露 类似于纯失读症治疗技术中的短暂正字法暴露(brief orthographic exposure)。具体方法是通过给予患者快速的视觉展示可以强迫其使用词汇策略以进行单词识别,同时及时给予反馈,让患者明白自己的识别是否正确。有学者报道,这一方法能提高患者对所训练单词的阅读理解能力,但由于缺乏泛化效应,因而要重视训练单词的确定,需要从与日常生活相关的、功能性强的单词中选择。

3. 其他治疗方法
(1) 促进阅读不规则的词,区分同音词。
(2) 不规则的词和图片或语义线索相配对,例如 through,同时有个箭头穿过它。
(3) 句子填空,目标词为同音词,朗读每个同音词和各自的解释,然后用同音词填空,如老师教—书,输,舒,疏。

九、语音性失读和深层失读症的治疗技术

1. 字母-声音转换加强技术 首先需要确定关键单词,然后再训练字形向音位的转换。这是英语阅读障碍的一种训练方法,对于汉语阅读障碍的治疗可供参考。

(1) 初始治疗:第1步,确定所要训练的字形-音位对(grapheme-phoneme)。①首先选择辅音,因为辅音的发音常常比元音要稳定得多;②选择高频辅音,继之以低频辅音。比如,一次训练一组5个辅音:第1组为 r、t、n、s、l;第2组为 k、d、m、p、f;第3组为 b、sh、v、g、z。第2步,对于每个目标音位,需要帮助患者识别以这个音位开头的关键单词:①认真观察患者的反应,寻找患者能够稳定读对的单词。关键单词的选择通常以有代表性的名词为主。如果患者无法正确朗读所有的关键单词,应有针对性地训练一个。②构建训练卡片,将音位放在卡片正面(如 R-r),将关键单词放在卡片背面(比如 Run)。

（2）布置家庭作业：①使用训练卡片，患者应看着旁边的音位，说出与其相关的关键单词（只有在必要时方可出示卡片背面的单词作为提示）；②可选方法：制作一段短片，内容是：康复师出示写着音位的卡片，询问患者关键单词是什么（在短的暂停后，康复师应说出关键单位作为示范，以便患者判断其回答的正确性）；③规定家庭作业的频率（如每天一次）。

（3）后续治疗过程：①复习家庭作业，看患者根据目标音位说出关键单词的能力；②给出更多的音位。

（4）进一步治疗：利用患者已掌握的关键单词，制订进一步的治疗计划。关键单词建立后，需要转入音位自我提示过程，这样患者才能进一步完成由字形向音位的转化。训练过程中可以先让患者读关键单词，并将开头发音延长，然后单独说开头的发音。比如，"Sue……SSSSSue……SSSS…[s]"）。然后，训练患者在听到相应的字母时，发出与之相关的关键单词的开头发音。训练还可以转入通过将音位组合后发出一个单词或非词的发音，常常从阅读 3 个或 4 个字母的单音节单词或非词开始。

2. 受损的语义治疗 部分语音性失读和深层失读症患者在字形-声音转换机制受损的同时，还会伴随有语义损害，因而对语义系统进行训练也会提高疗效。较为常用的语义治疗是书面语与图画间的匹配。

3. 失语症患者语言的口头朗读（oral reading for language in aphasia，ORLA） 根据患者能力选择短语、句子或段落，长度在 3～100 单词左右，步骤如下：①康复师先读给患者听，在朗读时用手指每一个单词。②鼓励患者也用手指每一个单词。③康复师同患者一起朗读，继续用手指每个词，患者也同时指。④康复师调整朗读速率和音量（略较患者提前，音量逐步放低）。⑤康复师说出每一行或每一句中的某词，让患者指出实质词或功能词。⑥康复师指出每一行或每一句中的某词，让患者朗读。⑦患者和康复师一起读整句。⑧患者读整句。

4. 配对联合学习 语义值低的词（虚词）和读音类似但语义值高（实质词）配对。如 be/bee，me/meat，而 / 耳。可以采取翻卡片的方式，先读靶词，错误则翻卡片读同音的实词。

5. 双字素-音节配对训练 辅音＋元音、元音＋辅音。训练时把词拆分为两个字素的片段。如将 pat 拆成 pa、at，再将其合成一个辅音＋元音＋辅音的词：pat。

（胡瑞萍）

学习小结

本章对阅读障碍康复中必须具备的一些知识进行了简要的介绍，包括阅读障碍的特点、康复评估和常用治疗技术等内容。

扫一扫，测一测

第二十章 书写障碍的评估与治疗

学习目标

- 了解大脑不同部位损害与书写障碍间的关系。
- 熟悉书写障碍的常用治疗技术。
- 掌握书写障碍的评估方法。

书写（writing）是语言计划借助于工具实现的行为过程。通过书写行为进行交流和创作是人类一种独特的能力，它不仅是语言功能的一种体现，而且涉及听觉、视觉、运动觉、视空间功能、运用和运动功能等诸多的相关因素，依赖于大脑广泛的神经网络，需要多种独立的认知功能的协同作用。这种协同作用的结果可因上述成分中任何一种的功能障碍而表现为异常，如锥体外系病变引起"小写症"、小脑病变导致"大写症"、肌张力障碍引起"书写痉挛"、手部肌力下降导致"瘫痪性书写障碍"等。本章节将主要讨论的书写障碍（writing disorder），又称失写症（agraphia），是由于后天获得性脑损害所引起的原有的书写功能受损或丧失，多由脑卒中、脑外伤等原因所致。

第一节 书写障碍概述

一、书写障碍的临床表现

在语言长期发展的过程中，书面语言是参照口语编码系统通过学习而获得的。语言性书写障碍的症状常常表现出与口语失语相同的成分，但是口语的执行器官（即咽喉发音装置）是很明确的；而书写的执行器官却是可以多变的。因此，在病理解剖上，书写障碍（writing disorder）较口语障碍要复杂得多，分为语言性书写障碍和非语言性书写障碍两种。

（一）语言性书写障碍

失语性失写（aphasic agraphia）占书写障碍的绝大部分，提示了书写行为中语言成分的比重及其易损性，主要见于听写、看图书写和主动书写，抄写中相对少见。

1. 构字障碍 这是最常见的书写问题，表现为书写字形结构的各种缺陷（图20-1-1）。如笔画、偏旁的遗漏、添加或部分替代，甚至产生与靶字毫无相似之处，但符合汉语构字规则而汉字系统中又没有的新字（neo grapheme），有的根据字义进行象形造字(写不出"三角"画三角形、写不出"月亮"画一个弯月)。

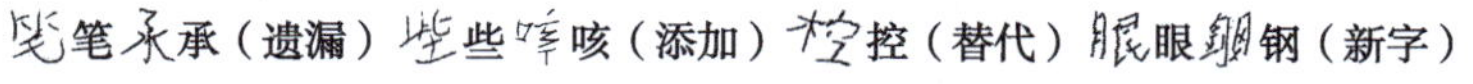

图 20-1-1　构字障碍表现

2. 字词错写　字词错写表现为书写字形结构正确,但非作业所要求的字(图 20-1-2)。分字形替代(如毛—手,童—黑)、字音替代(如画—花,间—先)、字义替代(包括近义替代和反义替代,如菜—蔬,黑—白)、及无关替代(如床—你)。

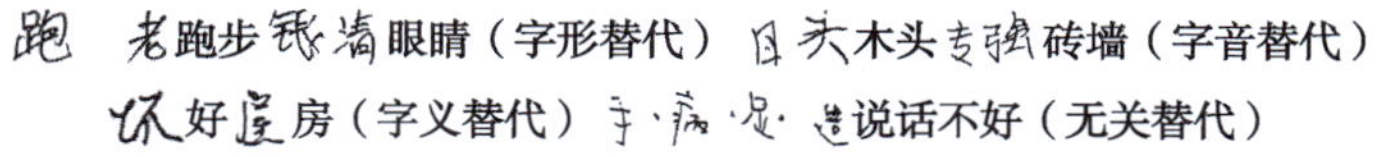

图 20-1-2　字词错写表现

3. 语法错误　语法错误表现为选词不当和语序的混乱(图 20-1-3)。如一大学文化水平患者写出"热天喝和",自念为"天气暖和";另一大专文化水平患者书写病情为"来本院治疗后发觉后,到发觉四肢逐渐挥(字词错写)复;目前来保留这。手部。还有酸痛感觉是。"这种表现见于语句和篇章书写的测验。

4. 完全性失写　这是一种非常严重的语言性失写,表现为不能写出任何可辨认的偏旁和汉字,代之以无规律的点、线或涂鸦,但可正确执笔(图 20-1-4)。往往见于大脑语言优势半球大面积的损害。

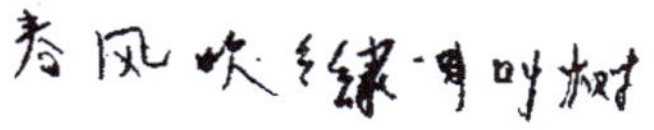

图 20-1-3　语法错误表现
图中文字为:春风吹绿了树叶

图 20-1-4　完全性失写表现
图中只能写姓名"张广庭"

(二)非语言性书写障碍

1. 失用性失写(apraxic agraphia)　表现为语言处理能力正常,知道字该如何写,可口述所书写的内容,甚至是每个字的偏旁部首(汉字)或每个词的字母(拼音文字)组成,拼音、打字能力均保留,但书写笔迹极端笨拙、潦草,无法辨认出正确的字形(图 20-1-5),部分患者抄写时字形相对较好并能够临摹图形。写出的材料逐字按行排列,这一特点有别于下述的视空间性失写。可伴也可不伴观念运动性失用,前者甚至不知如何执笔,后者执笔能力正常。这种失用性失写与失用的分离现象,有学者推测与大脑指导书写运动程序的特殊区域损害有关。

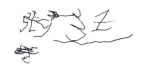

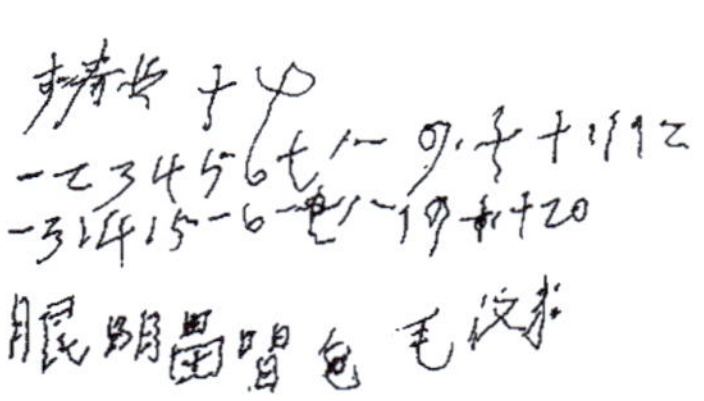

图 20-1-5　失用性失写表现
图中文字为李青业(姓名)、数字1-20、眼睛、唱、打气筒

2. 视空间性失写(visual-spatial agraphia)　其表现为书写部位的定向障碍,写出的文字笔画正确,但位置错误。表现为笔画移位,偏旁分离;字距、行距大小不

等,字行向上或向下倾斜;整个书写材料无秩序地堆放在纸张的一边或一角,甚至写到纸张以外的地方(图20-1-6)。尤其对于汉字,它有严格的字形结构和字行排列,正确的书写需要正常、连续的视空间功能,否则书写内容结构紊乱,难以被人理解。视空间性失写在自发书写、抄写、听写等任何形式的书写中程度基本相同。部分患者同时伴有视空间觉障碍,如不能临摹图形和拼搭积木。检查视空间性失写时,书写和绘图均可让患者采用系列彩笔作业,如红、橙、黄、绿、青、蓝、紫,每写(画)几笔换一种颜色,这样可以清楚地记录下书写或绘画的顺序。

3. 惰性失写(perseverative agraphia) 患者在执行书写时常常不能按刺激要求的改变而进行相应的书写改变。能按要求执行第一项书写任务,但在执行以后的指令时,往往是重复书写同一内容,自知错误又难以改正,甚至被迫停止书写。在系列书写中表现比较明显,往往停留在一个数字上反复书写而难以向下继续(图20-1-7)。

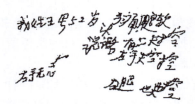

图20-1-6 视空间性失写表现
上图中文字为:我姓王,男52岁,头痛,腿软,说话有点失控,左手失控,左手无感觉,左腿也失控

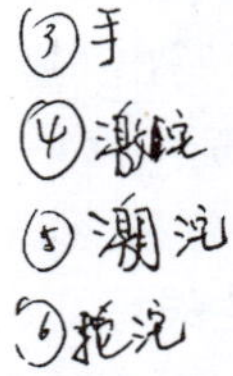

图20-1-7 惰性失写表现
上图中文字从上到下依次为:手,钢笔,眼睛,打气筒

在其他书写测验中也可见类似现象,如看球的图写"球"一词后,再看毛巾的图时仍写"球"字,之后的看图写句和主动书写中均反复写出"球"字。有时患者自己也能感觉到,说"写错了,这是球字""唉,又写成球字了"。这种患者常常在口语表达、听理解、复述及阅读中也表现出类似的病理性症状,称为持续症(perseveration)。

4. 镜像书写(mirror writing) 表现为写出的文字左右逆转。可见部分镜像和完全镜像两种,前者为文字的左右偏旁位置交换,但每个偏旁是正像的,后者为整个文字的左右翻转,如同在镜子中的影像。有些文字左右对称,写出后看似正常,但仔细观察书写过程会发现笔画方向是镜像的,如将笔画横从右到左书写、阿拉伯数字0或8的起始笔画呈顺时针方向(图20-1-8)。

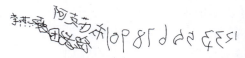

图20-1-8 镜像书写表现
上图中文字为:阿克苏市团结路,数字1、2、3、4、5、6、7、8、9、10

5. 运动障碍所致书写障碍 小写症、大写症、书写痉挛及瘫痪性书写障碍是否属于失写症尚有争论,但它们在临床上往往或与失写症相伴、或需与失写症鉴别,故在此一并介绍。

（1）小写症（micrographia）：因锥体外系病变导致肌张力增高、运动迟缓，可影响书写功能产生小写症。患者连续书写时，书写速度缓慢，笔画间转换困难，字形越写越小。这是帕金森综合征的一个特征性症状。

（2）大写症（macrographia）：患者因小脑病变引起协调运动障碍、意向性震颤，在书写时因努力维持书写姿势而使震颤变得更加明显，笔尖常将纸穿破，书写速度快慢不均，字体笨拙，歪歪斜斜，笔画曲折，字间距宽窄不等，字形越写越大。

（3）书写痉挛（writer's cramp）：常见于经常进行书写活动者。患者在执行书写时，由于执笔的上肢局部肌肉的肌张力障碍导致书写困难，表现为手及前臂僵硬，活动不灵，酸痛不适，不能持久。字体笨拙，笔画出现不应有的曲折，但字间距、行间距基本保持均匀，字形大小一致。一般患者仅在书写时出现症状，其他运动完全正常。少部分患者症状可泛化到类似书写的动作，如持筷、打字、缝针等。部分患者伴有书写时的恐惧、紧张和焦虑情绪。

（4）瘫痪性书写障碍：因支配手运动功能的中枢或周围神经病变，导致书写手肌力下降，影响了手的精细动作。患者书写动作吃力、笨拙，字大，字形不规范。除书写外的其他手部活动均受到同等程度的影响。

二、不同类型失语症患者的书写障碍特点

书写和口语一样，都是人类语言能力的一部分，两者息息相关。书写能力是后天经过教育获得的，它在人脑中的稳定性比口语要低。因此，当大脑受到破坏时，这种后天获得的能力比口语更容易受到损害，恢复也更加困难。从大量临床检查的结果来看，无论是哪一型失语症，也无论失写严重程度如何，都是书写姓名、地址、系列数字和抄写的障碍程度轻，听写、看图写字和书写病情障碍的程度重。这是因为前者或是个人生活中最熟悉的内容，或是可以直接采用视觉依托的抄写；而后者则是需要经过语音 - 字形转换的听写、经过语义 - 字形转换的看图书写和毫无依托的自动书写，其文字产生的过程要更加复杂。

（一）外侧裂周失语综合征

1. 非流利性失写症（non-fluent agraphia） 大多数非流利性失语患者可产生与非流利性失语口语相对应的失写。表现为写出量少，书写费力，字体笨拙，构字困难。语句简短，缺乏语法词，比口语中的失语法现象更加明显。拼写十分困难，几乎不可避免地遗漏字母或笔画，倾向于书写印刷体而不是手写体。这类患者往往因右侧偏瘫而改用左手书写，容易出现镜像书写。

2. 流利性失写症（fluent agraphia） 流利性失写见于流利性失语患者。大多数患者无偏瘫而用利手书写。写出量不少，书写不费力，字迹工整流畅。语句长短正常，拼写困难，缺乏实质词，出现大量构字障碍、新字、字词错写，常见字音替代、字义替代及标点符号的错用。患者边写边大声朗读，同时又常常对自己所写的材料提出质疑，甚至否认是其本人所写。个别患者有过多书写现象，经制止方能停止书写。也有患者不知如何下笔，严重的流利性失语患者也可表现为完全性失写症。

（二）分水岭区失语综合征

根据患者经皮质性失语的类型不同，可相应地表现出上述不同类型失写的特

点,即经皮质性运动性失语者为非流利性失写症,经皮质性感觉性失语者为流利性失写症。总体来讲失写程度较外侧裂周失语综合征要轻,但外侧裂周失语综合征中失写与失语的程度大致相似,而分水岭区失语综合征中多数失写比失语的程度要重,尤其是经皮质运动性失语症。另一个不同之处是抄写能力相对较好,但经皮质性混合性失语者可出现包括抄写在内的严重书写障碍,甚至为完全性失写症。

三、大脑不同部位受损的书写障碍表现

(一)颞叶

颞上回后部的损害常引起 Wernicke 失语症及读写障碍,口语错误多于书面语错误,但书面语损害的出现或多或少地平行于口语损害。前中央部损害时出现许多与连续行为有关的问题,出现字母和单词连续形成的障碍。接近枕叶的病变可造成一种单纯的书写障碍,特征为词汇结构受损,音形转换能力保留,无口语异常或仅伴轻度命名性失语,其他神经心理学检查均可正常。

(二)顶叶

因顶上小叶损害所致的失用性失写以字词的正字产生(orthographic production)异常为特征,无语言处理障碍,拼音、打字能力保留,可伴也可不伴观念运动性失用。顶叶失写症,又称失读伴失写症,表现为阅读和书写同时受累,但无明显的失语,它往往与角回或缘上回的损害有关。

(三)额叶

额叶与书写运动有关的不仅是支配利手的初级运动皮层,前运动区之前的部位,相当于前额叶皮层,是一个书写行为中更高级的联络皮层,损害到这个结构和功能上的复杂区域,将会影响到计划和执行连续行为的能力和在联想基础上行为指导的能力,从而影响到书写程序的编制或计划。额下回后部损害的 Broca 失语症者常见有两种失写类型,一种表现为字形良好,句子缺乏语法结构,另一种表现为字形差,拼词困难。

(四)皮层下结构

皮层下结构病变主要包括了背侧丘脑病变和基底节病变。背侧丘脑病变的患者伴流利性失写多于非流利性失写症,但多数表现为界于两者之间的中间性。可表现为字形不工整、字词代替、构字障碍、语法错误、镜像书写、惰性书写等。尤其以自主书写时问题较突出,很少能写出简单的病史,抄写相对好。不仅字词水平有困难,语句及篇章书写都有困难,如一高中文化的患者(办公室秘书)写出"我现在卷子子现子现在了一了"后,自己念为:"我现在卷子(指右上肢)坏了,现在好不了啦"。基底节病变的患者大多表现为非流利性失写症,流利性失写症少见。这型患者几乎全部伴右侧偏瘫,常合并各种非语言性失写。左手书写字迹潦草、笨拙,甚至写不成字形。镜像书写比其他型失语左手书写多见。还可见到象形书写、构字障碍、字词替代和惰性书写。个别右手书写者字迹也欠规范。

(五)右半球病变

有学者报道右半球病变患者在抄写检查中显示有构字障碍、空间性书写障碍、左侧忽略和造新字,意味着正确的书写需要正常的视空间定位和连续性的视

空间功能,即视空间能力参与汉字认知过程。陌生字具有明显的图形性,在辨认时需要有完整的视空间功能。对低频陌生字进行有意识的注意加工,即对每个字的笔画和部件的空间关系的分析,主要依赖右半球,一旦右半球病变,视空间知觉遭到破坏,则陌生字的识别就发生障碍,而熟悉字的自动化加工和语音激活则主要与左半球有关。

(席艳玲 胡瑞萍)

第二节 书写障碍的评估

书写是比口语更难掌握的语言功能,脑损害所致的书写障碍比口语损害更严重,恢复更难,对其性质和程度的判断难度也更大。要对书写障碍进行全面的评估,需要包括许多不同的任务,以便对中枢性和周围性书写过程进行双重分析。首先,与书写相关的语言成分需要评估。第二,与书写相关的运动成分要评价。第三,在书写评估前,视觉清晰度缺陷、视觉忽略、运动性失用应被排除。

然而目前现有的书写障碍评估的工具均只能评估书写过程的一部分内容。成套失语量表仅能用于筛查。并且,与拼音语系不同,汉语属藏汉语系,是形、音、义结合的表意文字,其读音和书写规则具有鲜明的智能特点,与拼音文字的认知途径有较大差异,在形、音、义三要素的处理上均比拼音文字具有更复杂的机制,这便对汉字书写障碍的评估提出了更高的要求。

一、书写障碍的标准化评估

目前国内常用的评估失语症的成套量表中,均包含对书写障碍进行评估的部分,可供做筛查测验使用。以下几种评估方法均选自目前国内最常用的标准化失语症评估量表中的书写评估部分,如 WAB、ABC、CRRCAE 和改良 BDAE 法。

1. 按要求书写 治疗师询问患者一些常见的问题,要求患者通过书写来回答。比如要求患者写出自己的姓名和地址。还可以向患者出示实物或图片,要求患者写出其名称。

2. 书写表达 治疗师给出一定的命题,要求患者通过书写来作答。如向患者出示"偷吃饼干"图片,并指示:"请将图片中发生的事尽量详细地写出来"。如果患者书写内容比检查者预想的少,可以用这些问题来促使患者有更多描述:①图画中的人物之间是什么关系?②谁背着画中的妈妈在干什么事?③为什么小姑娘不让小男孩弄出声响来?④你为什么认为小男孩可能会受伤?⑤在妈妈的前方正有什么事情发生?

3. 听写 治疗师说,患者根据所听到的内容来书写。听写的内容可以是句子,如"春风吹绿了树叶";也可以是物体的名称,如治疗师说"螺丝刀"或出示一把螺丝刀的实物,要求患者写出"螺丝刀"三个字;还可以是字母或数字,如治疗师说"D""1867",要求患者写出相应的字母或数字。

4. 系列书写 类似口语表达的系列语,可以让患者书写一个系列的名称,如字母表和数字(0~20)。

5. 抄写 可以让患者根据给出的书面文字，进行抄写。如治疗师向患者出示书面文字"北京是世界文明的都市"，要求患者照着抄写。

6. 汉语书写障碍测验（Chinese agrapha battery, CAB） 国内学者于 1993 年根据汉语文字的特点、书写行为的相关因素及我国的文化背景，设计了一套用于评定汉语书写障碍患者书写能力的方法并进行了标准化处理，做出了不同文化程度的常模。CAB 符合失写检查和心理测验标准化的基本要求，方法简便易行，判断标准明确，临床医师易于掌握和实施，具有一定的实用价值。它突出了汉语文字的特点，检测内容包括了汉字上下、左右、内外及独体等各种字形结构，考虑到汉语语音的声母、韵母、声调三项要素，以失写指数（agraphia quotient）作为失写程度的定量标准，从部首，字词、语句、篇章四个层次和形、音、义三条依托途径及无依托途径判断失写性质。

7. 国外书写障碍评估量表 国外也有一些用于书写障碍评估的标准化量表见于报道。如：约翰霍普金斯大学读写困难量表等。在这一量表中，从如下几方面进行考量：词类（名词、形容词、动词等）、词的表象性（高表象词或低表象词）、词频（高频词或低频词）、非词（比如"berk""foys""sor-tain"）、拼写的规则程度、单词的长度、口头拼写、抄写和自发书写姓名等。还有 Slovak 失语量表的书写部分、Cséfalvay 等编定的阅读和书写量表。

二、非标准化的书写障碍评估

目前国内应用较多非标准化的书写障碍评估方法是汉语失语症心理语言评价（PACA）。在 PACA 中，书写的通路有两条，一是经字形识别→字形输出词典→词汇语义系统→字形输出缓存→书写文字（听写任务的加工经语音输入词典→词汇语义系统→字形输出词典）。二是声音 - 字形转换的语音通路，是把整个字词音位映射为整个字词正字法，也可把音位性节段转化为字母单位，字形的信息到达缓存器，随后写出文字。对这两条通路上的各个环节进行有针对性的评估，可以有助于治疗师更加深入地认识患者书写障碍的发生原因。

1. 字形输出词典 字形输出心理词典的功能是从整个字词的意义中直接获得其正字性（视觉性）模式，即从字义直接提取字形。字形输出词典存储着学习后获得的正字性模式，它可以直接从词汇语义系统的字词意义中直接获得正字性（视觉性）模式。词汇语义与字形输出词典之间的联系是自发书写和命名书写的关键。当该模块受到损害，书写只能通过语音系统进行时，可能写成语音正确，而拼写不正确的词，在汉语失写症就表现为近音字替代。

2. 语义认知系统的评估 包括词 - 图匹配、同类词判定、同义词判断、词汇分类、词图联系等评估方法。

3. 字形输出缓冲器 是字形短暂保留的场所，它把从字形输出词典提取的字形部件保留几秒钟，直到书写完成。它的容量受到构字部件的数量的影响，即部件数量效应。如果该模块受损，患者对部件数量少的字可以有较好的保持，而对部件繁杂的字保持较差。患者的操作只能用书写的影响因素来解释，如刺激长度，而不能用语音、语义等因素来解释。

4. 声音 - 字形转换　当该系统受损时，书写只能通过语词系统（语词视觉形象）进行，因而写成词义相近而语音不正确的词，表现为近义词替代；无关字替代则可能是因为语词系统和语音系统（声音 - 字母转换）都受损，字的音、义与形完全分离而造成的。

（胡瑞萍　樊　红）

第三节　书写障碍的治疗

根据书写障碍的评估所发现的抄写、描写或听写等不同方面的症状，然后根据其错误的不同类型，结合心理语言学分析，得出其受损的不同模块，进而进行有针对性的训练。

一、书写障碍的治疗策略

1. 治疗前沟通　训练之前，要使患者充分认识到书写是整个交往活动的一部分，书写的改善可以作为口语障碍的补偿，这一点对于只重视言语训练的患者尤其重要。同时要告知患者，书写训练的目的，是使失写患者逐渐将他书写的字的字形、语音、语义与手的书写运动联系起来。要达到有意义地书写和自发书写的目的，需要很长的时间，并要付出很大的努力。由于病变的程度不同及其他因素，有些患者可能始终无法达到自发书写的水平。

2. 训练材料的选择　很多时候书写障碍的训练材料是以"人为假设的"任务（比如抄写、听写词和非词等）为主，即日常生活中很少会用到的书写作业。但从功能的角度看，书写是正常成年人日常活动的一部分（如签名等），只不过正常成年人每日需要书写的量不确定。因此在自发性书写的训练中，我们必须根据患者发病前功能性书写的频率选择训练材料。发病前经常书写的患者与发病前不常书写的患者的受影响的情况截然不同。并且，治疗师要考虑患者的教育水平、年龄和职业。值得注意的是，计算机对书写的影响也不可小视。对于很多人，现在的书写几乎就是在键盘上打字，所以训练的侧重点就要随之改变。

二、治疗方法

（一）分阶段书写障碍训练方法

文字表达训练分为三个阶段。第一阶段是临摹与抄写阶段，目的是促进非利手（通常是左手）的书写运动技巧，促进患者字的辨认和理解能力；第二阶段是过渡阶段，引导患者逐步放弃单纯抄写活动，逐步增加自发书写水平；第三阶段是自发书写阶段，患者可完成听写与简单问题的书写，最重要的是功能性书写，即写便条和信件。

1. 临摹和抄写阶段　该阶段可以使用临摹、看图抄写、分类抄写、词语匹配、短话完形、回答问题等方法。

（1）临摹：因脑损伤造成的失语症患者常伴有右侧偏瘫，临摹的目的是改善左手的书写运动技巧。方法是临摹圆形、方形等形状以及简单笔画的字。为了改善自动语序的书写能力,可让患者临摹系列数字。为了改善患者书写个人基本情况的能力,可抄写患者的姓名、地址、电话号码、家庭成员的姓名等。

(2) 看图抄写:当患者存在书面语的理解困难时,应首先训练患者对语词的理解,在活动中利用视觉提示、图-图匹配达到这一目的。在做作业前,向患者解释如何完成作业。先让患者看4幅图,然后把4幅图的字分别抄在横线上。该作业提供了大量的视觉提示,如患者在该阶段反复失败,可对患者进一步解释该作业涉及哪些问题,作业中的词汇应尽可能有意义。下一步的作业活动是在减少视觉暗示的条件下抄写,要求患者理解书面语。治疗师对每个错字、错词记分,这对患者是一有利的反馈,使患者感到任何努力都是可接受并得到重视的。

(3) 分类抄写:在训练中逐步削减视觉提示,提高患者理解文字的能力。这一水平的作业要注意增加阅读理解的难度,同时帮助患者积累常用词汇。①给出"动物:马"、"植物:树",要求患者从"猪、草、花、驴、鸟、麦子"中选择动物写到"马"的后面,选择植物写到"树"的后面;②给出"房屋:平房"、"交通工具:长途汽车",要求患者从"楼房、火车、自行车、茅草房、别墅、飞机"等词语中找出房屋写到"平房"的后面,找出交通工具写到"长途汽车"的后面。

(4) 词语匹配:在一些作业中使用配对词和反义词,可以加强词的语义理解,因此该作业的抄写具有一定难度。如给出"男孩和、美丽和、黑暗和、高和",要求患者从"光明、矮、女孩、丑陋"等词语中选择反义词填到相应的空格中。如果增加词语的抽象水平,可以使匹配作业的难度加大。如给出"医院、学校、工厂、公园",要求患者从"机器、干部、花草、医生"中选择词语进行匹配。

(5) 短话完形:与分类作业水平相似的活动有词组和语句完形。①给出"一块、一条、一匹、一杯",要求患者从"马、肥皂、鱼、牛奶"中选择词语进行填空;②给出"母亲在",备选词语为"做饭、挖沟、跳高";给出"邮递员、农民、秘书、会计师",备选词语为"看病、记账、送信、犁地、打字";③给出"老婆婆、生气的男人",备选词语为"大声吼叫、用手杖走路"。

(6) 回答问题:当阅读理解为中度或轻度受损时,抄写和选择书写的作业水平可以更高一些。下列短文可作为回答不同难度问题的练习。

短文一:我的邻居李钢买了一辆摩托车,车太大,几乎不能放进小屋。每个星期天,他要花费一、两个小时保养、清洁它。下午他带孩子骑摩托车到郊外去。

对下列问题写出"是"或"不是"作为回答:①李钢生活富裕吗?②他是刚买了一辆自行车吗?③把车放进小屋容易吗?④他用很多时间保养、清洗它吗?⑤星期日下午他们全家郊游去吗?

对下列问题写出简单回答:①我的邻居叫什么?②他买了什么车?③他什么时候清洗车?④他清洗、维护车用多长时间?⑤星期日下午他和孩子上哪儿去?

短文二:王德修了一辈子钟表,他在中山西路开了一个小钟表店。他住在店后面的两间房里,养了一只鸽子和一只鹦鹉为伴。

对下列问题写出简单回答:①这个男同志叫什么名字?②他住几间房?③钟表店在什么地方?④他养了什么鸟?

2. 过渡阶段 由抄写到自发书写是一个很大的进步。当患者抄写作业达到

65%～70%正确时,可考虑进行自发书写训练。在由抄写到自发书写过渡的阶段可进行如下训练。

(1) 随意书写:要求患者按偏旁或部首随意书写。如木字旁,可以随意书写出"林、琳、构、村、权、枉"等。在这类练习中,可加强正确字形的构成,使患者建立起信心,逐步达到正确字形的形成阶段。

(2) 字形构成:要求患者根据图画,将字形的各偏旁部首组合成一个完整的字。

(3) 字形完成:要求患者阅读语句后,写出一个字或一个词作为回答。在回答前,呈现该字(词)的偏旁部首作为提示。如果有困难,可以给予更多的提示。如:①用来开锁的是……;②用来照明的是……;③吃饭用……子;④洗衣服用……;⑤坏的反义词是……。

(4) 视觉记忆书写:与其他过渡阶段的活动完全不同,其目的是训练患者字(词)的视觉记忆能力。将字(词)呈现数秒,然后移开,患者根据记忆写出字(词)。开始时,字词的笔画要简单,用常用字,以后逐渐增加字词的笔画和长度,并缩短呈现时间。另一个与视觉记忆有关的是治疗师呈现两个辅音相似的两个字,如"攀"和"搬",治疗师说,"搬",移开两张字卡,患者根据记忆书写"搬"。

3. 自发书写阶段 随着患者书写能力的提高,可进入自发书写的训练。

(1) 句法构成:语法缺失的患者词提取的困难不突出,但形成完整的语句出现困难。建立简单句法结构的方法与言语表达训练的方法近似。如给患者呈现3张图片和3张字卡,然后按照下列程序进行:①患者根据图片,将字卡排列整齐。②治疗师移去字卡,患者根据记忆写出语句。③治疗师呈现3张图片,其中2张与上面呈现的图片不同。患者在无提示的条件下书写短句。④换掉全部卡片,书写另一语句。

(2) 语句完形:在没有任何提示的情况下,将未完成的语句书写完整。如:①我把衣服晾在……;②我一进家门先换……;③我把食品放在…里保鲜。

(3) 动词短语的产生:失语症患者一个主要的书写特点是名词或动词占优势,缺少语句的其他部分。多数简单指示是由动词短语组成的,可以传递一定的信息。①书写简单动词,如吃、喂、来、听、喝、看、走、地、去;②给患者呈现宾语字卡,如茶、狗、饭、水、电视、歌曲等,患者从动词中选出相应的动词,写出恰当的动宾结构,如喝茶、看电视。

(4) 语句构成:患者可以应用简单的句法结构,书写自己、朋友、邻居的情况。也可由治疗师提供一些词汇,患者根据这些词汇构成语句。治疗师写出:①地点,如北京、青岛、上海;②地理方位,如西、南、北、东;③地区特点,如古城、工业区、海滩;④人口,患者根据上述词汇写出话句。如:"北京在北方,北京是古城,有一千多万人口。"

(5) 信息的顺序:有些患者可以达到书写短小的正确的语句本平,但对信息量较多的事件则难以书写。这种情况可见于口语表达困难的患者。目前鼓励患者任意将想法写在卡片上,然后根据重要性或时间的顺序,把卡片排列好。如列出一天要做的事情的日程表(表20-3-1)。另一种方法是与患者讨论所要书写的主题,然后帮助患者理好事件的头绪。如讨论旅游,涉及人员、时间、气候、旅馆、交通、活动、费用等,可让患者逐一写出。

表 20-3-1　日程表

时间	人物	活动
早上 8:00	我	作业治疗
上午 10:00	我	语言治疗
中午 12:00	女儿	送饭

(二)分等级提示技术

这是英语书写障碍训练中采取的一种治疗技术,它的核心理念是根据患者的反应,逐级降低刺激材料的难度,逐级给予提示。其关键单词的确定可根据第十八章阅读障碍训练中的相应步骤进行。在汉语书写障碍的训练中可以参考使用。

1. 初始治疗　包括两个步骤,重点是确定出关键单词。①确定所要训练的音位,可以选 4 组,每组 5 个;②确定一个关键单词,要求是患者能够逐字写出的。

2. 训练目标音位　注意下述的第(1)步是最难实施的。如果患者始终不能有正确的反应,则转到第(2)步,逐步降低难度。如果患者能够做出正确反应,则根据指导语逐步提高提示等级。

(1) 书写目标音位:如指导语为"请写出读音为 [b] 的字母。"①如果正确,转到下一个目标音位;②如果错误,转到第(2)步。

(2) 给予多选提示:提供一系列字母(5 个或更多,如 b、p、d、g、h),包括正确的目标字母 b,再次说"请指出读音为 [b] 的字母。"①如果正确,拿走给出的提示字母,回到第(1)步;②如果错误,转到第(3)步。

(3) 关键单词启发:给予语言诱导,"想一想哪个单词开头音是这个 [b]"或"想一想你练习过的关键单词中有这个 [b] 的",请指一下你的关键单词的第一个字母(从一系列字母中)。①如果正确,治疗师说,"是的,以[目标音位]开头的单词是关键单词。关键单词的开头字母是目标字母。"比如,"是的,以 [b] 开头的单词是 bag,bag 是以 b 开头的。"②将之前的一系列字母打乱顺序,回到第(2)步。③如果错误,转到第(4)步。

(4) 开头字母提示:给予语言提示,"bag 的开头发音是 [b],请指一下 bag 中发开头音的字母。"①如果正确,回到第(2)步;②如果错误,转到第(5)步。

(5) 书写关键单词:给予语言诱导,治疗师先说"写一下带 [b] 的关键单词。写一下 bag。",再说"请指出与 bag 开头发音有关的字母。"①如果正确,回到第(2)步;②如果错误,转到第(6)步。

(6) 抄写关键单词:治疗师写出和 [b] 相关的关键单词,说,字母 B 与 bag 的开头发音有关,[b] 是 bag 的开头发音,B 的发音是 [b]。指一下字母 B。抄写一下字母 B。然后回到第(2)步。

3. 重复分等级提示　对所有目标字母重复上述分等级提示操作,记录第 1 步的初始反应来判断是否有进步,每个回合对每个字母至少探查 3～5 次。

4. 向单词书写过渡　一旦患者在听到相关的音位后能准确地写出对应的字母

时，即说出以该字母开头的其他单词，要求患者写出这个单词的第一个字母。比如"写出单词'basketball'的第一个字母"。

5. 字形 - 语音转换能力 当患者能够完成上述步骤时，表明其具备了一定的字形 - 语音转换能力，可据此制订下一轮适当的训练计划。

（三）顺序书写治疗

由于汉语与拼音文字存在的差异，上述分等级提示技术不能完全照搬。接下来讲述的顺序书写治疗方法是根据英语的分等级提示技术所改良的汉语书写障碍的训练方法。

（1）要求患者写出图片的名称：①如反应正确，出示另一张图；②如果反应错误，转入第（2）步。

（2）治疗师指出患者的错答并重复刺激。①如果反应正确，返回第（1）步；②如反应仍不正确，转入第（3）步。

（3）治疗师说这个词，患者听写。①如反应正确，回到第（1）步；②如反应持续不正确，转入第（4）步。

（4）治疗师要求患者抄写此词的印刷体。①如果正确，返回第（3）步；②如果反应仍不正确，降低刺激难度，返回第（1）步。

（四）修订的 Lapointe 失写基本刺激程序治疗

Lapointe 失写基本刺激程序是采用不同的输入方式（视觉或听觉）来促进书写功能，所采取的刺激项目为抄写、听写和答写。

（1）抄画图形或笔画：输入方式为视觉，输出方式为书写，刺激举例：△、○、□、-、｜。

（2）抄写词：输入方式为视觉，输出方式为书写，刺激举例：汽车、床、椅子、牙刷。

（3）听写偏旁部首和笔画：输入方式为听觉，输出方式为书写，刺激举例：忄、纟、艹、氵。

（4）听写两至三画的词：输入方式为听觉，输出方式为书写，刺激举例：十、上、大、下、小。

（5）听写两词的词组：输入方式为听觉，输出方式为书写，刺激举例：我唱、他笑。

（6）答写两至三个词的反应：输入方式为听觉，输出方式为书写，刺激举例：问题：谁能？反应：我能。问题：谁说的？反应：我说的。问题：你好吗？反应：我好。

（五）其他训练方法

（1）描摹或抄写：呈现线条、图形、数字、文字，供患者描摹或抄写。

（2）延迟抄写：将一个字呈现 3 秒后，移开，要求患者根据记忆书写该字。

（3）部件组合：将一个字的数个部件拆开，如："帽"，拆开为"巾"和"冒"，让患者将部件组合成一个字，并写出。

（4）同音字、近音字书写：给患者看一个字，如："马"，让他尽可能多的写出含有"马"的其他字，如："吗""码""妈""骂""蚂"等。

(5) 完形书写：提供一个偏旁或部首，让患者尽可能多的书写具有该偏旁或部首的字。

(6) 短句书写：当患者有一定的字词书写能力后，可进行短句书写，逐步增加句子长度和语法难度。可以将口语表达治疗技术的内容用于书写表达。

（胡瑞萍）

学习小结

本章对书写障碍康复中必须具备的一些基础知识进行了简要的介绍。包括书写障碍与失语症的关系和与不同损伤部位的关系、书写障碍的评估和治疗等几方面的基本内容。

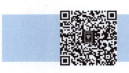

扫一扫，测一测

第二十一章 句法障碍的评估与治疗

学习目标

- 了解句法障碍的鉴别。
- 熟悉不同失语症的句法障碍特点。
- 掌握句法障碍的评估方法和常用治疗方法。

许多失语症患者都存在语句加工障碍,他们可能很难用正确的句子表述一件事情,概括起来失语症患者主要有两种语句加工障碍:语法缺失和语法错乱。

第一节 句法障碍概述

失语症患者的句法障碍特点与失语症的类型有着较为密切的关系,不同类型的失语症患者的句法障碍会表现出不同的临床特点,主要根据非流利性失语和流利性失语可以分为两大类。

一、非流利性失语症患者的句法障碍

非流利性失语症,以 Broca 失语症为例,患者句法障碍的主要表现是语法缺失(agrammatism)。语法缺失主要表现为省略具有语法功能的词、简化语法结构以及省略动词等,患者的口语可能仅保留实词,表现为电报式语言。比如患者要表达"我今天要乘火车去上海"时,可能仅说出"火车 ... 上海 ..."等实词,缺乏主语"我",缺乏动词"乘"和"去",因而不能清楚表述这件事情。需要注意的是,Broca 失语症患者的句法障碍不仅表现在句子产生方面,也表现在句子的听理解方面。Broca 失语症患者常常不能够正确理解含有复杂结构的句子,尤其是"被"字句、"把"字句、"比"字句、可逆句等。如当听到"小明比小花大两岁"时,患者会认为"小花大,小明小",因为"小花大两岁"。

二、流利性失语症患者的句法障碍

流利性失语症,以 Wernicke 失语症为例,患者句法障碍的主要表现是语法错乱(paragrammatism)。患者的语法要素虽存在但被错误使用,主要表现为语法功能词的替代而不是省略,同时还可能存在一些结构错误,如将两个句子的结构混在一起。

(胡瑞萍)

第二节 句法障碍的评估

句法障碍评估需遵循第十四章康复评估和治疗技术中的评估原则和注意事项，在此基础上进一步提高句法障碍评估的准确性和有效性。

一、句法障碍的标准化评估

标准化的句法障碍评估是句法障碍评估的重要部分，但目前尚缺乏得到广泛公认的汉语句法评估量表。以下几种评估方法均选自目前国内最常用的标准化失语症评估量表中的句子评估部分，如 WAB、改良 BDAE 法等，以及部分国内学者报道的汉语句法评估方法。

1. 句子产生的评估 向患者出示一幅图，请患者进行描述，记录患者说出的话，按照空话、亚句、单句、复句进行分类，并注明是否存在语法词的遗漏，如在主谓宾结构句中遗漏动词等。计算复杂性指数，即除去空话后的、可以成句子的叙述在患者所有叙述内容中的比例。

2. 句子理解的评估 可以采用是非题，即让患者根据所听到的问题回答对或不对，使用富含句法结构的句子，如"3 月比 6 月先来吗？""马比狗大吗？""香蕉不剥皮就能吃吗？"等。也可以采用执行指令，如"用书指笔"和"用笔指书"。还可以采用阅读理解的方式，让患者根据看到的句子做动作。或采用句子 - 图片匹配试验（可逆句和不可逆句、肯定陈述句和否定陈述句、被动句和否定被动句），要求患者判断句子与图片表达的意思是否一致。或给出具备不同句法难度的句子，要求患者进行句子语义结构的检查、句子正误的判断、名词与动词的选择搭配、副词与形容词的搭配、量词与名词的选择搭配、陈述句的语义理解，偏正复句逻辑语义判断等。

二、句法障碍的非标准化评估

句法障碍的非标准化评估通常是基于语句加工模型所进行的，采用特定的任务，对模型中各个可能的受损环节进行评估和分析。如第四章第四节所述，依据 Levelt 的语句加工模型，语句加工机制包括信息水平、功能水平和位置水平等三个水平。首先，在信息水平，人们形成关于要表达事件（事物）的概念、信息，即概念化过程；接着，在功能水平，为上述信息选择具有语法、语义功能的相应词汇，并创建合适的句法结构；然后，在位置水平，选择词汇对应的音韵特征，并将这些词汇分配到句法结构中合适的位置；随后，进行语音编码；最后，构音器官发出声音。上述过程的任一过程出现障碍，都会产生语句加工障碍，而失语症的语句加工障碍也可以按此模型，分为概念化过程损伤、谓语结构损伤、复杂结构损伤和动词损伤。进行句法障碍评估的时候可根据模型，对各个加工过程给出相应的任务来评估。

1. 概念化过程损伤（信息水平的损伤） 有些研究者认为失语症患者表现出来的语法结构创建困难是因为其概念化过程的损伤所致。当描述一个事件时，人们需要确定其中的主要事物和其角色,还要做一系列关于如何描述事件的决定,比如:哪些方面应重点描述,而哪些需要简略描述或者省略,另外,还要说明事件发生的时间,是发生在过去、现在还是即将发生。如果一个人无法确定上述要素,他将无法进行进一步的语句加工。那么如何判断一个人是否存在概念化过程的损伤呢?

(1)动作图片的命题性描述:较易操作的方法是以对动作图片的命题性描述作为任务。比如给出一幅图片,图中一个女孩躺在沙子里,旁边一个男孩正在向女孩身上洒沙子,试图将女孩埋在沙子里。要求患者对图片进行描述。存在概念化过程损伤的患者的描述可能是这样的。患者:"女孩在沙子里…男孩是静止的"。治疗师:"告诉我他俩是怎样交流的"(指向男孩和女孩)患者:"女孩在沙子里……这个男人……女孩在沙子里"(指向图片上沙子倾倒的地方)…"女孩在沙子里…倾倒女人…男人…两个分开的…相等但是…女孩在沙子里。"患者能够清楚感知图片中两个名词的独立活动,但无法描述两个名词之间的相关性。正是由于对整个事件的概念化过程的受损,导致患者不会使用"谁在对谁做什么"这样的句式,也就无法完成描述。

(2)动词检索能力:虽然动词检索能力(verb retrieval)下降也可能导致这种情况,但要注意,例子中的患者始终无法将动词"洒"与它相应的名词"沙子"相匹配。因而该患者的句法障碍至少部分是由于概念化障碍造成。如果要排除动词检索困难的因素,要重点对患者的事件知觉能力进行测试。

(3)动作图片排序任务:是常用的事件知觉能力测试的任务。如给出一组关于汽车在马路上行驶的照片,请患者根据街道上的景象进行排序。如果能够正确排序,则认为概念化过程未受损伤,反之,则认为存在概念化过程的损伤。

(4)视频画面和照片匹配:也可用于测试事件知觉能力。可以要求患者对视频画面和显示结果的照片进行匹配。比如,给出一段视频画面,显示一个女的在点燃一张报纸。然后给出三张照片,包括目标图(一张烧坏的报纸)和两个相关的干扰项(撕坏的报纸和烧坏的盒子),要求患者将视频与三幅照片中的一幅相匹配。如果不能正确匹配,则认为存在概念化过程的损伤。

(5)自发性命名任务:对概念化过程的评估还包括使用自发性命名任务进行评估,可以要求患者列举名称,如列举动物或植物或日用品的名词,如果患者有明显困难,则可能存在概念化过程损伤。

2. 谓语结构损伤(功能水平的损伤) 在失语症患者的句法障碍中,还存在一种谓语结构上的损伤,这些患者无法在功能水平上生成合适的谓语,因此无法创建出正确的谓语结构及句法结构,这导致其句子词序的基本规则受损,表现为句子词序错误、词数减少,患者可以表演出所听到的事件,但不能正确地说出。

功能水平的一个关键元素是动词的选择或解释。动词的选择表达了事件的动作成分的语义概念,它决定了能够表达事件中动词和名词之间的题元关系的谓语论元结构。比如,要描述一个事件,表达两个人在一个仓库的交易。说话者可以使用不同的动词(如买或卖)来描述,动词的选择会影响到名词题元角色的分配。在听理解层面,听者也需要将动词的意义与它的名词论元的题元角色相匹配。

语句正误判断：是较常用于评估谓语结构损伤患者的任务。此类患者常常会将错误的句子当成正确的，比如，患者会认为"山姆的纸在滴下"是正确的。患者能够完成动词的意义区分测试，能够从不同的图片中区分出"滴下"这个动词，但是不能判断句子的语法完整性。

可逆句：也是常用于评估谓语结构损伤的任务。比如，给出一幅图，图上是鸡在追猫。然后给出两个句子：鸡追猫和猫追鸡，要求患者为图片匹配正确语序的句子。通常来说，当施动者和受动者的动作相似时，患者较难判断正确，比如"追"；当施动者和受动者的动作有明显不同时，患者较易做出正确判断，比如"踢"。

3. 复杂结构损伤（位置水平的损伤） 有部分失语症患者的句法障碍表现为简单句没问题（主谓宾），而复杂句出现障碍，意味着他们存在复杂结构损伤。在表述一件事情时，仅能使用简单的主谓宾结构句子，像被动句等复杂的句子则不会使用。

（1）动作图片的描述：要求患者描述一副动作图片，但需要将其中的客体（宾语）放在句子开头。如治疗师给出一副男孩踢球的图画，要求患者以"球"开头来描述这张图。如果患者能够顺利说出男孩踢球，却不知如何将"球"放在开头，说成"球踢男孩""球踢…球"等等，则表明患者存在复杂结构损伤。

（2）句子理解测验：所涉及的句法与动作图片描述任务类似，以可逆句为主。只是测试形式由口语表达改为了听理解或阅读理解。主要测验患者是否能理解可逆句。如果患者能够理解"乌龟追小鸡"，却不理解"小鸡被乌龟追"，便提示其存在复杂结构损伤。

4. 动词损伤 动词在语句生成模型中的作用十分重要，当动词被选择后，其对应的句法结构也就确定了，如动词"给"表示一种三个成分的谓语结构（给予者/事物/接受者），及其延伸的谓语结构："男人给钱给男孩。"或"男人给男孩钱。"动词比名词的意义更丰富，并且无法与图片进行一对一的匹配，同一个动作的含义会随着图片背景的改变而改变，因此它需要更多的认知调节能力，而失语症患者也往往表现出更难提取动词。动词损伤多见于非流利性失语症及语法缺失中。

失语症患者是否存在动词损伤相对较易判断。分析患者的自发言语、交谈或叙述中是否出现动词省略，或者比较其语言样本中名词、动词的数量，均可判断患者是否存在动词损伤。当然也可使用一些图片描述或命名的任务。

（胡瑞萍）

第三节　句法障碍的治疗

句法障碍治疗是失语症治疗的关键一环。治疗时作业的难度应根据患者的相应水平来制订，训练的资料要根据评估所了解到的受损环节来选择。

一、概念化过程损伤的治疗

针对概念化过程损伤的治疗要点主要在于提高患者理解事件的能力。可以采用多种训练材料，包括语言性的或非语言性的，对想象出的或能够直接观察的事件进行充分"拆解"。事件可以是想象出的,或者是能够直接观察到的。

1. 事件想象训练　对于存在概念化过程损伤的患者,要鼓励患者充分运用想象和手势,来从事件中获得命题信息。比如,治疗师说:"想象你带着一条狗。它在你的脚边(指向门)。你拿一根皮带,带着它走(做拿皮带的动作),出发。"希望患者这样回应:"(边模仿拿皮带的动作,边说话),带着,是的带着,带着狗去房子。"想象力和手势治疗可以用来帮助患者将精力集中在复杂事件的一个方面,从而能够用一个简单的命题来描述。目标是在信息水平形成一个能够高度聚焦的概念,这样就可以调动最少量的语言功能来做出成功的命题描述。

为了让患者易于聚焦,可以优先选取较容易理解的动词,比如去/来(运动)、给出/拿到(所有权改变)、放/取(移动或定位),等等。这种手势的应用,使得患者能自然地观察到,同时结合想象运动来促进场景的动作成分的聚焦。

2. 动作视频训练　这一训练的主要目标是提供一个可以帮助患者提升语言组织结构的平台。常用的方法为动作视频训练法。这一方法需要采用一些动作视频作为训练材料。通常这些训练材料包括三个水平:①人作用于物,如:一个人在熨衣服;②物作用于物,如:一个锤子砸破了一个杯子;③人与人间的交互作用,如:一个女人捶打一个男人。在训练时,患者被要求回答一系列与视频有关的问题。如:①谁对这个事件负责?——确定施事者;②什么被这个事件改变了?——确定受事者;③这个动作是什么?——确定动作本身。

3. 思考训练　为了帮助失语症患者识别相关的概念信息,得到"为说话而思考"的能力,治疗师可以尝试去过滤复杂事件,将复杂事件缩小成单一的命题,有条不紊地逐步增加事件的复杂性,从而增加事件的可表达性。比如关于一个人到家以后要做些什么的话题,治疗师提问:"现在这个人在门旁边,后面他会做什么,第一件事情是什么?"患者需要一边做手势,一边试着说"将包放到地上"。治疗师再提问:"然后他走向哪里?"患者可以一边模仿走的动作,一边试着说"走向沙发"。还可以使用书写反馈,提炼说话者句子中的概念性内容,修复语法错误,然后再请患者口头表达出来。

二、谓语结构损伤的治疗

针对谓语结构损伤的训练要点在于让患者练习考虑所描述事件中的所有角色,以及这些角色在句子中的位置。可采用的具体方法有:

1. 图片-句子(可逆句)匹配任务　操作步骤如下:①目标图片:"男孩吃香蕉。""女孩吃香蕉。"治疗师将两个句子的组成成分分别做成小卡片,名词用绿色字,动词用红色字。并在另一张空白卡片上画两条绿线,绿线中间是一条红线,对应相应的句子成分。②治疗师让患者选择一张图片,然后把对应的句子成分放到空白卡片的线条上。③一张图片完成后,换另一张图片继续进行。④让患者在彩色线条的提示下,尝试说出每张图片对应的句子。⑤让患者只看图片,说出每张图片对应的句子。⑥在这个过程中,可根据患者情况选择不同的目标句型,而治疗师的反馈主要侧重于词序与意义间的关系。

2. 动词-检索疗法　将动词与可能的名词相联系,有时也叫语义疗法,已经有研究证实，能够提高句子中与动词相关的论元（即特定的组成"动-名"短语的名词）的数目。

（1）动词差异理解：有时治疗的重点会强调首先让患者理解不同类型动词间的概念差异，鼓励患者认识动词的内在规则，比如有些动词意味着状态的变化（熔化/炒熟）、有些动词代表着动作（喷射/泼溅）、有些则代表着所有权的变化（买到/习得）。然后可以询问患者，"如果你将油漆泼在墙上，什么东西在移动，是墙还是油漆？"

（2）动词论元阐述：要向患者详细阐述动词论元的数量和位置。比如，对"装"这个三论元动词进行描述，要这样告知患者，这幅图的意思是"装"，上面画着一个女孩在将水装入水罐。这个女孩是做"装"这个动作的人，水是被"装"的东西，水罐是用来"装"的东西"。在描述后尝试着让患者练习说出"装"这个动词以及与其有联系的名词。

三、复杂结构损伤的治疗

针对复杂结构损伤的训练方法称为潜藏结构训练法（treatment of underlying forms，TUF），它包括四个步骤，可以应用到不同句型的训练上。

（1）句子成分训练：给患者一张可逆句的图片，如"男孩亲吻女孩。"对应的句子成分分别做成小卡片，如"男孩""亲吻""女孩"。治疗师向患者解释每个句子成分，其方式为：指着动词"亲吻"的卡片，说"这是亲吻，是这个句子中的谓语。指着"男孩"的卡片，说"这是男孩，他是做亲吻动作的人，是这个句子的主语"。指着"女孩"的卡片，说"这是女孩，她是被亲吻的人，是这个句子的宾语。"接下来，让患者指出各个句子成分（也可通过回答问题的方式）。

（2）句子构建：治疗师告诉患者，接下来将把原来的句子变成问句，卡片"女孩"被卡片"谁"盖住，并在将句号换成问号。此时，新句子为"男孩""亲吻""谁"？让患者朗读或复述这个句子。接着，卡片"谁"盖住卡片"男孩"，形成新句子"谁""亲吻""女孩"？让患者朗读或复述这个句子。

（3）新句子成分训练：治疗师向患者解释构建新句子后的句子成分，让患者明白新句子的成分与老句子一样，并让患者指出新的句子成分，"指出谓语"。

（4）练习：新句子再次恢复成老句子，要求患者将其变成问句。

四、动词损伤的治疗

动词损伤的训练方法主要包括以下几种：

（1）动词命名疗法（naming therapy approaches）：又称词义描述法，该法类似于名词的命名疗法。

（2）手势疗法：该方法通过手势来辅助和提示动词的使用。

（3）动词句子成分疗法（emphasis on the role of the verb in a sentence）：该方法主要通过缺动词的句子完形填空来进行训练，先让患者为句子补上合适的动词，然后进行图片-句子的匹配。

（4）镜像神经元训练法：该方法结合面部运动视频、动作图、复述等方法，通过观察、复述、朗读、口语表达等不同维度提高患者对动词短语的使用能力和对动作的描述能力,从而促进整体语言功能的提高。

(胡瑞萍)

学习小结

本章对句法障碍的评估和治疗进行了简要的介绍。包括句法障碍的临床表现,句法障碍的评估和治疗等几方面的基本内容。

扫一扫,测一测

第二十二章 各类失语症的康复

学习目标

- 了解各类型失语症的预后。
- 熟悉各类型失语症的发病机制。
- 掌握各类型失语症的概念；临床表现；康复重点。

如前所述，失语症是指因脑部器质性损伤而使原已习得的语言功能丧失或受损的一种语言障碍综合征。从信息交流角度，失语症的言语障碍归纳起来可分为输出障碍（说、写）为主、输入障碍（听、阅）为主以及输出、输入均发生障碍三大类，第一类以 Broca 失语症为代表；第二类以 Wernicke 失语症为代表；第三类以完全性失语症为代表。此外，代表复述障碍的常见类型是传导性失语症和代表命名障碍的常见类型是命名性失语症，它们都有特定的发病机制、临床表现。值得注意的是，失语症的研究中一个基础的观点认为失语症往往并不是一个单一的具有统一标准的临床综合征，30%～50% 的失语症患者可能属于混合形式的失语症，可能是某个特定类型的失语症占主导地位，例如一个患者可以出现 Broca 失语症加上一个轻度的传导性失语症。治疗时应根据其临床表现特征及损伤机制予以相应的语言训练。

第一节 Broca 失语症的康复

言语的产生是指把思想、情感、意图或知觉等用说话（即语音）的形式表达出来的过程。1861 年，法国医生、解剖学家 Broca 发现 1 例严重的言语表达障碍患者，唯一能说的话仅是"tan"这个音，尸解发现损伤病灶在左半球的额下回。后人把左额下回后部（Brodmann 44、45 区）称为 Broca 区（图 22-1-1），Broca 区损伤（图 22-1-2）导致的失语称为 Broca 失语症（Broca aphasia, BA），也叫表达性失语症（expressive aphasia）或运动性失语症（motor aphasia），其关键症状是言语产生障碍：言语不流利，发音困难、说话费力、速度缓慢、有发音错误即音素性错语（phonemic paraphasia），其相关的机制如下：

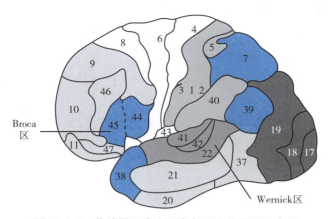

图 22-1-1　传统的两个主要参与语言的脑区示意图

额叶 Broca 区（BA44 和 BA45）和颞叶 Wernicke 区（BA22）

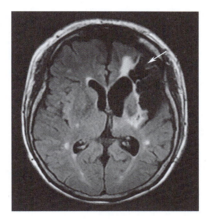

图 22-1-2　Broca 失语症的损伤部位 MRI 表现（箭头所示为病变部位）

【发病机制】

(一) 发音困难、费力、错语

Broca 失语症患者发音困难、费力、错语等和 Broca 区及周围神经环路的作用紧密相关。Broca 区储存了发音必需的有关肌肉运动程序的记忆，包括控制舌、口唇、下颌以及声带等发音器官的肌肉运动程序。这种运动程序必须有序和协调地传向初级运动皮质的口面部对应区，从而发放下行冲动通过外周神经支配发音器官协调运动，完成言语产生的过程。如果 Broca 区损害，这种快速、有序、协调的发音运动被破坏，出现发音困难、发音错误等言语障碍。倘若脑损害仅导致患者出现口语障碍，而听理解、读写、智力等正常，则称为纯词哑（pure word dumbness），或称言语失用症（apraxia of speech），即无法产生快速、有序、协调的发音运动导致的单纯性言语障碍。最新研究表明，左岛叶前部（位于 Broca 区内侧、深部）对控制言语发音非常关键，该区损伤也可以导致言语失用。

(二) 语法功能受损或缺失

Broca 失语症除有明显的言语产生障碍外，还有语法功能受损或缺失（agrammatism）。表现在两个方面：一是在表达上，二是在理解上。

1. 表达上的语法功能异常 Broca 失语症患者能够说出的词大都是有意义的实词(content words),即对名词、动词、形容词(如:茶杯、上学、高兴)说得相对容易;而对富含语法信息的功能词(function words),即介词、代词、冠词等虚词(如:在、这、一些、比、大约)很难说出。例如,当回答医生的问话"请介绍一下你的家庭成员",Broca 失语症患者回答可能是这样的:"(我的)女儿……(读)大学……(在)北京"。其中括号里的词都是应该说但被患者忽略的,可见功能词很难说出。这种特征性的表达实词的异常现象被称为"电报式言语"(telegraphic speech)。另外,在句子表达中会出现句法结构上的错误,如让患者描述一个男孩头被树枝碰伤的图片,可能会说成"男孩……碰伤……树枝"。

2. 理解方面的语法功能异常 Broca 失语症患者的理解功能相对于表达来说较好,但这种理解也部分体现了语法功能的受损。患者对简单的句法结构如主谓宾结构理解要好,而对于富含功能词的、被动语态的、两者进行比较的或动作发出者和承受者可以调换的句子较难理解。如 Broca 失语症患者听到"一条狗在追一只猫"后检查者向其展示两张图片,一张是"一条狗在追一只猫",另一张是"一只猫在追一条狗",患者往往无法正确指出和听到的句子对应的图片。这说明 Broca 失语症患者语法功能损失后,利用语法信息来理解句子的能力受损。

上述表达和理解上语法功能受损或丧失说明 Broca 区周围除负责言语产生外,还负责语法功能。

(三) Broca 失语症患者的病灶大于 Broca 区

虽然 Broca 区病灶产生 Broca 失语症的基本概念已确立,但随着研究的深入,CT 及 MRI 等现代医学影像技术陆续证明 Broca 失语症患者的病灶大于 Broca 区,并扩展到顶叶、岛叶甚至颞叶。目前不少的研究已证实当病变只局限于 Broca 区时,并不会产生典型的 Broca 失语症临床症状,只会导致某些音调的轻度改变,找词能力下降和使用简单的语法偶尔出现不正确,偏瘫和失用症很轻。这种局限性的 Broca 失语症被称为轻度 Broca 失语症。完整的经典 Broca 失语症除了损伤的 Broca 区,还会累及下运动皮质、前岛叶、皮质下和脑室周围的脑白质。这种典型的 Broca 失语症被称为扩展型 Broca 失语症。

(四) 三种 Broca 失语症模式

有学者提出 Broca 失语症患者有三种模式,各模式间有重叠,各有其病理解剖部位。第一种只损害发音和语调。认为损害了运动皮质下部或其下白质传出纤维,可产生构音障碍,伴或不伴失语,这实际是言语不能,为传出性运动障碍(相当于上述的轻度 Broca 失语症)。第二种模式是语言启动延迟,但有语法结构。在其最好状态时有长句口语,有命名障碍和语义性错语,复述保留,此模式符合经皮质运动性失语症。如病灶仅累及额盖而未累及运动区的下部,失语很快恢复,如还有脑室周围白质受累则失语持续。第三种模式表现发音、语调障碍,所有口语表达均有音位性错语,伴口颜面失用。此型发生在下运动区及其下的白质和侧脑室周围白质病变后(即上述的扩展型 Broca 失语症)。典型 Broca 失语症患者继发于以上所有系统受损,即额盖、运动皮质下部、皮质下白质和脑室周围白质联合病灶,表现为非流利性失语症的四个特征——说话费力、语调障碍、短语短、语法词少,当非流利性失语症的这几个特征分离时,可提示病变部位和预后。

【临床表现】

(一)Broca 失语症的主要特征

Broca 失语症为非流利性失语症,口语表达障碍最突出,语量少,理解相对好,复述障碍,其主要特征见表 22-1-1,分述如下:

表 22-1-1　Broca 失语的主要临床特点

临床表现		主要特点
谈话		口语不流利,电报式语言
命名		不正常,可接受正常语音提示
听理解		相对好,对语法结构句、维持词序句的理解困难
复述		不正常,比谈话稍好
阅读	朗读	不正常,比谈话稍好
	理解	相对好
书写		不正常

1. 口语表达

(1)谈话:Broca 失语症患者口语表达障碍最突出,但各例程度很不同,轻型患者口语略不正常,偶有漏字;严重者可能完全说不出,仅有咕噜声,或仅说"是"或"不是"。刚起病时可能表现为缄默,几天以后先出现刻板语言,随后出现典型非流利性失语症。语量少,短语短,甚至一字句,所谓电报式语言;说话费力,尤其开始说话时,表现说话延迟、缓慢、中间停顿时间长;有构音障碍,明显语调障碍,常为低音的单音调。语量虽少,但常为实质词,如名词、动词、常用形容词或固定短,明显地缺乏语法词。如一名 Broca 失语症患者(病程半年)谈病情时说自己工作是"爬电杆修电灯电工,供电局。"尽管语量少,由于主要是实质词,仍可表达基本意思。如果患者发音障碍严重时,常难以听懂所说出的意思。仔细听也可听出几个字的意思。比如一名患者的一连串咕噜声中,可分辨出"说话不好"。有些学者认为发音障碍是语量少的原因,但有些患者语量少不一定有发音障碍。实际上,两种情况分离并不少见,即语量少,但不显著而发音障碍严重;反之失语法或语法缺失,语量少,发音障碍很轻。语法缺失又被称为"电报式风格"的语言,存在于不同的语言任务中(自然语言、语言理解、重复、写作和阅读)。

虽然患者连续说话能力差,但系列语言(如数数字 1~10)比自发谈话好,发音亦较清楚,甚至能背诵熟悉的诗词、儿歌,唱熟悉的歌时发音比自发语言也清楚些。

(2)语音性错语:Broca 失语症患者存在大量的语音性错语。语音性错语主要是由于音素遗漏和音素替代。事实上,患者在发出某些音素和复杂的音节时会十分困难;如擦音被塞音取代(如 /s/ 变为 /t/)和复杂的音节被简单的音节取代(例如,"yuan"说成"yan"),因此这些发音异常在 Broca 失语症中又被称为言语失用症。

(3)命名障碍:Broca 失语症患者存在命名障碍,但比自发谈话好些,如检查者提示"牙—"(指牙刷时),患者可说出"牙刷"。但 Broca 失语症患者命名困难并非完全是启动发音问题，找词困难也是 Broca 失语症的特点，在自发谈话时可表现出来。

（4）刻板言语：表现为患者反复使用极有限的表达，好像它是唯一能用的表达语言。刻板言语在 Broca 失语症患者中经常出现。刻板言语可以很短，也可以很长；可以是有意义的句子或单词，也可以是无意义的表达。例如，最初被 Broca 发现的患者，其刻板言语为"tan"；又如有患者总用"哒哒哒"表达想说的话；刻板言语有时还表现为脏话或带侮辱性的单词，这让患者和身边的人都很尴尬。刻板言语的具体发病机制仍未明确，但有人认为它对应于失语症发生前的一些已经存在的语言信息。

2. 听理解 Broca 失语症听理解障碍比表达好，但每个病例受损程度不同，与病程和失语严重度有关。其理解障碍具有特点，即不能掌握连续、多个信息，患者可逐个指出检查者说的一个一个物品，但不能按次序指出多个物品。对有语法结构词的句子理解有困难，如"被""比""在上"等。因此对"马比狗大"可能判断为不对。理解"小孩追小鸡"，但不理解"小鸡被小孩追"。尽管有些患者听理解障碍较严重，仍比口语表达障碍程度轻。

3. 复述 Broca 失语症复述异常比自发谈话好些，复述可稍微改善发音困难。复述语法词尤其困难。因此复述出的句和自发谈话一样，常略去语法词。如将"他刚一进门就又下雨又打雷"复述为"进门…下雨"。

4. 朗读 大多 Broca 失语症患者有朗读困难，而对文字的理解相对好一些，但也有障碍；对单词和简单句理解较好，对有语法词的句子则理解较困难，或对需维持词序才能理解的语句理解有困难。Broca 失语症患者大声朗读时特别困难，与失语症具有非流畅性、语法缺失、文字错读（替换字母的阅读，类似语音性错语口语）等特点有关。然而，阅读理解比大声朗读的情况要好很多。这种阅读缺陷有时被称为"额叶失读症"。

5. 书写 书写不正常。因 Broca 失语症患者大多有右侧偏瘫而用左手书写，但比非失语症患者左手书写更差。不仅写字笨拙，笔画潦草，亦可有构字障碍，也可出现镜像书写。不仅听写困难，抄写也难以完成。更难写出完整的语句，或写出语句而缺乏语法词，或句子的结构错误。写作语法缺失可能比口语语法缺失严重得多，因为书面语言需要更精确地使用语法。

（二）预后

Broca 失语症的预后与病灶大小有关，一般说来 Broca 失语症预后较好，可以恢复到只有轻度的语言障碍或正常。无疑，病变限于额叶皮质时，语言可很快恢复；反之病变累及额叶下深部白质时，可遗留较长时间的语音障碍。如 Broca 失语症为完全性失语症的恢复期或后遗症，则语言障碍常停留于此阶段。

【康复要点】

Broca 失语症是以口语表达障碍为主的失语症类型，其治疗目标是使用各种语言治疗技术的技巧，包括传统的方法结合通过汉语失语症心理语言评价得到的患者语言缺陷所呈现的相关信息，选择合适的刺激课题，引出患者的口语反应，并逐步使之改善，最后力争能达到独立的表达和交流。

（一）表达的训练

1. 言语表达技能训练 表达障碍的患者因存在言语声音的收集功能低下，应再建言语表达技能。方法是可以通过教患者一个一个的韵母、声母，再把声母和韵母组成单词，最后组成句子。在训练时，可以先教患者最易看见的声母，如双唇音 b、p、m 和张口元音 a，康复师可以用发音的口型动作提示，有时可以用辅助的手法帮助患者将音发准确，也可以使用镜子利用视觉反馈进行训练；还可以利用患者随机产生的声音协助发出更多的音，比如患者会说"笔"，可利用此表现让患者看毛笔的图片和用夸张并减慢发音速度的口型引导患者发出了"毛笔"这个词。

2. 发音灵活度的改善 对于发音缓慢费力的患者，可以让其反复练习发音，如发"pa、pa、pa""ta、ta、ta""ka、ka、ka"，然后过渡到发"pa、ta、ka"，反复练习。

3. 利用自动性语言训练 让患者数数由 1 数到 10，逐日增加，每日必须掌握规定的数字，不宜过快过多增加，每日只宜增加 3~5 个数字；完成病前患者熟悉的诗歌，如唐诗等。

4. 命名训练和找词困难的训练 命名障碍是非流利性失语症中的一种极为常见的症状，开始时可给予音素提示，上下文提示或功能描述，找出名字后可给予简单的复述或大声地读出以强化，一旦达到准确，就要让患者提高反应的速度。例如患者对出示电话的图片或实物不能命名，可对他提示说："您如果在医院有其他事情要跟家人说，你可以给您太太打个……"，经过几次的提示，最终患者说出了"电话"这个词；也还可以用一个口型或词头音引导患者命名，还可以说出几个词，让患者选择。

5. 描述训练 可以给患者出示有情景的图片，让患者描述，这种方法适合较轻的患者。另外，还可以利用手势表达的方法进行训练。因为言语活动是整体的反应，这些活动可以与言语、模仿结合在一起，在适当的时间从记忆中诱发口语反应，已证明了对严重的失语症患者是有效的。在训练中先教会患者手势，然后训练发音，最后使患者掌握完整的词和短句。

6. 失语法结构的训练 随着各种言语模式的治疗，患者的口语可能逐步改善，这种改善后的口语表现出失语法结构特征，语句长度变短和语法形式的受限。Goodglass 把失语症的失语法分为运动性失语法和语法错乱（paragrammatism）。运动性失语法结构常表现为漏掉连词、冠词、助动词，而实词例如名词、动词、形容词相对完整。根据治疗模式概念，失语法多可看作丧失了语法知识或者丧失了应用这种知识的途径或效率的降低。如果失语法结构被看作是丧失了语法知识，那么训练的目标就是依照正常语法获得的语法或者应用教中文为第二语言的途径，通过教语法规则再建立语法知识，如果认为是由于使用语法知识的效率降低或使用完整语法知识的途径丧失，那么，训练的目标就是促进语法结构的建立，如利用刺激法。

可以利用再教的方法，如开始教主、谓、宾结构，然后再教形容词、副词、介词和连词。也可以用表示动作的句子来进行训练，例如"妈妈打开门"。应用这类句子是由于这类句子最容易被正常人和失语症患者理解。另一种观点认为失语法结构的患者仍然保留语法结构知识，通过适当的提示可以刺激患者应用完整的语法知识，这被称为"冲破阻滞"，用几个句子并增加句子语法的复杂性，如"妈妈缝衣服""妈妈一边缝衣服一边看电视""妈妈一边缝衣服一边看着精彩的电视节目""昨天晚上,妈妈一边缝衣服一边看着精彩的电视节目"等。

7. 描述图画　图画根据所需反应的长度和复杂性来选择,如开始时,可选用运动员跑步等人物加动作(主+谓)的句子来描述的画,进一步采用需用人物+动作+名词(主+谓+宾)的句子来描述的画。以后可用零散放置的印刷好的词,让患者将它们排列成描写图画的句子,让他辨认正确与错误及改正错误。其他还有给患者一幅画和一张动词卡,然后让患者用此动词做出描述图画的句子。

(二)复述训练

根据患者复述障碍的程度选择训练方法,如直接复述、看图或实物复述、重复复述、延迟复述等。治疗时可以借鉴表达训练的方法,充分利用视觉、触觉和听觉等线索,如用压舌板辅助患者的唇舌运动协助患者准确发音;可采用面对镜子、手势表达的方法进行训练;也可以利用患者随机产生的声音诱导发出更多的音,如患者会说"笔",就让患者看铅笔的图片,并用夸张口型减慢语速引导患者发"铅笔";另外,旋律语调治疗(MIT)对于促进患者的复述能力有较好效果。

(三)理解训练

这种患者听理解虽非主要障碍,但也经常出现问题,改善的训练方法:是让患者根据简单的说明指出画中相应的内容;执行简单的指示、特别是含有空间关系的指示;修改描述图画时表达有错误的句子等。

近年来,心理语言学研究证明,在有一些词汇和韵律的提示时,有利于对复杂句的理解,因而扩展句比压缩句易理解,加入形容词、副词、指示代词、定语短句、迂回说法等和变音、变调都可促进理解,对此类患者可以采用这些方法。

(四)持续现象的训练

持续现象(perseveration)是指脑损伤患者表现出的僵化固执、连续重复的症状,该症状常出现在命名、书写等多个领域,严重影响患者的语言认知功能。如令患者命名"牛奶",然后让患者命名"面包",但患者仍然说"牛奶""牛奶""牛奶"。此时需要提高患者的命名能力,采用的基本策略有:①解释,告诉患者存在持续现象,需要采用措施克服;②分散患者的注意力,每次尝试用个新词,或共同参与搭积木游戏;③通过听觉和视觉途径提醒患者,将欲习得词写在纸上,反复视觉和听觉强化;④控制表达的节奏(每个项目之间至少间隔5秒)。

(五)交流训练

重点采用交流效果促进法(PACE)、功能性交际治疗方法(FCP)进行训练,旨在整体改善患者的生活交流能力。对于存在极严重表达障碍的Broca失语症患者,可以采用代偿交流的方法,如手势语的训练、交流板的应用等。

(丘卫红)

 ## 第二节　Wernicke失语症的康复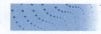

Wernicke失语症(Wernicke aphasia,WA)又称感觉性失语症、理解性失语症或接受性失语症。正如Broca发现左额下回对言语产生很重要一样,1874年德国医生 Wernicke 发现左颞上回后部损伤患者出现明显的言语理解障碍，推断出该区（后来称为 Wernicke 区）和言语理解有关，Wernicke 区及周围的损伤（图 22-2-1）会导致 Wernicke 失语症。该类患者和 Broca 失语症不同，其言语流利、不费力，语调正常，有功能词的使用，语法结构基本正常，但突出的是言语理解非常差。其次，患者流利的言语也是不正常的，因为说的几乎都是无意义的话，多由错语（paraphasia）或新语（neologisms，即自己造的词，如把"报纸"说成"杯七"、"铅笔"说成"磨小"）组成，严重时说的话就像杂乱语（jargon）或语音的拼凑，也有人称为"词汇色拉"（word salad）。如被问及"你叫什么名字"，Wernicke 失语症患者则回答"今天复几没四呀哦……"。Wernicke 失语症患者另一个特殊表现是患者常意识不到自己的言语是杂乱、无意义的，也意识不到听不明白别人的话，可能这正是其理解的缺陷所致。

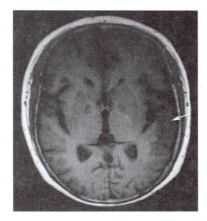

图 22-2-1　典型的 Wernicke 失语症的损伤部位 MRI 表现（箭头所示为病变部位）

【发病机制】

Wernicke 失语症患者严重的听理解障碍是和 Wernicke 区周围神经环路的功能紧密相关的。Hecaen 等曾描述了三类不同的感觉性失语症：①语音译码（decoding）障碍，即对言语听觉词汇信息的编码和识别障碍，表现为患者听到了声音，但不能辨别语言，因此不能理解意思；②语义理解障碍，即听觉词汇识别后向后部语义区的表征障碍，表现为患者听到了声音，也能辨别语音，但不能理解意思；③非语言学的注意障碍，即语言记忆缺失，表现为患者能理单词、短语或较简单的句子，复杂句子则不能理解。分述如下：

（一）Wernicke 区位于左侧颞上回后部（Brodmann 22 区），储存言语的声音序列的记忆，负责词汇语音的识别

Wernicke 区损伤或该区的传入通路（初级听觉皮质的听觉信息向 Wernicke 区传入的通路）的破坏会导致对听觉词汇的识别障碍，失语症患者的音位认知能力有缺陷，即上述的语音译码障碍，这种缺陷是 Wernicke 失语症患者听理解障碍的重要基础，导致不能正确识别言语的内容和意义。如果损伤较局限，患者无法识别语音（故无法理解、复述、听写）但不伴有其他听觉障碍或语言障碍，称为纯词聋（pure word deafness）。该类患者听力正常，而且可以识别非言语的声音，如动物叫声、汽车鸣笛、雷雨声等，但对于人类的言语声，则无法识别，认为是"能听到别人在说话，但听不出说的是什么词"。仿佛听到的是没有意义的声音串。尽管言语识别困难，纯词聋患者自发的表达是正常的，且可以理解非言语的语言信息，如可阅读唇语、手势、了解语调包含的情绪、读写能力（除听写）保留等。纯词聋患者经常要求通过文字进行交流，表明患者的语义系统本身没有问题，只是对言语语音的编码、翻译有问题。

（二）Wernicke 区损伤导致的纯词聋不能解释 Wernicke 失语症患者无意义的言语表达以及书面词汇理解的障碍

后两者的障碍意味着语义概念功能的受损，即语义理解障碍，这和 Wernicke 失语症常同时累及 Wernicke 区及其后部的颞顶枕交界区（通常称为后部语言区）有关。后部语言区可能负责言语词汇的听觉表征和词汇语义之间的信息交流。

近期研究证明 Wernicke 失语症患者辨别近音音位有缺陷，但这些缺陷与听理解障碍不一致，提示患者不仅在音位辨别上缺陷，而且有语义因素存在问题，因而 Wernicke 失语症患者辨别音位相似的实质词比无意义词好、语义性错语多于音素性错语。

（三）语言记忆缺失

词汇语言记忆可能存储在其他的感觉联合皮质区。患者不能回忆之前学的语言信息，比如单词、句子和一般语言知识（即逆行性语言记忆缺失）；在记忆新信息时，患者也有很大困难（即口头信息，有顺行性语言记忆缺失）。一般正常理解会话要求能够保持记忆 7~8 个单词，Wernicke 失语症患者能复述的句子长度有限，一般 3~4 字长的句子，由于语言记忆缺失不能正确理解口头语言。

【临床表现】

（一）Wernicke 失语症的临床特征

Wernicke 失语症为流利性失语症，自发语言可滔滔不绝，但以错语、赘语、空话为主，内容难以被理解，严重听理解障碍，复述严重障碍，其临床特征见表 22-2-1，分述如下：

表 22-2-1　Wernicke 失语症的主要临床特点

临床表现		主要特点
谈话		流利，错语，赘语，空话
命名		大量错语
听理解		严重障碍
复述		严重障碍
阅读	朗读	不正常
	理解	不正常
书写		不正常

1. 口语表达

（1）谈话：Wernicke 失语症患者的口语为典型的流利性口语。语量正常或过多，在所有各型失语症中，此型失语症患者语量较多。有些甚至出现强迫语言，患者滔滔不绝，需要制止才能使其谈话停止，即所谓赘语。由于听理解有严重障碍，常答非所问。说话不费力，短语不短，发音和语调也正常。大多有适当的语法结构，但也可有文法错误。语法单词过度使用——经常出现搭配错误，可观察到患者大量的句子违反一个或多个句法的规则，主要问题是语言中缺乏实质性词或有意义的词。因此，尽管说话的发音和语调正常，说得多却不能表达意思，即所谓的空话。大量错语以语义性错语和新语为主，以致说的话完全不被理解。

此型失语症患者初起病时常有病感失认(anosognosia)。由于有病感失认,患者不知道自己有语言障碍(患者既听不懂别人的说话,也听不懂自己的话),因此谈话常滔滔不绝地自顾自地说,但内容可能与检查者提问或要求无关。如果谈话被打断,并被重新提问,患者仍就其原先的题目继续说。一名左颞顶神经胶质瘤患者行肿瘤切除术后,诊断为Wernicke失语症。其表现为当被要求叙述病情时,患者却讲述与病情无关的内容,并可以听出他叙述的是其科研工作如何受阻碍。检查者几次制止,并加以手势让患者了解应说头痛如何发生,当患者似乎明白后说"这个嘛,我回去研究研究",然后继续其原来的题目,且说得慷慨激昂。

但有些病例初起病时虽语量少,但发音清楚,有错语和新语,说话不费力,且不能表达意思,提示为流利性失语症,与Broca失语症的语量少不同;随病感失认消失,在少量不完整叙述中夹有表示其表达能力受限的语句,如"我不知道了""我不会""我傻了"等。随病情好转,说话减慢。由于病感失认消失,可部分理解检查者要求。虽口语仍为流利型,不再自顾自地只说一个题目;新语减少,语义性错语更接近想说的词,或与想说的词有联系。当找词困难明显时,可出现口吃,也可致语量减少。

(2)命名:Wernicke失语症患者命名测试有找词困难,大多立即以错语、赘语反应,与出示刺激物无关。患者也不接受提示。由于听理解障碍严重,命名测试甚至不引起命名行为,而代之以赘语。如检查者指伸出的大拇指问"这个叫什么",患者笑笑,也伸出大拇指。但从患者的手势表明可能误解为检查者伸出大拇指夸奖他,因而也伸出拇指,并说"你、你",意思是应该夸奖的是你。这表明患者虽然不理解口语,但视知觉保留,患者听不懂"这是什么",但通过视觉能理解伸大拇指的含义。当病情好转时,患者可用接近刺激物的名称或错语回答,或说"不知道""说不好",而不是无关的赘语。

2. 听理解 严重的听理解障碍为此型失语症的另一突出特点,但各例的严重程度可能不同。有些可理解一些单词、常用词、常用短语和短句;有些则严重至几乎完全不懂他人口语,常答非所问。常见口语有"疲劳"现象。通常患者在刚开始交谈时会有非常明显的语言理解能力缺陷,但语言理解会逐步增加。语言理解短时间内仍相对较高(可能是15或20分钟),但后来开始减少(疲劳现象)。有时亦可见持续现象,如令其"张开嘴",患者懂了,则张开嘴。再令其"举手",又张嘴,越是大声说"让你举手",嘴张得越大。转换理解检查题目也困难,是本型失语症的另一特征。对句子的理解与句子中有无有意义的实质词以及语法的复杂性有关。如果一个长句包含两个简单的叙述句,可能比有语法结构的短句容易理解。换句话说,句子结构的复杂性比词数或信息量更重要。另外,句型也很重要,Wernicke失语症患者完成简单指令比疑问句好些。如说"闭眼",患者可执行。如问"过来这儿吗?"则不懂。

与Broca失语症患者相比,Wernicke失语症患者不仅听理解障碍更严重,理解障碍本身特征也不同。Broca失语症患者对语法的理解比对实质词的理解困难,而Wernicke失语症患者不仅对有语法结构句的理解有困难,单词理解也有困难。研究发现Wernicke失语症患者存在不同语义范畴的理解障碍。在单词的理解上,动作名词（如睡觉、喝水）比物品名词理解好一些，而对颜色和身体部位的理解最差。

此外，语言外因素对患者的听理解也很重要。自然交谈中提问，或有适当上下文的情况下，比在标准的失语测试中相同内容的理解更好。由检查者提问，或由录像提问，比录音提问时理解好些。带情感的短语亦影响听理解。这些因素可以解释患者与家属交谈比正规失语测验理解好的原因。当然，这些因素对其他型失语症的听理解也有相似影响，不过在Wernicke失语症患者的听理解上，这些因素的影响更突出。

3. 复述 Wernicke失语症患者复述测试常无法进行。一方面患者不了解要他做什么（复述）；另一方面，对Wernicke失语症者，几乎任何口语要求都引起赘语，这与严重的听理解障碍有关。当病后几天或几周，患者稍理解检查者要求时，复述障碍与理解障碍大体一致。患者抓住零星听懂的词，并加以猜测，以错语和赘语（复述外语言）复述。如要求复述"门"时，患者复述为："门，哦，门在勒（音位性错语）里"，把"汽车"复述为"汽车挺好"，把"吃葡萄不吐葡萄皮"复述为："吃豆腐啊，吃一块"。有的是错语复述，复述外语言也是大量错语，难以理解其意。如"他刚一进门就又下雨又打雷"复述为："他刚去刚去牙板子就出晚子"。

4. 朗读和对文字的理解 Wernicke失语症患者朗读和对文字的理解常有障碍，对口语和对文字的理解障碍可一致，亦可分离。有的病例对口语理解特别困难，而对文字的理解障碍较轻，甚至有报道不伴阅读障碍者。此时应注意其是否为流利性失语症，是否有可能是纯词聋。反之，对文字的理解障碍也可能比口语的理解障碍更重。对于为何有听理解障碍者对文字理解也有障碍，Wernicke解释是：在正常发育中，在学习"视语言"前已获得较完整的"听语言"，视语言是通过已完好建立的听语言而学到的，损害听语言的病变也干扰了阅读的基础——视-口语联系，因而出现阅读障碍。有些学者则发现与解剖部位有关，即Wernicke区与角回相邻，Wernicke失语症伴有严重阅读障碍者的病灶，在Wernicke区靠后，或向后扩展，即同时累及角回区。临床上，Wernicke失语症的阅读障碍与颞顶失读相同，即失读伴失写。新造词失写（jargon agraphia）指由于出现大量的错写新词和相对缺乏有意义的单词（名词），大量词语输出很难被理解。

书写障碍以听写严重受损为特点。书写技能保持，因此字体笔画规整，表现在自发书写熟悉字（如姓名、1~10系列数字）和抄写上。抄写时并非照字描画，但写出后却不认识。如能自发写出一些材料，则可见构字障碍，有近似字形，但笔画错误，严重者甚至写不出字形。

有些患者书写能力没有受损（患者也没有运动性的语言障碍），但是写作包含大量的口头和书写倒错（例如：写错单词，并出现口头语言和语音错乱），还会出现新造词。

（二）预后

Wernicke失语症患者初起病时常伴病感失认，行为问题常为突出表现。表现为对自己病情漠不关心，或怀疑周围人故意与其作对，责备旁人不仔细听他说话或谈话时对方说得清楚，让他听不懂。患者焦虑不安，可能变成偏执状态，甚至发生危险动作。听不懂时，则要求检查者重复对他的要求。预后一般较差，与病灶大小也有关，开始因杂乱语较多、空话及严重理解障碍，与外界不能以语言交流。由于病感失认和严重行为问题需照顾。随着病情好转，病感失认消失，错语减少，听理解有进步。但恢复到有效的口语交流较困难。加上手势、表情及语境，日常生活可交流。

【康复要点】

许多失语症患者都有不同程度、形式的听理解障碍。言语语言康复师应注意两个问题：①听理解障碍并不是单独存在，而是作为所有失语症表现的一部分。②失语症患者所表现出的听理解障碍与言语表达障碍程度并不完全一致。虽然听理解障碍可能是许多失语症的一部分，但 Wernicke 失语症是最常见的类型。这种障碍是言语理解受损严重或完全丧失，而且阅读和书写也严重损害，听力和发音是完整的。方法是从最简单声音到最复杂的信息，帮助患者由易到难建立对所听到词语的理解。在听理解改善的基础上，逐渐增加表达的训练，口语结合手势语及语境，达到改善日常交流的目的。

1. 听理解训练 听理解障碍是 Wernicke 失语症最严重的表现，故训练目标是利用一切训练方法增加失语症患者对口语信息的理解能力，帮助患者加工出有意义和完整的言语单位。结合汉语失语症心理语言评价可以确定，患者的听理解障碍是因语音分析缺陷造成，还是因为语音输入缓冲系统、语音输入词典或语义认知系统缺陷所导致，根据患者的缺陷，选择相应的治疗课题。内容包括：

（1）训练的内容：指示、说明、会话等。

（2）作业治疗的选择

1）作业的应有意义：如让患者在家庭相册中找某一家人就是有意义的，让他听指不熟悉的几何图形就不适合。

2）在交流中作业应尽可能有上下文关系：如进食时，让他听指碟中的食物；在下一顿饭的选菜菜单上选菜等就属此类。相反，进食时让他伸舌或让他指向无关的东西则不适合。

3）作业应对患者有实用价值：如日常用品牙刷、毛巾等，以便经常能够应用。

4）应选择患者感兴趣的物品：一般使用成套的儿童玩具、卡片和书，以帮助患者理解。但更使患者感兴趣的是患者的家庭相册、常用地图、患病前爱看的画报和书、与他业余爱好有关的内容的画册或小册子和与他职业有密切关系的图谱或简要说明书等。

5）作业的组织：应能使患者做出简单的、能表明他理解与否的表达。

（3）理解问题的类型

1）事实性问题：如对事实字面上的理解，以各种各样的方式安排事情，说明事物间的关系。

2）推论性问题：就某件事情作推论、就某件事情作预测。

3）评价性问题：就某件事情提出意见和判断。

（4）促进理解的提示

1）促进听理解的提示：通过观察患者的表情、目光确定患者的反应，给予的提示方式包括：多种途径输入（口语、文字、图画、手势、作用示范等）；不断地阐述;出示刺激的方式变化(改变出示物品或卡片的速度、应用停顿和强调、改变面部表情)等。

2)促进阅读理解的提示:在文字刺激的同时,增加听觉刺激和视觉刺激。

(5)作业治疗难度的选择:作业治疗开始的难度应确定在患者经过努力可以取得成功的水平上。开始难度可据患者的失语评定资料类比选定,然后在实际中试验,找出合适的难度,以后可按此原则进行。一般在原作业中反应达到80%准确时,可考虑进入下一作业。但如进入下一级有困难,仍可退回上一级再练。

(6)具体应用

1)重度Wernicke失语症患者的治疗:重度Wernicke失语症患者的特点,是可能有的残留功能,如绝大多数患者对文字的理解比说出的理解得好;部分患者可用非语言提示,对问题和命令做出合适的反应;在严重的病例中,也有一些服从命令的能力。这些都可予以利用。训练时,在以下几个方面给予注意:

A. 与患者交流时,要停止其流利而无用的语言。

B. 利用实际情况中的上下文关系,帮助患者理解。

C. 手势与口头并用。最严重的听理解障碍者也能利用视觉信息,因此可口语和手势并用,并可加上面部表情、身体姿势等非言语提示,以帮助理解。

D. 利用书写。利用患者有认出单个写出的字的残留功能,可利用书写,将要讨论的内容的关键词写在卡片上,一边讨论一边翻出以助理解。

E. 说话要慢、要重复讲。

F. 采用增加患者理解的方法。包括:①增加多余信息,如单纯对患者说"把蓝色的杯子指给我看",就不如说"把用来喝水的蓝色的杯子指给我看"容易引起反应;②降低句法复杂性,用简单的陈述句,降低语句的长度,选择使用频度高的、短的、有意义的话。

G. 留意患者的习惯和偏好。通过家人了解患者习惯用的手势、面部表情、身体姿势、目光等非言语信息,以帮助对他的了解。留意其偏爱词,有时可从这些词引申出合适的回答。

H. 利用文字、绘画、描述的方式。鼓励患者用写字、绘画等方法,帮助表达清楚,这种方法常比手势有效。

I. 利用核实的方式。当康复师抓住患者说话的要点时,可用话核实他要说而没说出的部分。

J. 对杂乱语的处理。出现杂乱语时,可采用停止策略,即举起手示意患者停止说下去,然后找出其说出的有实质意义的词让他复述。

2)中度Wernicke失语症患者的治疗:中度Wernicke失语症患者的特点,是有强烈的重新获得交流技能的欲望,能坚持,努力训练。其典型的表现是:反应慢、延迟、说话费力,但几乎全部都是由有意义的词组成,有明显的、努力要发出正确言语的表现。有理解短的、有意义的表达的能力。

治疗的早期目标:改善患者的理解已不限于单词和短语的水平,以逐步增加句子的复杂程度和患者加工语言的能力。后期目标:是要求患者产生较多的口头反应。

以上适用于重度患者的治疗方法,也适用于中度患者。除此以外,因为患者

的能力相对于重度患者较好,还应增加以下各项:

A. 复述训练。让患者复述康复师的话,可以了解患者的听理解和记忆广度。

B. 完成句子训练。完成句子的作业,可以跨越很大的难度。容易作业的特点:是句子短、很熟悉、结构简单;中度困难作业的特点:是句子较复杂、长、答案可能不是一个,而且有过去时;困难作业的特点:是句子有计算、有对比、有状语。

C. 回答问题训练。康复师要花相当多的时间去选择患者只需用最简短的回答来反应的问题。最常用的仍是只需用"是"或"不是"来回答的问题;另外,还有患者可口头回答"何时?何地?何人?"等问题。

D. 情景图画描述训练。可采用来自实际生活的、康复师和患者都可在其中扮演一定角色的图画(如餐馆、商店等)。康复师描述图画、提出问题,让患者给予简短的回答,或指出画中特定的部分。

3)轻度 Wernicke 失语症患者的治疗:轻度 Wernicke 失语症患者的特点,是他们虽经治疗取得一定的效果,但仍不能工作,因他们对短句理解好,而对长句理解差。有多个人同时说话时,不能理解信息,在一对一说话时,理解较好,在社交场合差。

治疗方法:康复师要设法让患者了解和利用他们自己残留的理解技能,治疗活动要包括患者职业和社交中的一些活动,具体分析他在职业和社会中所遇到的问题很有用。有一种作业称为反应切换,在这种作业中,患者必须注意经常变换的命令。如让患者"将杯子放在箱子旁",一会儿让他"翻卡片",一会儿又让他"将球拿在右手中"等。这样可训练患者应付多变的实际情况。

2. 听觉复述训练 复述是患者通过听觉再学习,辨认、记忆语音和词的一种方式。康复师与患者面对面而坐或者面对镜子而坐,通过听觉和视觉通路相结合方式,尽量训练患者的听语复述的能力,让他重复发单音、单词,然后连成句子,顺序是先教单韵母,然后是双韵母、声母、单词。当患者能力较好时,在发音时康复师可以用手挡住嘴,也可以站在患者的后面。

3. 阻断去除技术 此类失语症患者的阅读理解能力(视功能)通常显著好于听理解能力。因此可以采用阅读的形式协助恢复听理解能力。具体训练步骤为:将文字按先后顺序排成两至三个语句(阅读);将书写语句与图片匹配(形义结合);给出口头指令,指出这些语句(音形结合);指出语句中的个别单词(单条件听指令);指出与短语有关的图片(多条件听指令);回答关于语句的问题;针对图片进行口头描述。

4. 旋律语调治疗 针对口语理解困难的患者采用旋律语调治疗(MIT),以唱词的形式,使患者理解词语的意思。

(丘卫红)

第三节 命名性失语症的康复

命名性失语症(anomic aphasia,AA)又称遗忘性失语症(amnesic aphasia),是以命名不能(anomia)为主的一组失语症类型。命名性失语症与命名障碍是两个不同的概念,二者不是同义词。在所有失语症中,患者均表现有不同程度的命名障碍,都有找词困难(word finding problems),同时命名障碍还可见于许多弥散性脑病患者。

【发病机制】

该类型的失语症表现以命名不能为主,语言表达流利、合乎语法,内容有意义,理解正常,也没有复述障碍,该类患者在找不到恰当的词进行表达时常停顿,有努力寻找词的表现,找不到合适词时会用迂回语言(circumlocutions),即通过"兜圈子"用别的词汇绕过说不出的词进行表达,又称迂回现象。如让患者命名橘子,患者想不出名字,但可以迂回地说,"这个我知道,就是…可以吃的,酸甜的。"可见患者不是物体失认(agnosia,指脑损伤后导致无法识别熟悉的物体),而是想不起对应的名词。患者多能描述物体的类别、性质、用途、功能等,也可以通过手势做和所命名物体有关的动作。词提取困难除表现在命名物体外,各种语言交流时均会出现,包括言语表达、书写等情况。这种对词的遗忘在某些提示帮助下可以回想起来。命名不能的主要机制如下:

1. 正确命名的条件

(1)需要清晰的视知觉,一旦视知觉失去精确性或某种程度的减弱,则会对需要以直观视觉为基础的命名感到困难,见于左半球颞枕部病变。

(2)词的声音结构保持完整,需要左颞区语言听觉系统功能正常。

(3)找到所需要的词,要能抑制所有附带浮现的词,即从命名时浮现出来的属于相近词义范畴的词,及在声音结构和词类相近的词中,选择出所需要的意义正确的词。左顶枕部病变时,发生附带联系的词均等地浮现,不能从中选出正确的词,表现遗忘性命名障碍,但语音提示或选词提示有帮助。

(4)需要过程的灵活性,使找到的名词不致成为惰性,即正确命名之后很容易转移到另一个命名,左额颞部病变或左半球运动前区下部病变时因病理惰性现象则表现为命名的持续现象。

2. 不同损伤的部位及特征 命名性失语症其病变部位为优势半球颞中回后部、颞枕结合区或后颞叶基底部,估计与损伤阻断了感觉性语言区和负责学习记忆的海马区(hippocampus)的连接有关。但大脑不同部位的病变表现命名不能时又有各自不同的表现特征,例如额叶 Broca 区周围损伤可引起动词的提取困难,而左颞叶损伤与名词的提取障碍关系密切。还有某些脑区损伤可导致特异性的颜色命名困难(可完成颜色-物体的匹配,但无法说出是什么颜色)。说明不同类型的命名不能有其一定的皮质代表区及相应的大脑功能联系。可见,词汇提取的机制十分复杂,可能左额叶 Broca 区周围、左颞叶等脑区都在其中扮演着不同重要的角色。

由于失语症的类型和损伤的部位与范围不同,命名障碍也有所不同。Goldstein 描述了两种不同的命名障碍,一种涉及抽象概念的丧失,就是患者不能把词和它们代表的东西联系起来。第二种是由于"言语工具"的丧失,这种障碍损伤了患者产生词的能力。Luria 描述了两类不同的命名障碍,一种涉及高水平语义组织方面选择性困难,另一种是在专门感觉运动过程输出模式的缺陷。

【临床表现】
(一)命名性失语症临床症状

命名性失语症为流利性失语症,自发语言常有空话、赘语,以致不能表达信息,命名障碍是突出表现。其临床症状特点见表22-3-1,分述如下:

表 22-3-1 命名性失语症的主要临床特点

临床表现		主要特点
谈话		流利,空话
命名		有明显缺陷
听理解		正常或轻度缺陷
复述		正常
阅读	朗读	好或有缺陷
	理解	好或有缺陷
书写		好或有缺陷

1. 口语表达

(1)谈话:表现为流利性失语症,说话不费力,但缺乏实质性词,并有许多非特殊词代替现象,大量意义不明确的词所组成的自发流利性失语症,成为特征性空话、赘语,以致不能表达信息。由于谈话中实质性的词被无意义的词所代替,可出现语义性错语,找词困难,在自发谈话中表现过多的停顿;名词和代词最常受累。此型失语症自发谈话特点是患者忘了名称,常以描述物品性质和用途代替名称;发音和语调正常。

(2)命名:命名性失语症患者肯定有命名障碍,但各例程度不一致,常有很大差异。轻者可不易查出,重者甚至拒绝提示,但主要是找词性命名障碍,忘了名称,常回答"不记得了",常以描述物品功能和属性代替名称,如说不出电扇名称,能说出是"吹风的",并加手势做电扇旋转动作,又如叫不出眼镜名称,能说出是"戴上看的"。如向患者做选词提示:"是铅笔吗?"可回答:"不是";再提示:"是眼镜吗?"患者立即回答:"对,是眼镜"。有时患者通过组词、造句可回忆名称。如有一名患者在回答不出"电扇"名称时,口中说着"天热了,开电扇,电扇"。有些患者命名时可出现错语。除了命名障碍外,列名、反应命名及通过其他感觉通道(如触觉)命名能力也可受影响。

2. 听理解 听理解可完全正常或轻度缺陷。

3. 复述 复述能力非常好。

4. 阅读和书写 可接近于正常,也可有明显障碍,除文盲患者外,非文盲患者均有不同程度的失读和失写。主要和病变累及部位有关。

(二)预后

个例神经系统体征可不同,但常无阳性体征。预后大多数较好。其他类型失语症可恢复到以命名障碍为主的失语症模式,且常可停留此阶段不再恢复。

【康复要点】

命名性失语症的主要缺陷是找词困难,在对事物命名时找不到合适的名称,在说话中找不到能表达意思的合适的词。其言语特点：是流利的，但往往有语义错误（说出错的、语义上与想说出的词不同的词）和迂回现象（说不出想说的字，用描述该字的特征或功能来间接说明），听理解一般良好，复述佳，至于阅读和书写的损害程度则很不相同，是脑血管意外后最常见的失语症类型。实际上所有的失语症都有不同程度的找词和命名障碍，可以通过命名测验了解其程度。虽然命名性失语症可能是一种相对轻的失语症类型，但并不意味着很容易治疗，患者会有较长的命名困难的病程，训练重点是帮助患者学习命名，常用图片进行。具体的训练方法有：

1. 再建命名事物 命名性失语症的原因可以视为词汇量的减少，Wepman 建议采用经典条件反射原理，集中几个词反复出现在患者面前，让他连续听读，在 3 个月中教 4 个词，患者学会 2 词后的 2 周，可能会取得了很快的进步。可能的解释是：①连续一段治疗后的突然改善可能类似一种总和，一个神经元在形成以前，必须由数个其他神经元激发，因此，这种命名能力可能来自康复师数百次刺激的累积效果；②也可能这种命名是逐渐改善的，但评分系统不能评测出这种逐渐地变化；③这种特殊的恢复类型也可能与病因有关。

2. 再建命名回忆 回忆词功能的丧失可能是命名性失语症最根本的原因，选用不同的提示方法有助于对词的回忆，常用的词头音、手势、描述、上下文、书写、描图及让患者重复的方法，引出目的词。具体方法可以用图片和实物来进行训练，每次 8～10 个实物或图片，这些图片所表示的词很多用明显的手势来表明如何使用，例如训练说剪子，可以用手指比做剪东西的动作；训练说刮脸刀，用手握住在面部刮脸的动作，常可以刺激患者回忆起要说的词。

常用的提示方法：

（1）自己产生的提示：这种提示取决于患者的残留技能，如患者用手势表达良好，可问"让我看看你怎样使用它"，而不直接问"它是什么"，让患者用手势演示笔的使用。若患者书写相当好，可问他"请写出它的名字"等。

（2）其他提示：包括"联想""描述""阐述其功能""用要命名的词完成句子""提供词的第一个字母音"（词头音），"书写"等。

（3）提示的选择：应由难到易，最后的提示应是能 100% 引起理想反应的提示。在命名性失语症患者中，复述良好，因此，复述就作为最后的也是最易引起反应的提示。

（4）刺激项目的选择：刺激项目即向患者出示让患者命名的项目。这些项目要与患者日常生活有密切关系，而且患者对之有兴趣，并要估计一下，使患者对这些刺激做出反应时其长度（单词的、短语的或句子的）应不超过患者的言语能力。

（丘卫红）

第四节　传导性失语症的康复

复述（repetition）即重复别人的话。正确的复述要求几个脑区的功能均正常，一是言语词汇识别的脑区如 Wernicke 区（要听明白复述的内容），二是言语产生的脑区如 Broca 区（要能说出来），三是这两个脑区之间的联结"桥梁"，如弓状束，是连接 Wernicke 区和 Broca 区的纤维束。Broca 失语症和 Wernicke 失语症分别损伤了言语产生和言语识别的脑区，故复述功能受损。而言语产生和识别脑区之间的连接即弓状束损伤同样可以导致复述障碍，即不能把 Wernicke 区听到的信息传向前方 Broca 区而直接说出来（图 22-4-1），出现传导性失语症（conduction aphasia，CA）。

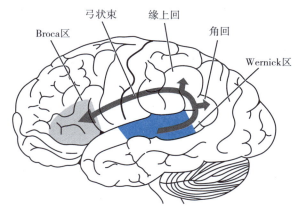

图 22-4-1　弓状束在 Broca 区与 Wernicke 区之间连接示意图

【发病机制】

传导性失语症的机制并不十分明确，可能机制如下：

1. 言语接收机制和额叶言语输出机制之间两种神经通路　传导性失语症患者因为 Broca 区和 Wernicke 区基本保留，故言语较流利，有一定意义，也有相对较好的理解能力，但复述功能显著受损。复述多个词要差于单个词，复述假词（false words），如"就撒""磨其"要差于真词。有时患者复述单词时会用语义相近或相关的词代替，如把"茶杯"复述为"喝水""马路"复述为"大街"。提示左侧颞叶言语接收机制和额叶言语输出机制之间可能有两种神经通路存在（如前所述）。

（1）第一条通路：由 Wernicke 区和 Broca 区之间直接连接的弓状束通路，其把 Wernicke 区言语词汇的语音表征直接传递给 Broca 区以语音形式直接说出，即使不熟悉的词汇（如假词或外语单词）都可以通过该通路说出来，也可以称为语音回路（phonological loop）。

（2）第二条可能存在的通路：是位于左颞顶枕交界的后部语言区和 Broca 区的间接连接，是把词汇的语义信息而非语音信息传递给 Broca 区说出来，这就和传导性失语症患者会复述出语义相近或相关的词汇的表现相一致（直接语音通路受损而间接语义通路保留）。

2. 关于传导性失语症患者复述障碍的研究虽然已有大量报道，仍有很大争议。由于在病理解剖上，传导失语症的病灶是多样化的，产生的临床症状也有较大的差异。因此目前已提出的传导性失语症患者复述障碍机制，不能解释患者多样化的临床特点，换言之，用任一种单一模式（理论）来解释复述障碍是不够的。

【临床表现】

传导性失语症是一组失语程度为中等的失语症病例，口语流利，听理解相对保留，而复述不成比例地差，复述障碍严重，经常重复的自我修正导致所谓的自我修正行为。传导性失语症的主要临床特点概括如表 22-4-1，分述如下。

表 22-4-1　传导性失语的主要临床特点

临床表现		主要特点
谈话		流利，找词困难，音素性错语为主
命名		错语命名，常以音素位性错语为主，可接受选词提示
听理解		有障碍，不很严重，对含语法结构句困难
复述		不成比例地受损，音素性错语
阅读	朗读	有音素性错语，或语义性错语
	理解	异常，但不严重
书写		不同程度障碍

1. 口语表达

（1）谈话：传导性失语症患者口语流利，但谈话常出现犹豫、口吃、找词困难。如回答检查者"家中有什么人"的问题时说："我有…我有…有…"。这种找词困难并非词回忆困难而产生的命名障碍，如一名患者叙述病情时说："我有老、老、老、高血压"。这是由于患者自知发音错误欲纠正而表现为口吃，如纠正不成功则口吃更明显。有时可见患者嘴部有想发音的动作却无声音。因为患者尚未发出声音时，由于发音肌肉活动产生的反馈已自知不对而犹豫、停顿，甚至不出声。由于口吃显得说话不流畅，听起来似不流利，但说话不费力，发音清楚，语调正常，有语法词，并有完整短语或短句，如"我怎么不会说了""我不行了"，均提示其为流利性失语症。有的传导性失语症患者知道自己说话有缺陷而尽量少说，甚至怕别人笑话而尽量不说。如医生查房时向青年医生解释一名传导性失语症患者可能因为怕说错而不愿讲话时，该患者立即插话"你可说对了"。有的传导性失语症患者在恢复期时，为了发音正确，为尽量减少说错而断断续续地说。虽然说话中有很多停顿，但是连起来却是较完整的句子。传导性失语症患者口语的另一个特点是错语，而且主要是音素性错语，如把高（gao）说成老（lao），把"一月（yue）三十号（hao）住空（kong）军医院"说成"一院（yuan）三十货（huo）住工（gong）军医院"。虽然有音素性错语，但从上下文常可以理解说话大意。有时由于找词困难而以大量虚词代替，如"这个""那个"，而难以明确表达意思，与 Wernicke 失语症患者的流利口语不同，语义性错语和新语比较少；而且患者自知口语缺陷（听理解相对好），因而罕见杂乱语（jargon）和难以理解的语言。

（2）命名：传导性失语症患者的命名障碍在各病例间有很大的不同。从严重障碍到近于正常，大多为中度障碍。主要是以错语命名，且以音素性错语为主。如称"表"（biao）为"饱"（bao），"牙刷"（shua）为"牙花"（hua）。语音提示仍以音素性错语应答。如患者叫不出"铅笔"时，对患者说"这个是铅（qian）"，患者却说"先北"（xianbei）。在予以词性提示时，患者可以明确表示那个名称是对的，但仍常发不出正确名称的音。

2. 听理解 传导性失语症患者听理解障碍不严重。Wernicke最先从理论上提出传导性失语症这个类型时，推测患者的听理解正常；因为他设想的病变在听理解中枢与口语表达中枢之间的联系纤维（弓状纤维），听理解中枢不受损。以后的报道曾认为传导性失语症患者的听理解正常或近于正常，甚至认为如果有明显听理解障碍，则传导性失语症的诊断可疑。实际上，传导性失语症的听理解并非完全正常。尤其对含语法词的句，如对执行复杂指令感到特别困难。此外，患者对理解实质词简单句无困难，而含功能词的句虽然也很简单，患者却感到困难，如要求一例患者把"马""大""狗""比"四张字卡摆成一句话，患者首先将"马"和"大"放在一起，然后将"狗"和"比"做了多种摆法都觉得不对。检查者告诉他应该是"马比狗大"，患者仍感到困惑说："马是大的，狗是小的，怎么能说马比狗大哩"，患者特别重读"狗大"两个字。显然，患者不理解"比"的意思。可能与功能词不像实质词在大脑中有广泛的神经网络基础有关。功能词本身较抽象，因此抽象词在大脑中的印迹不牢固。

一般说，传导性失语症患者对词汇理解正常或近于正常。但对于不常用词（掌握不牢固）易与其他近似音的词混淆而发生错误。如果患者试图探索这些词而喃喃自语，由于语音上的缺陷，使理解词的过程更复杂，言语发音障碍可导致言语感知过程的特殊缺陷。总之，除执行复杂指令，判断含语法词的句子困难较大外，传导性失语症患者的听理解障碍不严重。

3. 复述 传导性失语症患者的复述障碍严重程度与听理解障碍不成比例。实际上，与Broca失语症和Wernicke失语症相比，传导性失语症患者的复述障碍并不一定是最严重的，复述与听理解不成比例地受损才是最有诊断意义的特点。

Wernicke失语症患者是因听理解障碍严重而导致复述困难（因听不懂）。传导性失语症患者则是听懂要求复述的内容，却不能准确复述出来，但患者可以指出要求复述名词的物，或者宁愿写出要求复述的词或句。例如要求复述"门"时感到困难就指"门"或自动去写"门"字。或在患者复述句子失败后，问患者要求复述的句子是什么意思，患者可将其大意解释清楚。一名传导性失语症患者不能复述"当他回到家的时候，发现屋子里坐满了朋友"，被问到"这句话是什么意思"时，患者回答"下班后到家，来了许多客人"。

有些学者强调传导性失语症患者复述比自发谈话更困难，即在自发谈话时容易说出的词，在复述时说不出。一名传导性失语症患者不能正确复述"拖拉机"，但能说出"那是在农村嘎啦嘎啦走的"，再问"在农村嘎啦嘎啦走的是什么哩"，患者立即回答"那不是拖拉机吗"。Luria也曾描述一名传导性失语症患者在要求他复述"不"时说"不，医生，我不会说'不'哇"。这一点不同于Broca失语症患者，后者表现为复述比自发谈话好。

复述障碍与口语的流利程度、听理解障碍程度不成比例，应该综合分析，只强调一方面也容易误诊。传导性失语症的失语程度为中度的患者，对单词层级大多可以正确或近于正确地复述；失语程度较重的患者，在单词层级的复述上也有困难。高频词（常用词）比低频词容易复述，具体词比抽象词复述较容易。复述单词比复述句子容易；复述的句子加长，复述困难则加重；无意义词组和复合长句常完全不能。复述外的语言（即复述出内容比刺激句长的情况），比 Wernicke 失语症患者少。例如，要求一名传导性失语症患者复述"掉到水里啦"，患者却复述为"掉什么了，有时就不清楚了"。反之，对句的复述感到困难时常可能趋向简单化，即复述出内容比刺激句短；例如，将"别告诉他"复述为"不说"；这也表明患者听懂了要求复述的内容，但不能准确地复述，而改为自己的话说出；也可能在复述句子困难时说"不行了"。

复述错误多为音素性错语。如将"门"（men）复述为"煤"（mei），将"床"（chuang）复述为"黄"（huang）。音素性错语可表现为韵母错误（代替）、声母错误（代替）或调位错误（代替）。有时也可见患者以语义性错语或新语复述。如要求一名传导性失语症患者复述"葡萄"时，患者却说"苹、苹、苹"，自知错误又纠正不过来，因此一边摇头，一边以手指示意，表示是小的东西。最后说"昨天我还吃了的"（正确）。偶然可见新语复述，如将"汽车"复述为"形此"。也有患者在句复述时，说出一串难以理解的音。如将"办公室电话铃响着吧"复述为"现象现象现象现响了"。还有一名患者在要求复述"他刚一进门就又下雨又打雷"时，说"蛤蟆一个滚，忙什么"。

4. 阅读 传统上认为传导性失语症患者包括朗读的口语表达错误大多以音素性错语为主。如将"指一下灯"读作"低一架英"。实际上，在临床工作中发现患者在朗读中常有不少语义性错语，而复述错误多为音素性错语。虽然复述和朗读都是以口语形式表现，但接受的刺激和转换机制不同，因而产生错误的结果可能不同。复述接受的是听信息，经过听-语音转换系统产生口语，而朗读接受的是文字信息，经过视语义-语音转换系统而达到口语产出。

对文字的理解与听理解相似。对常用字和简单句理解比不常用字和含语法词的句的理解要好。传导性失语症患者的一个特点是默读理解比朗读后理解可能好些。这与患者在听理解作业时，试图探索听到的词而喃喃自语，由于语音上的缺陷，使理解词的过程更复杂是一样的。少数病例的阅读可正常或近于正常，这可成为语言康复时利用朗读来改善口语表达的基础。

5. 书写 传导性失语症患者书写有不同程度障碍，抄写可正常，听写和自发写常出现构字障碍；写句困难，常有语法错误，如写出一些材料，念起来似流利，可称为流利性书写障碍。

【康复要点】

传导性失语症的特点，是有明显的复述缺陷，但听理解正常，言语流利，旋律正常；句子多种多样、有一定的复杂性，且有能力用手势和表情补偿言语的不足；表达的主要问题是找词困难，有错语，但自知错误并能尝试改正。

治疗的目标是确定障碍的水平，在此水平上安排训练以改善；提供促进反应的提示；帮助患者训练出能增强交流成功的方法。可采用以下方式训练。

1. 复述训练 复述障碍是这类患者的主要障碍，故复述训练是治疗的重要方面，而且随着复述能力的好转，找词困难和自我修正也会改善。治疗应集中在：①确定复述在何水平上开始出现障碍；②确定影响复述的因素：如词长、言语的频率、音素的复杂性、言语的复杂性等；③确定什么能促进者的复述。治疗中改变词汇或短语的长度；和患者一起说；在刺激与反应之间加强延迟；用面部表情或发音口型提示，改变句法或文法的复杂性等，均有助于复述的成功。

2. 音素错语的纠正　下列方式可帮助患者纠正音素性错语。一是让患者注视一个词，并考虑它如何发音，然后朗读出，并使阅读的材料长度逐步增加的方法来治疗音素性错语。二是用三个步骤来改善音素错语：第一步，让患者从 3 个音素类似的词中选出一个与物体一致的词，目标是将患者的注意集中在声系统上；第二步，向患者出示一张画，并将与画一致的名词分为几个字各写在一张卡片上，打乱后让患者按应有顺序排列好，然后朗读出；第三步，出示一个图，并出示一个词，问患者该词是否属于图上的。

3. 口语表达训练

（1）提示：可用视觉、手势或韵律提示。视觉提示是在训练口语表达时，可向患者提供文字的提示，训练成功后再逐步撤下。手势提示是在说话时，用手势帮助提示，已证明对此类失语症很有用。韵律提示是此类患者可用旋律吟诵疗法（melodic intonation therapy，MIT）。

（2）句子结构训练：即使患者有找词困难，也应鼓励他们采用迂回说法，以达到表达的目标。如说得过快也不主张让其暂停，而是让其跟随康复师的手势或拍子逐步降慢速度。

（3）反馈：即使患者出现错误，康复师也不要用"不""错了"的方式反馈患者，可以用"比较接近了""注意×××处"的方式反馈。

4. 听理解训练　一般患者听理解较好，对有少许障碍的患者，只需教给他们对说话者提出要求的方法，如"请重复""请暂停一下"或"请说得简单一点"的方法即可。

5. 功能交流　由于病情轻，复述改善后尽快采用交流效果促进法（promoting aphasia communication effectiveness，PACE）等功能交流方法，并应尽量泛化。

（丘卫红）

第五节　经皮质感觉性失语症的康复

经皮质感觉性失语症（transcortical sensory aphasia，TSA）为分水岭区失语综合征的一种类型。一般认为，经皮质感觉性失语症与左侧半球颞枕叶（BA37）损伤、甚至是大部分枕叶以及角回（BA39）损伤有关，又或是损伤了这些区域的白质，但保留了周边地区的初级听皮层。患者关键性的损害包括邻近后颞叶峡部的后室周白质通路，这些通路很可能是在下颞枕叶皮质汇合。然而，经皮质性感觉性失语症的责任病灶有着很多的不确定性，这导致了它临床表现的多样性，有人认为，经皮质性感觉性失语症并不一定代表单一的失语综合征，当病灶局限于 BA37 或 BA39 时（图 22-5-1），典型的语言障碍就会出现；随着病灶累及范围的增大，会出现额外的临床表现，如错语等。

【发病机制】

由于仅后部语言区受损，使 Wernicke 区和其他语义区的联系中断，患者会出现有别于 Wernicke 失语症的语言障碍。该类患者由于语音表征和语义区的联结

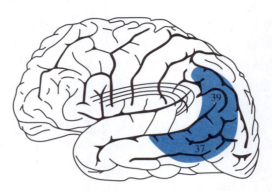

图 22-5-1　经皮质感觉性失语症损伤部位

破坏,患者听不懂别人的话,但由于 Wernicke 区保留从而语音识别是正常的,且和前部的 Broca 区联结没有受损,故可以复述别人的话,但对复述的内容同样无法理解。患者的言语流畅,但也是没有意义的,类似 Wernicke 失语症,患者会不由自主地重复别人说的话,即有"学语"或模仿言语(echolalia)现象,有些类似"鹦鹉学舌"。例如,当问及患者"你今年多大年龄了?",患者会由不自主地说"你今年多大年龄了",甚至可以重复其未学过的外语。有时还有言语的补完现象,如听到"白日依山尽",可能会不自主地接着说"黄河入海流"。如听到说"1、2、3、4"患者会说"5、6、7、8……"。这说明语音识别到语音输出通路是保留的,但语音表征无法通达语义。因此,有学者认为,经皮质感觉性失语症可以看成为没有复述障碍的 Wernicke 失语症(仅语音-语义连接中断),而 Wernicke 失语症可以看成是纯词聋和经皮质感觉性失语症的结合(词汇语音识别受损和语音向语义通达受损)。

【临床表现】

(一)经皮质感觉性失语症临床症状

经皮质感觉性失语症为流利性失语症,听理解障碍严重,复述能力非常好,为不由自主地重复别人说的话,不能理解自己讲话的内容,其临床特点见表 22-5-1,分述如下。

表 22-5-1　经皮质感觉性失语症的主要临床特点

临床表现		主要特点
谈话		口语流利,错语,模仿言语
命名		错语较多
听理解		严重障碍
复述		好或极好
阅读	朗读	有障碍
	理解	有障碍
书写		有障碍

1. 口语表达

(1)谈话:口语流利,常混有明显语义性错语和新语,语量多,语言滔滔不绝,却难以达意;信息量低而形成明显空话或杂乱性失语。强制性模仿,将检查者说的词、短语混入自己口语中，但不能反映这些词的意义，甚至检查者说错的话、无意义的话亦能模仿说出，几乎不能控制。但发音和语调正常。

有些患者语量不多，因找词困难，致使说话常有中断，但与非流利性失语症不同，此型失语说话不费力，发音和语调正常，有语义性错语和新语，有完整的短语。

系列言语好，有完成现象。检查者开始说患者熟悉的系列词的头几个词，患者可接着说以后的系列词，如数 1、2、3、4、5……，完整的说出十二生肖或背诵唐诗等。

（2）命名：有严重缺陷，语音提示和选词提示均不接受，甚至告诉正确名称亦否认。如一名经皮质感觉性失语症患者说不出"眼镜"的名称，当语音提示"这是眼"，患者说"眼观六路"，出现完成现象的反应。告诉他："这是眼镜。"患者说："你叫它眼镜。"问患者"你叫它什么"？患者却说"不知道"。需要说明的是患者只是不能执行对物的命名，并非不认识该物，如叫不出"眼镜"这一名称，但可以说是"戴着看的"。常以错语和新语命名。词命名、列名、颜色命名和反应命名均有严重障碍。如一名患者将"皮尺"称作"山鸡"（语义性错语），"橡皮"称作"纸屑"（语义性错语），"钥匙"称作"枕胎"（新语），"拇指"称作"食雨"（新语）。

2. 听理解 听理解障碍严重，回答是/否问题、听辨认和执行口头指令均有明显障碍；对常用词的理解可部分保留；对动作动词的理解也可保留；对语法词如介词、副词、连接词等理解甚为困难。如一名经皮质感觉性失语症患者在完成连续指令"把钢笔放在梳子和勺子中间"时，患者仅先后摸钢笔、梳子和勺子，重复此指令，患者再分别重复摸一次，不能按指令完成动作。患者在转换执行指令时常有困难，如一名患者在完成"摸耳朵""摸鼻子"指令后，要求指室内物品如"指门"，患者企图仍在自己身上找，最后摸着额部说"是脑门吧"。

3. 复述 患者复述能力好，能完整和准确复述检查者说的词、短语、简单句、复杂句、无关词组等，说出的话甚至连检查者的语气都模仿，对检查者故意说错的话仍照样复述。呈不由自主地重复别人说的话，即有模仿言语现象，类似"鹦鹉学舌"。但有的复述长复合句能力受限。口语理解严重障碍与复述能力正常至极好形成鲜明对照。这与经皮质运动性失语症患者可将检查者说错的话纠正后再复述出不同，表明患者不理解复述的内容。

4. 阅读 朗读能力可保留，但常以错语朗读，或不能朗读。对文字理解严重障碍，以致正常读出声的字词却不理解其意。在词配画作业中，对正确朗读的词，不能正确配画，表现为形义失读。一名经皮质感觉性失语症患者正确朗读"小刀""钥匙"和"铅笔"，配实物时全错，如念完"小刀"，拿起钥匙，念完"钥匙"，拿起铅笔等。

5. 书写 患者一般有书写障碍。有的可写自己的姓名，可抄写，但听写和自发书写困难或表现为构字障碍，如一名经皮质感觉性失语症患者将"三角"写成"三户"（错写），"园"写成"挖"（错写），也常写出新字。

（二）预后

预后较差。但有些患者可恢复到能日常交谈，有些则仍遗留语言明显障碍。

【康复要点】

因经皮质感觉性失语症与 Wernicke 失语症相类似，故其康复重点参照 Wernicke

失语症，重点是听理解训练，再进行有效表达的训练，在此基础上，患者不由自主地重复别人说的话——"鹦鹉学舌"的复述现象能逐步改善。

（丘卫红）

第六节 经皮质运动性失语症的康复

经皮质运动性失语症（transcortical motor aphasia，TMA）病变在 Broca 区前、上方的皮质或深层白质，而 Broca 区本身保留，是以言语产生障碍为主的非流利性失语症。主要表现为言语的启动（initiate）和组织困难，严重的口吃，不能连贯地、详细地、独立地进行陈述。对复杂的问话进行回答的组织尤其困难，与损伤大脑皮质前部语言区，导致了 Broca 区与运动前区或辅助运动区之间的联结中断，自发性扩展语言障碍，即语言的程序活动的组合能力遭到破坏有关。

【发病机制】

同 Broca 失语症不同的是，患者保留了词汇和句子的复述能力，原因是病变部位在分水岭区——外侧裂周的外围，从而 Broca 区、Wernicke 区及两者之间的联结保持完好，因而语言的听理解和发音转换系统完整，故复述可保留。

此外，持续现象为额叶病变的常见症状，可在口语、书写、运动等不同行为中表现，Luria 认为可能与病理性惰性有关。

【临床表现】

（一）经皮质运动性失语症的临床特点

经皮质运动性失语症患者为口语不流利，以表达障碍为主，理解相对好，复述很好，与自发谈话困难形成鲜明对照，复述检查者错误的讲话可有纠正能力，其主要临床特点见表 22-6-1，分述如下。

表 22-6-1 经皮质运动性失语症的主要临床特点

临床表现		主要特点
谈话		口语不流利或中间，扩展困难
命名		有障碍
听理解		相对好
复述		好或非常好
阅读	朗读	有障碍
	理解	有障碍
书写		严重障碍

1. 口语表达

（1）谈话：表现为口语不流利，韵律、发音和语法均有所保留。常以手势或姿势帮助表达，如挥手、站立或坐下。有些患者有语音障碍，偶有错语。突出特点为自发性扩展语言发生明显障碍，可以简单地叙事，但不能详细叙述，即不能扩展。又因为启动发音困难而口吃，自发谈话停顿多。当回答开放式问题时，患者回答得十分缓慢而且不完整。语量较少，但不是 Broca 失语症的电报式言语，可有完整的起始语或短句，大多能达意。如一名患者在检查者提问："您多大岁数啦？"回答："哦啊将近 60 岁。"再提问："您做什么工作？"回答："啊司机。"再提问："您是司机，说说您工作特点。"加上手势费力回答："就……是开车"。再提问："您的病是怎么得起来的？都觉得怎么不好？"仅能回答："啊啊，生病么，看病么，看病吗。"有些患者可表现保持现象；如一名患者在问她得病后都怎么不好？她反复说："我怎么不好，我怎么不好……"患者虽谈话费力，但系列语言好，检查者一旦说出患者熟悉的系列语言、诗词、儿歌、十二生肖的开始几个词，患者可继续说下去。如：检查者说"1、2、3"，患者可接着往下说；检查者开头背诵唐诗："床前明月光，"患者可接着背完"疑是地上霜，举头望明月，低头思故乡"。患者对系列语言表现出完成现象。

（2）命名：命名障碍以列名障碍最严重，词命名和颜色命名障碍程度一致，命名时启动发音困难而口吃，给以语音提示命名则明显进步，属表达性命名不能。命名也可表现持续现象，如刚命名完"铅笔"后，再指认"牙刷""钥匙"仍称"铅笔"，以曾命名的名称回应以后所指的不同物品。

2. 听理解 听理解较好，或有轻度障碍。一般能理解日常谈话内容。对执行多步骤指令或含语法词的复杂指令可有轻度障碍，特别是含有语法结构的句子理解有障碍，如比较级的句"马比狗大"常不能正确判断。

3. 复述 复述好为本型失语症的特点，可复述词、短语、绕口令、无关词组、长复合句等。不会英语者可仿照检查者说的英语短句复述，如"Good afternoon"。复述的另一特点是，如要求复述的句子不对，患者在复述时可改正过来，如检查者要求患者复述"你是大夫"，患者可复述为"我不是大夫"。同样，如检查者说"我不是大夫"患者可复述为"你是大夫"。在要求复述无意义词组时，患者可能说"听不懂"。自发谈话困难，而复述很好，二者不成比例为鲜明对照。

4. 阅读 朗读障碍而阅读理解障碍相对轻，阅读理解通常比 Broca 失语症者对文字理解更好。

5. 书写 书写障碍明显。书写中自写姓名和抄写较好，而听写和自发书写常表现严重障碍。与患者其他语言功能障碍相比，书写障碍较重。可能因病灶常累及额中回后部，因该区与执行书写功能有关。

（二）预后

神经系统检查大多有右侧偏瘫，一般无感觉障碍及视觉通路受损表现，常有观念运动性失用症，也有不同程度的计算障碍。额叶功能差，如手的连续动作和节拍运动常有缺陷。有些病例发病初期可有偏侧忽略。虽有少数报道预后差，大多数预后较好，且可恢复到正常交流。

【康复要点】

经皮质运动性失语症属于非流畅性失语，治疗方法参照 Broca 失语症的训练方法。重点在于口语表达与书写的训练，以达到恢复日常交流的目的。

（丘卫红）

第七节　经皮质混合性失语症的康复

经皮质混合性失语症（mixed transcortical aphasia，MTA）可看作经皮质运动性失语症和经皮质感觉性失语症并存，是分水岭失语综合征的又一类型。突出特点为复述好和系列语言好，其他语言功能均严重障碍或完全丧失。

【发病机制】

一般认为产生经皮质混合性失语的病变位于优势大脑半球分水岭大片病灶。那患者的系列言语完成现象又该如何解释呢？有文献提出这种完成现象是原始水平上的识别，也有学者通过完形心理学来解释通过自动完成句子，患者显示这样的意向性，改变一个"坏的完形"，即一个不完整的结构进入一个"好的"或完整的结构。这种完成现象可随着语言功能损伤的好转或口语理解的恢复，而逐渐消失。

【临床表现】

（一）经皮质混合性失语症的临床特点

经皮质混合性失语症患者口语不流利，表达障碍和理解障碍明显，复述相对好，其主要临床特点见表22-7-1，详细分述如下。

表22-7-1　经皮质混合性失语症的主要临床特点

临床表现		主要特点
谈话		口语不流利，模仿语言，系列语言好，补完现象
命名		严重障碍，语音提示则有补完现象
复述		相对好
听理解		严重障碍
阅读	朗读	障碍
	理解	障碍
书写		障碍

1. 口语表达

（1）谈话：表现为口语不流利，自发谈话少，甚至仅为刻板重复，或仅限于模仿检查者对其说的话，为典型的模仿语言。有些患者不主动说话，但模仿时可增加细节，如问："多大岁数啦？"患者说"就是多大岁数啦"。除此之外，没有任何能表达信息的口语。如果患者的失语程度稍轻，可借助语音提示正确回答。这类患者的系列言语好甚至突出地好，对系列言语有完成现象。完成系列言语时发音很清楚。系列言语一旦由检查者开头说起，患者可继续自发完成，但一旦打断，患者不再能继续。完成现象是自动反应，而不是理解后说出。如检查者念患者熟悉的诗如："床前明月光……"患者重复"床前明月光"后，将该诗整首正确背出。这种完成现象也出现在其他口语检查中。如患者不能回答在哪儿工作，检查者说"你在中国……"，患者答"农业科学研究院"，检查者说"病……"，患者答"病虫害"，检查者接着说"植……"，患者答"植保所"（均正确）。

(2) 命名障碍：严重命名障碍或命名完全不能，有时以新语或语义性错语命名。如有强迫复述，则无法进行命名检查。因患者仅限于重复检查要求"这叫什么"。如给予语音提示，则以完成现象反应，如指牙刷"这是牙……"，患者可回答"牙刷"；但如换成指铅笔说："这是牙……"患者仍回答："牙刷。"表明完成现象是自动反应，与出示的物品无关。

2. 听理解障碍 听理解严重障碍、甚至完全不理解口语。文献中描述的最典型病例对口语绝对不理解。偶有病例保留某种程度理解，但极有限。严重的患者对口语理解检查中的是/否问题，听辨认和口头指令，均不理解，连自己姓名均不能正确回答；有的只能回答自己姓名，而其他检查均不能正确回答，如对患者说："把手举起来。"患者重复说"把手举起来"，即使反复提出要求，患者也只反复重复此句话，而不执行指令。

3. 复述障碍 复述呈戏剧性保留。可复述词、短语、短句、无关词组、外国话，但并非完全正常，长复合句复述不完整或复述不能。

4. 阅读障碍 朗读和阅读理解均存在明显障碍。

5. 书写障碍 书写障碍明显。

（二）预后

经皮质混合性失语症预后较差，有的患者在后期恢复中，通过交流情境，结合家属的理解，借助手势等可以达到简单的日常交流。

【康复要点】

采用 Schuell 刺激法、交流效果促进法和代偿手段等语言训练方法。首先通过手势、表情、指物等非语言手段或在特定的语境进行训练让患者能明白康复师意图，以配合训练。根据患者的兴趣设计相应的课题，给予适当的刺激，引出刺激的最佳反应，促进理解能力的恢复。利用强的刺激，配合多途径的语言刺激，促进听理解及阅读理解恢复。

1. 听理解训练

（1）是否反应的训练：可选择让患者学会点头、摇头来表示是或否。题目选择可以从患者最熟悉的问题开始：如你是叫某某吗？

（2）语词听觉辨认：出示一定数量的图片或实物，由康复师说出其中某个的名称，让患者指认。

（3）执行指令：让患者执行发出的指令，如"闭眼睛""举起你的左手"等，当患者准确完成简单动作后，逐渐增加信息量使指令逐渐复杂。

2. 阅读理解训练 可采用图-图匹配，词-词匹配，词-图匹配进行阅读理解训练。

3. 手势训练 先训练一个手势，呈现言语和手势的刺激，即说出动作名称，同时做动作，直到患者理解并掌握手势。失语症患者接受手势治疗后，交流能力明显增强。

4. 交流板的使用训练 出示日常生活图片，让患者指出想要做的事加指图片"洗脸""穿衣""喝水"等。

5. 言语表达训练 借助镜子利用视觉反馈，教患者先从韵母向声母过渡；先发喉音如 he、ha,然后发唇音如 b、p,再逐渐发舌齿音等。

6. 旋律语调疗法 先了解每名患者以前的爱好和喜好的歌曲名称,按照训练的需要、要求,选择相应的歌曲以及所应教示的词语,最好选择日常生活中常用的词,然后从患者熟悉的歌曲中找出相应的曲子,引导患者唱出选定词的曲子。

例如,康复师唱出一条大河,患者接受刺激能够指出河的图片,康复师唱出《十五的月亮》,患者接受刺激可以指出月亮的图片。做复述训练时,先让患者跟随康复师一起哼唱歌曲的曲调,然后慢慢唱出相应的歌词,最后复述歌曲中关键的词或词组。做命名训练时,康复师先唱出相关联的曲调,然后让患者自己说出目标词。反复刺激加深患者的印象和理解从而提高患者对词的听理解能力。

(席艳玲)

第八节 完全性失语症的康复

完全性失语症(global aphasia, GA)是脑损伤引起的失语症中最严重的一类。其发病机制是优势半球语言区广泛受累,表现为听、说、读、写、计算所有语言模式均受到严重损害,是最严重、治疗难度大且疗效差的一种失语症,在各类型失语症中占到13.07%。

【发病机制】

完全性失语症病变最常累及优势半球大脑中动脉分布区,病变范围广,累及优势半球额、颞、顶叶。因此,优势半球外侧裂周语言区几乎全部受累,甚至是全大脑范围的大面积损伤,导致所有的语言功能均严重障碍。

【临床表现】

完全性失语症的临床表现如表 22-8-1。

表 22-8-1 完全性失语症的主要临床特点

临床表现		主要特点
谈话		严重障碍,刻板语言
命名		严重障碍
听理解		严重障碍
复述		严重障碍
阅读	朗读	严重障碍
	理解	严重障碍
书写		严重障碍

1. 口语表达障碍

(1)谈话:口语表达严重障碍,但罕见真正的缄默。卒中急性期可能哑,随后通常能发出音,为单音但有语调改变,以表示其有语言反应,更常见者能产生一些单词,常限于感叹词、虚词或简单陈述句。即整个口语仅限于单音节或单词为突出特点。系列语言受限,但有些不能自发谈话的患者给予语音提示并伸出1、2、3个手指后可以说出几个系列词,如数几个数,但无完成现象。

(2) 命名障碍：命名完全不能，亦常以刻板单音或刻板短语应答命名测试。实际上，患者根本不理解要求其命名的指导语。

2. 听理解障碍 听理解有严重障碍，但比口语表达可能好些。大多数患者，特别是脑血管病患者急性期过后，患者学会非语言交流，对姿势、语调和表情非常敏感，可理解一些提问，尤其结合相应语境时。

3. 复述障碍 复述完全不能，亦常以刻板单音或刻板短语应答复述测试。实际上，患者根本不理解要求其复述的指导语。

4. 阅读障碍 朗读和阅读理解完全不能或几乎完全不能。

5. 书写障碍 书写完全不能或几乎完全不能。

【康复要点】

完全性失语症表现为输入、输出均有严重障碍，其各方面语言能力都非常差，对于这种患者，直接言语训练效果较差。治疗目标是针对总体的交流功能改善。

1. 句子理解的改善 患者有严重的听理解缺陷，治疗分四个阶段。

(1) 引起反应：患者常无反应，此时康复师应设法引起患者注意。在此期间特别重要的是：要保证治疗材料与患者急切关心的事情有关，是早期引起反应的最好方法之一。且不能要求患者反应迅速和准确，要耐心等待反应，只要有反应就应予鼓励。

(2) 引起有区别的反应：有区别的反应是指患者能感知周围环境中地点、时间、方向、人物和空间的不同刺激。患者会环视病房，自己进食，对出示的图画、来访者或其他刺激发生兴趣。康复师应根据患者的每日生活秩序、兴趣、爱好等情况，列出一系列简单而与患者有关的问题。

(3) 引起适当的反应：适当反应指患者能了解信息的内容，但不能准确地反应，如康复师指着日历，让患者示出月中的一日，他却说"是"而不动。对组织严密的作业，合适的反应可表现为语义的混淆，如分不清男孩、女孩；康复师均应鼓励和引导。

(4) 引起准确的反应：此期的目标，是让患者了解口语的信息。此期的作业是遵照简单的和多阶段的命令，进行物体和图画的认定，可允许用点头、指点或用手势进行是或非的回答；或用交流板加上一些物品来回答。

2. 修正不明确的反应 这种患者理解比表达好些，但他们对是或非问题的回答常不明确，所以对交流形成显著的障碍，因此应先修正。方法是可用手帮助患者重复地用点头表示"是"，用摇头表示"非"；再帮助患者交替地用手势表示"是"和"非"；要求交替地做出"是"或"非"的表达。最后采取程序刺激法进一步稳定是、非反应：要求选出10个要患者用明确的是或非回答的简单明了的问题。

3. 不明确反应已修正后的治疗 每次治疗遵循的形式：先进行一般性讨论，可和患者讨论时间、地点、天气和类似的项目，只需患者用是或非回答；再复习以前进行过的一些治疗；最后引入新的作业，夸奖患者最成功的作业、会话或玩牌。基本目标：是让患者达到最低限度的交流水平。

4. 手势交流训练 每次治疗都可用手势交流作为前奏，大约可选用吃饭、饮茶、抽烟、倾听、梳头、刷牙、戴帽、用钥匙开门、用锤钉钉子、撒胡椒粉等10种动作。若用手势进行不能引起反应,可用实物。当10种手势已成功时,就要扩大手势的种类,并通过定期复习来巩固。关于加强手势的方法如下:

(1) 康复师做手势同时说该词。
(2) 康复师说词、康复师和患者同时做手势,如有必要康复师可帮助患者。
(3) 患者模仿手势。
(4) 在延迟后患者模仿手势。
(5) 患者用手势对听刺激做出反应。
(6) 在延迟后患者用手势对听刺激做出反应。
(7) 患者对写出的刺激用手势做出反应。
(8) 在延迟后患者用手势对写出的刺激做出反应。
(9) 患者用写字对手势和听刺激做出反应。
(10) 患者用手势对合适的问题做出反应。

一旦患者学会几种手势,就将它们应用在对问题的反应中。除手势外,当然可伴之以面部表情、身体姿势等,总之以表达清楚为准。

5. 利用指点的训练 指点是总体交流的一个部分,它可用来传递基本的信息和告诉物体的概念或属性。开始时,先不要求非常准确,可让患者指向一个物体或一幅画,若反应不对,让患者模仿,直到正确为止;当反应的正确性增高时,每加入一个陪衬物就再训练一次,直到反应适当为止。最后,让患者注视一系列真实的、有色的、描绘本房间的图画,首先让他指向画上康复师认定的物体,然后指向房内相应的实物等。

6. 利用交流画板的训练 简单的、绘有最常用物品和日常生活活动的交流画板,可以成为有效的交流工具,若图下加上印刷的字效果更好,单纯的字母板常无效。开始训练时,从一幅画开始,逐步扩展为所有画板。开始训练时,也可用上下文提示,如"请告诉我哪个是椅子——你坐在上面的那一种东西",然后再改问为"请告诉我你坐在上面的那种东西",然后再问"请告诉我哪个是椅子"。不少患者虽不能充分地利用交流画板,但也可用作为交流形式的补充。

7. 书写训练 开始时限于描红帖,必要时还要给予帮助,选用的词要显著突出,有兴趣、有意义、患者熟悉且差别要大。

8. 利用绘画的训练 许多完全性失语症的患者尽管有严重的视缺陷,但多保留一些艺术能力,因此,在上述各种方法失败后,可试用绘画训练。先让他们复描,或画出一部分,康复师为之完成。总之,鼓励他们用它来传递信息。

9. 将多种形式相结合训练 词汇、手势和听刺激的合并,是完全性失语症患者有效的输入;而手势、指点和书写等是特别有效的输出。只要证明各种方法能被患者单独地应用,就要设法让他们把这些方法综合应用于交流中。

完全性失语症患者在恢复中理解改善较好,言语表达障碍恢复较差,完全没有改善的情况也不少见;在一项研究中患者在说、抄写以及理解、复述都有明显的改善,相比较后两者更有统计学意义,提示理解恢复对完全性失语症的训练起到重要作用。此类患者语言恢复能力差,经过训练后某些语言功能在一定范围内有明显恢复,少部分患者可恢复到近似 Broca 失语症的临床模式——能用简短的口语交流,而大部分患者只是在说、抄写、理解、复述有恢复,但仍不能达到用口语交流,要得到日常交流必须借助语言及非语言的综合方式交流。

(席艳玲)

第九节 皮质下失语症的康复

皮质下失语症(subcortical aphasia,SA)为病变在大脑优势半球皮质下语言区的失语症。语言是一种复杂的高级神经心理活动,需要全脑的参与,其中包括皮质下结构,但皮质下结构很复杂,既有灰质核团,又有大量半球内(皮质间、皮质与皮质下间)和半球间(胼胝体)的联系纤维,不同部位病变或不同部位组合病变可引起许多不同的包括言语和语言障碍的临床症状或症状组合。皮质下失语症主要分为丘脑性失语症和基底核性失语症。

一、丘脑性失语症的康复

【发病机制】

丘脑为大脑半球内的灰质团块,位于第三脑室两侧。丘脑在平面上被 Y 形白质纤维板(内髓板)分隔成三个核团,即前核群、内侧核群和外侧核群。丘脑不仅接受感觉信息以激活大脑皮质,还接受不直接与感觉有关的信息,如小脑、基底核和边缘系统。丘脑在处理信息、感觉辨别、情感、运动控制、调节行为和内分泌活性方面均起重要作用;此外还参与维持和调节觉醒以及皮质对脑的许多特殊部位的协调配合。由此看来,丘脑不仅是大脑皮质的大门和交换站,而且是大多感觉整合中心之一。

丘脑性失语症(thalamic aphasia)主要与丘脑本身受损有关,但也有学者认为是皮层语言中枢和丘脑核群之间失联系所致。其病变主要在优势半球丘脑,目前认为丘脑的腹外侧核、腹前核、丘脑枕与语言有关。腹外侧核和腹前核与运动区、腹运动区及 Broca 区有丰富的双向联系。当丘脑病变时,可产生额叶在形成语言动机、初始意识、构成稳定程序过程遭到损害的症状,患者不主动讲话,这是一种非特异性言语障碍。丘脑枕与颞叶及大脑后部皮质,尤其颞顶枕三级联合皮质有密切联系,在加工传入信息过程中起协同作用。因此,丘脑病变时,影响了颞顶枕三级皮质把传入印象组成的同时可见图像的能力;丧失由联系观察过渡到同时观察的能力。这就影响到言语信息的加工,导致言语感知和加工过程的严重障碍,出现左颞顶枕皮质区损伤时所特有的症状,包括对复杂语法结构句的理解困难。

【临床表现】

(一)丘脑性失语症的临床特点

丘脑病变时的语言障碍与复述保留的经皮质性失语症相似,包括经皮质感觉性失语症、经皮质运动性失语症和经皮质混合性失语症。但表现常不完全一致,其语言障碍特点表现见表 22-9-1,分述如下。

表 22-9-1 丘脑性失语症的主要临床特点

临床表现		主要特点
谈话		口语流利,缄默,音量小,错语、模仿言语
命名		严重缺陷
听理解		不同程度障碍
复述		较好
阅读	朗读	较好
	理解	障碍
书写		障碍

1. 口语表达

(1) 谈话:急性期患者多缄默,音量小,低声调,发音尚清晰。自发性语言及语量少,多伴有流畅性减低。语义性错语多见,特别是命名时突出。也可有音素性错语,甚至是新语、杂乱语。有模仿言语及语言持续现象。

(2) 命名:较严重的命名障碍,颜色、反应命名较好,词命名、列名障碍严重。

2. 听理解 听理解单词、词组或简单句较好,对复杂的句子理解差。

3. 复述 复述相对好,复述单词或短语较好,但句子越长复述能力越差。

4. 阅读 朗读较好,但对文字理解差;但书面文字的理解较口语理解好。

5. 书写 有不同程度的书写障碍。

(二) 预后

严重的丘脑性失语症另一特征是语言障碍常有戏剧性的自发性起伏,且丘脑损伤可产生语言前水平即语言感知水平的功能障碍。脑血管病所致的丘脑性失语症预后大多较好,有些会遗留命名障碍。

【康复要点】

1. 听理解训练

(1) 对物品的本身进行提问,对于物品的功能、性质等内涵不做要求。在患者基本认识的基础上,康复师使用是否问句提问,让患者理解分析后回答。另外,还有患者可口头回答"何时?何地?何人?"等问题。

(2) 让患者复述康复师的话,可以了解患者的听理解和记忆广度。

(3) 训练患者对于完整句的理解能力,患者需听完康复师给出的完整指令,做出相应的正确动作。训练时应先给出一个动作指令,可根据患者的需要增加到 2 个动作或 3 个动作。

(4) 可采用来自实际生活的、康复师和患者都可在其中扮演一定角色的图画(如餐馆、商店等)。康复师描述图画、提出问题,让患者给予简短的回答,或指出画中特定的部分。

2. 命名及口语表达训练

(1) 开始找词困难的治疗,训练的核心是对物(图)命名,采取命名性失语症的提示方法,如采用手势、描述、提示词头音,以及利用上下文的方式进行提示,且选择的词以患者日常生活的需要和熟悉为主。找出名字后可给予简单的复述或大声地读出以强化,一旦达到准确,就要让患者提高反应的速度。

(2) 康复师展示一张靶词的图片,如靶词是"喝茶",康复师问:"他在喝茶还是洗脸?"患者说出图片中的物品名称。一般情况下,靶词应是选择词中的第一个词,以抑制复述。

(3) 康复师展示靶词的图片,由康复师说出语句的前半部分,稍有停顿,患者说出后半部分。如果患者说出后半部分有困难,康复师可说出后半部分的第一个字,患者说出最后一个字。如:这是一个(苹果);我骑自行车(上班)。

(4) 回答问题训练目的是激发患者词提取的能力,但没有视觉提示,作业有一定难度。患者初期存在找词困难,难以完成这类作业,也可提供图片作为提示。如"你用什么刷牙?""中国最长的河是什么河?"等。

(5) 在规定的时间内,尽可能多地说出某一范畴的名称。如国家名称、蔬菜、交通工具等。也可以康复师说出一刺激词,如"火",患者说出与这一词相关的词,如热、火焰、暖和等。组词要求患者用一个字组词。如"火",可以组成火炉、火柴、焰火等。

(6) 选用表现活动和动作以及具有一定内容的图片,让患者进行描述;还可以给患者读一段新闻或小故事,由患者来讲述其中的内容。再增加难度可以描述图画,图画依所需反应的长度和复杂性来选择,如开始时,可选用运动员跑步等人物加动作(主谓)的句子来描述的画,进一步采用需用人物+动作+名词(主谓宾)的句子来描述的画。以后可用零散放置的印刷好的词,让患者将它们排列成描写图画的句子,让他辨认正确与错误及改正错误。其他还有给患者一幅画和一个印好的动词,然后让患者用此动词做出描述图画的句子。

3. 阅读训练 在训练单词水平的理解时,要不断扩大词汇量,对训练用词的选择由易到难、由高频度使用的词到低频度使用的词,还有考虑到患者日常生活的需要。随着患者阅读水平的提高,治疗时也常变化训练的课题、材料的复杂性和困难的程度,由简单的动作图与文字匹配、情景画与句子的匹配、执行简单的书写命令、读短文回答问题训练到复杂性训练。

4. 书写训练 患者训练包括:①抄画图形或笔画;②抄写词;③听写偏旁部首和笔画;④听写两至三画的字;⑤自发写简单的日记。

二、基底核性失语症的康复

基底核包括两个主要的核(尾状核和豆状核)。由于此区表现纹状体外观,又称为纹状体。纹状体不只是单纯的运动结构,而是一个高级整合结构。皮质、纹状体区与丘脑共同构成皮质-纹状体-丘脑-皮质环路。基底核性失语症(basal ganglion aphasia)是指该环路中任一环节因病变受损均可产生的语言障碍。

【发病机制】

纹状体病变时会产生言语音韵障碍,可能是由于累及壳核后部所致。也有认为内囊前肢包含有额-桥束、从运动丘脑到额叶运动前区的纤维和从尾状核头到苍白球的纤维,故病变累及内囊,尤其膝部也会产生音韵障碍。从听皮层投射到尾状核的纤维也通过内囊,故基底核区病变也可产生错语和听理解障碍,也可能因为影响语言的译码和编码所致。

【临床表现】

(一)基底核性失语症的临床特点

局限于基底核及其周围白质病变的患者,表现出持久的经皮质运动性失语症。主要的临床特点包括语音障碍和语言障碍(表 22-9-2)。

表 22-9-2　基底核性失语症的主要临床特点

临床表现		主要特点
谈话		中间型,电报式语言或杂乱语,发音和音韵严重障碍
命名		有障碍
听理解		有障碍
复述		较好
阅读	朗读	较好
	理解	有障碍
书写		严重障碍

1. 口语表达障碍

(1)谈话:大部分患者为自发谈话,既不是典型流利性失语症也不是典型的非流利性失语症,而是为中间型。病灶靠前者为非流利性,病灶靠后者倾向流利性,但少见典型的电报式语言或杂乱性失语。其另外一个重要特点是发音障碍和音韵障碍,以发音和语调上的变异为主。患者谈话含糊不清,字音和语调发得不准,但不偏离原来的音位,也不影响对其语义的理解,有些患者说话时,词与词之间缺乏连贯性。

(2)命名障碍:对视物命名、颜色命名、反应命名较好,而对执行列名较困难。

2. 听理解障碍　听理解中执行是否题和听辨认较好,对含有语法结构的句子理解有障碍,如执行复杂的口头指令有困难。

3. 复述障碍　复述较好,有时只对长复述存在困难;

4. 阅读障碍　朗读好,但对文字的理解则较差,对含有语法结构句子理解有障碍。

5. 书写障碍　书写有明显障碍,自发书写障碍尤为严重,很少患者能书写出短文或完整的句子。总体预后较好,但有些患者会遗留语音障碍。

(二)预后

脑血管病所致的基底核性失语症预后大多较好。

【康复要点】

1. 语音障碍　主要纠正患者的发音,训练患者发音和音调,可以利用计算机发音训练系统进行训练,包括基本发音训练、声母训练、韵母训练、字发音训练以及词组发音训练。屏幕显示一行字词,由患者或康复师选中一拼音或字词,计算机领读,并在屏幕左侧显示该字词的标准声强、频谱曲线,右侧显示发该音的口形、舌位、气流等示意图。患者跟读的语音输入计算机后，在屏幕左侧显示发音的声强、频率曲线，与原有的标准曲线对比，通过视觉反馈纠正发音。

2. 听理解训练、口语表达训练、命名训练、阅读训练和书写训练参照丘脑性失语症训练方法。

（席艳玲）

第十节 言语失用症的康复

失用症（apraxia）是指即使患者运动功能完好，无感觉障碍，却无法做出有目的、精确的习惯性动作。这种运用不能的状况也出现在无法依靠全身动作的配合，指挥一部分肢体去完成一些习惯性动作。失用症一般是由脑部病变引起的。失用症发生于优势半球顶下小叶、缘上回区域的损伤。大脑优势半球缘上回发出连合纤维经胼胝体到达并支配对侧半球的缘上回，因此当优势半球缘上回皮质或皮质下产生病变，会引起两侧肢体的失用症。当病灶扩大到中央前回时，则表现为优势半球支配侧上肢、下肢瘫和对侧肢体的失用症。胼胝体内产生病灶时，因连合纤维中断，使对侧缘上回脱离优势半球影响，引起支配侧失用症。由于大脑两侧缘上回之间的相互影响，临床上极少出现单侧失用症。

Liepmann（1908）最早从神经解剖的角度，描述了失用症的三种形式：①观念性失用症（ideational）指对复杂精巧动作失去应有的正确概念，无法按次序完成；②运动性失用症（limb-kinetic or motor）指仅限于肢体，多见于上肢，有动作的概念，但是运动记忆发生障碍；③意念运动性失用症（ideomotor）指兼有前两种运用不能的特点，能描述动作，却无法准确完成动作，也不能按次序完成复杂动作或模仿动作。美国言语语言听力协会（American Speech-Language-Hearing Association, ASHA）在最新发布的《失语症和失用症概述（2016）》中合并了运动性失用症和意念运动性失用症，增加了结构性失用症和穿衣失用症。上述几种失用症类型均有对应的脑损伤区域，如大脑顶叶、运动皮质、神经纤维损伤（表22-10-1）。

表22-10-1 不同类型失用症的脑损伤部位和临床表现

类型	脑损伤部位	临床表现
观念性失用症	双侧均累及，常见于左侧顶叶后部、缘上回及胼胝体	患者能正确进行简单动作，但在进行精细复杂动作时，时间、次序及动作的组合均发生错误，致使动作整体分裂、破坏，动作次序颠倒紊乱，本该后执行的动作却先予进行等。例如，让患者点燃香烟时，患者划燃火柴后便将其放入嘴中
运动性失用症	常见于左半球，缘上回右部、或运动皮质4区及6区，和该区发出的神经纤维或胼胝体前部	患者动作笨拙，精细动作能力缺失，但对于动作的观念仍完整保持着。严重的患者不能做任何动作，对评估者的要求作出毫无意义的若干运动，如由卧位坐起时，将两下肢举起而躯干不参与运动
意念运动性失用症	顶叶意想中枢与运动前区皮质的联结纤维	患者明知如何做且能正确叙述，但不能准确完成动作，并常发生运动反复症。例如，让其抬脚却伸手；如果患者依检查者要求抬了左脚，之后对任何要求均抬左脚

续表

类型	脑损伤部位	临床表现
结构性失用症	双侧顶叶，右侧较左侧更为常见	患者对绘画、排列、建筑等结构性活动的各个构成及其互相关系有一定认识能力，但构建完整整体的空间分析和空间整合能力则存在明显缺陷。如让患者用火柴摆几何图形、画房屋或摆积木时，出现线条长短粗细失当，不适当倾斜、断续或其他不成比例、组合规则紊乱的现象，出现画面各个构成部分虽然存在，但相对位置过分拥挤、重叠、倒错、离散或对空间位置完全忽略，整个图案缺乏立体透视关系。也常伴随半侧空间忽略，例如图形只画出右侧一半
穿衣失用症	双侧半球，右侧较左侧更为常见	运动功能完好但无法完成穿衣动作
言语失用症	左侧半球 Broca 区近旁	语音的省略、替代、置换、增加和重复。患者似乎总在摸索正确的发音位置及其顺序，患者通常能意识到自己的错误并试图加以纠正

言语失用症（apraxia of speech，AOS）是在脑损伤患者、卒中患者中常见的一种独特的失用症，是由 Frederic Darley 等（1968）提出的，属于失用症的一种特定类型。AOS 是一种可治疗的、神经源性的运动性言语障碍，由于言语过程中运动计划和/或编程（motor planning/programming）障碍，导致患者不能执行自主运动进行发音和言语的活动。这种运动性言语障碍是非器质性的，不能用言语肌肉的麻痹、不协调、不随意运动或肌张力异常来解释。AOS 一般是由脑部损伤所致，如脑血管病变、颅内肿瘤、颅内炎症和颅脑外伤等。大部分言语失用症患者存在单侧左半球的损伤，伤及第三额回，病灶多位于 Broca 区近旁，常和 Broca 失语症共病，也可能和构音障碍同时存在。

【临床表现】

由于 AOS 常与失语症及构音障碍共病，且 AOS 的临床症状与构音障碍的言语错误特征有所重合或者并存，导致临床上对 AOS 的诊断存在很多争议。根据美国言语语言听力协会发布的《失语症和失用症概述（2016）》以及国际上学者们提出的诊断 AOS 的一致性标准，评估 AOS 的主要诊断标准为：①言语速率较慢导致发音延长、音段间隔增加；②发音错误包括语音歪曲和歪曲性替代；③发音错误类型以及错误在言语中的位置相对稳定；④韵律异常，音节重音增加和均一化。AOS 患者还可能存在其他症状：

（1）构音摸索，患者似乎总在摸索正确的发音位置及其顺序。

（2）发音启动困难。例如患者试图说出对方的名字（张某某），"——啊——昂——j——"。

（3）持续性错误。

（4）发音错误随词句的长度和难度增加而增多。

（5）言语不流畅，错误多样。

（6）患者通常能够觉察自己的错误并试图自我纠正。

（7）重复同样的词时会出现不同的错误发音。例如家人问患者（指着杯子）："这是什么？"患者说"鞋子，椰子"，患者也会试图纠正，但是无法说对。

（8）前置性置换错误和后置性置换错误。这类错误是指说英语患者把位于首字母的辅音替换为处于末位或中间位置的辅音，常见于擦音，比如 pancakes（蛋糕）说成 canpakes。对于汉语患者，则置换声母，如"打开"说成"卡开"或者"卡呆"。

（9）自发性言语和自动化言语（1～10 数数、报告星期、问候语等）的错误较少，有目的性、主动性的言语错误较多。

上述症状在其他语言障碍中也可能存在，因此这些症状不能作为 AOS 的鉴别诊断标准。言语速率较慢和韵律异常目前被认为是 AOS 的两个显著特征，因此，言语速度正常/较快、韵律正常则可以作为诊断 AOS 的排除标准。注意 AOS 患者表现出音素替代的错误是由于语音歪曲在前，本质是歪曲的错误知觉导致了音素替代。AOS 患者的言语错误还表现出言语产出时机的不一致性，即同一个单词有时候出现错误，有时却能说对，或者出现不同版本的错误，但是患者所表现出来的发音错误类型（歪曲）和发音错误在言语中的位置（音节首位、中间或者末位）是相对一致的。研究认为，与传导性失语症患者表现不同，重复性尝试并不能令单纯 AOS 患者受益（表 22-10-2）。

表 22-10-2　言语失用症与构音障碍的鉴别诊断

疾病名称	病灶	肌肉麻痹	发音错误的种类				语音错误的稳定性	启动困难、延迟、反复	发音摸索动作	共鸣障碍
			歪曲	置换	省略	添加				
构音障碍	双侧皮质下损伤均有可能	有	有	有	有	有	无	无	无	有
言语失用	优势半球 Broca 区周围	无	有	有	无	无	有（位置）	有	有	无

【康复要点】

AOS 临床表现的多样性以及病理的复杂性都使得 AOS 的治疗极具挑战性。由于 AOS 本质上是一种由于运动计划/编程受阻导致言语运用不能的障碍，它的治疗原则集中恢复目标发音的运动模式上，以达到连续发出音节的结果。

早期的 Rosenbeke 八步治疗法强调针对异常发音，利用视觉记忆指导构音器官发音，让患者从听觉上知觉正确发音和错误发音，以此来确定目标发音的位置和运动模式，消除异常发音。这 8 个步骤如下：

第一步：在视觉（口型）+听觉刺激下与患者同时产出言语。

第二步：呈现视觉刺激让患者复述。

第三步：呈现听觉刺激让患者复述。

第四步：呈现听觉刺激 5 秒后再让患者复述。

第五步：利用文字刺激让患者进行朗读。

第六步：去除文字刺激后说出目的词。

第七步：提问后让患者自发回答。

第八步：在有游戏规则的场合下说话。

运动学习指导法（motor learning guided approach）整合了上述 8 个步骤，在单词/词组水平对患者加以训练。经过 40 多年关于 AOS 各种治疗方法的研究验证，2006 年的《言语失用症（AOS）治疗指南》总结了 AOS 治疗的基本原理和治疗重点，包括：①构音运动力学方法；②速度/节奏控制治疗技术；③辅助沟通系统；④系统内易化/重组。

1. 构音运动力学方法（the articulatory kinematic approach，AKA） 它可以通过示范、重复、提供构音器官位置的视觉和听觉指导来实现，并要求患者据此产出目标言语。这类技术的一个例子是"整合性刺激"技术。整合性刺激包括指导患者"看着我，听我说，跟我说"的指令。康复师提供与言语目标产出相关的视觉和听觉刺激，患者根据刺激推断出正确的构音运动。康复师还可提供视觉书写和触觉线索。比如，康复师可以用手放在患者的颈部，演示如何产出"哥哥"中的 /g/ 音，用压舌板触碰患者的嘴唇，演示如何产出单词"爸爸"中的 /b/ 音，在这一过程中，患者接收到触觉线索提示，通过镜像比较他自己与康复师言语产出的不同，学习正确的构音运动。这是关于 AOS 最常用的干预方法，可以用于康复的任何阶段。重构口腔和肌肉发音目标线索提示法（prompts for restructuring oral and muscular phonetic targets，PROMPT）则整合了听觉、视觉、触觉和运动力学线索，增强为患者提供有关发音接触位置、下颌开放程度、构音方法等的感觉输入。这些线索通常侧重于言语运动的类型，可以用于各种水平的言语产出，比如单个语音到句子水平的产出。采用构音运动力学技术的治疗方法和刺激方式，治疗效果会受到多种因素的影响，包括重复训练、反馈、刺激内容、指导方法和治疗强度的影响等。

2. 速度/节奏控制治疗技术 它是基于"AOS 是言语产出的时机上存在障碍"的假设产生的。速度/节奏控制疗法包括控制言语速度，或者利用外部节奏提示改善言语失用症患者的言语产出。节奏控制可以为言语运动计划或编程以及言语知觉反馈加工提供额外的时间，此项疗法的效果也得到了研究证据的支持。该技术的常用方法是在目标言语产出的重复训练中利用节拍器定速。这种训练方法是单纯重复练习的一个有益补充。韵律定速治疗（metrical pacing treatment，MPT）是另一种速度/节奏控制方法，与节拍器定速相似，MPT 用计算机生成每次谈话的节奏性语调。此外，MPT 也包含拍手、集体朗诵等方法。Brendel 等人比较了 MPT 与其他疗法对于不同严重程度的 10 例 AOS 患者的疗效，证明两种方法都能使构音准确性得到改善，但只有 MPT 有助于改善言语速度的控制和言语的流畅性。总的来说，速度/节奏控制治疗可能对某些 AOS 患者有益，主要表现为改善构音准确性、增加流畅性、减慢言语速度，或者全面地减少 AOS 症状。

3. 辅助沟通系统 对于严重的 AOS 患者，可以采用辅助沟通系统技术。康复师可以采用从低到高水平的各种 AAC 技术鼓励患者达到交流目的。比如，患者可通过选择图卡或者文字来表达需要，或者用绘画、书写和/或其他肢体动作表达他想要表达的内容。辅助沟通系统技术有助于患者在任何时候表达他们的需要或者辅助当前表达技能的不足，因此，辅助沟通系统技术可以用于 AOS 康复治疗过程中的任何时间点。有些患者和家属认为辅助沟通系统技术会影响正常言语语言交流功能的恢复，因而比较抗拒使用。事实上，不同的交流尝试都可能导致一定程度的言语语言功能的恢复。研究证明，患者在言语输出和使用辅助沟通系统技术后，均表现出交流效率的提高，在言语质量和数量上也都有所改善。

4. 系统内易化/重组方法（intersystemic facilitation/reorganization，IFR） 它主要是基于这样一个理论：一个功能完整的系统可以促进功能受损系统的恢复。IFR 包括三个步骤：①第一步图片命名，如果命名正确则继续下一幅图片的命名；如果命名出现错误，则进行第二步。②第二步将错误命名的单词和正确发音进行对比，如果患者能够正确发音则回到第一步，进行下一张图片的命名；如果患者仍然不能正确发音，则进行第三步。③第三步提供视觉反馈，为患者提供一面镜子，让患者观察他的发音，以期能够纠正错误发音动作从而达到正确发音。IFR 方法还尝试通过使用肢体动作来促进言语产出。这一方法会使用到不同水平的手部姿势：Ameri-Ind 姿势编码（一种有意义的手部姿势）、手指轻敲运动（无意义的手部动作）和拍手（无意义的手部动作）。关于 AOS 的治疗，易化效应被认为得益于该方法为患者提供了语音传入传出的多通道线索。此外，重组中肢体姿势的运用可能为组织言语产出提供了框架。尽管不同 AOS 患者对各种技术的预后反应不同，但是目前的共识是，因卒中患 AOS 的患者 36 个月后，其功能性交流技能会得到改善。基于卒中患者脑的可塑性研究证明，AOS 发病数年后仍然可以改善。对于 AOS 患者来说，言语语言康复是毕生进行、发展的过程。

[杨　洁（Kingsley Jie Yang）]

第十一节　右脑损伤的语言康复

右脑通常不负责诸如语音、词法及句法等语言核心成分的加工，但右脑在言语生成与理解、书面语言以及手语加工诸方面均起着重要作用。由单侧卒中、脑外伤等原因引起的右脑损伤患者通常还会表现出基于认知损伤的高级语言交流沟通障碍，这类损伤引起的言语语言障碍要同感知觉和运动损伤或者认知功能下降（如痴呆）引起的言语语言障碍区别开来。本节将重点介绍右脑损伤引起的韵律、语用及篇章加工、词汇语义加工以及读写障碍。此外，右脑损伤引起的认知成分的损伤如注意、视觉-空间加工、记忆、执行功能也会成为影响患者交流沟通的因素。

【临床表现】

右脑在言语韵律、情感表达与理解过程方面有突出作用。一系列关于右脑损伤的研究发现，右脑损伤患者用口头语言描述情绪、情感内容时存在缺陷。右脑受损引起的发声质量的变化突出体现了右脑在语言韵律加工方面的关键作用。右脑损伤后，患者说话缺乏韵律、节奏和情感。右脑损伤患者说话时声音比正常人单调，运用音调表达情感意图的能力非常欠缺，尤其不能通过调节韵律来叙述可能引起强烈感情的个人经历。右脑损伤患者不仅在情感韵律生成方面存在缺陷，对情感韵律的理解也表现较差，他们不能正确理解他人言语中表达情感的语调。右脑损伤患者对言语情感韵律的反应视损伤部位的不同而表现出差异，右脑额叶损伤导致情感韵律表达能力受损，右脑后颞部损伤则与情感韵律理解缺陷有关。然而，也有研究发现韵律加工并非右脑的专利。研究发现，对重音的理解加工呈现左脑偏侧化趋势，这可能是由于韵律的某些基本成分在右脑加工，但对重音韵律的完全加工则依赖于左脑储存的词汇信息。

临床研究、行为测量、脑功能成像研究均发现，右脑在言语的生成和理解过程中也起着至关重要的作用。

1. 右脑积极参与了语言生成过程　右脑损伤患者在叙述事件过程中传达的信息较少，其语言组织受损，难以产生主题信息。研究采用不同主题组织形式的叙事任务发现，右脑损伤患者在叙事水平及语言组织方面存在缺陷。研究发现右脑具有产出单个词的话语能力。右脑损伤患者进行图片故事描述任务时成绩较差，表现为叙述缺乏条理，且拘泥于细节。右脑损伤患者在对延迟主题和正常主题组织形式进行判断的任务中，明显表现出更多修饰和虚构。这说明他们在语篇层面上的语言组织能力存在缺陷，患者难以用中心思想或主题信息对语篇进行理解和解释，尤其是这一信息出现在语篇靠后部分时。右脑损伤患者虽然能够完成大部分简单的语言加工任务，但推理加工存在明显困难，对复杂语篇理解也表现较差。右脑损伤患者难以生成推理，在理解和提取主题思想或语篇主题方面存在困难，即使篇幅很短，患者也只能提供关于语篇简化的信息内容。右脑损伤与不恰当的语篇推理产出相关度较高，右脑损伤者不能整合和评估由两个句子提供的信息，通常仅依靠第一个句子提供的信息做出诠释。其在名词边缘语义特征激活任务中也表现较差，对叙事语篇隐含意义的理解也表现不佳，这说明右脑损伤使得个体对模糊语义的编码能力受损，进而影响其对语篇意义的加工。总的来说，在语篇加工过程中，右脑可激活宽泛的语义信息，能够理解和产出语篇主题，保持语篇推理和解释所需的信息。

2. 右脑在非直义语言加工方面具有独特作用　右脑受损患者表现出语用方面的各种缺陷，包括对隐喻、幽默、习语和讥讽语的过度字面诠释。右脑损伤患者理解语言中幽默和双关语的能力均有所缺失。习惯用语和讥讽语的加工同样与右脑有重要关系。研究发现，右脑损伤患者对习语的理解劣于左脑损伤者。右脑损伤患者的语用损伤有时不如其他语言能力的损伤显著，家人易解释为患者的人格特点即是如此或者是损伤后的人格改变，语用损伤虽然相对不易发现，却会影响到患者与他人的功能性语言交流与沟通，例如不能理解朋友开的玩笑，而仅从字面解释。康复师在评估和提供治疗服务时要注意甄别。

3. 读写障碍　右脑损伤引起的读写障碍可能同视觉信息加工及编码功能受损有关。右脑的注意加工网络在空间认知、视觉空间注意加工中起主导作用。右脑损伤患者在阅读过程中常表现出扫描成行文字有困难，回扫文字的起始处有困难，通常需要上下扫描来确定目标信息的位置。部分右脑损伤导致的偏侧忽略使得患者在阅读时难以对页面信息进行准确的定位，即出现单侧忽略性阅读障碍。说英语的忽略性阅读障碍患者通常表现出阅读过程中替换单词的首字母（例如yellow 读作 pillow）。由于汉字正字法的特殊性，汉语的忽略性阅读障碍患者错误类型依次为遗漏、替换、添加。

4. 右脑在汉字加工中也有独特作用 研究发现右侧大脑对低频陌生汉字的视觉空间加中优于左脑，低频陌生字的笔画和部件的空间关系的分析主要依赖右半球，一旦右脑发生损伤，空间知觉被破坏，则陌生字的识别会出现障碍。

5. 认知障碍 右脑损伤患者在认知领域的障碍包括病觉缺失（anosognosia，患者完全不知道自己的疾病过程或具体有何种损伤，表现为对疾病的自我意识降低）、注意障碍（包括偏侧忽略）、视知觉/视空间加工障碍（例如无法判断线条的倾斜程度）、记忆障碍（情景记忆或言语记忆受损）以及执行功能障碍（计划、组织、推理、问题解决功能受损）。这些认知成分受损会影响右脑损伤患者的言语语言活动、日常交流和生活功能，使右脑损伤患者的语言障碍呈现为脑高级加工的收获性和表达性语言障碍（higher-level receptive and expressive language deficits）。右脑损伤患者的认知障碍也属于言语语言康复师的治疗范畴。

【常用评估工具】

对右脑损伤患者的评估流程应遵循第十三章中所提到的原则。鉴于右脑损伤机制的复杂性和多样性，选用评估工具时既要包括常用言语语言障碍的评估工具，也应根据症状选用相应的认知测验。下面列出了一些西方英语国家常用的测验，部分测验有对应的中文版，但是相当多的测验缺乏常模数据，因此限制了测验的使用。这些测验分别对注意、视觉-空间加工、记忆、执行功能等认知成分进行了考察。这些测验包括：

1. 加利福尼亚言语学习测验（California verbal learning test-adult version，CVLT） 主要考察言语短时记忆、延迟记忆/长时记忆。给患者听觉呈现一列16个单词，单词涵盖4个语义范畴（工具、水果、衣物、调料），一共5次学习序列。每次学习序列结束后，要求患者自由回忆尽可能多的单词。给患者呈现一列干扰单词后进入测试阶段。测试阶段考察短时记忆，要求患者回忆学习过的单词序列，分为自由回忆和提供提示两种条件；经过20分钟的延迟考察长时记忆，也包括自由回忆和提供提示两种条件。最后是再认阶段，要求患者对学习过的单词列表予以再认。

2. 简易智力状态检查量表（mini mental state exam，MMSE） 量表考察与认知相关的各种功能，包括时间和地点的定向力、短时记忆力、注意和计算、命名、语言复述、三级命令、临摹以及书写能力等。简易智力状态检查量表具有操作简单，敏感性好（对痴呆的认知评估除外），能够提供与日常生活活动能力相关的认知能力评分。但是该量表受患者的教育程度和语言能力基线水平影响较大，易呈现假阳性。

3. 瑞文标准推理测验 考察非语言认知能力。测验按逐步增加难度的顺序分成A、B、C、D、E五组，每组12题，分别考察知觉辨别能力、类同比较能力、比较推理能力、系列关系能力、抽象推理能力。每个题目由一幅缺少一小部分的大图案和作为选项的6~8张小图片组成，要求患者根据大图案内图形间的组成关系进行推理，选择小图片中最合适的一张填入大图案。瑞文标准推理测验最大的优势在于适用年龄范围较宽，测验对象较少受到文化、种族和语言的限制，是一种测量非语言智力的可靠工具。

4. Rey-Osterrieth 复杂图画测验（Rey-Osterrieth complex figure） 考察视空间组织技能、执行功能和记忆功能。该测验要求患者学习复杂图案后先进行临摹，延迟一段时间后再根据记忆尽量准确地画出原图（图 22-11-1）。评分系统要考察基本图形特征是否完整，图形大小比例是否恰当，图形位置是否正确，以及图形方向是否正确。

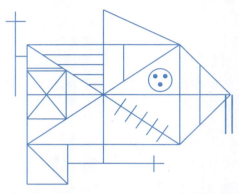

图 22-11-1　Rey-Osterrieth 复杂图画测验

5. 认知语言快速测验（cognitive linguistic quick test，CLQT） 采用成套认知测验考察各项认知技能，子测验包括：①符号数字转换测验（symbol digit modalities test，SDMT）考察注意、加工速度；②路径测验（trail making test，TMT）考察注意、执行功能；③图形记忆测验考察视觉记忆；④迷宫测验，考察注意、执行功能；⑤图案产生测验考察注意、非言语智力的推理能力；⑥画钟测验考察视空间技能、执行功能。子测验还包括定向力、图片命名、扩散性命名（divergent naming）、故事复述等高级语言能力的测量。总体来说，认知语言快速测验兼顾考察语言和认知功能，并从项目设计上最大程度地降低了对语言功能的依赖，是评估失语症患者的认知功能的优良工具，也相对较少受到患者教育水平的影响。

上述测验在评估脑外伤患者的认知功能时也被广泛应用。

【康复要点】

右脑损伤的评估一般遵循医学模型，治疗方法也多是基于损伤的成分重建受损功能。根据 ICF 分类模型，患者的受损功能除了机体功能，还应考虑受限的活动功能以及社会参与功能，在为右脑损伤患者提供治疗服务时还应全面考虑个体的社会环境因素。下面列出几种针对损伤成分的具体治疗方法，康复师在具体实施时尤其是制定治疗目标和计划时应纳入个体活动和社会参与功能的康复，以最大化患者重新参与日常生活的能力。

1. 韵律 研究发现，支持训练患者说话时使用情感语调，可以让患者就一段带情感的声调描述做出阐释，将情绪脸、文字描述、和语调标记一一对应，练习带韵律的朗读句子。

2. 篇章加工 对于掌握篇章宏观结构有困难的患者可以让其对文本信息进行总结、分类和阐释，表述人物动机和故事伦理。对于掌握篇章微观结构有困难的患者可以让其对不清晰的指代、解释不足的词汇予以监控，辨认歧义，选择正确的指代等。

3. 语用 对语用的训练可以通过提高自我意识的途径达成，例如让患者分析正常社交场面的录像，创设实际社交情景让患者自我监控自己的表现，也可以成立支持小组，让患者实际练习用合适的方式同小组成员沟通。

4. 读写能力 对于程度相对较轻的右脑损伤患者的读写障碍，比较常用的训练步骤如下：①预览阅读材料找出主旨；②就材料提出问题；③阅读并回答问题；④记录答案并总结；⑤复习阅读材料确认答案。对于损伤程度较重的患者，也是可以做一些基本的功能性读写训练，例如阅读简单的说明，看菜单点菜，写卡片，宗旨是就功能性的活动内容进行训练。

5. 认知-语言-沟通训练 实际为右脑损伤患者提供治疗服务时，以重塑认知能力为基础的认知-语言-沟通训练将占主要成分，康复师既可以对前述1～4的训练目标分项训练，也可以将1～4的训练内容同认知训练相结合。针对右脑损伤患者的不同损伤，制定个性化治疗方案，认知训练主要包括提高患者对疾病的自我认知（self-awareness）；针对不同类型的注意功能（持续性注意、选择性注意、分配性注意）予以强化训练如视觉搜索任务；针对偏侧忽略患者提供注意策略（如将盘中食物放在视野注意侧，使用声音线索，阅读篇章时用颜色笔标记起始位置等）；针对不同类型的记忆损伤（短时记忆、长时记忆、工作记忆）提供记忆策略的训练；针对执行功能损伤则可以结合具体的生活情境，提高患者对任务的元认知水平，训练对任务步骤进行分解和排序，制定日常计划，解决生活中的情境问题等。进行认知-语言-沟通训练时还要根据评估结果，须考虑患者在各个认知功能上的相对损伤程度，优化训练内容的安排，而不是要求患者对所有项目逐一完成。

[杨　洁（Kingsley Jie Yang）]

第十二节　脑外伤的语言康复

创伤性颅脑损伤，也称为脑损伤或头部损伤，是由外伤引起的脑组织损伤，进而引起的意识减低、意识状态改变以及脑功能受损的一系列症状。脑外伤引起的损伤包括：①身体功能/感觉运动障碍；②认知能力/执行功能障碍；③行为失常；④情绪功能失常；⑤语言沟通障碍。本章节将采用脑外伤一词指称创伤性颅脑损伤，以符合临床的习惯。脑外伤引起的意识状态改变和功能损伤不是由退行性的或天生的因素所致，一般来说造成脑外伤的主要原因是跌倒、车祸以及运动。因此，脑外伤的机制应与获得性的脑损伤区别开来，例如由脑血管疾病、脑肿瘤、病毒性/细菌性脑炎引起的损伤，但是近年来也有一种趋势将脑外伤和获得性脑损伤合并称为获得性/创伤性脑损伤（acquired/traumati brain injury），因为二者所导致的认知功能损伤症状有较大范围的重合。

【发病机制】

脑外伤主要有两种类型：闭合性脑损伤（close head injury，CHI）和贯穿性脑损伤（penetrating head injury）。闭合性脑损伤是由于处于运动状态的头部突然急停，致使颅骨内的脑组织撞击在坚硬的骨质层而受损,如车祸发生时撞到挡风玻璃或被钝物撞击,这种情形下,损伤不仅发生在撞击点造成冲击性损伤,还会发生在撞击点直线延伸的对侧,造成对冲性损伤,因而也被称为冲击-对冲性损伤(coup contrecoup injury)(图22-12-1),这类损伤好发于额极、颞极及其底面。头部未受到直接外伤,但是进行急速前后运动时也会发生闭合性脑损伤,例如车祸中个体颈部过度快速屈伸,或者婴儿受到剧烈摇动均会导致损伤。贯穿性脑损伤则是由快速移动的物体穿透颅骨所致,如被子弹击中头部。当头部受到撞击,会造成颅骨凹陷,导致脑组织局部出血或者挫裂伤,形成脑部局灶性损伤(focal injury);受惯性影响,头部的急速转动、急速停止会引起神经轴索的过度牵拉,从而形成弥漫性轴索损伤(diffuse axonal injury,DAI)。事实上,闭合性脑损伤和贯穿性脑损伤都可能造成大脑局灶性/弥漫性轴索损伤。

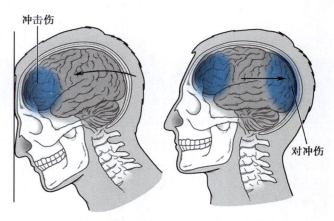

图22-12-1　冲击-对冲性损伤示意图

脑外伤会引起一系列神经病理层面的变化。局灶性损伤中的出血点引起的挫伤会导致局部细胞功能受损和神经细胞凋亡。弥漫性轴索损伤波及大脑半球四周以及深层组织,常见于胼胝体和中脑背外侧,伴随毛细血管出血。神经胶质细胞是脑组织结构的主要支持,损伤发生后吞噬细胞会侵入损伤部位,清扫无用的组织,之后神经胶质细胞便会侵占已经凋亡的神经细胞的位置,神经胶质细胞的作用主要是为再生的神经轴索提供营养,但同时也会形成瘢痕组织,这些瘢痕组织会影响神经信号的传递,影响大脑功能。脑损伤还会导致脑代谢功能紊乱,脑血流变化,颅内压升高,呼吸暂停等。脑代谢功能的变化是非常敏感的,即使在轻度脑外伤患者中也会出现。损伤后脑代谢功能变化的神经机制仍然不是完全明晰,但是应用现代神经影像学和神经生物技术的研究表明,脑代谢功能紊乱是一系列神经化学物质和代谢过程相互作用的结果。所有这些神经生理层面的变化可能是局灶性的,多个损伤灶的,也可能是弥漫性的,成为直接影响患者行为和认知功能的基础神经生理因素。

【临床表现】

脑外伤引起患者从身体功能到认知功能、精神心理状态的一系列变化。这些

变化包括:

1. 认知缺陷 包括注意力范围缩小、复杂注意能力受损,短期记忆／工作记忆下降、解决问题或判断能力欠缺,无法整理步骤、执行计划,无法理解抽象概念。可能丧失时空感觉,自我感觉和觉知他人的能力下降。无法同时接受一步或两步以上的命令。丧失动机,自发性较差。

2. 运动功能缺陷 包括瘫痪、平衡能力差、耐力下降、运动动作计划能力下降、动作迟缓、震颤、吞咽困难和协调能力差。

3. 知觉障碍 指听觉、视觉、味觉、嗅觉和触觉可能发生变化,对声音、光线刺激敏感,身体部分感觉丧失、身体左侧或右侧麻木。患者的肢体可能会运用不自如。

4. 语音缺陷 最常见的是由发声肌肉(嘴唇、舌、牙齿等)控制不良、呼吸方式不当引起的吐字不清晰。

5. 语言缺陷 表达自己的思想和理解其他问题存在困难,包括辨别物品及其功能、阅读、书写和数字运算能力存在困难。还会出现语言的实际运用障碍、词汇量减少、替换字词困难等。

6. 社交困难 可出现明显的社交困难。比如社交能力削弱,导致自我中心行为,同情心与律己态度大为降低。脑损伤可能导致难以交友和保持友谊,而且对于社会关系中的细微差别缺乏理解力和反应性。

7. 调节紊乱 包括疲劳和／或睡眠方式的改变,伴随头昏眼花或头痛。可能出现肠道和膀胱功能失控(大小便失禁)的情况。

8. 人格特征变化 患者表现出难于捉摸的性情变化,或者十分显著的性情变化。这些变化包括:冷漠和动机减弱、情绪不稳、易发脾气或消沉等。患者的抑制功能减弱可能导致脾气发作、寻衅、诅咒、挫折耐受力差,以及不适当的性行为等。

【常用评估工具】

目前临床上最为常用的评估系统是基于损伤后的临床症状表现进行评定的,如格拉斯哥昏迷状态评分(Glasgow coma scale,GCS)以及损伤后恢复期应用较多的格拉斯哥预后评分(Glasgow outcome scale,GOS)(表 22-12-1、表 22-12-2)。

表 22-12-1 格拉斯哥昏迷状态评分(得分-表现)

运动	语言	睁眼
6- 按吩咐动作	5- 正常交谈	4- 自发睁眼
5- 对疼痛刺激定位反应	4- 错语	3- 按语言指令睁眼
4- 对疼痛刺激屈曲反应	3- 只能说出(不适当)单词	2- 疼痛刺激睁眼
3- 异常屈曲(去大脑皮质状态)	2- 只能发音	1- 无睁眼
2- 异常伸展(去大脑皮质状态)	1- 无发音	
1- 无反应		

格拉斯哥昏迷状态评分(GCS)包括三项内容:运动、语言、睁眼(表 22-12-1)。将三项得分相加,即得到 GCS 总分(范围 3~15 分)。评估时以最好反应计分,对运动功能评分时患者左侧和右侧肢体的反应可能不同,应记录并采用较高的分

数。改良后的格拉斯哥预后评分系统则记录最好反应/最差反应得分,并对左侧/右侧运动功能分别评分。

表 22-12-2 格拉斯哥预后评分系统

评分	等级	描述
5	恢复良好	恢复正常生活,尽管有轻度缺陷
4	轻度残疾	残疾但可独立生活;能在保护下工作
3	重度残疾	清醒、残疾,日常生活需照料
2	植物状态	仅有最小反应(如随着睡眠/清醒周期,眼睛能睁开)
1	死亡	死亡

GCS 和 GOS 这两种评分系统一般由医疗人员主观判定患者的临床表现和体征,得出的评分可以作为一个随时关注患者病情严重程度的临时判定指标,但在临床工作中还需要更多客观证据去判定患者损伤严重程度及其临床预后效果。特别是 GCS 分数可能在患者脑外伤发生后较短的时间窗口内就发生改变,比如急救现场评定的患者 GCS 得分和到医院经过急诊科收治处理后评定的 GCS 可能已经不同,之后医疗人员还会进一步跟进 GCS 得分的变化。对于康复师而言,在查阅脑损伤患者病史时,GCS 和 GOS 评分可以作为一个快速了解患者脑损伤严重程度的途径,但是对脑外伤严重程度的评估还应考虑患者的意识状态、遗忘的严重程度,并结合神经影像的结果判定。脑外伤按损伤严重程度可分为轻度、中度、重度损伤,各级别损伤程度都有相应的临床指标描述(表 22-12-3),格拉斯哥昏迷状态评分仅是评估脑外伤严重程度的指标之一,其他指标包括意识丧失时间(单位为小时)、创伤后遗忘时间(单位为天)、意识状态改变时间(单位为天)、CT/MRI 结果。轻度脑损伤患者中可能出现复杂性轻度损伤,即其他指标程度较轻的情况下出现异常的脑影像结果。对于所有从轻度至重度脑外伤患者,CT 和传统的 MRI 影像检查可能表现完全正常,因为临床上可能不会在急诊时采用对脑损伤更为敏感的高级 MRI 扫描序列进行快速筛查。患者创伤后的遗忘时间(post traumatic amnesia)是一项非常敏感的指标,而且和患者的功能预后较高相关。创伤后的遗忘时间是指从损伤发生后患者无法保持日常记忆的时间,直至新的记忆出现,这段特殊的遗忘时间和顺行性遗忘(anterograde amnesia)、逆行性遗忘(retrograde amnesia)的概念不同,需注意区分。

表 22-12-3 脑外伤严重程度界定标准

严重程度	意识丧失时间 /h	创伤后遗忘时间 /d	意识状态改变时间 /d	格拉斯哥昏迷状态评分(30 分钟后)	CT/MRI 结果
轻度	≤0.5	≤1	≤1	13～15	正常
轻度(复杂型)	≤0.5	≤1	≤1	13～15	异常
中度	>0.5 至 <24	>1 至 <7	>1	9～12	正常或异常
重度	≥24	≥7	>1	3～8	正常或异常

对于脑外伤患者,康复师也可以应用 ICF 分类模型来界定脑损伤的伤后状态,用以指导脑损伤的功能评估和治疗(表 22-12-4)。

表 22-12-4　ICF 分类模型界定脑损伤

身体功能和结构		活动限制	社会参与受限
生理病理机制	功能损伤		
大脑皮层或皮层下区域受损,常见额叶、颞叶、海马等区域受损	执行功能、记忆、注意、视觉空间加工、语言,以及其他认知成分,运动、感知觉损伤	常见生活情境中的活动效能减低:家庭、餐馆、学校、工作场所、社交场合等;完成功能性的特定情境任务的能力降低	在社区、家庭、工作、学校等场所的角色发生改变;公共政策、劳工政策影响之下社会参与度降低

Rancho Los Amigos 认知功能评分系统(修订版)(Rancho Los Amigos scale-revised levels of cognitive functioning)是一项结合脑外伤患者的认知功能对其完成功能性活动的能力予以评定的量表。该量表从无反应到有反应分为 10 个等级(原量表只划分了 8 个等级)。

Ⅰ级:没有反应。患者处于深睡眠,对任何刺激完全无反应;需要完全的帮助。

Ⅱ级:一般反应。患者对无特定方式的刺激呈现不协调和无目的反应,与出现的刺激无关;需要完全的帮助。

Ⅲ级:局部反应。患者对无特定方式的刺激呈现不协调和无目的反应,与出现的刺激无关,以不协调延迟方式(如闭着眼睛或握着手)执行简单命令;需要完全的帮助。

Ⅳ级:错乱/烦躁反应。患者处于躁动状态,行为古怪,毫无目的,不能辨别人与物,不能配合治疗,词语常与环境不相干或不恰当,可以出现虚构症,无选择性注意,缺乏短期和长期的回忆;需要最大限度的帮助。

Ⅴ级:错乱反应,不适当反应但无烦躁。患者能对简单命令取得相当一致的反应,但随着命令复杂性增加或缺乏外在结构性,反应呈现无目的、随机或零碎的状态;对环境可呈现出总体上的注意能力,但精力涣散,缺乏复杂注意能力,用词常不恰当,记忆严重受损,常显示出使用对象不当,可以完成以前常有结构性的学习任务,如借助帮助可完成自理活动,在监护下可完成进食,但不能学习新信息;需要最大限度的帮助。

Ⅵ级:错乱/适当反应。患者表现出与目的有关的行为,但要依赖外界的传入与指导,遵从简单的指令,过去的记忆比现在的记忆更深更详细;需要中等程度的帮助。

Ⅶ级:自主反应。患者在医院和家中表现恰当,能自主地进行日常生活活动,很少差错,但比较机械,对活动回忆肤浅,能进行新的学习,但速度慢,借助结构能够启动社会或娱乐性活动,判断力仍有障碍;需要较少程度的帮助。

Ⅷ级:有目的的反应。患者能够回忆并且整合过去和最近的事件,对环境有认识和反应,能进行新的学习,一旦学习活动展开,不需要监视,但仍未完全恢复到发病前的能力,如抽象思维,对应急的耐受性,对紧急或不寻常情况的判断等。只需为患者提供预备好的帮助(stand by assistance)。

Ⅸ级:有目的的反应。患者能够独立在任务中切换,完成至少2小时的任务。能使用帮助记忆的辅具来回忆日常安排,记住要做的事,记录未来会用到的重要信息。主动按步骤完成熟悉的家务活动、工作活动和娱乐活动,对于不熟悉的活动要求提供帮助的情况下完成。能够意识到自己的损伤并能更正自己的错误,但是对于潜在可能遇到的问题需要获取帮助来避免。能够思考结果,对自己的能力进行预估。知觉他人的需要和情感并做出恰当的反应,能够监控合适的社交行为。仍然存在抑郁、易怒、沮丧情绪。患者主动要求时提供帮助即可。

Ⅹ级:有目的的反应,反应恰当。能够在所有环境中同时处理多个任务但需要休息。能够独立使用帮助记忆的辅具。能够独立而且主动按步骤完成熟悉的家务活动、工作活动和娱乐活动,但是需要较长时间并采用代偿性策略。能够预估损伤对自己完成日常活动的影响,能够主动避免潜在问题的发生。能独立思考结果,调整任务需求。知觉他人的需要和情感并自动作出恰当的反应,持续正常的社交行为。偶尔出现抑郁情绪,身体不适、疲劳、压力状态下出现易怒和沮丧情绪。有限程度的独立性。

Rancho Los Amigos 认知功能评分系统(修订版)能够帮助康复师随时评定、追踪患者的功能性进步,对患者的认知功能作出质性的描述,随时调整为患者提供帮助的程度,制定并随时调整功能性治疗目标。在评估脑外伤患者的认知功能损伤时,通常会采用神经心理测验以及言语语言测验对各个成分进行评估。国际上常用的脑外伤认知功能成套测验包括:①可重复神经心理状态评估工具包(repeatable battery for the assessment of neuropsychological status, RBANS);②言语推理及执行功能的功能性评估(functional assessment of verbal reasoning and executive strategies, FAVRES);③巴克利执行功能障碍量表(Barkley deficits in executive functioning scale, BDEFS)等。康复师还可以参考第二十二章第十一节右脑损伤的康复中介绍的测验,综合采用。上述测验工具的分测验覆盖了各种认知成分的测量,包括:

A. 智力(现有智力以及对病前智力的估计)。
B. 判断、推理、问题解决。
C. 执行功能、决策、组织、加工速度和效能。
D. 注意(注意控制、选择性注意、交替性注意、分配性注意)。
E. 记忆、学习、回忆言语或非言语信息。
F. 语言能力(包括表达性、理解性和书面语言能力)。
G. 交流沟通能力(包括语用、篇章组织能力和交流有效性)。
H. 情感、情绪控制、社会心理功能。
I. 自我意识和元认知能力。
J. 生活质量评定。

以 ICF 分类模型为指导,康复师可以根据所处的医疗环境以及患者症状选用一套或多套测验的子测验对患者的认知功能、社会心理功能、生活质量进行综合评估。以功能化认知治疗项目(functional cognitive therapy program)为例,在对脑外伤患者进行评估时,根据治疗项目的架构,遴选了一套用于筛查患者,评估患者认知技能、社会心理功能、自我意识及其生活质量的评估方案(表22-12-5)。之所以从这三个维度组合评估方案,是基于ICF康复框架指导脑外伤患者的功能性康复理念。在筛查访谈阶段采用结构化、半结构化的量表以及问卷访谈全面了解患者的个体状况、个体的社会性和社会组织状况。其中个体状况包括基本的医疗诊断、病史、康复治疗史、用药、抑郁水平、行为功能等个体内部影响因素;个体的社会组织状况则包括患者的家庭、社交、社区互动与参与状况,个体的兴趣爱好,个体的生活、职业、学业相关的康复治疗目标。对认知言语语言功能的评估则是遵循医学模型,考察患者各个功能的受损程度以及相对保留的优势功能,这些数据有助于治疗过程中采取直接治疗方式,进行重塑性或者代偿性的训练。为加强对患者社会性因素的考察,还可增加了社会心理功能相关量表,创新性的纳入自我意识评估,通过患者问卷、患者家属/照护者问卷、康复师问卷全方位了解患者对损伤水平的认知。这是因为同右脑损伤患者一样,脑外伤患者的常见损伤之一是病觉缺失(anosognosia),表现为对自己损伤程度的意识较低。通过监控患者疾病自我意识水平,与家属/照护者和康复师评定的损伤程度相比较,有助于康复师进行患者和家属/照护者教育,激发患者的内在康复动力。

表22-12-5 脑损伤患者认知功能治疗小组综合评定表

测验内容	测验工具
患者筛查	神经康复问卷(the neurorehabilitation survey-Spaulding rehabilitation hospital) 纽约脑损伤行为筛查简表(New York brief behavioral screening of persons with traumatic brain injury) 贝克抑郁量表(Beck depression inventory) 目标设定问卷(goal setting questionnaire)
认知言语语言功能	可重复神经心理状态评估工具包(RBANS) 路径测验(the trail making test,TMT) 言语推理及执行功能的功能性评估(FAVRES-subtest) 巴克利执行功能障碍量表(BDEFS-SF)
社会心理功能	La Trobe沟通交流问卷(La Trobe communication questionnaire,LCQ) 社会自我效能感量表(the scale of perceived social self-efficacy,PSSE)
自我意识	自我意识问卷(the awareness questionnaire,AQ)
生活质量和满意度	SF-12健康量表(SF-12 health survey) 治疗服务满意度问卷(the survey on satisfaction of the service)

这一基于认知的功能化治疗项目尚处于探索性阶段,因此还采用了生活质量评估量表和治疗服务满意度问卷监控项目质量。总的来说,项目所用的评估工具不仅对患者的认知功能、言语语言功能进行了评估,同时对患者的社会心理因素、个体意识水平、情绪因素、家属沟通交流水平进行了全方位评估,从而得到每个患者受损程度完整的功能化图谱。需要说明的是,这一项目是针对来访患者和患者小组治疗设计的,对于重症监护病房以及重症康复科的患者来说,需要酌情调整评估方案,以满足快速、准确评估患者的目的。

【康复要点】

根据综合评估的结果和非正式的访谈及观察，康复师以 ICF 分类框架模型为指导，为患者制定以功能性目标为基础的治疗方案。治疗原则为：①鼓励较少费力的行为（如刷牙、问候、查电子邮件等日常行为）；②强调通过无错学习加强内隐加工；③以人为本的康复理念；④提高自我意识。⑤促进治疗效果的泛化。

以障碍为基础的一些具体治疗方法包括：

1. 直接注意训练 注意加工训练方案（attention process training，APT）让患者循序渐进地对不同类型的注意任务作反应，任务以纸笔或者电脑呈现。

2. 分类范畴训练 通过一系列的项目分类任务训练患者的特征识别、抽象思维、决策以及问题解决能力。

3. 记忆训练 帮助患者应用记忆策略加强信息编码和保持，如视觉想象、重复刺激、关联联想、纸笔记录、语义补全、元认知技巧、多通道强化等。

4. 社交场合的沟通交流训练 脑外伤患者常表现出社交技能的降低，严重影响他们的工作、生活和心理状态。恢复社交功能的训练主要采用示范和反馈法，提高自我意识。对社交功能的训练要特别注意结合患者特定需求，与其社会功能相联系，促进其社会参与度。

5. 问题解决训练 训练任务通常包括这几个要素：①设立目标；②找出多个解决问题的办法；③将任务组织好；④将各个步骤按重要性安排好；⑤思考策略；⑥执行单项或多个任务。

6. 言语语言表达、理解、书写训练 鼓励患者采用多通道促进言语语言的产出，并对语言的组织性、逻辑性加以训练；对有命名困难的患者，训练婉转（circumlocutory）表达法。训练的核心仍然是以患者的认知功能为特点，围绕提高社会生活参与度的目标进行训练。

以目前应用较为广泛的功能化认知康复治疗项目为例，康复师除了针对认知功能损伤进行直接治疗，针对脑外伤小组成员的社会心理因素、个人因素（对损伤的自我认知）也提供了应对策略的训练（图 22-12-2）。对于脑外伤患者来说，甚至其他障碍群体（失语症患者、痴呆患者等），将康复治疗中训练的认知言语语言技能应用并泛化到其他生活功能、社会功能情景中去是极具挑战性的，这是因为思维灵活性损伤是脑外伤以及其他患者所具有的障碍的一部分。因此，功能化认知康复治疗项目设计了会话小组、电影欣赏时间、音乐小组、社区博物馆游览、餐厅点餐和寻宝游戏等活动，有些活动是模拟性的，有些活动则是实地性的。这些社会性参与活动能够帮助患者将直接治疗中已学到的认知技能和策略应用到社交情景中，增强社区活动参与能力，体验到功能恢复感，获得积极正向的情绪体验。这一项目还对每个脑外伤小组成员的认知言语

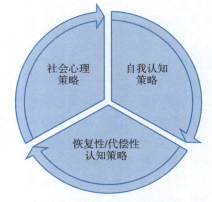

图 22-12-2 脑损伤认知功能康复项目
（资料来源：Yang, et al. 2015）

语言功能进行定期的自我评定和康复师评定,以提高个体对损伤的自我意识和元认知监控,了解自己的进步,也方便康复师掌握患者的进步。从患者和患者家属的反馈来看,通过参与项目的治疗训练,其在社会性功能和自我效能感上的提高是令人瞩目的,而这常是康复师不容易跟进到的方面。

需要指出的是,脑损伤患者的治疗与右脑损伤患者的治疗既有重合亦有不同,不能简单地认为一种障碍是另一种障碍的子集。康复师需要根据患者具体的情况选择治疗方法,但是治疗的原则是相通的,秉持循证实践,以 ICF 框架为纲,重视患者的功能性康复,促进长期终生康复,提高患者生活质量。

[杨　洁(Kingsley Jie Yang)]

学习小结

本章主要叙述了各类型失语症的定义、发病机制、临床表现特点及康复重点。另外本章第十节介绍了言语失用症的定义及诊断标准,重点介绍了运动学习用于言语失用症的治疗方法。第十一节介绍了右脑损伤的定义、发病机制、诊断标准及功能评估,重点介绍了针对右脑损伤的语言障碍进行直接治疗的几种方法。第十二节介绍了脑外伤的定义、发病机制、诊断标准及主要治疗方法。

扫一扫,测一测

第五篇

痴呆相关语言障碍的康复

第二十三章 痴呆相关语言障碍的康复概论

学习目标

- 了解痴呆相关语言障碍治疗中的社会心理文化因素。
- 熟悉痴呆相关语言障碍的常用评估工具。
- 掌握痴呆相关语言障碍的定义、分类与发病率,认知、记忆及语言功能的评估与治疗模式,治疗目标的设定和治疗方案的规划。

随着经济迅猛发展、社会人口结构变更,许多国家都面临着社会老龄化的问题,我国亦不例外。在老年群体中,患痴呆(dementia,也称失智症)和轻度认知损伤的人数在急剧增长。全球范围内每4秒就有1例患者被诊断为阿尔茨海默病,阿尔茨海默病是痴呆的最主要形态。目前,痴呆日益成为一个社会公共健康问题,其病程的不可逆性(绝大多数情况下)和康复治疗所需的高额成本日益成为无数家庭、公共医疗的沉重负担。

第一节 痴呆相关语言障碍概述

痴呆作为一种进行性神经系统疾病(progressive neurological disorders)的主要类型,我们需要对以阿尔茨海默病为主的各种痴呆亚类型有清晰的了解。目前全世界有4 750万痴呆患者,其中一半以上(58%)生活在低收入和中等收入国家。每年新增病例为770万。据估计,每100位60岁及以上人口中就有5~8名痴呆患者。据世界卫生组织预测,痴呆患者总数到2030年将达到7 560万,到2050年达13 550万,这一增长趋势绝大部分可归因于低收入和中等收入国家痴呆患者人数的增加。中国目前有1 247万痴呆患者,约占全世界患者人数的1/4,为医疗工作者和家庭照护者带来巨大的挑战。根据最新DSM诊断标准,痴呆被列为一种主要的认知神经功能障碍,因为患者的认知功能和日常生活功能均受到影响。认知功能包括记忆、言语语言、判断、推理、计划等思维能力,日常生活功能诸如做饭、开车、购物、付账单、按计划服药等等须运用认知技能的活动均会受到影响。Albert(2005)对各类痴呆进行了分类和定义(图23-1-1)。痴呆作为一个总体伞状概念,下面包括了阿尔茨海默病和各类痴呆的子类型。阿尔茨海默病(Alzheimer's disease,AD)是痴呆最常见的病因,约占痴呆病因的60%~70%。其他特殊形式包括血管性痴呆、路易体痴呆(dementia with Lewy bodies)(神经细胞内出现蛋白质异常聚集)和额颞痴呆(frontotemporal dementia,FTD)(大脑额叶、颞叶恶化的疾病)。痴呆的年龄分布也因类型不同而分布差异较大,某些痴呆类型近年来呈现年轻化的趋势。从整个老年群体的老龄化行为和痴呆症状看,从老化到痴呆的发展在人群中的分布近似连续体,因此临床上我们需要区分正常老化、轻度认知损伤、阿尔茨海默病、其他痴呆及其子类型的联系和区别。我们可以将这些病症视为一个连续体上的多个交集,不同类型痴呆的症状表现可能会相互交叠,一些主要的痴呆类型由于其庞大的患者群体和相对突出的特有症状,又可以独立看待。不同类型痴呆之间的临床表现并非泾渭分明,混合型的痴呆也并非不常见,这也为痴呆亚类型的鉴别诊断带来挑战。

痴呆相关语言障碍(dementia related cognitive communication disorder)是主要存在于老年群体中的由神经系统退行性改变(主要为痴呆)引起的功能性语言障碍。痴呆的表现是一种慢性或进行性综合征,通常是认知功能(通常认为的思维能力)出现比正常年老过程更为严重的衰退。它会影响记忆、思考、定向、理解、计算、学习、语言和判断能力,但不会影响意识;所以痴呆相关语言障碍既可能是由于认知功能衰退引起的高级语言功能受限,也可能是语言功能本身的退行性改变。痴呆患者的认知损伤通常伴随情感控制能力、社会行为和动机的衰退而出现,也可能晚于上述几种状况出现。痴呆存在多种不同形式或病因,一部分痴呆症状是可逆的(如,由抑郁、正常压力脑积水、维生素缺乏、甲状腺疾病引起的痴呆症状),大部分痴呆是不可逆转的,比如由进行性神经系统疾病造成的,像阿尔茨海默病(Alzheimer disease,AD)、帕金森病(Parkinson's disease,PD)及额颞叶变性(frontotemporal lobar degeneration,FTLD)。其中阿尔茨海默病是年龄超过65岁的老年人中最常见的不可逆痴呆,占大约70%的病例。除了阿尔茨海默病之外,其他常见的导致不可逆转性痴呆的是血管性痴呆(vascular dementia,VaD),占病例的17%,路易体痴呆(DLB)、PD、FTLD和混合类型痴呆一共在确诊病例中占大约13%。除了痴呆患者会表现出认知障碍,还存在一类轻度认知损伤(mild

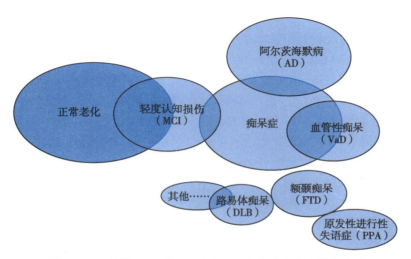

图23-1-1　依据Albert(2015)痴呆概念范畴分类绘制并扩展

cognitive impairment，MCI）。轻度认知损伤是指个体出现轻度但是可测量的认知能力的改变，这种改变都能被个体和家人朋友观察到，但是并不影响个体的日常活动。65 岁以上人群中约 15%~20% 有轻度认知损伤，特别是有记忆问题的轻度认知损伤个体更容易发展为阿尔茨海默病和其他痴呆，因此，目前这一领域的研究者着眼于及早发现容易发展为阿尔茨海默病和其他痴呆的轻度认知损伤个体。对于认知障碍的评估和流程本书第二十二章第十一节和第十二节已有详细介绍，本章则重点介绍以阿尔兹海默病、血管性痴呆以及原发性进行性失语症（primary progressive aphasia，PPA）为例的痴呆相关语言障碍的康复，其评估和治疗原则同样适用于其他痴呆类型相关语言障碍的康复，但需要康复师依据临床经验和患者的具体情况调整实施。

[杨　洁（Kingsley Jie Yang）]

第二节　痴呆相关语言障碍的评估

痴呆相关语言障碍的主要临床表现为以认知功能损伤为基础的语言功能损伤。要理解痴呆相关语言障碍的临床表现，需要先回顾一下认知、记忆与语言的相关概念。

一、认知和记忆的相关概念

1. 认知　认知（cognition）是指认识和知晓（理解）事物的能力及过程的总称，包括知觉、注意、记忆、语言、计算、定向、视空间、判断、推理、执行功能、问题解决等能力和过程。这些认知过程既以模块化的方式对外部信息进行加工，各个认知单元又是相互联结，以认知神经网络的方式协同进行信息加工。

2. 记忆　记忆（memory）是人脑对经历过的事物的识记、保持、再现或再认，它是进行思维、想象等高级心理活动的基础。记忆可分为长期记忆和短期记忆/工作记忆；内隐记忆和外显记忆；情景记忆和语义记忆；程序性记忆、情绪记忆以及启动。

由于大部分痴呆相关语言障碍的起始症状为认知相关症状，下面主要讨论痴呆患者其语言功能减退与记忆、认知间的关系。对于继发于痴呆的语言障碍，语言障碍不是其核心表现，但是随着病程的发展，痴呆患者的记忆功能、其他认知功能的退行性改变直接影响其语言功能，导致语言障碍的产生。受认知/记忆功能损伤的影响，痴呆患者的语言障碍多表现为命名障碍以及语篇水平的语言提取、组织和表达障碍，特定痴呆类型患者的语义记忆受损，严重痴呆患者言语输出量减少，言语理解受损。痴呆患者的语言障碍还表现出渐进性发展的特点，特别在痴呆主要类型阿尔茨海默病患者中表现更为显著。随着病程的发展，其语言功能会经历早期轻微变化、中期中度退变、晚期严重损伤几个阶段。在痴呆患者诊断早期，其言语语言产出主要表现为轻度命名障碍，自发言语较为空洞、委婉曲折（circumlocutory），口语流畅度降低（产生命名测验中语义产生命名低于语音产生命名），但是韵律、语法完好，无构音障碍；听理解受注意功能下降的影响有所降低,书面阅读理解受损,口语阅读相对完好;书写表现与口语产出类似,但拼写和句法完好。到病程发展中期,各种语言障碍较早期更为明显,自发言语表现为极度命名不能,委婉曲折,漫无边际,刻板语言和刻板观念出现,但此时句法仍然完好;听理解受损明显;记忆功能损伤与语言损伤交织在一起,如果问患者问题,患者会重复问题,却无法记住已给出的答案。当病程发展到后期,所有的语言能力都将严重受损,一般患者难以完成神经心理测验的评估,患者最终停止语言产出以至沉默,这一阶段会出现空洞重复语——只能重复听到的词而不知晓意义。在痴呆患者病程发展的各个阶段,患者对自身疾病的意识都是非常少的,不能觉察自己语言、认知功能的损伤。

痴呆患者的认知功能障碍和语言障碍均属言语语言康复师的治疗范畴,因此康复师应理解正常个体的基本认知加工过程,掌握不同类型记忆和认知功能的特点,了解痴呆患者语言障碍的渐进性发展过程,帮助痴呆患者应用认知策略改善记忆和认知功能的同时,有针对性的促进个体言语语言产出,帮助患者和家庭最大化进行交流的可能。

二、评估流程与工具

痴呆相关语言障碍评估流程与第四篇"获得性语言障碍的康复"的评估流程基本一致,但是针对这一障碍群体的年龄特点还包括了几个不同模块:

A. 查阅病史。

B. 设置评估环境。

C. 筛查患者基本视觉、听觉能力。

D. 筛查患者文化水平/文字能力。

E. 注意患者的焦虑水平、抑郁水平、用药对评估过程的影响。

F. 选择合适的评估工具。

鉴于痴呆的特点,对痴呆相关语言障碍应进行完整的评估,评估工具应包括抑郁水平筛查工具、精神状态测试、情景记忆测试工具、语言功能测试、视空间加工测试、注意任务、执行功能测试等,这些评估工具可以大致分为快速筛查工具和成套评估测验。康复师还应根据所处医疗环境,如住院患者还是来访患者、社区康复治疗中心还是家庭治疗项目分别进行选择。目前我国的康复治疗机构仍以康复医院住院治疗,门诊来访患者为主,随着多元化康复需求的增长,各种类型的康复机构必然蓬勃发展,康复师应有足够的准备适应不同的评估环境。

西方常用痴呆筛查工具包括痴呆评定量表(dementia rating scale)、临床痴呆评定量表(clinical dementia rating scale)、全面退行性症状量表(global deterioration scale)等,可以对痴呆的严重程度进行轻度、中度或重度的评估。对各项认知能力的评估测验举例如下:

1. 情景记忆测量工具 用于测量:①学习记忆和延迟记忆;②故事复述能力;③词汇学习能力。例如韦氏记忆量表修订版Ⅰ、Ⅱ。

2. 执行功能 路径测验(trial making test,TMT)、推理任务、问题解决任务、计划任务均可用于考察执行功能。

3. 语言测量　可采用波士顿命名测验、口语流畅度/产生性命名测验、表达性言语以及言语理解任务。

4. 视觉空间加工　经典的测验如画图任务、画钟测验。

5. 注意控制　常用任务包括高数字广度测验、简单注意和分配注意任务。

国际上常用的成套测验集合了针对各项认知能力的测量，包括简易智力状态检查量表（mini-mental state examination，MMSE）、神经行为认知状况测试（neurobehavioral cognitive status examination，NCSE）、亚利桑那痴呆交流障碍成套测验（Arizona battery for communication disorders of dementia，ABCD）、蒙特利尔认知测验（Montreal cognitive assessment，MoCA）、可重复神经心理状态评估工具包（repeatable battery for the assessment of neuropsychological status，RBANS）、行为记忆量表（Rivermeadbehavioural memory test Ⅱ，RBMT-Ⅱ）、简易认知分量表 Mini-Cog 等。其中简易智力状态检查量表 MMSE 应用最为广泛（前文章节中已有介绍），但是 MMSE 也有诸多不足，包括：①受患者教育程度影响较大，教育程度高者可能会出现假阴性，而教育程度低者可能会出现假阳性；②测验比较依赖患者相对完好的语言功能，测验中语言项目较多，非语言项目较少，说方言的患者较容易出现假阳性；③对认知功能的考察不够全面深入，如缺少对执行功能和视空间功能的评估；④测验有天花板效应，对轻度认知功能障碍者评估不敏感。因此简易智力状态检查量表 MMSE 不能用于对阿尔茨海默病和各类痴呆患者的鉴别诊断。简易认知分量表 Mini-Cog 包括词汇学习记忆任务、词汇延迟记忆任务、画钟任务，测量时间约为 2~5 分钟，可以方便地用于快速筛查或者需要缩短评估时间提高效率的医疗环境，例如重症监护病房。研究表明，简易认知分量表 Mini-Cog 对于筛查痴呆具有良好的敏感性。蒙特利尔认知测验（MoCA）也具有方便易使用的特点，并且有多种语言版本。尽管我国目前本土化的评估工具相对较少，但是康复师仍然可以选用已经应用比较广泛的英文测验的汉语版本，只是对评分结果进行解释时，不要使用常模参照，可以选择使用标准参照，给出正确率，同时询问患者的基线水平，对患者在评估中的表现进行质性的描述。

对痴呆患者的言语功能评估详见《言语康复学》中相关内容。对痴呆患者语言功能的评估可以选用第十三章第二节中介绍的语言评估测验，如波士顿失语症诊断测验（Boston diagnostic aphasia examination，BDAE）、波士顿命名测验（Boston naming test，BNT）、西方失语成套测验（western aphasia battery，WAB）等。除了标准化测验，收集一份痴呆患者的言语语言样本进行语篇层面的分析也非常有助于确定患者的语言损伤程度。就如对失语症患者进行认知评估，如果认知测验过度依赖语言，那么测验的效度就不高；对痴呆患者进行语言评估，要注意所选择的语言测验是否特别依赖认知能力。当然几乎所有的认知测验都需要患者的语言能力完成（视空间测验相对依赖较少，仍需患者理解任务要求），但是在解释痴呆患者的标准化语言测验结果时，要考虑其完成度和分数在多大程度上受到注意、记忆、执行功能下降的影响。康复师可以思考这样几个问题：①评估患者的语言能力或者认知能力时，将标准化过程施测所得的分数与常模进行比较，是否有意义（提示：也许具有统计意义，但是是否具有临床意义）？②如果痴呆患者无法完成测验，康复师应当如何改进施测方法获得足以评估患者各项能力的信息？

三、痴呆相关语言障碍的鉴别诊断

痴呆相关语言障碍患者因所患痴呆类型不同，其认知/记忆/语言功能的临床表现也不同。痴呆的主要类型为阿尔茨海默病（AD），其他类痴呆症包括额颞痴呆（frontotemporal dementia，FTD）、血管性痴呆（vascular dementia，VaD）、路易体痴呆（Lewy body dementia，DLB）。额颞痴呆又分为一类行为异常型（frontotemporal dementia with behavioral variant，FTD/bv）和一类语言异常型（frontotemporal dementia with language variant，FTD/lv），其中语言异常型额颞痴呆也称为原发性进行性失语症（primary progressive aphasia，FTD/PPA），是较为特殊的一类额颞痴呆。第二十五章将对原发性进行性失语症做全面介绍。对于经验较少的康复师来说，各类痴呆的言语语言障碍和认知功能障碍相互交错，评估和诊断起来会比较有挑战性，康复师须不断积累对痴呆进行鉴别诊断的经验（表23-2-1），了解各类痴呆的细微症状差异，以准确的评估患者的言语语言功能和认知功能。

表23-2-1 痴呆相关语言障碍的鉴别诊断

疾病	始发年龄段	临床症状	认知/记忆/语言功能
阿尔茨海默病（AD）	通常较晚（65岁以上）	认知退变，行为受损，生活功能损伤	进行性内隐记忆损伤，进行性其他认知功能损伤，疾病自我意识损伤，较晚出现语言损伤
血管性痴呆（VaD）	通常较早（45~65岁）	意识混乱，近期记忆损伤，常迷路游荡，大小便失禁，假延髓性麻痹性情感障碍，执行命令困难，一侧躯体运动和感觉障碍	记忆损伤，多项其他认知功能损伤，社会职业功能损伤，失语或言语失用，构音障碍，失认
额颞痴呆（FTD/bv-FTD）	通常较早（45~65岁）	人格改变，反社会行为，异常幽默感	言语产出量减少和沉默期均比阿尔茨海默病出现早；语言交流障碍比记忆障碍更为显著；视空间功能相对保留；存在刻板语言
原发性进行性失语症（PPA）	通常较早（45~65岁）	行为改变早期程度较轻，后期类似FTD	语义记忆严重丧失；命名障碍，语义知识丧失，听理解损伤，非语义知识损伤；视空间技能、工作记忆、问题解决功能相对保留
路易体痴呆	范围较大（50~83岁）	进行性精神损伤，伴随注意、视空间损伤，认知功能不稳定变化，人物动物幻觉，不自主运动功能障碍（类似帕金森症候）	注意、视空间损伤相对阿尔茨海默病更为严重，记忆功能不如阿尔茨海默病损伤严重，二者的语言障碍类似

［杨　洁（Kingsley Jie Yang）］

第三节 痴呆相关语言障碍的治疗

一、治疗原则

言语语言康复师在痴呆相关语言障碍的治疗中扮演着重要的角色。美国言语语言听力协会（ASHA）特别对服务于痴呆患者的言语语言康复的职责范围制定了指南：

1. 鉴别 通过筛选有痴呆症风险或者有提示痴呆的认知交流障碍的个体。

2. 评估 痴呆认知交流障碍的评估，使用正式的标准化的和非正式非标准化的评估工具。

3. 干预 痴呆认知沟通障碍的干预，提供给痴呆患者及其照顾者循证的方法技巧。

4. 咨询 为痴呆患者及其照顾者提供有关痴呆的本质及疾病发展过程的咨询服务。

5. 管理 案例管理，担任案例管理者、协调员或团队领导，以确保一个全面干预计划的进行。

6. 教育 开展课程教学和指导未来的言语语言康复师，同时教育护理人员、家人、其他专业人士和公众关于痴呆患者的沟通需求。

7. 主张 为痴呆患者提出主张。

8. 研究 推进痴呆交流障碍的相关知识及有关痴呆治疗的研究。基于各种因素包括工作环境、患者和照顾者的需求和她的临床能力，言语语言康复师可以承担其中一项或多项任务。

本书第十三章第三节就获得性语言障碍的治疗原则也做了全面介绍，循证实践原则、ICF康复框架、康复的毕生发展观同样适用于指导痴呆患者的康复治疗。另一方面，痴呆患者也有着和其他障碍群体显著不同的特征，痴呆患者的认知功能受损是其显著特征，同时伴随情绪障碍和行为问题，患者的抑郁水平和用药对完成康复治疗训练也有较大影响。大部分痴呆患者对自己损伤程度的认识较低。更重要的是，对于大部分痴呆患者而言（因抑郁、正常压力脑积水引起的痴呆症状患者除外），病程的不可逆是患者、患者家属、康复师面临的最大挑战。痴呆患者由于其社会活动功能、生活参与度严重受到影响，且不断发生退行性变化，患者日益依赖家属和照护者的看护和帮助，令家属和照护者的精神心理状态时刻处于应激状态，随患者功能状态的退变而变化。因此，针对痴呆患者的治疗必须考虑患者的个人内部因素和外部环境因素，注重和患者家属以及照护者的交流显得格外重要。对痴呆患者实施治疗的过程中应注意以下几点：

1. 提供认知策略和功能性的技能训练，如记忆策略、组织功能和执行功能策略。策略训练要结合日常生活，注重功能性。

2. 为患者提供重复训练，有针对性的重复，巩固训练成果。

3. 提升患者的健康意识、科学用脑知识以及生活独立性。

4. 结合治疗目标，创设社交情景，采用能够运用认知策略的训练活动。

二、治疗模式

根据本书第十三章介绍的获得性语言障碍治疗模式，对于痴呆相关语言障碍患者也可以采取直接治疗模式和/或间接治疗模式。直接治疗模式通过个体治疗或小组治疗帮助患者保持知识和技能水平。治疗是恢复性的，也可能是保持性的。直接治疗的要点包括但不限于：

1．在患者有潜力取得进步的知识技能方面加强训练。
2．对于已经受损的认知功能减少认知负荷。
3．扩展未受损的认知功能的可靠性。
4．提供正面的、积极的刺激（包括记忆、动作、情感）。

上述前三个要点可以小结为促进可提升的、降低已受损的、扩展未受损的功能，从而最大化患者的功能康复。根据对患者认知、记忆、语言功能的全面评估结果，直接治疗时可采用如下策略：①对于视觉、听觉受损的个体，改善视听环境以支持他们的认知加工和学习活动；②选用训练任务时调整工作记忆的广度，控制任务难度；③避免重复错误；④提供线索提示，帮助患者回忆或采用再认任务；⑤训练过程中给予患者充分的时间进行认知加工；⑥一次只提一个问题，避免让患者一次接受多个问题，执行多个任务，重复问题时中间给予一定时间间隔；⑦将认知的概念应用到治疗中，例如应用启动效应和重复启动效应促进患者对字词的再认和提取；应用正面的、积极的材料，如患者以前的相片、爱听的音乐，刺激情绪奖赏中枢；重复刺激，调整刺激间隔，采用记忆策略，以支持患者的延迟记忆提取。

间接治疗模式则通过改善环境因素，为患者的认知功能和语言功能康复提供最大程度的支持。间接治疗与直接治疗相辅相成，既使用在直接治疗中同样的治疗原则，例如治疗时使用简化的语言，同时将患者纳入特定的、以加强社会交流功能为目标的治疗项目。一些常见的治疗项目举例如下：①记忆辅助系统；②辅助沟通系统的应用；③音乐治疗（music therapy）；④社会支持小组；⑤家属/照护者工作坊。

三、治疗目标

为痴呆患者设定治疗目标也可以从构建临床问题作为切入点。我们来回顾一下对象-干预-比较-结果法（population，intervention，comparison，outcome，PICO），应用这种方法构建临床问题时，要考虑：谁是治疗的对象群体？采用何种干预手段或治疗方法？有无其他方法可以对比？预期临床结果如何？以一位痴呆患者的认知康复治疗为例，对象为原发性进行性失语症/额颞痴呆患者王大爷；康复师考虑在早期阶段采用常规失语症治疗手段；与此相比，另一方案为在早期阶段不仅采用失语症治疗，同时增加认知功能的治疗；预期康复目标为维持患者的语言功能和认知功能。那么康复师构建的临床问题可以表述为：原发性进行性失语症患者在早期阶段仅接受失语症治疗是否比同时接受失语症治疗和认知治疗更容易或更难维持语言功能和认知功能？从这一临床问题出发，康复师需要查阅原发性进行性失语症患者的治疗方法，寻找临床支持证据，评估证据，最后做出决策，同时不断实践，通过试误法（trial and error，也称尝试-错误法）来不断修正临床问题，调整最初的决策。通过这个例子我们可以看出，面对不同类型的患者，康复师可能会困惑于选择何种治疗方法，对临床上遇到的问题可能只有一个模糊的表述，"这个患者怎么治疗？要开始认知治疗吗？"采用对象-干预-比较-结果法可以帮助康复师明确治疗的目标（targets），在治疗过程中积极执行循证实践。

为患者设定具体目标时可以根据前面讲到的 SMART（specific，measurable，action-oriented，realistic，time-bound）目标制订法（图 13-3-1），检验所制订的目标对于患者而言是否具体明确，患者的进度是否可衡量，目标任务是否可付诸行动，目标是否切实可行，目标是否有明确的时间标定。仍以下面的原发性进行性失语症/额颞痴呆患者为例，看看如何应用 SMART 原则。

案例 22-1　王大爷诊断为患有原发性进行性失语症/额颞痴呆。康复师通过阅读患者病史，同患者家属和其他专业医疗人士交流，了解到该患者处于非流畅性原发性进行性失语症中级阶段，并且已经开始出现认知功能下降，他平时喜欢养花，下棋，收听时事新闻。经过非标准化评估和标准化语言评估、认知评估的结果，康复师应用 SMART 原则为王大爷制订了一项长期康复目标：经过 14 周治疗，70% 以上的时间里王大爷能够就自己的兴趣爱好进行表达，制订计划并执行自己喜欢的活动。具体的短期目标则可以表述为"在 60 分钟的言语语言治疗过程中，王大爷能口头说出种植兰花的步骤和至少 3 项注意事项，口述达到 70% 以上的准确率，康复师提供中等程度的提示"。

请复习 ABCD 原则和 SMART 目标原则，思考上述目标是否具备两个原则所要求的元素？是否可以进一步改进？如何为王大爷的下棋活动需求制订短期目标？

康复师还需注意，为痴呆患者制订目标时，依据其严重程度，可以适度降低正确率标准，目标以维持当前水平、防止功能进一步退行性变化为主。重视具体的训练内容，重视训练所要达到的质量，要比达到一定的数字化量化标准对于痴呆患者更有意义。

四、治疗流程

对于痴呆相关语言障碍的评估也应遵循第十三章"获得性语言障碍"的治疗流程（图 23-3-1），具体包括查阅病史，访谈家属，评估（包括撰写报告），制定长期和短期的功能性目标，制订治疗计划（包括直接治疗计划和功能保持计划），撰写 SOAP 记录和进度报告，与患者及家属实时交流。这里与家属交流的过程中包含一项重要内容，即为家属/照护者提供心理咨询支持与教育。

为痴呆患者提供治疗服务时，家属/照护者的心理咨询支持与教育至为重要，这是因为患者的功能会不断发生改变，大部分痴呆类型的患者处于功能退行性状态，对于家属和照护者而言，这是令人沮丧的。当患者出现人格改变和情绪障碍时，也会引起家属/照护者的应激反应。另一方面，家属/照护者可能会对治疗结果期望过高或存在不真实的期望，甚至因此不理解康复师提供治疗服务的意义和效果。康复师有义务为家属成员提供必要的咨询，推荐社会支持资源，帮助家属

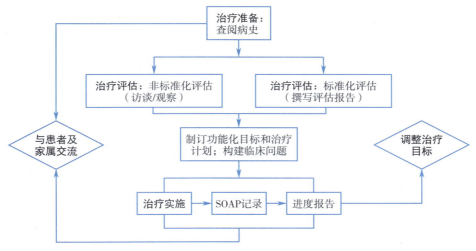

图 23-3-1　语言障碍的治疗流程

和患者更好地适应，调整期望，保持康复的动力，这样做的目的不仅是把患者放在 ICF 康复体系中考量，同时也保障了治疗过程顺畅的实施。需要指出的是，为家属/照护者提供心理咨询支持与教育不能等同于专业的心理咨询师的咨询治疗服务，但是康复师可以在治疗过程中运用心理咨询的技巧，如倾听技术、共情反应等，目的是回应患者家属/照护者的心理需求，保障语言治疗顺利实施，为患者提供最大程度的良性社会支持。必要时，康复师还可以和心理咨询师在同一个治疗时段共同为患者及其家属服务（co-treat）。由于痴呆病因机制的复杂性，康复师应保持积极与其他专业人士的交流，如康复医师、神经科医师、影像科医师、营养师、呼吸科医师、专业护士、护理人员等，掌握患者的病程发展状态。

五、治疗的社会心理文化因素

关于治疗过程中需要考虑的社会心理文化因素参见第十三章获得性语言障碍的相关小节。欧美国家治疗实践中，康复师除了在医疗中心接诊，还有专门为患者提供上门服务的家庭健康服务项目，一些生活功能受损较重的患者还可以选择住在康复照护机构或养老照护机构，这些机构也会配备包括康复师在内的照护团队。对于痴呆患者而言，患者所处的社区和家庭环境是康复过程中的重要支持系统。在我国，尽管目前家庭健康服务项目相对处于空白地带，康复师仍然需要时刻考虑患者的抑郁水平、精神状态、行为问题以及家庭微环境。因此，康复师在治疗过程中应特别注意加强和患者家属/照护者的沟通，尽量为患者提供心理支持资源。

[杨　洁（Kingsley Jie Yang）]

学习小结

本章介绍了痴呆患者的认知、记忆及语言功能的临床表现、鉴别诊断、评估方法与治疗模式。评估痴呆相关语言障碍，要对痴呆患者的认知、记忆及语言功能进行全面评估,对患者的评分结果进行解释时要考虑认知功能和语言功能的关系,参考非标准化评估的信息。针对痴呆相关语言障碍治疗时,治疗目标应设定为保持或促进痴呆患者的社会生活功能,同时考虑患者及患者家属的社会心理文化需求,为患者提供系统性的心理支持资源和治疗服务。

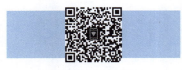

扫一扫,测一测

第二十四章 阿尔茨海默病和血管性痴呆相关语言障碍的评估与治疗

学习目标

- 了解阿尔茨海默病和血管性痴呆的鉴别,阿尔茨海默病对语言功能影响的神经机制。
- 熟悉痴呆患者认知功能评估、语言功能评估和综合评估的方法。
- 掌握阿尔茨海默病、血管性痴呆的概念,阿尔茨海默病患者语言障碍的分期以及各期的临床表现;两者认知交流干预的方法。

第一节 阿尔茨海默病相关语言障碍

一、阿尔茨海默病的发病机制

阿尔茨海默病(Alzheimer's disease,AD)患者的语言障碍发展过程是以其病理发展过程为基础的。AD 是变性痴呆,但从神经影像学研究发现,在病程早期主要是海马、颞顶联合皮质局部血流量减少,或局部代谢下降,进而局部萎缩。病理变化由局部逐步扩展,伴其他认知障碍的发展、加重,其语言障碍表现是随病情发展而逐渐加重。

(一)神经病理变化

绝大多数 AD 患者在 65 岁及以上的年龄被诊断有散发的或迟发性的 AD。大约 5% 甚至更少的 AD 案例是常染色体显性遗传的家族性 AD,它的特点是通常在 40 岁左右出现 AD 的早期症状。晚发性 AD 与一个重要的遗传危险因素联系在一起,即血浆蛋白和载脂蛋白 E,二者参与胆固醇运输和神经修复。

不同类型的痴呆具有不同的认知特征,后者反映了潜在的神经病理变化模式。一般而言,AD 的神经病理学是以大脑皮质及选择性皮质下区域神经元和突触缺失为特征的。这种神经元的缺失会逐渐导致受影响区域的整体萎缩(图 24-1-1),在海马体、内侧颞叶、顶叶、部分额叶皮层和扣带回区域尤其明显。最终,这种神经元的萎缩通过大脑皮质蔓延并环绕颞叶、顶叶和额叶的联合皮质。显微镜下可见 AD 患者脑组织中存在 β- 淀粉样蛋白斑块和神经原纤维缠结,它们是 AD 最早出现的神经病理学改变的标记和必要条件。

神经原纤维缠结是由另一个名为 TAU 的蛋白出现异常造成的,此蛋白与神经元细胞内的微管有关。微管是一个神经元细胞骨架至关重要的元素,在 AD 患者中，TAU 蛋白发生化学变化，导致这些微管瓦解形成缠结，进而破坏神经元的传导系统，乙酰胆碱的产生明显减少，影响学习和记忆功能。

谷氨酸是另一个重要的兴奋性神经递质，在信息的加工、存储和检索中扮演着重要角色。神经元的变性会触发谷氨酸的过度释放，造成对谷氨酸亚型 N-甲基-D-天冬氨酸（N-methyl-D-aspartate，NMDA）受体的过度刺激。这种 NMDA 受体的过度激活会引起突触后钙离子进入神经元细胞，从而进一步加重神经元的变性，被称为兴奋中毒。

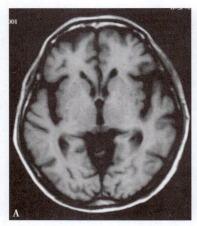 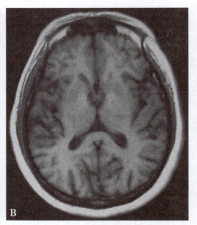

A. AD 患者颅脑 MRI 表现　　　　B. 正常人颅脑 MRI 表现

图 24-1-1　AD 患者与正常人颅脑 MRI 检查比较，脑沟、脑室增大，脑回萎缩

（二）轻度认知功能障碍

大量研究证据表明，患者颅脑 MRI 出现神经病理学改变比出现临床症状要早好几年，而被诊断为痴呆的患者可能 9 年前就存在轻微的认知缺陷。研究人员把它定义为轻度认知损伤（mild cognitive impairment，MCI），是一种正常老龄化带来的认知改变，是患者颅脑 MRI 在认知上更多的病理学改变之前的过渡、临床前状态及中间症状。美国神经病学学会（Petersen，2001）已经确定了 MCI 的临床诊断标准如下：记忆力减退、记忆力障碍的客观评估证据、认知功能基本完整、保留基本日常生活活动能力，达不到痴呆的诊断。

根据认知功能最受影响的具体方面确定 MCI 的不同亚型，包括：①遗忘型 MCI，是以健忘为其最显著的症状。在纵向研究中，这种 MCI 类型是最常见也最有可能转变成 AD 的。图 24-1-2 阐明了关于从正常的认知老龄化到遗忘型 MCI 再到 AD 的转变的当代观点。②非记忆领域 MCI，是单一的非记忆领域 MCI，它以语言能力、执行功能、视觉空间能力严重损害为特征。③多领域 MCI 是以多个认知领域受累为特征，伴随或不伴随记忆缺陷。流行病学研究显示，相比于未患 MCI 的老年人，那些被诊断为 MCI 的老年人更容易在 5 年内发展成 AD 或另一种痴呆。

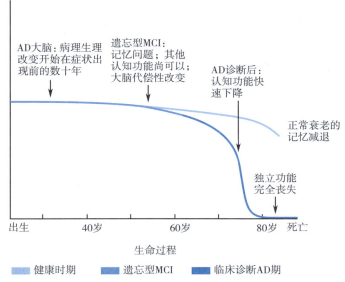

图 24-1-2 从老龄化到轻度认知损伤（MCI）再到阿尔茨海默病（AD）的变化历程

（三）AD 对认知功能的影响

理解了 AD 是如何影响不同的认知领域对于理解它是如何影响人类的记忆系统尤其重要。人类的记忆由多个依赖于不同但相互联系的脑区系统组成。长期记忆有两个基本知识存储系统：陈述性记忆和非陈述性记忆。陈述性记忆是指情景及事件的知识储备，可以有意识地回忆并说出来。它包含三个相关联的子系统，用来存储实际知识，包括概念（语义记忆）、事件（情景记忆）、单词（词汇记忆）并且规定其使用规则。例如，一个健康的成年人知道柠檬是水果（概念），可以记得他或她在前一天午餐喝了柠檬水（情景），还有"柠檬"是一个名词，书写为"柠檬"（词汇知识）。非陈述性记忆是知道如何做某事，被称为多样化收集无意识的学习能力，通过行为体现出来且不使用任何有意识的记忆内容；非陈述记忆包含习惯、程序性记忆、应激和条件反射。

AD 的神经病理学模式导致显著且早期出现的注意力障碍，工作记忆、情景记忆受损，及执行功能的某些方面受损，而相对地保留非陈述性记忆功能，直到疾病过程发展到后期。在 AD 中，选择性和分散性注意力受损，这是由于额叶和顶叶联合皮层损伤、前部和后部的注意力网络的断开以及拟胆碱功能的减少共同造成的。

情景记忆是长期记忆中陈述性记忆的一部分，是指有意识回想起事件和情节发生的具体时间和地点的能力。陈述性记忆依赖于内侧颞叶记忆存储区（包括海马和周围的内嗅区、鼻周区及海马旁回的皮质），这对于 AD 影响极大。因此，情景记忆障碍是 AD 患者最早出现的标志性症状。

多方面比之前更为确定的证据表明，语义记忆最终影响 AD 的中间阶段，尤其在 AD 的早期。当前可获得的证据提示，关于 AD 的非陈述性记忆，直到 AD 的晚期，其功能仍大部分保留。这很可能是因为非陈述性记忆系统依赖于皮质纹状体系统（也就是新皮质与基底核之间的相互联系）、杏仁核、小脑及反射通路的完整性，而 AD 患者的神经病理学中这些结构并未严重受累。

综上所述，工作和情景记忆受损早期出现且情况严重，随着病情进展进一步恶化；语义记忆一开始不影响但逐渐受损；非陈述性记忆相对保留直至疾病晚期。值得注意的是，因为记忆和语言之间有着密不可分的联系，这些特定的记忆功能障碍直接而有害地影响了语言交流。

（四）AD 对语言功能的影响

从 AD 独特的语言障碍特征随疾病发展的各阶段模式来看其语言障碍变化存在一定次序，并非一般意义上的全脑退化所致。大脑皮层区域和连接受阿尔茨海默病的侵犯，产生相应的退行性病理学变化，继发地蔓延到语言网络，从而产生 AD 相关的语言症状。

1. 损害了语言通路　障碍涉及语义、音韵、表达、纠错等诸方面的协调整合过程，而这些皮层功能定位不一定完全重叠，甚至相互分离。那么，大脑对语言信息整合的时候就需要某种联络通路的协助。临床病理研究已发现 AD 并不仅仅涉及神经元的丢失，而且存在轴突变性和坏死。国外学者系统地总结了 AD 语言加工障碍涉及的联络纤维，归纳出几条重要的通路，指出其中最重要的是弓状束。这些通路连接颞叶前部与额下回及眶回的信息联系，与语词获取、语义联系及命名尤其是动词命名密切相关；额下回与枕叶之间的通路还参与阅读与书写过程。

2. 不同部位脑区的损伤导致不同的语言障碍表现　AD 发病早期就出现命名障碍，随后出现明显的语义损害，而语法和音韵在早期可保持正常。但随病情加重，AD 者语言障碍主要表现为经皮质失语症。经皮质失语症症状越发明显后，语法及音韵也会受到累及。左半球语言控制结构可进一步细分为语言执行区和语言调节区。前者与感受、发音相关，主要负责音韵把握及自我监测，包括感觉运动区的小部分，辅助运动区，颞叶前部及下部、角回与缘上回；后者主要负责语义理解及概念形成，定位于左侧运动前区、前额叶皮层、颞中回与颞下回。而对具体词的语义处理过程则同时涉及更多部位脑区，并与执行功能相联系，而抽象词的语义处理过程更加表现出一种"纯语言"性的特点，其概念的形成提取过程更多地与语言上下句结构及文法有关。

3. 痴呆的语义障碍　研究发现具体词语义理解的皮层定位主要为颞叶前部，而抽象词定位包括颞上回后部、颞极及左侧额下回。抽象词或图片语义处理过程除涉及词的感觉属性外，包含了更多的功能属性（联想），由于抽象词语义加工过程涉及广泛的脑皮层，在痴呆病理发展过程中更容易首先受到损害，使得包含感觉属性的具体词命名较抽象词命名能力较好地保持。这可以解释为什么 AD 患者常常到中晚期方出现简单的日常用词的命名与识别障碍。

4. 动词命名障碍先于名词　其可能原因是：①动词流畅性操作涉及额叶-皮层下环路的广泛区域，而名词流畅性操作主要与颞顶叶回路相关。②在语言学习中，个人兴趣是影响语言的习得的其中一个因素。个体对于感兴趣的内容会更容易习得，很难遗忘。有的 AD 患者可能属于这一类型，因而对动词更加敏感。③名词在人类学习母语时是最早被习得的。最早习得的语言必然在大脑中产生的语言痕迹会更深刻，更难忘记。因此有的 AD 患者的名词保存得更好，更容易从大脑中提取，激活强度更高。

二、阿尔茨海默病的临床表现

（一）AD 患者语言障碍的临床表现

AD 患者通常是认知功能出现比正常年老过程更严重的衰退，影响了记忆、思考、定向、理解、计算、学习、语言和判断能力，通常伴随情感控制能力、社会行为和动机的衰退，但不会有意识障碍。语言障碍是由于认知功能衰退引起的高级语言功能受限，临床特征表现如下。

1. 找词困难　这是 AD 患者首先出现的语言障碍。当患者尚有改变说话策略时，旁人常难以发现患者有语言障碍。继而由于口语中缺乏实质词，以致说出的话不能表达意思而成为空话；或者在找词困难时，用过多的解释来表达说不出的话而成为言语迂回症。早期虽有找词困难，但物品命名可能正常，至少可接受选词提示。列名受损是 AD 患者早期的敏感指标。随病情发展，自发谈话日益空洞，命名障碍日益明显。首先是少用名称的命名能力受损，继而常用物品名称、甚至亲属的名字也叫不出来。在命名不能的同时出现错语，常先出现词义错语，早中期音位性错语很少，至晚期音位性错语和新造语才出现。随病情进展，错语与靶字的关系日益减小。

患者的语言障碍发展至中期表现为类似典型的 Wernicke 失语症模式。虽然 AD 患者的口语量明显减少，但其自发谈话具有流利性失语特征，与 Wernicke 失语症和经皮质感觉性失语患者的口语相似。患者言语的发音、语调和句法相对保留至晚期，而语义方面则进行性受损。

2. 理解障碍　工作记忆的减退在话语水平语言的听觉理解上有显著的消极影响。然而，在疾病发展到中期以前，AD 患者通常能够理解一些简单指令（两到三个步骤的命令）和对简单具体的问题做出适当的回答。

3. 阅读和书写障碍　可能较早出现，但常难以发现。阅读困难最先表现为对含语法词的句子不理解，与患者对某些以语法特点为基础的句子，难以理解其概念关系，从书面材料中做出推断以及依据内容回答问题的能力受损有关。书写障碍也较早出现，因书写困难致写出内容词不达意，这常常是引起家属注意的首发症状（如写信）。研究认为书写障碍与远记忆障碍有关。随病情发展出现大量错写（构字障碍）。到病程中晚期，患者甚至不认识自己的名字，也写不出自己的名字。然而，对于简单个别相关字词及精短段落的阅读的能力能够完整保留，甚至在认知功能严重衰退的阶段，简单字词的朗读仍然可见。

4. 复述障碍　患者在早期时，复述可相对保留，至中期和晚期则出现模仿言语（echolalia）和言语重复（palilalia）；前者是患者强迫重复检查者说的词和短语，后者是患者重复自己说的词和短语。在 AD 的晚期，患者除模仿言语和言语重复外，不能交谈。语言进一步恶化，发音越来越不清楚，出现构音障碍，只听见咕噜声或喃喃声，声音越来越低，最终缄默（mutism）。

5. 语义障碍　AD 患者的语义系统是最薄弱的。患者在命名上有困难，研究证明主要是语义问题。患者的命名错误主要是语义性的,用与目标词有联系的另一个词代替,即所谓语义错语。患者由于命名困难,在语言中常出现冗繁的迂回说法,即赘语(circumlocution)。

6. 句法障碍 即使是严重的 AD 患者也保留了句法能力。患者能将测试者说出的主动陈述句转换成相应的疑问句、否定句、复数形式、过去时态,其主动句、被动句、比较形容词形式、空间地点词都基本正确。

7. 语篇和语用障碍 患者的话语内容较空洞,有更多的指称用语、语义替换错误、无先行词的人称代词、重复、空泛短语和连词。因为患者的话语中有大量的虚词如无所指的人称代词、词义错语、连词等,虽然说出话的语量较多,却不能明确表达意思而成为空话。这在 AD 的早期和中期较明显,晚期则较沉默。

患者在语篇的衔接与连贯方面有缺陷。如患者在描述图片时,语篇不衔接。患者最大的困难是整体连贯,患者很难把一个话题一直讲述下去。研究者们认为 AD 患者语言是在宏观语言层次上受损,而失语症患者则在微观语言层次上有障碍。

8. 持续现象 患者不由自主地重复某种言语或行为,如不停地重复同一个回答、不能转换话题,一些词句或主题在自发谈话中反复出现。

(二)AD 患者语言障碍的发展特点

综上所述,AD 患者的语言障碍发展过程为:最早的语言障碍是找词困难、自发谈话空洞和列名困难,随后是命名障碍、错语和理解障碍;继而出现类似流利性失语,患者因有听理解障碍不能参与交谈;进而出现模仿言语和重复语言;最后患者仅能发出不可理解的声音,终至缄默。在整个过程中,语言的实质性和实用性部分进行性受损,而句法和语音性成分相对不受损。在疾病的大部分过程中,产生言语的机械部分仍正常,发音与其他初级运动一样不受损。至病程晚期才出现口吃和构音障碍,最后缄默。AD 患者在不同阶段的语言特点总结如下:

1. 早期 此期的语言障碍易被家人甚至临床医师忽略,但是有利于早期发现疾病并加以系统地深入评估,因此具有一定临床意义。最早出现的语言障碍常为找词困难,词汇量下降。在言谈中有频繁的停顿,不愿意交流,但语音和句法仍然保存得很好。由于患者可选用替代词汇,且物体命名能力基本正常,且患者可用某些策略来掩盖其语言障碍,所以早期这种找词困难很少被发现。当患者出现迂回现象时,要警惕是否存在早期语言障碍,因为过多的解释很可能是由于患者觉得自己词不达意所做出的代偿。复述能力在早期保留。相比之下,列名困难则显得更为突出。书写障碍一般出现也较早,且可以比口语功能受损更为严重。具体可表现为书写内容词不达意、语词插入、语义替代,且词汇性失写比语音性失写更为常见。应注意这种书写障碍常常也是由轻到重、逐渐发展的。最为明显的异常书写现象是复杂语法结构(如从句)的缺失,句法错误的现象也较为常见。此外,阅读障碍在早期也可能出现,如语法缺失或失语法症,患者诉对复杂语法的句子无法理解到位。

2. 中期 症状发展到中期,患者最明显的语言障碍是命名障碍,有错语,说话爱绕圈子,对语言内容的敏感性降低,有句法障碍,但是语音仍然保持很好,错语的内容和目标词仍有一定联系。相应地,在书写方面表现为错写,并逐渐从语言性书写障碍扩展到非语言性书写障碍。同时,命名障碍成为中期最明显的语言障碍,且病情呈逐渐加重,从罕见物品命名障碍、常见物品命名障碍直到熟人姓名命名障碍。

3. 晚期 此期语言障碍表现得更为明显和异常,有严重的语义障碍,词汇量大幅度下降,出现别人听不懂的术语,常表现为与目标词无关的错语。非流利性失语、构音障碍和缄默常提示病情发展到了更加严重的程度。患者的语言与Wernicke失语症相似。患者语言流利、喋喋不休、话语内容空洞。命名障碍、言语迂回,不接受语音或语义提示。不能连贯讲故事。常见持续言语(perseveration)或重复语言现象,若患者重复的内容是对方的语言,类似于鹦鹉学舌,则被称作模仿言语。患者语言由不流利,或说一些无意义的话,到逐渐不说话。有严重听理解障碍。在书写能力上的变化表现为笔画或字母的重复描绘,甚至无法写出自己的名字,且可比口语上的持续语言症状更为明显,甚至发展到失用性失写。

(丘卫红)

第二节 血管性痴呆相关语言障碍

血管性痴呆(vascular demential,VaD)是指由缺血性卒中、出血性卒中和造成记忆、认知和行为等脑区低灌注的脑血管疾病所致的严重认知功能障碍综合征。在所有痴呆中 VaD 是第二常见的类型,脑血管疾病对大脑产生局部或弥漫性影响,导致了认知能力下降。

一、血管性痴呆的发病机制

血管性痴呆的发病基础是脑动脉硬化,同时可能伴有高血压、糖尿病、高脂血症、吸烟等危险因素。动脉硬化导致脑血管狭窄,最终导致脑供血不足。在脑动脉硬化的基础上可以发生反复的腔隙性脑梗死,有些患者可发生大面积脑梗死,有些患者发生脑出血。这些病变使患者脑功能下降,患者有不同程度的记忆力减退、表情淡漠、反应迟钝、计算困难、定向力障碍、强哭强笑、假性球麻痹、运动及感觉障碍、病理征等中枢神经损害的症状和体征,严重者甚至生活不能自理。

血管性痴呆的三种最常见的机制是:多发梗死性血管性痴呆;单发关键部位梗死、小血管疾病。多发梗死性痴呆是血管性痴呆的一种特殊表现,多由反复发作的梗死灶致脑组织累积性损害所致,个别病例亦可一次关键部位发作引起。多发梗死性痴呆多见于老年人,是老年期痴呆的常见原因。通常是突发的,反复发作腔隙性梗死者表现为逐渐加重的过程,并且认知障碍的表现会有波动,CT 扫描或磁共振检查,可见多发性梗死灶。

与阿尔茨海默病类似,血管性痴呆的病理生理变化包含胆碱能神经元的缺失,而且都有共同的危险因素,如高血压、糖尿病、高脂血症和吸烟。在老年人中,血管性痴呆常常与阿尔茨海默病同时发生;然而,年轻一点的痴呆患者可以出现单纯的 AD 或单纯的 VaD。根据《精神疾病诊断与统计手册》第 4 版(DSM-Ⅳ-TR),血管性痴呆的诊断需要以下特征作为依据:

1. 认知功能(包括记忆),从患者之前的功能基线水平逐渐减弱。

2. 脑血管疾病(例如局灶性神经系统信号和症状,或者实验室证据),在病因学上与痴呆的发作相关。局灶性神经系统信号和症状包括假性球麻痹、步态异常、深肌腱反射亢进或肢体的弱点或肌力下降。用 CT 或 MRI 检查显示了大脑皮质和/或皮质下的结构的血管损害。损伤通常出现在白质和灰质区域,包括皮质下区域和基底神经节,伴随心脏和其他系统血管状况的实验室证据(例如心电图异常、慢性缺血性心脏病的诊断)。

3. 长期存在的原发性高血压和心脏疾病。

4. 与血管性痴呆有关的其他症状,例如精神行为异常等。

二、血管性痴呆的临床表现

血管性痴呆的临床表现与阿尔茨海默病的临床表现相比既有共同点,也有一些显著差异。尽管记忆功能障碍最早被报道与阿尔茨海默病及血管性痴呆患者相关,但是这在阿尔茨海默病中比血管性痴呆更为严重。血管性痴呆患者与典型阿尔茨海默病患者相比,更可能出现步态障碍、不稳定性、摔倒、早期尿失禁发作以及更重要的情绪和人格的改变。表 24-2-1 强调了临床特征,有助于准确鉴别诊断血管性痴呆和阿尔茨海默病。

表 24-2-1 血管性痴呆和阿尔茨海默病的临床特征比较

临床特征	血管性痴呆	阿尔茨海默病
发病和进程	突然发作;病程分级进展	发病隐匿;病程缓慢进展
神经影像学发现	多重缺血损伤、出血事件以及白质损伤的影像学资料是每个根据 DSM-Ⅳ-TR* 所必需的	内侧颞叶区域包括内嗅区及鼻周皮质和海马旁回灌注不足迹象
局灶性神经系统表现	存在	通常不存在
缺血指数评分**	7 分或以上	4 分或更低
注意力	比 AD 表现更差	比 VaD 表现更好
情景记忆障碍	在即时和延迟性言语记忆测量中比 AD 有更好的表现	主要的早期表现,在延迟言语记忆测量上严重不足
步态变化	早期出现,越来越常见	较晚出现;不常见
人格改变	比较常发生,且倾向于在疾病进程的早期发生	与 VaD 相比较少发生,倾向于出现在疾病进程中、晚期

注:*DSM-Ⅳ-TR:美国《精神疾病诊断与统计手册》第 4 版,用于对痴呆、精神发育迟滞等精神状态评估量表(美国精神病学协会,2000)

** 缺血指数评分(Hachinski ischemic scale, HIS):1975 年由 Hachinski 制订的血管性痴呆简易检查量表,该版本采用樊彬等于 1988 年修订了中国常模。

(丘卫红)

第三节 阿尔茨海默病和血管性痴呆相关语言障碍的评估

阿尔茨海默病和血管性痴呆患者语言技能的评价通常以非正式的形式，但须定期评价显示语言功能损害的进展。包括下列各方面语言功能的评估：定向、命名、话语的分析、理解、重复、口语流畅性、句子结构、数字运算、自发性语言、阅读和书写。由于记忆与语言功能关系密切，常须定期测试记忆。评估应该包括以下几方面。

一、认知功能评估

阿尔茨海默病和血管性痴呆以认知功能障碍为特征，尤其是情景记忆和包括注意力、执行功能、语言和实践的其他领域障碍。因此，认知状态的筛查是鉴别的一个关键部分，虽然它不在言语语言康复师诊断痴呆的实践范围内，但是康复师可以对认知功能障碍进行筛查并提供支持诊断性评估的结果。临床上常用的认知评估量表主要介绍如下，这些量表均有良好的信度和效度，在国际上广泛使用。

（一）简易精神状态量表

简易精神状态量表（minimum mental state examination，MMSE）共有11项，包括定向力（10分）、记忆力（3分）、注意力和计算力（5分）、回忆能力（3分）、语言能力（9分），其中语言能力包括命名能力（2分）、复述能力（1分）、三步命令（3分）、阅读能力（1分）、书写能力（1分）、结构能力（1分），可在10分钟内完成。MMSE的实施包括让患者完成一些简单的任务设定，以测试患者的定向力、记忆力。言语流畅性、视空间能力以及阅读/书写能力。最高分为30分，痴呆划分标准：文盲<17分，小学程度<20分，中学程度（包括中等专业学校）<24分。痴呆严重程度分级：轻度≥21分；中度10～20分；重度≤9分。

（二）神经行为认知状况测试

神经行为认知状况测试（neurobehavioral cognitive status examination，NCSE）共有7个大项目，包括定向力、专注力、语言能力、结构组织能力、记忆力、计算力以及推理能力，其中语言能力又包括理解能力、复述能力和命名能力，推理能力又包括类似性和判断能力，每一项目设定了正常、轻微、中度、严重和更低分标准，可以判断患者各领域受损的严重程度。患者如果超过65岁，在测试其组织能力、记忆力及类似性时，若分数等同轻微受损程度一级，仍属正常。

（三）蒙特利尔认知评估量表

蒙特利尔认知评估量表（Montreal cognitive assessment，MoCA）共包括了视空间与执行能力（5分）、命名（3分）、注意力与计算力（6分）、语言（3分）、抽象能力（2分）、延迟回忆（5分）以及定向力（6分）等认知领域。耗时10分钟。视空间与执行能力又包含连线（1分）、复制立方体（1分）、画钟（1分），注意力与计算力包含数字广度（2分），数字注意（1分）、100连续减7（3分），语言包括复述（1分）、流畅性（1分），定向力包括时间定向（4分）和地点定向（2分）。满分30分。如果受教育年限≤12年则加1分,最高分为30分,≥26分属于正常。

(四)里弗米德行为记忆测验

里弗米德行为记忆测验(Rivermead behavioural memory test Ⅱ,RBMT-Ⅱ)与以往临床上常用的记忆量表相比有其独到之处——设立了一些与日常生活关系密切的项目。RBMT-Ⅱ包括12个项目:记姓和名、记所藏物品、记约定、图片再认、故事即时回忆、故事延迟回忆、脸部再认、路线即时回忆、信件即时回忆、定向和日期、路线延迟回忆以及信件延迟回忆。12个项目分17个步骤合理安排、相互穿插评定,强调按量表规定的顺序进行。拥有4个测试模式相同但记忆材料不同的平行版本A、B、C、D,并分别以不同颜色加以区分。每一项都经由初步积分换算成筛选分数(screening score)和标准分数(profile score),之后计算总分。筛选分数和标准分数满分分别为12分和24分,其中筛选分数为粗量表分,可用于临床;标准分数为精量表分,多用于科研。标准分数分级:22~24分为正常;17~21分为记忆轻度障碍;10~16分为记忆中度障碍;0~9分为记忆重度障碍。

RBMT-Ⅱ的优势是反应日常记忆功能、适用地域广、针对性强、简短易懂、使用方便,适用于语言表达障碍和有知觉问题的患者,拥有4个测试模式相同但记忆材料不同的等效平行版本,避免学习效应。

二、语言功能评估

国际上常用的语言量表包括波士顿诊断性失语症检查(Boston diagnostic aphasia examination,BDAE)、波士顿命名测试、西方失语成套测验(Western aphasia battery,WAB)、日本标准语言试验(standard language test of aphasia,STLA)等。汉语常用量表主要有为中国康复研究中心汉语失语症检查表(clinical rehabilitation research center aphasia examination,CRRCAE)和北京医科大学汉语失语成套测验(aphasia battery of Chinese,ABC)等(详见有关章节)。但是这些测试并非为AD相关语言障碍专门设计,故敏感性差异很大。同样,这些测试区分病灶相关性语言障碍特异性也不高,因此测试结果需要定量、定性和个性化的分析。尽管如此,标准化测试的使用对于描述病情和严重度仍然至关重要,有助于综合征的诊断、分类和病灶的定位。

然而,语言测试提供给临床医师的诊断信息仍然有限,仅仅量化了各部分症状特点和功能障碍的程度。临床医师应清楚地认识到语言测试的局限性,将语言障碍的语言学特点和定位模式加以考虑,AD的诊断和管理才能更加合理、到位。

三、综合评估

给痴呆患者的综合评估是一个跨学科合作的过程,在这个过程中言语语言康复师应该发挥重要作用。跨学科团队的其他核心成员是初级护理师、神经科医师、放射科医师、神经心理学家、临床心理学家、社会工作者以及护理人员。痴呆患者有无数种评估方式,首先,临床医师在确诊患者痴呆时考虑以下几个方面:

A. 痴呆的早期诊断以及确认痴呆的临床诊断是否恰当。
B. 识别严重的损害及相对保留的神经心理学能力。

C. 预测未来最易受损的技能并用这些信息对患者家人及照顾者进行健康教育。

D. 在实施药物或非药物干预措施之前评估认知交流功能的基线。

E. 用动态评估的方式证明，患者恢复的潜能或进行特定治疗性干预的资格以及从干预中受益的能力。

一个痴呆患者认知交流功能的周密评估也应该是遵循循证医学证据的，数据必须尽可能获得并按照世界卫生组织（2001）的功能、残疾和健康（ICF）的国际分类法来确定功能的三个推荐等级，即躯体功能和结构、活动和参与。

四、全面评估的具体方法

有很多种标准及非标准化的选择方式用来评估痴呆患者，特定方式的选择主要取决于评估的目的、患者类型以及痴呆的严重程度。全面的评估应综合上述相关的评估量表的结果，以全面评估患者的认知、语言等功能。

要注意得知，由于痴呆患者认知交流干预的重点总是在日常交流语境的功能需要上，所以对患者交流功能进行评估。ICF 为整体评估患者在生活中活动／参与的水平以及环境变量在其中起到的帮助或阻碍的作用提供一个框架。但评估痴呆患者交流功能的标准化测试为数不多，实用性日常交流活动测试（CADL-2）是体现各种活动交流的测试，但是，它主要是为失语症患者设计的，比较适合轻度 AD 患者。

除了标准化测试之外，综合评估应该包括对痴呆患者日常生活进行系统的观察和评估。

此外，因为如果痴呆患者不能够参与各种测试，可以通过对照顾者进行评定量表和调查问卷的方式进行询问，照顾者可在患者交流活动／参与局限性和限制条件上提供更多有用的信息，这是一个完整评估的重要部分。

（丘卫红）

第四节　阿尔茨海默病和血管性痴呆相关语言障碍的治疗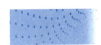

治疗 AD 和血管性痴呆患者相关语言障碍可以从认知行为层面入手，辅助以药物治疗，下面分别进行介绍。

一、认知交流干预

在过去，认知损害的日益恶化定义为痴呆，治疗局限于早期药物治疗，晚期衰退时使用缓和照顾的措施让患者安然度过。然而，在 20 世纪后期，这种观念发生改变。在语言病理学学科中，提出了认知交流干预措施，最大程度地提高了痴呆患者的生活质量。从那以后，世界各地及跨学科的研究人员已经开始研究能改善痴呆患者功能的治疗方式。现在，循证医学的证据支持认知交流干预措施可用于不同类型不同阶段的痴呆患者。认为痴呆患者能够学习功能信息，并在干预计划中可以利用。

(一)概念框架

国际功能、残疾和健康分类(International Classification of Functioning, Disability, and Health, ICF)是痴呆患者计划干预措施的一个重要构架。ICF 为描述健康状况和存在的问题规定了通用术语,包括身体结构和功能、活动受限、参与局限性以及相关背景性因素。它是临床、教学和研究的工具,更是适用于 AD 及认知交流障碍患者治疗的指导性的纲领。

ICF 模式中互相作用和双向影响的部分参见图 24-4-1。关于痴呆,是 AD 引起的在认知、语言和行为上受损的健康状态。这些损害限制了患者参加与沟通相关活动的能力,如对食物喜好作出选择以及参与社交活动。反过来,这些活动受限又会使损伤加重。例如,缺乏社会交流会导致患者彷徨、坐立不安和躁动增强(行为学障碍)。

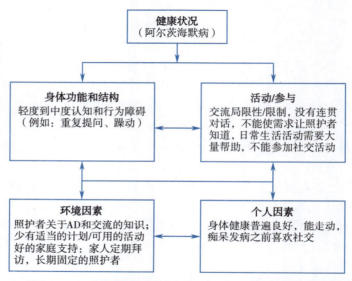

图 24-4-1 以阿尔茨海默病患者为例其治疗中 ICF 的应用

双向障碍也存在于功能和残疾部分(损害、活动受限/参与局限性)以及背景性个人因素和环境因素之间。个人因素在其他几项中是特殊的,包括年龄、文化/语言背景、学历以及社会经济状况。虽然个人因素在健康中影响深刻,但是由于它们的可变性,研究起来比较困难。环境因素包括物理的、社会的以及人们在生活或工作中的态度方面。环境因素是 ICF 模式的一个重要部分,对于老年人是积极有益的,对痴呆患者的功能发挥可能具有极大的影响。特别指出,痴呆患者较少能适应他们环境的改变。适应环境改变的能力(例如不同的照顾者和居住环境)和日常需求,均与能力相关。痴呆患者的认知障碍影响了他们的能力,因此,他们在回应这些需求上表现出消极的情绪和行为。比如,在穿衣服的时候,照护者过度的指导性行为会导致患者的抗拒。这种抗拒用 ICF 理论解释则可理解为是照护者的一种行为问题。

不同水平的功能和语言交流因素的相互作用,使得完整评估和干预是痴呆患者所必需的,认知和沟通的干预措施应该与日常生活结合,作为全面管理计划的一部分。

(二)认知交流干预的理论原则

该理论由 Bayles 和 Tomoeda(2007)提出,通过具体的干预策略,能促进与痴呆患者的沟通。通过活动和照顾者培训为社会互动交流创造机会,以及通过直接干预解决痴呆患者认知交流的局限性。包含了三个原则:①治疗应该利用未受损的认知能力,减少对受损部分的需求;②治疗应该包括刺激唤醒正向情绪、活动和记忆。治疗刺激和活动应该个体化以确保有意义;③治疗应该集中于有利于改善潜能的活动,即通过参与和完成与个人相关的日常生活活动作为维持痴呆患者基本生活质量的干预措施。

(三)认知交流干预注意事项

1. 环境控制能够提供定向和加强记忆的环境,可改善患者语言的准确性和活动能力。

2. 充分利用尚存的程序性记忆用心理测量学的评价结果相应水平来交流,减少超出患者认知功能限制之外的需求;经常对患者进行语言功能评价,可令家属和朋友获知对患者接受性和表达性语言能力应抱有多大程度的期望,降低患者及其家庭的沮丧感;部分患者技能保留的时间比他人长,治疗者应清楚了解患者最佳的患者表达形式,便于管理;由于痴呆常常引起全部语言形式的损害,应该运用多种渠道(如联合手势语、文字和口语)强化患者的表现能力。

3. 家庭健康教育教育患者家人及照顾者,学会运用这些多形式策略来帮助患者。

(四)认知交流干预的措施

1. 创造社会参与机会的干预策略　　社会参与是所有人情感和生理健康的一部分,在痴呆患者长期护理的任务中,社会参与的目标可能是缺乏的,需要长期护理的患者通常不会互相发起交流,大部分相互沟通与看护任务有关。这种"任务性谈话"类型的语言是基本的、功能的,通过这种沟通,照护者可得知患者想去做什么。"任务性谈话"不局限于长期护理工作中。即使在家里,由于对痴呆患者在个人参与社会交谈能力中存在越来越多地消极观念,照顾者也仅与患者进行"任务性谈话",可能使痴呆患者进行社会参与受到限制。但是人的个性展现是隐含在社会参与中,每个人都是一个独特的个体,有着不同的来历、性格、喜好、兴趣、信仰、价值观,人的个性应该在交流的人际关系中被认可,而不能通过"任务性谈话"产生,因此,社会参与应该是照顾痴呆患者的基础任务。社会参与方法包括以下几个方面:

(1)怀旧疗法(reminiscence therapy,RT):怀旧疗法指通过交谈创建一个共通话题,是通过谈话刺激唤起患者对过去的回忆。很多 AD 患者有获取显著遥远生活记忆、认出他们不能精确回想起的物品以及用有意义的话回答简单问题的能力,因此,回忆过去可能有助于交谈,这表明患者有能力而不是不能(例如患者不能做到的是难以回忆及谈论最近发生的事件)。

怀旧疗法治疗小组一般适用于在长期护理中心。一般来说,这些小组的目标是促进与话题相关的社会互动交流以便引出积极情绪和真实记忆。小组必须由受过训练的引导者指挥，提问特定问题以激发回忆。话题用与有意义的生活主题相联系的图片、服装、道具等举例说明。主题可以特定时代的著名事件为基础（如人类在月球上行走）或者对自己有重大意义的个人事件（如结婚）。任何能唤起积极回忆的具体的刺激物都可以使用（如毛绒玩具）。对于回忆以及促进痴呆患者的语言交流，音乐也是一种有效刺激。

（2）记事本（memory book）：记事本的初衷是用书面的文字和图片来激发必要的个人信息的回忆，以便产生有意义的对话。记事本包含真实信息，包括个人相关的、重要的及可能经常被痴呆患者使用的信息。当需要认知记忆和大声朗读的能力时，记事本中图片和书面文字的信息能够帮助痴呆患者回忆起有效的信息，帮助记忆。

记事本采取多种形式，可以有各种主题以适应不同需要。记事本和其他图形线索系统提供了一个完整的指南以改善日常生活的沟通和参与。重要的是，使用这些辅助手段可改善 AD 患者及其他类型痴呆患者的沟通，包括改进的话题维持，减少重复性以及较少的错误语句。当激发有关患者过去的话题的部分，记事本非常适用于回忆疗法的使用。

2. 创造社会参与机会的环境　一个独特的环境可以促进或阻碍痴呆患者的社会交往。当言语语言康复师和其他医疗卫生专业人员为患者创造交流机会时，痴呆患者所处环境的社会因素、个人因素及周围物理环境因素都是考虑的重要因素。物理环境在痴呆患者功能有较大的影响，包括在痴呆患者情绪、认知及身体功能上的影响。研究证明在某些因素例如照明、像家一样的设计以及餐厅结构上照顾到痴呆患者安全性，路径方便、食物易摄入对痴呆患者总体幸福感是有积极意义的，提示环境改善策略有助于提升痴呆患者的生活质量。方法包括：

（1）多种感觉刺激：创造积极的、有刺激性的活动是环境改善策略的另一个方式，旨在利用痴呆患者相对完整的个人认知能力以及促进参与和与他人有意义的沟通。包括两种多感觉刺激方法：蒙特梭利基础干预和多感官治疗。

蒙特梭利基础干预：蒙特梭利活动发展于 20 世纪早期，由教师玛利亚·蒙特梭利创造结构化的令人兴奋的环境从而促进儿童自我学习和独立性，内容如下：

1）设计一个恰当的环境，适合于痴呆患者，旨在提供有意义的刺激和有目的的活动。

2）活动进程从简单和具体的到复杂和抽象的。

3）把任务/活动细分成部分，个人学习的每个部分按次序与外部线索对应，以降低错误和使失败风险减到最低。

4）简易化参与者阶段性任务/活动的学习，首先通过观察和识别，然后通过回忆和演示。

5）使用真实的、可触摸的、功能的、审美上令人愉悦的材料。

6）在所有活动中着重于多种感觉刺激（听觉的、视觉的和触觉的）。

当应用到痴呆患者时，蒙特梭利计划通过程序上的记忆过程提升学习，利用具体的日常刺激促进行动和记忆，以及通过使用结构化的任务和重复来减少情节和工作记忆的需求。

（2）多感官治疗：多感官治疗是多种感觉刺激计划的另一种类型，它最开始是为多重残疾的儿童创造一个平静、受控制的、对多种感觉器官刺激的环境。对于痴呆患者，多感官或者多种感觉刺激环境的目的是提供"感官刺激去激发基本的视觉、听觉、触觉、味觉和嗅觉，通过使用光照效果、触觉表面、沉思的音乐以及令人放松的精油的味道"。这种方式在理论依据上与蒙特梭利相似，即减少对痴呆患者受损认知能力的需求以及最大化利用更完整的能力（感觉运动技能），改善痴呆患者的行为、情绪或交流的功效，旨在最大化利用痴呆患者整体功能的治疗来开发患者的潜在可能。

3. 对照顾者进行有效交流技术的培训 交流策略训练中应包括私人的或者专业的照护者，以便支持这些技术在痴呆患者的日常生活中使用。通常推荐的策略是那些认知障碍的补偿，通过语言的变动，比如放慢语速、简化语法、限制每次说话句式的数目、重复和解释、对已经说过的话汇总、使用是/否和选择问题代替开放式的提问以及使用书面的线索代替口头描述以帮助回忆。

照顾者有效交流计划又叫FOCUSED计划，是由照顾者使用的具体交流策略，推荐的首字母缩写：① F（face to face），功能的和面对面；② O（orientation），有方向和主题的；③ C（continuity），主题可连续的；④ U（unsticking）：不产生交流阻碍的；⑤ S（structure），是/否和选择题构成的；⑥ E（exchanges），相互交流，鼓励互动；⑦ D（direct），使用直接、简短、简单的句子。

值得注意的是关于照护者训练中记事本的使用，在照护者和痴呆患者的交流上有积极影响。为照护者提供关于痴呆的建议是言语语言康复师的工作范围，它会对患者的交流、认知和吞咽有积极地影响。

4. 认知交流障碍的直接干预 除了为社交创造机会外，可以对一些痴呆患者直接干预来解决具体的交流问题，例如命名障碍或前瞻记忆受限（记得要在未来的某个时间做某事），可使用直接干预的措施。

（1）间隔记忆训练：间隔记忆训练（spaced retrieval training，SRT）是一个适用于记忆的成形的程序。在SRT中，痴呆患者被要求在越来越长的时间间隔内反复回忆一部分信息，尽管SRT的机制尚不明确，研究人员建议利用相对完整的内隐性记忆程序，有助于加强概念上的关联，抵消受损的情景记忆和学习，对于痴呆患者需要很少的认知努力，促进无错性学习。与尝试-错误反复交替法学习相反，后者的个人回应是不受约束的，无错性学习涉及在学习过程中消除错误或使错误最小化。在SRT，每个回忆试验应该总是以成功的回应结束。

SRT已经成功用于教会痴呆患者记住家庭成员、朋友及药物的名字，安全吞咽和安全移动的技术，以及去重要地方的路线信息。

（2）痴呆患者命名障碍的治疗：命名障碍在AD和其他痴呆症中是个常见症状，在血管性和额颞痴呆类型中尤其显著。有几种策略能够解决语义性痴呆和进展性非流畅性失语症患者的命名障碍，包括分类提示，带有句子模型的回索性动词、名词训练。康复师可以使用动态评估程序和之前描述的治疗来帮助提高学习能力以及评估患者从干预措施中的获益，尤其是对日常活动能力的影响。

二、药物治疗

最新的神经科学研究发现,对于失语症和相关认知缺陷(如注意力、工作记忆)患者,使用大脑刺激药物能增强语言治疗的效果。机制之一是中断连接脑干和前脑基底部的主要神经递质途径,这些皮层和深部灰质核团负责语言功能。药物治疗失语症的理论基础是在功能不全、损伤的脑区中重建了特定神经递质的活性,增强了注意力、词汇学习和记忆相关网络的神经活性。

1. 拟胆碱药物 乙酰胆碱能调节皮层功能,在练习相关的可塑性,注意力、学习和记忆所需的长期强化作用等方面起到了重要作用。这些广泛的认知功能都与语言高度相关,拟胆碱药物可通过增强胆碱能活性达到改善认知功能。

(1)多奈哌齐:是脑内乙酰胆碱酯酶(acetyl cholinesterase,AChE)的可逆性抑制剂,使脑内乙酰胆碱(ACh)量增加,补充脑细胞功能。该药呈剂量依赖,选择性作用于各皮层的突触后锥体细胞胞体;同时提供激活NO合酶以扩张脑血管。通过促进编码口语刺激及过滤无关刺激,从上而下增加了感觉信息的输入,改善卒中后失语患者的语言缺陷,改善图片命名、词义处理等语言功能,并能延缓痴呆患者的症状加重。

(2)加兰他敏:乙酰胆碱酯酶抑制剂。有报道用拟胆碱药物来治疗卒中后失语,可改善发音、命名、词义等语言功能。

2. 谷氨酸受体拮抗剂 在急性脑卒中,由于NMDA型谷氨酸受体的过度激活导致了过量的Ca^{2+}内流,由此产生的兴奋性毒性最终造成了神经元死亡。在慢性脑卒中,谷氨酸能突出的区域性丢失是痴呆的病理性特征,而在非痴呆患者中额中回谷氨酸的囊泡储存增加,使认知功能得以维持。代表药美金刚是首个FDA批准用于治疗重度阿尔茨海默病的药物。美金刚是NMDA受体的非竞争性拮抗剂,具有快速电压依赖性的失活/复活特点,不仅有潜在的神经保护作用,还能增强突触可塑性和长期强化作用,以增强语言相关脑区的活动依赖性学习,美金刚的临床实验中显示了全方位的语言功能改善。

3. 儿茶酚胺类药物 这类药物作用于多巴胺能受体和相关的单胺类系统,包括溴隐亭、左旋多巴、金刚烷胺、右苯丙胺。能增强中脑皮层通路的多巴胺能的作用,改善包括言语的发动、对话中的停顿、错语和命名能力。

4. γ-氨基丁酸衍生物 可直接作用于大脑皮层,具有激活、保护和修复神经细胞的作用,促进学习能力,推迟缺氧性记忆障碍的形成,提高大脑对葡萄糖的利用率和能量储备,改善大脑功能,常用于失语症的治疗。

(丘卫红)

第五节 案例分析

案例25-1 患者梁××,女性,56岁,右利手,母语为普通话,大学专科学历。主要病史为记忆力减退2年余。经常抱怨忘记事情,忘记吃饭、活动的时间安排和最近发生的事情,常常忘记物品放在哪里及偶尔在家附近迷路。这些让她感到非常沮丧，易产生消极的情绪，会说"我的脑袋现在就像一个黑洞"，偶尔会泪流满面。尤其当她无法回答基本的有关她个人信息的问题时，她会感到特别沮丧。她能够完成日常生活活动，一般无需帮助；例如在家里可使用电话和微波炉或者在便利商店购买简单的物品；但她需要适度的帮助来完成日常社交的参与。已行颅脑 MRI 平扫检查，结果基本正常。既往无高血压、糖尿病、高脂血症、心脏病、脑血管病等病史。在神经科就诊，诊断阿尔茨海默病，一直每天服用安理申（盐酸多奈哌齐）5mg 治疗。

（一）评估

予以综合评估，包括自然观察法以及与康复师面谈，随后进行成套标准化测试和动态评估。

1. 直接观察患者神志清楚，检查合作，行为、打扮得体，交流态度可，对答切题，诉说自己经常忘记事情，表情呆板，常叹气。同时，让患者填写基本资料，观察患者阅读及书写的一般状况尚可。

2. 简易精神状态量表、神经行为认知状况测试评估以获得认知行为及语言交流的测量和进行行为记忆测验（RBMT-Ⅱ）去评估患者痴呆如何影响日常工作的记忆过程。结果如表 24-5-1。

表 24-5-1　评估结果

评估项目	结果		
简易精神状态量表	得分 16/30，中度痴呆		
神经行为认知状况测试	领域得分损伤程度		
	意识能力清楚正常		
	定向能力	8	轻度受损
	专注能力	8	正常
	语言能力：理解能力	4	轻度受损
	复述能力	9	轻度受损
	命名能力	3	中度受损
	结构组织能力	2	中度受损
	记忆能力	6	中度受损
	计算能力	2	轻度受损
	推理能力：类似性	4	轻度受损
	判断能力	3	轻度受损
	提示：多个认知交流障碍轻到中度受损		
行为记忆测验	标准化得分=11（最大值=24）		
	筛选得分=4（最大值 12）		
	提示：中度记忆功能受损		

存在问题:

1. 观察、面谈、评估以及静态动态测试的调查结果提供了在损伤、功能的活动和参与水平上的信息,同时个人和环境因素也对认知交流能力起作用。患者一般阅读和书写能力尚保留。

2. MMSE 16分,属中度痴呆;NCSE共有7个大项目,包括定向力、专注力、语言能力、结构组织能力、记忆力、计算力、推理能力,患者除专注力正常外,其余均有轻到中度受损。

通过评估,发现患者总体中等程度的认知损伤,特点是注意力保留、视空间和结构性能力轻度损伤。语言方面,轻到中度的受损,其中理解、复数为轻度,命名为中度。

3. RBMT-Ⅱ中,她在任务中呈现轻度到中度的损伤(能够回想起她曾经放置的物品),前瞻性记忆尤为严重受损。患者在立即和延迟识别提到过的照片以及立即和延迟回想起一个路线中表现得相当好。在评估期间,她表现出积极性(虽然紧张),展现了对她的表现良好的自觉性(例如,她可做出像这样的评论:"现在是困难的",或者"我想我钉住那一个"),以及在多种场合中自发地自我修正自己的回答。她经常意识到自己的问题以及治疗室的环境(受挫和健忘的情节)对其功能损害的影响。

4. 根据完整的测试,与患者进行了一个简短动态评估来决定是否会在间隔记忆训练(SRT)中受益。患者能够多次间隔正确地回答一个问题("你家的房号是多少?"),而之前这个问题是她最初不能够回答的。

(二)治疗

所使用的评估方式以及建议的干预措施是在ICF框架内根据她的需要和能力制订的。干预措施的目标是通过直接训练和照顾者培训来帮助功能性交流,着重于特定的活动受限、为成功的交流增加机会以及利用患者保留的能力。

1. 她有可能从直接干预中受益,予以间隔记忆训练。这个策略应该始终贯穿帮助学习记忆的行为中,包括重要信息的记忆(例如她家门牌号)、日常活动程序记忆(例如在她出门前记得把钥匙挂在手腕上、怎样用她的电话给她儿子打电话等)以及回家的路线(例如她从超市回家的路线)的学习。

2. 她的照护者的培训应该被纳入干预的一部分,着重于如何以及何时使用间隔记忆训练。同时照顾着也需要学习有关交流策略的一般知识来了解患者交流障碍的信息以帮助患者有足够的社会参与交流的机会。

3. 利用她的阅读能力去帮助她记忆周围环境。例如在家里使用大的、容易阅读的日历,给她配置一个醒目的作息时间表,便于她携带在她的手提袋中等。同时,提供一个记事本,记录关于她的个人信息并教会她使用,这样能降低由于自己不能回想起做过的事情时的挫败感,使她愿意与他人交流分享,参与社会交流。

(丘卫红)

第二十四章 阿尔茨海默病和血管性痴呆相关语言障碍的评估与治疗

学习小结

本章主要对阿尔茨海默病和血管性痴呆患者语言康复中必须具备的一些概念、基础知识、临床表现、评估方法和干预方法进行了介绍。

扫一扫,测一测

第二十五章 原发性进行性失语症的评估与治疗

学习目标

- 了解原发性进行性失语症的病因与神经机制。
- 熟悉原发性进行性失语症的常用评估工具。
- 掌握原发性进行性失语症的定义、分类与发病率；认知及语言功能的评估；治疗目标的设定和治疗方案的规划。

额颞痴呆是一类以额叶、颞叶退行性变为基础所致的认知损伤及其相关的多种障碍，其目前已成为位列第三的痴呆主要原因。在额颞痴呆患者中，有一类症状特殊——既有获得性失语症患者的主要特征，又有痴呆患者的退行性变化属性，其被称为原发性进行性失语症（primary progressive aphasia，PPA）。这一类特殊的痴呆因其隐发的失语症特征，以及临床研究证据相对较少，其诊断常令临床康复医师感到棘手。本章将介绍原发性进行性失语症的特征、分类、评估工具和治疗策略。

第一节 原发性进行性失语症概述

原发性进行性失语症（primary progressive aphasia，PPA）是指在一系列退行性神经系统障碍中以进行性语言损伤为主的症状。原发性进行性失语症被认为是额颞痴呆（frontotemporal dementia，FTD）的一种亚类型，同阿尔茨海默病相比，这种类型较为少见。根据美国的流行病学调查和病理学分类，额颞痴呆是仅次于阿尔茨海默病（AD）、路易体痴呆（DLB）的第3种痴呆类型。发病年龄为45~80岁，绝大部分患者在65岁之前发病；病程2~20年，平均约8年。这类退行性神经系统障碍病人的失语症和记忆障碍以及其他病理行为同时出现，表现出显著的退行性损伤，在有些病人中，失语症甚至是唯一显著的退行性病症，成为原发性进行性失语症的主要特征。

原发性进行性失语症的病例最早是由 Pick（1892）和 Sérieux（1893）等人报道的。德国医师 Pick 首次报道了一位71岁的老人，表现出逐渐恶化的进行性精神障碍和严重的失语症，尸检结果发现其左侧颞叶严重萎缩。后来 Mesulam 于1982年报道了6例病例，发现患者表现出单一的进程较慢的语言障碍。随着越来越多的病例报道，原发性进行性失语症的诊断标准也逐渐清晰。原发性进行性失语症的诊断须达到三条核心标准：①患者近期出现了以词语使用混乱或理解歪曲为表现的进行性失语症，并且失语的症状不是因为基本的运动功能或知觉功能受损引起的；②语言损伤构成最为显著的神经性行为损伤，并且在病程初期成为自主生活活动的主要障碍；③各种诊断性检查表明原发性进行性失语症是神经源性的。有些患者的表现局限于语言障碍，可持续长达10～14年，有的患者则会在发病数年后出现认知功能退行性变化，但同时仍然长期以语言障碍为主要特征，并持续恶化。鉴于认知功能症状的存在会逐渐影响患者的基本生活功能，原发性进行性失语症既被界定为额颞痴呆的一种亚类型，同时又是一种特殊的痴呆类型，因为患者的情景记忆功能可能得以保留数年。对于以记忆退行性变化症状为主要特征的大多数痴呆患者来说，他们常表现出对社交娱乐活动丧失兴趣，而有些原发性进行性失语症患者对某些复杂的业余活动则表现出增强的兴趣，比如园艺、木工活、雕塑以及绘画。尽管原发性进行性失语症以语言障碍为主，但要注意同单纯的构音困难、言语失用或者语言整合障碍区别开来，后几种障碍是基于语言形式加工的障碍，而原发性进行性失语症患者的语言障碍集中体现为语言使用障碍。

一、原发性进行性失语症的发病机制

额颞痴呆进展到一定阶段，额叶和颞叶会出现最大程度的脑萎缩；同阿尔茨海默病一样，额颞痴呆也存在TAU蛋白异常。有30%的额颞痴呆患者和阿尔茨海默病患者的脑组织变化相一致。额颞痴呆发病较阿尔茨海默病早，阿尔茨海默病最早表现为记忆损伤，额颞痴呆则不然。作为额颞痴呆的一种亚类型，原发性进行性失语症特指那些成年期隐发的语言损伤症状，并且这种语言损伤不是由于卒中或者其他急性病症引起的。原发性进行性失语症的最大特征是优势语言半球（一般为左半球）的不对称萎缩。定量的脑结构分析表明，语法异常型原发性进行性失语症（非流畅性原发性进行性失语症）与额叶后侧萎缩相关，包括Broca区；语义型原发性进行性失语症与颞叶前部包括颞叶语言网络区在内的萎缩有关；少词型原发性进行性失语症则与颞-顶区语言网络区的萎缩相关。原发性进行性失语症患者在萎缩出现前可能存在脑血流和代谢异常，通常单光子发射计算机断层成像（single photon emission computed tomography，SPECT）和正电子发射断层成像（positron emission tomography，PET）技术能够较敏感地提供脑血流和脑代谢异常的诊断信息。此外，功能性磁共振成像（functional magnetic resonance imaging，fMRI）的结果也能揭示原发性进行性失语症患者的神经机制和神经功能上的异常。研究发现，同健康个体一样，原发性进行性失语症患者完成语义任务时调用了Broca区和Wernicke区为中心的两大主要语言加工网络，但是相比健康个体，这两个网络之间的功能连接节点存在损伤，从而说明原发性进行性失语症患者的语言障碍可能是在言语语言信息的网络传输环节出现了问题，而不是调用语言网络区的功能本身出了问题。在诊断原发性进行性失语症时，要结合神经行为测试结果和神经影像结果，一是排除患者不是因为卒中、肿瘤或者脑损伤导致的语言障碍，同时也要确认患者没有全面性痴呆（global dementia）的症状表现，除了语言功能，患者其他方面的能力相对保留，如注意、记忆、视空间加工、执行功能等。

尽管原发性进行性失语症患者在起初几年只表现出失语症状,但是随着病程进展,相当一部分患者也会出现认知功能下降以及社会心理行为的改变,只有部分患者长期表现出单一的失语症症状。

二、原发性进行性失语症的分类

作为额颞痴呆的一种亚类型,原发性进行性失语症由于其症状的隐发性、复杂多样性,长期以来被冠以各种名称,给临床上的诊断、治疗造成了不必要的混淆。本节援引美国国立卫生研究所专家组讨论制定的分类名称框架,对额颞痴呆/原发性进行性失语症的各个子类型予以界定(图25-1-1)。不同额颞叶痴呆类型的分水岭取决于患者是否表现出行为上的异常变化或者语言功能的异常变化,据此可将额颞痴呆分为一类行为异常型(非失语型)和三类语言异常型原发性进行性失语(language variant with PPA):①行为异常型额颞痴呆(behavioral variant FTD, bvFTD);②语法异常型原发性进行性失语症(非流畅性原发性进行性失语症);③语义异常型原发性进行性失语症;④少词型/语音异常型原发性进行性失语症。要注意的是,原发性进行性失语症患者语言障碍的核心特征主要表现为单词提取困难和语句复述受损。患者语言输出节奏缓慢,语法结构简单但用词准确,因找词困难而频繁停顿;可伴有命名障碍,对单个词语的理解相对保留,但对复杂句子的理解有困难;部分患者存在语音失读症或拼写能力障碍。此外,少词型原发性进行性失语症患者可伴随其他认知功能障碍和精神行为的异常。与其他类型的原发性进行性失语症患者相比,少词型原发性进行性失语症患者计算力受损也更为显著。在原发性进行性失语症患者的各种精神行为症状中,淡漠表现最为突出,其次是易怒、焦虑和激惹等行为表现。

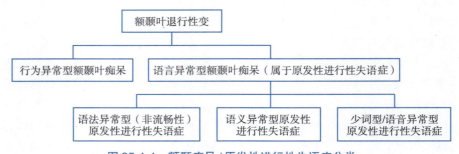

图 25-1-1　额颞痴呆/原发性进行性失语症分类

三、原发性进行性失语症的临床表现

下面就额颞痴呆下属的三类原发性进行性失语症亚类型分别进行阐述。

1. 语法异常型原发性进行性失语症　语法异常型原发性进行性失语症又称非流畅性原发性进行性失语症,其患者的主要神经损伤区域位于额叶-岛叶左后区、额下回、岛叶、前运动和辅助运动区。这类原发性进行性失语症患者言语不流畅,缺乏语法,同时言语产出困难,常伴随言语失用。患者进行陈述时表现出许多语音构音错误(speech sound error)和韵律紊乱。语法异常型原发性进行性失语症患者主要还表现为口语句子长度减短、找词困难、语法错乱，有时伴随言语产生或韵律障碍，但是听理解相对完好，存在阅读和书写困难。随着时间进展，这类原发性进行性失语症患者的失语症状会日益严重，与严重的全面性痴呆（global dementia）患者类似，直至完全不能言语产出，只有少量书写能力和理解能力相对保留。随病程进一步发展，患者也会出现认知能力下降，认知能力的退行性变化同时也会令失语症状受到更为严重的影响。

2. 语义异常型原发性进行性失语症 研究发现语义异常型原发性进行性失语主要由一种称作 TDP-43 的阳性泛素病（positive ubiquitin-opathy）引起，通常与颞叶前部的萎缩有关，且左侧脑区的情况更为严重。

这类原发性进行性失语症主要是由进行性的语义理解缺失导致，典型的特征是词汇 - 语义知识的渐进损伤，而且是多通道损伤。这类患者最为突出的临床表现是对证命名受损（impaired confrontational naming）和单个单词理解困难，尤其是低频词。其他临床表现包括严重的命名障碍、语言逐渐缺失意义、出现语言迂回和语义错误，但语言表达流利、语法正确，保留了理解和重复能力，短语或句子长度处于平均水平甚至平均水平之上。患者的实词产出被空洞的词语或迂回现象（circumlocution）替代，语法和发音在初期阶段相对保留，听理解严重损伤，无法对语义进行加工，存在阅读和书写困难，表现为浅表阅读障碍（surface dyslexia）和书写障碍（dysgraphia）。由于这类患者的语义记忆严重受损，此类型也被称为语义型痴呆。

3. 少词型 / 语音异常型原发性进行性失语症 少词型 / 语音异常型原发性进行性失语症患者的病灶多见于左侧颞顶联合区（temporo-parietal junction area），病理变化与阿尔茨海默病相同。

这类失语症兼具非流畅性和流畅性失语症的特点，主要表现为严重的找词困难、命名障碍、重复障碍。句子理解受损，言语中伴有频繁的停顿，言语语言输出正确但句法简单。另外，还出现话语量减少、错语（paraphasia）和重复错误，比较像由阿尔茨海默病引起的失语症症状。语法和运动言语技能相对保存。其他临床表现包括语速下降，存在音素错误。音素错误是由于口头工作记忆的语音环路受损，以致言语重复出现障碍。因此少词型 / 语音异常型原发性进行性失语症的症状表现与传导性失语的症状是比较类似的。

［杨　洁（Kingsley Jie Yang）］

第二节　原发性进行性失语症的评估

标准化的神经心理测验评估有助于对原发性进行性失语症进行早期诊断，但是完全依赖神经心理测验的结果有可能造成人为的诊断偏差。测验过程中康复师的指示语、患者的口头反应以及内隐的言语推理都可能导致非语言功能也表现出障碍。例如，应用简易精神状态量表可能会夸大损伤的程度，因为患者的失语症状可能会影响其词汇记忆或推理任务上的表现，但是并不代表患者在这方面存在显著的障碍。事实上，原发性进行性失语症患者能够回忆日常事件，作出理性判断，其外显记忆功能、推理能力、社会功能相对保持完好，特别是在初期。由于简易精神状态量表（minimum mental state examination，MMSE）以及简短认知测验（The Mini-Cog©）等筛查工具对痴呆并没有很好的鉴别诊断能力，这里介绍两项常用于原发性进行性失语症患者的成套评估测验。

（一）额叶功能行为量表

额叶功能行为量表（frontal behavioral inventory，FBI）包含针对患者家属/照护者的24项问卷项目。一半的项目主要针对行为层面的损伤评估，患者是否存在淡漠，情感缺失，缺乏组织性、灵活性、随机性缺失，言语失用，忽略，注意缺损，言语减少等。另一半项目则针对新增加的行为进行评估，患者是否表现出固执行为（perseveration），行为不当，孩童式或者过分滑稽的行为，不安，不适当的性行为，易怒，冲动，攻击性，失禁，无责任感，过度口唇行为以及抚触行为。相对简易精神状态量表，额叶功能行为量表是更为敏感的区分阿尔茨海默病和额颞痴呆患者的评估工具。当使用额叶功能行为量表测试原发性进行性失语症患者时，言语失用是最为突出的症状表现，此外，言语输出量降低，词汇提取困难也是标志性症状。值得注意的是，相对初期的语言损伤，原发性进行性失语症患者的记忆功能在早期阶段是相对完好的，这一点是同阿尔茨海默病的最大区别，因此在评估时要特别予以注意，临床上不少医师会将语义异常型原发性进行性失语症误诊为阿尔茨海默病。命名测验，理解测验，面孔识别测验，物品识别测验以及MMSE的个别诊断项目可以用来对两种病症进行鉴别。

（二）剑桥语义记忆测验

剑桥语义记忆测验（Cambridge semantic memory test battery）使用相同刺激项目对语义知识的输入和输出通道分别进行了评估。测验共64个项目，包括三类生物（动物、鸟类、水果），三类人造物品（家居用品、工具、交通工具）。这些项目用于考察范畴语义流畅度、命名、单词理解、图片和单词范畴分类（高层次范畴、基本范畴、从属范畴）。测量范畴分类还用到了骆驼仙人掌测验（camel and cactus test，CCT），该测验包括图片和单词两种形式，用于测量语义联想。剑桥语义记忆测验的数据表明，语义缺损是语义异常型原发性进行性失语症患者相对于轻度认知损伤和阿尔茨海默病最为突出的障碍，但是所有痴呆患者均有不同程度的语义缺损。因此剑桥语义记忆测验敏感性较好，但具体性不足，不能单独用来鉴别所有痴呆群体。对不同原发性进行性失语症类型，要选择相应的言语语言任务评估（表25-2-1）。

表25-2-1 不同原发性进行性失语症类型适用的言语语言任务

言语语言功能	评估任务	鉴别原发性进行性失语类型
言语产生-语法	描述图片，讲故事等	语法异常型原发性进行性失语
言语产生-运动言语	运动言语评估，多音节词重复（汉语可采用多字词）	语法异常型原发性进行性失语
重复	单个单词提取	少词型原发性进行性失语伴随语音错误
句子理解	口头重复单词、听命令执行等	语法异常型原发性进行性失语，受语义复杂性影响；少词型原发性进行性失语，受句子长度影响

续表

言语语言功能	评估任务	鉴别原发性进行性失语类型
单个单词理解	词图匹配,单词释义	语义异常型原发性进行性失语症
客体/主体知识	语义关联,手势和物体对象匹配等	语义异常型原发性进行性失语症
阅读/拼写	阅读规则和不规则单词,或者不同类别的单词(形容词、代词、动词等)	语义异常型原发性进行性失语症,伴随不规则词阅读障碍;少词型原发性进行性失语伴随语音错误

[杨 洁(Kingsley Jie Yang)]

第三节 原发性进行性失语症的治疗

目前针对原发性进行性失语采用较多的治疗方法是训练口语命名,因为发病早期,词汇受损导致的命名障碍最为明显。康复师可以用图-词命名和图-词拼写来训练患者的词汇提取能力。对于伴随言语失用的原发性进行性失语症患者,可以让其阅读多音节词,研究表明该策略能够提高患者的词汇归纳(generalizable)能力。从言语语言训练采用的通道上看,研究表明多感觉通道比单一感觉通道的训练效果好。例如,拼写治疗与口头重复训练能促进语义型原发性进行性失语症患者(伴随语义损伤)提高书写和口头表达能力。

对于原发性进行性失语症的干预,要注意患者所处病程阶段。如果是在初期阶段,全面性痴呆症状尚未出现之前,针对一般失语症的治疗方法和策略都是适用的,读者可以参考失语症治疗相关的章节。例如,语法异常型原发性进行性失语症患者可以重点训练口语表达,提高流利性,增加语句长度,矫正语法障碍;流畅性原发性进行性失语症患者则重点训练补偿性策略,以提高听理解、词汇提取技能,恢复语义损伤功能。尽管一般失语症的治疗方法可以应用于原发性进行性失语症,但是这些方法能否全部应用于原发性进行性失语的语言康复、是否存在其他更有针对性的治疗策略还有待更多康复实践和临床研究予以证明。

值得注意的是,由于原发性进行性失语症的病程特点,患者的功能会不断退化,康复师应重点帮助患者维持现有功能状态,尽量预防症状进一步的恶化。到一定阶段,康复师需考虑帮助患者采用辅助沟通系统,这些方法同治疗其他进行性神经系统疾病的患者类似,如肌萎缩侧索硬化(amyotrophic lateral sclerosis,ALS)患者。

对于原发性进行性失语患者的治疗,不能忽视的环节是为患者家属/照护者提供心理咨询支持和教育。家属/照护者心理咨询支持和教育对任何一类患者都很重要,但是随着原发性进行性失语症患者的病程不断进展,症状退行,康复师应同家属/照护者保持紧密联系,不断调整治疗目标,帮助患者家属/照护者了解患者当前的言语语言功能、认知功能以及参与生活活动的能力状态,了解患者家属/照护者对患者康复过程的预期,既不夸大希望,也要让患者家属/照护者有动力积极参与,配合治疗。

[杨 洁(Kingsley Jie Yang)]

学习小结

本章介绍了原发性进行性失语症的概念、分类、临床表现、诊断标准,重点介绍了对原发性进行性失语症的常用评估工具,以及治疗过程中应注意的要点。

扫一扫,测一测

参考文献

1. Becker J T, Overman A A. The semantic memory deficit in Alzheimer's disease. Revista de Neurologia, 2002, 35(8): 777-783.
2. Beeson P M, Hillis A E. Comprehension and Production of Written Words. In: R Chapey. Language Intervention Strategies in Aphasia and Related Neurogenic Communication Disorders.. Baltimore: Lippincott, 2008.
3. Bejarano T. Becoming human: From pointing gestures to syntax. Amsterdam. Amsterdam: John Benjamins Publishing Company, 2011.
4. Biemiller A, Boote C. An effective method for building meaning vocabulary in primary grades. Journal of Educational Psychology, 2006, 98(1): 44-62.
5. Boulware-Gooden R, Carreker S, Thornhill A, et al. Instruction of meta-cognitive strategies enhances reading comprehension and vocabulary achievement of third-grade students. The Reading Teacher, 2007, 61(1): 70-77.
6. Brendel B, Ziegler B. Effectiveness of metrical pacing in the treatment of apraxia of speech. Aphasiology, 2008, 22(1): 77-102.
7. Bucks R S, Singh S, Cuerden J M, et al. Analysis of spontaneous, conversational speech in dementia of Alzheimer type: Evaluation of an objective technique for analysing lexical performance. Aphasiology, 2000, 4(1): 71-91.
8. Carol A A. Language development and disorders, a case study approach. Boston: Jones and Bartlett Publishers, 2009.
9. Clay M M. Change over time in children's literacy development. Portsmouth: Heinemann Educational Books, 2001.
10. Dick F, Leech R, Richardson F. The neuropsychology of language development. In: Reed J, Warner-Rogers J. Child Neuropsychology: Concepts, Theory and Practice. Hoboken: Wiley Blackwell, 2008. 139-182.
11. Eisenberg S, Fersko R, Lundgren C. The use of MLU for identifying language impairment in preschool children: A review. American Journal of Speech-language Pathology, 2001(10): 323-342.
12. Erkinjuntti T, Román G, Gauthier S. Treatment of vascular dementia—evidence from clinical trials with cholinesterase inhibitors. Neurological Research, 2004, 26(5): 603-605.
13. Everts R, Lidzba K, Wilke M, et al. Strengthening of laterality of verbal and visuo-spatial functions during childhood and adolescence. Hum Brain Mapp, 2009, 30(2): 473-483.
14. Fey M E, Long S H, Finestack L H. Ten principles of grammar facilitation for children with specific language impairments. American Journal of Speech-Language Pathology, 2003, 12(1): 3-15.
15. Friederici A D, Jens B, Gabriele L, et al. Maturation of the Language Network: From Inter- to Intrahemispheric Connectivities. PLoS ONE, 2011, 6(6): e20726.
16. Grasha A F, Schell K. Psychosocial Factors, Workload, and Human Error in a Simulated Pharmacy Dispensing Task. Perceptual and Motor Skills, 2001, 92(1): 53-71.

参考文献

17. Henry M L, Meese M V, Truong S, et al. Treatment for apraxia of speech in nonfluent variant primary progressive aphasia. Behaviour Neurology, 2013, 26(1/2): 77-88.
18. Hewitt L E, Hammer C S, Yont K M, et al. Language sampling for kindergarten children with and without SLI: Mean length of utterance, IPSYN, and NDW. Journal of Communication Disorders, 2005, 38(3): 197-213.
19. Hickok G, Small S L. Neurobiology of Language. London: Academic Press. 2015.
20. Hoff E. Language Development. Boston: Wadsworth/Cengage Learning, 2009.
21. Huitt W. Educational psychology interactive. Valdosta: Valdosta State University, 2004.
22. Hynd M R, Scott H L, Dodd P R. Glutamate-mediated excitotoxicity and neurodegeneration in Alzheimer's disease. Neurochemistry International, 2004, 45(5): 583-595.
23. Papathanasiou I, Patrick C, Potagas C. Aphasia and Related Neurogenic Communication Disorders. Massachusetts: Jones & Bartlett Publ. 2011.
24. Bernthal J E, Bankson N W, Flipsen P. Articulation and phonological disorders: speech sound disorders in children. New York: Pearson, 2012.
25. Justice L M, Kaderavek J. Using shared storybook reading to promote emergent literacy. Teaching Exceptional Children, 2002, 34(4): 8-13.
26. Kagan A, Mackie N, Rowland A, et al. Counting what counts: A framework for capturing real-life outcomes of aphasia intervention. Aphasiology, 2008, 22(3): 258-280.
27. Kamhi A G, Catts H W. Language and Reading Disabilities. San Antonio: Pearson Higher Ed, 2013.
28. Kathryn A B, Cheryl K T. Cognitive-Communication Disorders of Dementia. Sandiego: Plural Publishing, 2014.
29. Libon DJ, Rascovsky K, Powers J, et al. Comparative semantic profiles in semantic dementia and Alzheimer's disease. Brain: a journal of neurology. 2013, 136(8): 2497-2509.
30. Mark L S. 语言行为里程碑评估及安置程序. 黄伟合, 李丹, 译. 北京: 北京大学医学出版社, 2014.
31. Northey M, Mccutchen D, Sanders E A. Contributions of morphological skill to children's essay writing. Reading & Writing, 2016, 29(1): 47-68.
32. Marzano I R J. Six steps to better vocabulary instruction. Educational leadership, 2009, 67(1): 83-84.
33. McGregor K K. Semantic Deficits Across Populations// R. Schwartz. Handbook of Child Language Disorders. New York: Psychology Press, 2009. 365.
34. McLeod S, Harrison L J. Epidemiology of speech and language impairment in a nationally representative sample of 4-to-5-year-old children. Journal of Speech, Language, and Hearing Research, 2009, 10(52): 1213-1229.
35. Mecham M J. 脑性麻痹与沟通障碍. 曾进兴, 译. 3版. 台北: 心理出版社, 2006.
36. Marsel M. Primary progressive aphasia: A dementia of the language network. Dement Neuropsychol, 2013, 7(1): 2-9.
37. Michael S G, Richard B I, George R M. 认知神经科学. 周晓林, 高定国, 译. 北京: 中国轻工业出版社, 2011.
38. Moeschler J B. Medical genetics diagnostic evaluation of the child with global developmental delay or intellectual disability. Curr Opin Neurol, 2008, 21(2): 117-122.
39. Nippold M A, Frantz-Kaspar M W, Cramond P M, et al. Conversational and narrative speaking in adolescents: Examining the use of complex syntax. Journal of Speech, Language, and Hearing Research, 2014, 57(3): 876-886.
40. Owen A J, Leonard L B. Lexical diversity in the spontaneous speech of children with specific language impairment: Application of D. Journal of Speech, Language, and Hearing Research, 2002, 45(5): 927-937.
41. Owens J R E. Language disorders: A functional approach to assessment and intervention. San Antonio: Pearson Higher Ed, 2013.

42. Owens R, Farinella K, Metz D. Introduction to communication disorders: A lifespan evidence-based perspective. San Antonio: Pearson Higher Ed, 2014.
43. Petersen R C, Stevens J C, Ganguli M, et al. Practice parameter: Early detection of dementia: Mild cognitive impairment (an evidence-based review). Report of the quality standards subcommittee of the American Academy of Neurology. Neurology, 2001, 56: 1133-1142.
44. Phillips M L, Drevets W C, Rauch S L, et al. Neurobiology of Emotion Perception I: The Neural Basis of Normal Emotion Perception. Biological Psychiatry, 2004, 54: 504-514.
45. Reed J, Warner-Rogers J. Child Neuropsychology: Concepts, Theory, and Practice. West Sussex: Wiley-Blackwell. 2008.
46. Paul R, Norbury C, Gosse C. Language disorders from infancy through adolescence .4th edition. St.Louis: Elsevier Mosby, 2012.
47. Rice M L, Smolik F, Perpich D, et al. Mean length of utterance levels in 6-month intervals for children 3 to 9 years with and without language impairments. Journal of Speech, Language, and Hearing Research, 2010, 53(2): 333-349.
48. Chapey R. Language intervention strategies in aphasia and related neurogenic communication disorder. Philedelphia: Lippincott Williams, 2008.
49. Rosenbek J C, Lemme M L, Ahern M B, et al. A treatment for apraxia of speech in adults. Journal of Speech and Hearing Disorders, 1973, 38(4): 462-472.
50. Rosenthal J, Ehri L C. The mnemonic value of orthography for vocabulary learning. Journal of Educational Psychology, 2008, 100(1): 175-191.
51. Samuel O. Evidence-Based Medicine: How to Practice and Teach EBM. 2nd edition. Edinburgh: Churchill Livingstone, 2000.
52. Rogers S J, Dawson G. 孤独症婴幼儿早期介入丹佛模式. 徐秀, 王艺, 译. 上海: 上海科学技术出版社, 2014.
53. Salmon D P, Bondi M W. Neuropsychological assessment of dementia. Annual Review of Psychology. 2009, 60: 257-282.
54. Sanders M. Understanding dyslexia and the reading process: A guide for educators and parents. Boston: Pearson, 2001.
55. Scarmeas N, Honig L S. Frontotemporal degenerative dementias. Clinical Neuroscience Research, 2004, 3(6): 449-460.
56. Schneider S L, Tompson C K, Luring B. Effects of verbal plus gestural matrix training on sentence production in a patient with primary progressive aphasia. Aphasiology, 1996, 10(3): 297-317.
57. Schwartz I S. Social validity assessment: Voting on science or acknowledging the roots of applied behavior analysis?// Budd K S, Stokes T. A small matter of proof: The legacy of Donald M. Baer. New York: Context Press, 2003: 53-61.
58. Sharma A, Dorman M F, Spahr A J. A sensitive period for the development of the central auditory system in children with cochlear implants: implications for age of implantation. Ear and hearing, 2002, 23(6): 532-539.
59. Shriberg L D, Fourakis M, Hall S D, et al. Extensions to the speech disorders classification system (SDCS). Clin Linguist Phon, 2010, 24(10): 795-824.
60. Sjogren M, Andersen C. Frontotemporal dementia: a brief review. Mechanisms of Ageing and Development, 2006, 127: 180-187.
61. Smith L B Jones S S. Symbolic play connects to language through visual object recognition. Developmental Science, 2011, 14(5): 1142-1149.
62. Soto-Ares G, Joyes, B, Lemaître M P, et al. Qualitative assessment of brain anomalies in adolescents with mental retardation. American Journal of Neuroradiology, 2005, 26(10): 2691-2697.

参考文献

63. Square P A, Martin R E, Bose A. The nature and treatment of neuromotor speech disorders in aphasia// Chapey R. Language intervention strategies in aphasia and related neurogenic communication disorders, 2001: 847-884.
64. Stevenson R E, Procopio-Allen A M, Schroer R J, et al. Genetic syndromes among individuals with mental retardation. Am J Med Genet A, 2003: 123: 29-32.
65. Taler V, Phillips N A. Language performance in Alzheimer's disease and mild cognitive impairment: a comparative review. Journal of Clinical and Experimental Neuropsychology, 2008, 30(5): 501-556.
66. Eric T M B. How to classify? Journal of the American Association of Child and Adolescent Psychiatry, 2011, 50(2): 103-105.
67. Teichmann M, Ferrieux S. Aphasia(s) in Alzheimer. Revue Neurologique, 2013, 169(10): 680-686.
68. Tippett D C, Hillis A E, Tsapkini K. Treatment of primary progressive aphasia. Current Treatment Opinions Neurology, 2015, 17(34): 362-375.
69. Tomasello M. Constructing a language. A usage-based theory of language acquisition. Cambridge and London: Harvard University Press, 2003.
70. Tomblin J B, Nippold M A. Understanding individual differences in language development across the school years. New York: Psychology Press, 2014.
71. Tough J. The development of meaning: A study of children's use of language (Vol. 118). Abingdon: Routledge, 2012.
72. Victor M, Ropper A H. 亚当斯-维克托神经病学. 7版. 郭斌, 满国彤, 宋路线, 等译. 北京: 人民卫生出版社, 2002.
73. Walker-Batson D. Use of pharmacotherapy in the treatment of aphasia. Brain and language, 2000, 71(1): 252-254.
74. Wambaugh J L, Nessler C, Cameron R, et al. Acquired apraxia of speech: The effects of repeated practice and rate/rhythm control treatments on sound production accuracy. American Journal of Speech- Language Pathology, 2012, 21: s5-s27.
75. Wambaugh J L, Duffy J R, McNeil M R, et al. Treatment guidelines for acquired apraxia of speech: Treatment descriptions and recommendations. Journal of Medical Speech Language Pathology, 2006, 14(2): 35-66.
76. Waring R, Knight R. How should children with speech sound disorders be classified? A review and critical evaluation of current classification systems. Int J Lang Commun Disord. 2013, 48(1): 25-40.
77. 斯塔曼 A C, 苏海因希 J, 里德 S. 孤独症儿童关键反应教学法. 胡晓毅, 译. 北京: 华夏出版社, 2015.
78. 陈仁勇. 临床语言学与神经语言学. 台北: 合记图书出版社, 2010.
79. 陈小娟, 张婷. 特殊儿童语言与言语治疗. 南京: 南京师范大学出版社, 2014.
80. 邓峰. 阅读障碍评估研究的趋势. 中国特殊教育, 2006(4): 49-52.
81. 高素荣. 失语症. 2版. 北京: 北京大学出版社, 2006.
82. 官群. 书写困难认定与书写质量评估. 中国特殊教育, 2013(2): 51-56.
83. 胡仕麟. 语言学教程. 4版. 北京: 北京大学出版社, 2013.
84. 胡向阳. 听障儿童全面康复. 北京: 北京科学技术出版社, 2012.
85. 胡裕树. 现代汉语. 上海: 上海教育出版社, 2005.
86. 黄伯荣, 廖旭东. 现代汉语. 北京: 高等教育出版社, 2006.
87. 黄真, 杨红, 陈翔, 等. 中国脑性瘫痪康复指南(2015): 第二部分. 中国康复医学杂志, 2015, 08: 858-866.
88. 凯思琳·安·奎尔. 做·看·听·说: 孤独症儿童社会性和沟通能力干预指南. 何郑平, 译. 北京: 华夏出版社, 2015.
89. 孔令达. 汉语儿童实词习得研究. 合肥: 安徽大学出版社, 2004.
90. 李胜利, 肖兰, 田鸿, 等. 汉语标准失语症检查法的编制与常模. 中国康复理论与实践, 2000, 6(4): 162-164.

91. 李胜利. 语言治疗学. 2版. 北京: 人民卫生出版社, 2014.
92. 李胜利, 卫冬洁, 田鸿, 等. S-S 语言发育迟缓检查法汉语版的研究. 中国康复医学会第三次康复治疗学术大会论文汇编, 2002.
93. 李嵬, 祝华, Dodd B, 等. 说普通话儿童的语音习得. 心理学报, 2000, 32 (2): 36-40.
94. 李晓捷, 庞伟, 孙奇峰, 等. 中国脑性瘫痪康复指南 (2015): 第七部分. 中国康复医学杂志, 2016 (1): 118-128.
95. 李晓捷. 中国脑性瘫痪康复的现状、挑战及发展策略. 中国康复医学杂志, 2016, 31 (1): 6-8.
96. 李宇明. 儿童语言的发展. 武汉: 华中师范大学出版社, 1995.
97. 刘金花. 儿童发展心理学. 上海: 华东师范大学出版社, 1997.
98. 刘丽蓉. 如何克服沟通障碍. 香港: 远流出版公司, 1999.
99. 卢利亚 A P. 神经语言学. 赵吉生, 卫志强, 译. 北京: 北京大学出版社, 1987.
100. 吕明臣. 聋儿语言意识的建立与早期干预 // 吉林大学《语言文字学论坛》编委会. 语言文字学论坛（第一辑）. 北京: 中国社会科学出版社, 2002.
101. 马红英, 刘春玲, 翟继红. 中度弱智儿童语言能力的初步分析. 中国特殊教育, 2001 (1): 27-30.
102. 马鹏举, 郑敏. 现代汉语方位词的定义、类型和范围. 语言理论研究, 2008 (2): 10-11.
103. 玛丽·林奇·巴伯拉, 特雷西·拉斯穆森. 语言行为方法: 如何教育孤独症和相关障碍儿童. 北京: 华夏出版社, 2013.
104. 毛荣建, 顾新荣. 汉语发展性书写障碍研究的现状探析. 北京联合大学学报（自然科学版）, 2014, 28 (3): 89-92.
105. 缪鸿石. 康复医学理论与实践（上册）. 2版. 上海: 上海科学技术出版社, 2000.
106. 缪小春, 桑标. 5～8 岁儿童对几种偏正副局的理解. 心理科学, 1994 (1): 10-15.
107. 锜宝香. 儿童语言与沟通发展. 台北: 心理出版社, 2008.
108. 锜宝香. 儿童语言障碍: 理论、评量与教学. 台北: 心理出版社, 2006.
109. 孙喜斌, 王丽燕, 王琦. 听力残疾评定手册. 北京: 华夏出版社, 2013.
110. 孙喜斌. 听障儿童听觉语言能力评估标准及方法. 北京: 三辰影库音像出版社, 2009.
111. 唐朝阔, 王群生. 现代汉语. 北京: 高等教育出版社, 2000.
112. 唐久来, 秦炯, 邹丽萍, 等. 中国脑性瘫痪康复指南 (2015): 第一部分. 中国康复医学杂志, 2015, 30 (7): 747-754.
113. 韦小满. 特殊儿童心理评估. 北京: 华夏出版社, 2006.
114. 邢福义. 现代汉语. 北京: 高等教育出版社, 1991.
115. 杨玉芳. 心理语言学. 北京: 科学出版社, 2015.
116. 叶蜚声, 徐通锵, 著. 王洪君, 李娟, 修订. 语言学纲要（修订版）. 北京: 北京大学出版社, 2010.
117. 昝飞, 刘春玲. 弱智儿童语音发展的比较研究. 心理科学, 2002, 25 (2): 224-225.
118. 张斌, 陈昌来. 现代汉语句子. 上海: 华东师范大学出版社, 2000.
119. 张斌. 现代汉语. 北京: 中国广播电视大学出版社, 1996.
120. 张明红. 学前儿童语言教育. 上海: 华东师范大学出版社, 2003.
121. 张树铮. 语言学概论. 武汉: 武汉大学出版社, 2012.
122. 张通. 中国脑卒中康复治疗指南（2011 完全版）. 中国康复理论与实践, 2012, 18 (04): 301-318.
123. 赵倩华, 郭起浩, 洪震. 额颞叶痴呆的发病机制与治疗. 中国现代神经疾病杂志, 2010, 10 (3): 311-314.
124. 郑静, 马红英. 弱智儿童语言障碍特征研究综述. 中国特殊教育, 2003 (3): 1-5.
125. 中华医学会神经病学分会, 中华医学会神经病学分会神经康复学组, 中华医学会神经病学分会脑血管病学组. 中国脑卒中早期康复治疗指南. 中华神经科杂志, 2017, 50 (6): 405-412.
126. 周兢. 儿童语言运用能力的发展. 南京: 南京师范大学出版社, 2002.
127. 邹冬梅. 听障、视障、随班就读教育名师教学案例导读. 北京: 中国轻工业出版社, 2014.

英汉名词对照索引

A

abilities to read and write	读写能力	202
acoustic prominence	声音突出	188
acquired dysgraphia	获得性书写障碍	206
acquired dyslexia	获得性阅读障碍	330
acquired language disorder, ALD	获得性语言障碍	3
action imitation	动作模仿	50
action observation treatment, AOT	动作观察训练	8
agraphia	失写症	340
alexia	失读	94
alternative communicative system, ACS	替换交流系统	284
American Speech-Language-Hearing Association, ASHA	美国言语语言听力学会	108
anomia	命名障碍	320
anomic aphasia, AA	命名性失语症	320
aphasia battery of Chinese, ABC	汉语失语成套测验	260
aphasia quotient, AQ	失语商	259
aphasia	失语症	250
apraxia of speech, AOS	言语失用症	396
articulation manner analysis	构音方式分析	151
auditory comprehension disorder	听理解障碍	304
auditory comprehension	听理解	304
augmentative and alternative communication, AAC	辅助沟通系统	6
autism spectrum disorder, ASD	孤独症谱系障碍	106

B

basal ganglion aphasia	基底核性失语症	393

C

category-specific anomia	特殊范畴命名障碍	321
childhood language delay	儿童语言发育迟缓	107
children aphasia	儿童失语症	254
China rehabilitation research center aphasia examination, CRRCAE	汉语标准失语症检查	259
Chinese communicative development inventory, CDI	汉语沟通发展量表	119
clause	小句	30

cognition	认知	3
cognitive neuropsychology，CNP	认知神经心理学	260
cognitive theory	认知说	45
communication motivation	沟通动机	48
communication	沟通	2
communicative act	交流行为	40，60
communicative intention	沟通意图	37
compound sentence	复句	32
conclusion	会话结束	39
congenital aphasia	先天性失语	107
context	语境	39
conversation ability	会话能力	62
cortex quotient，CQ	皮质商	259

D

deblocking	阻滞去除法	282
dementia related cognitive-communication disorders	痴呆相关语言障碍	4
developmental dysphasia/developmental aphasia	发育性失语	107
developmental language disorder，DLD	发展性语言障碍	3，106
discourse	语篇	40
dysgraphia	书写障碍	206
dyslexia	阅读障碍	202

E

early language milestones scale，EIMS	早期语言发育进程量表	119
echolalia repetition	回声性复述	313
environmental determinism	后天环境论	42
evidence-based practice，EBP	循证实践	10
expressive language disorder	表达性语言障碍	108
expressive one-word picture vocabulary test，EOWPVT	图片测验	166

G

grammar	语法	16

I

illocutionary act	言外行为	40
imitation	模仿	50
implicit knowledge base	隐性知识基础	188
independent analysis of phonological behavior	音系表现独立分析法	153
independent analysis	独立分析	150
information-processing theory	信息加工说	47
International Classification of Functioning, Disability and Health，ICF	国际功能分类	110
International Classification of Functioning, Disability, and Health，ICF	国际功能、残疾和健康分类	9
International Phonetic Association，IPA	国际语音学会	18

interprofessional practice model, IPP	跨学科临床实践模式	111
intersystemic facilitation/reorganization, IFR	系统内易化/重组方法	399

J

joint attention	共同注意	133

L

language disorder	语言障碍	3, 107
language function	语言功能	40
language	语言	2, 14
linguistics	语言学	14
living with aphasia: framework for outcome measurement, AFROM	失语症患者结局测评框架	10
locutionary act	言内行为	40

M

MacArthur Bates communicative development inventory	麦克阿瑟沟通发展量表	119
mandarin expressive narrative test, MENT	普通话表达性叙事测试	186
mediational theory	中介说	43
mental retardation, MR	智力障碍	106
metrical pacing treatment, MPT	韵律定速治疗	398
milieu teaching	语言情景教学法	181
mismatch negative, MMN	失匹配负波	76
mitigatory imitation	缓和性模仿	313
mixed expressive-receptive language disorder	表达-理解混合性语言障碍	108
modality specific anomia	特殊通道命名障碍	322
modeling	演示	125
morpheme	语素	17, 26
morphology	词法	27

N

narrative	叙事	40
non-invasive brain stimulation, NIBS	非侵入性脑刺激	7
norm-referenced test	常模参照测验	258

O

occupational therapist, OT	作业治疗师	8

P

part-of-speech effect	词性效应	95
Peabody picture vocabulary test, PPVT	皮博迪图片词汇测验	166
performance quotient, PQ	操作商	259
perlocutionary act	言后行为	40
phone	音素	18
phoneme	音位	19
phonetic	语音	16, 18

phonetics	语音学		18
phonology	音系学		18
phrase	短语		27, 29
physical therapist, PT	物理治疗师		8
pragmatic	语用		17, 195
prelinguistic communication ability	前语言沟通能力		133
prelinguistic milieu teaching, PMT	前语言情景教学法		182
presupposition	语用预设		38
primary progressive aphasia, PPA	原发性进行性失语症		4
programmed-operant approach	程序操作法		282
psycholinguistic assessment in Chinese aphasia, PACA	汉语失语症心理语言评价		261

R

reinforcement theory	强化说		43
relational analysis	关联分析		150
repairs	会话修补		39
repetition disturbance	复述障碍		313
repetition	复述		313
repetitive transcranial magnetic stimulation, rTMS	非侵入性脑刺激技术常用的有重复性经颅磁刺激		288
repetitive transcranial magnetic stimulation, rTMS	重复性经颅磁刺激		7
response	反应		42
rules learning theory	规则学习说		46

S

segment	音段		19
segmental phoneme	音段音位		19
semantic anomia	语义性命名障碍		321
semantic	语义		16
semantics	语义学		33
sentence	句子		27
simple sentences	单句		31
social interactionism theory	社会互动说		46
speech act	言语行为		40
speech disorders classification system, SDCS	言语障碍分类系统		143
speech perception	语音感知		51
speech sound disorders, SSD	语音障碍		142
speech therapist, ST	言语治疗师		8
speech	言语		2
spoken language disorder	口语语言障碍		108
standard reference test	标准参照测验		258
standardization test	标准化测验		258
stimulus	刺激		42
stimulus-response, S-R	刺激-反应		42
story-telling	说故事		40
subcortical aphasia, SA	皮质下失语症		391

suprasegmental phoneme	超音段音位	19
syllable	音节	25
symbol	符号	14
symbolic play	象征性玩耍	116
syntax	句法	27
systematic sound preference	系统性语音偏好	153

T

thalamic aphasia	丘脑性失语症	391
the diagnostic evaluation of articulation and phonology，DEAP	构音和语音学诊断评估方案	144
the theory of imitation	模仿说	42
therapeutic rate	治疗频率	188
topic conclusion	会话结束	64
topic initiation	会话发起	38, 62
topic maintenance	会话维持	39, 63
topic repairs	会话修补	63
transcranial direct current stimulation，tDCS	经颅直流电刺激	7, 289
turn-talking	话轮转换	39, 62
type-token ratio，TTR	相异词汇比率	167

U

universal grammar，UG	普遍语法	44

V

visual action therapy，VAT	视动作疗法	283
vocabulary spurt	词汇大爆炸	175
vocabulary	词汇	33
voice imitation	声音模仿	51

W

word class	词类	28
word dictionary anomia	词典性命名障碍	321
word group	词组	27
word production anomia	产词性命名障碍	321
word selection anomia	选词性命名障碍	321
word	词	27, 33
writing disorder	书写障碍	340
writing	书写	340
written language disorder	书面语言障碍	108